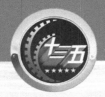

全国医药类高职高专"十三五"规划教材·药学类专业

生 药 学 （第2版）

主　编　魏庆华

副主编　孙兴力　孙　玲

编　者　（以姓氏笔画为序）

弓迎宾　山西省中医学校

王青青　汉中职业技术学院

朱志凯　汉中职业技术学院

孙　玲　江苏医药职业学院

孙兴力　永州职业技术学院

宋亚芳　首都医科大学燕京医学院

张春华　黑龙江护理高等专科学校

赵　欣　陕西国际商贸学院

侯金良　曲阜中医药学校

赫媛媛　河西学院

魏庆华　河西学院

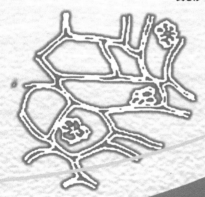

U0282194

西安交通大学出版社
XI'AN JIAOTONG UNIVERSITY PRESS

图书在版编目(CIP)数据

生药学/魏庆华主编. —2 版. —西安：西安交通大学
出版社，2017.5(2023.1 重印)

全国医药类高职高专"十三五"规划教材·药学类专业

ISBN 978 - 7 - 5605 - 9614 - 3

Ⅰ. ①生… Ⅱ. ①魏… Ⅲ. ①生药学 Ⅳ. ①R93

中国版本图书馆 CIP 数据核字(2017)第 086128 号

书　　名	生药学(第 2 版)
主　　编	魏庆华
责任编辑	王　雯

出版发行　　西安交通大学出版社

　　　　　　　(西安市兴庆南路 1 号　邮政编码 710048)

网　　址　http://www.xjtupress.com

电　　话　(029)82668357　82667874(市场营销中心)

　　　　　　　(029)82668315(总编办)

传　　真　(029)82668280

印　　刷　西安五星印刷有限公司

开　　本　787mm×1092mm　1/16　　**印张**　21.25　　**字数**　513 千字

版次印次　2017 年 8 月第 2 版　　2023 年 1 月第 7 次印刷

书　　号　ISBN 978 - 7 - 5605 - 9614 - 3

定　　价　59.00 元

如发现印装质量问题,请与本社市场营销中心联系。

订购热线:(029)82665248　(029)82667874

投稿热线:(029)82668803

读者信箱:med_xjup@163.com

再版说明

全国医药类高职高专规划教材于 2012 年出版,现已使用近 4 年,为我国药学类职业教育培养大批药学专业技能型人才发挥了积极的作用。教材着力构建具有药学专业特色和专科层次特点的课程体系,以职业技能的培养为根本,力求满足学科、教学和社会三方面的需求。全套教材共 18 种,主要供药学类专业学生使用。

随着我国职业教育体制改革地不断深入,药学类专业办学规模不断扩大,办学形式、专业种类、教学方式亦呈多样化发展。同时,随着我国医疗卫生体制改革、国家基本药物制度、执业药师制度建设地不断深入推进与完善,以及《中国药典》(2015 年版)的颁布等,对药学职业教育也提出了新的要求和任务。为了更好地贯彻落实《国家中长期教育改革和发展规划纲要(2011—2020 年)》文件精神,顺应职业教育改革发展的趋势,同时也为"十三五"期间申报国家规划教材做准备,在总结汲取 1 版教材成功经验的基础上,西安交通大学出版社医学分社于2016 年启动了"全国医药类高职高专十三五规划教材·药学类专业"的再版工作。

本轮教材改版,以《高等职业学校专业教学标准(试行)》为依据,按照《药品管理法》《国家基本药物目录》《国家非处方药目录》要求,进一步提高教材质量,邀请医药院校教师、医药企业人员共同参与,以对接高职高专药学(药品)类专业教学标准和职业标准。以就业为导向,以能力为本位,以学生为主体,突出药学专业特色,以国家执业助理药师资格准入标准为指导,以培养技能型、应用型专业技术人才为目标,坚持"基础够用,突出技能"的编写原则,做到精简实用,从而更有效地施惠学生、服务教学。

为了便于学生学习、教师授课,在教材内容、体例设置上编出特色,教材各章开篇以高职高专教学要求为标准,编写"学习目标";正文中根据课程、教材特点有选择性地增加"知识拓展""实例解析""课堂活动""思维导图"等模块;在每章内容后附有"目标检测",供教师和学生检验教学效果、巩固学习使用。此外,本轮教材编写紧扣执业助理药师资格考试大纲,增设了"考纲提示"模块,根据岗位需要设计教材内容,力求与生产实践、职业资格鉴定(技能鉴定)无缝对接。

由于众多教学经验丰富的专家、学科带头人和教学骨干教师积极踊跃并严谨认真地参与本轮教材的编写,使教材的质量得到了不断完善和提高,并被广大师生所认同。在此,西安交通大学出版社医学分社对长期支持本套教材编写和使用的院校、专家、老师及同学们表示诚挚的感谢! 我们将继续坚持"用最优质的教材服务教学"的理念,为我国医药学职业教育做出应有的贡献。

本轮教材出版后,各位教师、学生在使用过程中,如发现问题请及时反馈给我们,以便及时更正和修订完善。

编审委员会

主任委员

高健群（宜春职业技术学院）

杨　红（首都医科大学燕京医学院）

副主任委员

刘诗泆（江西卫生职业学院）

李群力（金华职业技术学院）

王玮瑛（黑龙江护理高等专科学校）

刘　敏（宜春职业技术学院）

郭晓华（汉中职业技术学院）

张知贵（乐山职业技术学院）

涂　冰（常德职业技术学院）

郑向红（福建卫生职业技术学院）

魏庆华（河西学院）

委　　员（按姓氏笔画排序）

马廷升（湖南医药学院）

马远涛（西安医学院）

王　萍（陕西国际商贸学院）

王小莲（河西学院）

方　宇（西安交通大学）

邓超澄（广西中医药大学）

刘　徽（辽宁医药职业学院）

刘素兰（江西卫生职业学院）

米志坚（山西职工医学院）

许　军（江西中医药大学）

李　淼（漳州卫生职业学院）

吴小琼（安顺职业技术学院）

张多婷（黑龙江民族职业学院）

陈素娥（山西职工医学院）

孟令全（沈阳药科大学）

郝乾坤（杨凌职业技术学院）

侯志英（河西学院）

侯鸿军（陕西省食品药品监督管理局）

姜国贤（江西中医药高等专科学校）

徐世明（首都医科大学燕京医学院）

徐宜兵（江西中医药高等专科学校）

黄竹青（辽宁卫生职业技术学院）

商传宝（淄博职业学院）

彭学著（湖南中医药高等专科学校）

曾令娥（首都医科大学燕京医学院）

谢显珍（常德职业技术学院）

蔡雅谷（泉州医学高等专科学校）

前　言

　　本教材是根据西安交通大学出版社关于全国医药类高职高专"十三五"规划教材·药学类专业编写指导思想而编写。主要供高职高专院校药学类专业使用,也可供五年一贯制专科、函授、自学、执业资格考试参考用书。

　　在教材编写过程中,注重基本知识、基本理论、基本技能的培养与训练,以工作岗位的实际需要安排教材内容,突出"实用性"。针对高职高专教育和学生的特点,注重职业技能训练和职业素质培养而编写,与执业资格考试接轨。参照2015版《中国药典》内容。

　　本书按照理论与实践教学时数共95学时编写。分为植物药、动物药、矿物药三大类,其中植物药按照生药药用部位分为十类。全书共收载临床常用生药244种,其中重点生药113种(目录中用＊号标注),普通生药121种。

　　生药鉴定能力的培养,已成为目前药学生职业能力培养的一个重要方面。其中生药性状特征、显微特征一直是学生学习的难点,内容抽象不易理解。为了解决这一难题,本教材编写过程中收集、筛选并插入彩色图片234张,重点生药配备了药材和饮片彩图,粉末显微特征采用了彩色图片或镜下图片,使学生一目了然,便于理解和学习;对于难理解的全草类、叶类生药,辅助使用了原植物图片。部分显微特征采用了黑白墨线图68张,彩色、黑白图片共计303张。力求图片真实、形象、生动,成为本教材的鲜明特色。

　　另外本教材在【附】项下增加了《中国药典》收载的供临床使用的生药品种,如人参项下人参叶、川乌项下草乌、白芍项下赤芍、葛根项下粉葛等49种,使学生们了解了正品项下其他供药用的生药品种。【附注】项下收载了西洋参、三七、灵芝、冬虫夏草、鹿茸、沉香、牛黄、羚羊角等37种重点生药的常见混伪品鉴别,帮助学生鉴别正品和伪品,也便于他们在今后的工作中查阅。重点生药【功效与主治】项下,编入了重点生药的代表中成药,以增加学生临床用药知识,以满足他们在医院、药店工作的需要。本教材结合最新执业药师考题,筛选考题插入了【考点提示】,让学生了解执业资格考试的内容。教材每一章节后附有综合测试题,除去对重点知识点的测试外,增加了含量测定、药典质量标准、理化鉴别方面的题目,均以选择题为主,力求精练、准确,便于学生复习和自测。书末设置了索引,便于查询。

　　参与本教材编写的成员,均为教学一线专业教学人员。编写过程中,各位编者查阅了大量的资料,搜集、拍摄、整理了图片,并且反复修改,最终完成。对他们辛勤的工作,在此一并表示诚挚的感谢。

　　由于编者水平有限、修订时间较短,书中难免有错误和不妥之处,敬请师生和读者提出宝贵意见,不断改进和完善,努力使本教材成为一本实用的参考书。

编者

2017 年 1 月

目　　录

第一篇　总　论

第一章　绪　论 …………………………………………………………………（ 3 ）
　第一节　生药学的研究任务 ……………………………………………………（ 3 ）
　第二节　生药学的发展简史 ……………………………………………………（ 5 ）
　第三节　生药的分类与记载 ……………………………………………………（ 8 ）
第二章　生药的鉴定 …………………………………………………………（ 11 ）
　第一节　生药鉴定的依据 ………………………………………………………（ 11 ）
　第二节　生药鉴定的一般程序 …………………………………………………（ 12 ）
　第三节　生药鉴定的方法 ………………………………………………………（ 13 ）
第三章　影响生药质量的主要因素 …………………………………………（ 21 ）
　第一节　生药的品种 ……………………………………………………………（ 21 ）
　第二节　生药的产地 ……………………………………………………………（ 22 ）
　第三节　生药的采收 ……………………………………………………………（ 23 ）
　第四节　生药的产地加工 ………………………………………………………（ 25 ）
　第五节　生药的贮藏 ……………………………………………………………（ 26 ）
第四章　中药材的炮制 ………………………………………………………（ 30 ）
　第一节　中药材炮制的发展概况 ………………………………………………（ 30 ）
　第二节　中药材炮制的目的 ……………………………………………………（ 31 ）
　第三节　中药材炮制的方法 ……………………………………………………（ 33 ）
第五章　生药资源的开发利用和 ……………………………………………（ 38 ）
　第一节　我国生药资源概况 ……………………………………………………（ 38 ）
　第二节　生药资源的开发利用与保护 …………………………………………（ 39 ）

第二篇　各　论

第六章　根与根茎类生药 ……………………………………………………（ 45 ）
　第一节　根与根茎类生药概述 …………………………………………………（ 45 ）
　第二节　常用根与根茎类生药 …………………………………………………（ 48 ）
第七章　茎木类生药 …………………………………………………………（ 127 ）
　第一节　茎木类生药概述 ………………………………………………………（ 127 ）
　第二节　常用茎木类生药 ………………………………………………………（ 129 ）
第八章　皮类生药 ……………………………………………………………（ 140 ）
　第一节　皮类生药概述 …………………………………………………………（ 140 ）
　第二节　常用皮类生药 …………………………………………………………（ 142 ）
第九章　叶类生药 ……………………………………………………………（ 157 ）
　第一节　叶类生药概述 …………………………………………………………（ 157 ）

　　第二节　常用叶类生药 ……………………………………………………………（158）
第十章　花类生药 ……………………………………………………………………（167）
　　第一节　花类生药概述 ……………………………………………………………（167）
　　第二节　常用花类生药 ……………………………………………………………（168）
第十一章　果实和种子类生药 ………………………………………………………（182）
　　第一节　果实类生药概述 …………………………………………………………（182）
　　第二节　种子类生药概述 …………………………………………………………（183）
　　第三节　常用果实和种子类生药 …………………………………………………（184）
第十二章　全草类生药 ………………………………………………………………（215）
　　第一节　全草类生药概述 …………………………………………………………（215）
　　第二节　常用全草类生药 …………………………………………………………（216）
第十三章　藻菌类生药 ………………………………………………………………（243）
　　第一节　藻菌类生药概述 …………………………………………………………（243）
　　第二节　藻类生药 …………………………………………………………………（244）
　　第三节　菌类生药 …………………………………………………………………（244）
第十四章　树脂类生药 ………………………………………………………………（256）
　　第一节　树脂类生药概述 …………………………………………………………（256）
　　第二节　常用树脂类生药 …………………………………………………………（258）
第十五章　其他类生药 ………………………………………………………………（264）
　　第一节　其他类生药概述 …………………………………………………………（264）
　　第二节　常用其他类生药 …………………………………………………………（264）
第十六章　动物类生药 ………………………………………………………………（271）
　　第一节　动物类生药概述 …………………………………………………………（271）
　　第二节　动物类生药鉴定 …………………………………………………………（273）
　　第三节　常用动物类生药 …………………………………………………………（274）
第十七章　矿物类生药 ………………………………………………………………（300）
　　第一节　矿物类生药概述 …………………………………………………………（300）
　　第二节　常用矿物类生药 …………………………………………………………（302）
实训 ……………………………………………………………………………………（312）
　　实训一　根茎类生药的显微鉴定——大黄、黄连的鉴定 ………………………（312）
　　实训二　根类生药的显微鉴定——甘草、麦冬的鉴定 …………………………（313）
　　实训三　皮类生药的显微鉴定——肉桂的鉴定 …………………………………（314）
　　实训四　叶类生药的显微鉴定——番泻叶、薄荷叶的鉴定 ……………………（315）
　　实训五　花类生药的显微鉴定——金银花、红花的鉴定 ………………………（316）
　　实训六　果实类生药的显微鉴定——小茴香的鉴定 ……………………………（317）
　　实训七　全草类生药的显微鉴定——麻黄的鉴定 ………………………………（317）
　　实训八　生药理化鉴定 ……………………………………………………………（318）
　　实训九　菌类生药的显微鉴定——茯苓、猪苓的鉴定 …………………………（320）
　　实训十　六味地黄丸的鉴定 ………………………………………………………（320）
综合测试答案 …………………………………………………………………………（322）
参考文献 ………………………………………………………………………………（326）
附录　生药中文名索引 ………………………………………………………………（327）

第一篇

总　论

第一章 绪 论

学习目标

【掌握】生药学、生药、中药、中药材、饮片的概念,生药学的研究任务。
【熟悉】生药的分类方法与生药记载的内容。
【了解】生药学的发展简史。

第一节 生药学的研究任务

一、生药的概念

"生药"一词,在我国历史上早有记载,如明代太医院中规定:"凡天下解纳药材,俱贮本院生药库"。清朝太医院及御药房在医事制度中规定:"凡遇内药房取用药材,……俱以生药材交进,由内药房切造炮制",表明生药是指炮制之前的原药材。

生药(crude drug)是指来源于天然的、未经加工或只经过简单加工的天然药物,包括植物类、动物类和矿物类药。传统医学认为,生药通常就是指中药材,且大多数都是历代本草中记载的品种。从广义上来说,生药包括一切来源于天然的中药材、草药、民族药材和供做提制化学药物的原料药材,因此,生药也称为天然药物。

中药是指在中医理论的指导下,用于防治疾病和医疗保健的天然药物及其制品,包括中药材、中药饮片和中成药。中药材简称"药材",是指仅在产地采收过程中经过简单加工处理,未经炮制的生货或原生药,可供炮制加工成饮片,也可供药厂生产中成药或提取有效成分的原料药。将中药材炮制加工后,直接供中医处方调配、患者煎煮服用的即为中药饮片。

民族药指在我国少数民族聚居地区,在民族医药理论指导下使用的药物,如藏药、蒙药、苗药等。

草药一般指民间医生自采、自用或区域性口碑相传的民间药物,大多尚未进入商品流通的天然药物。

二、生药学的研究任务

生药学(pharmacognosy)是应用植物学、动物学、植物化学、药物分析学、药理学、中医学及本草学等多学科的理论知识和现代技术,来研究生药的名称、基源、鉴定方法、化学成分、药理作用、品质评价以及资源利用的一门学科。随着分析仪器和生物技术的发展,学科之间互相渗透,生药学的研究领域已扩展至天然药物化学、天然药物分析、生物化学、细胞生物学、分子生物学、遗传学等多个领域,研究范围更加广泛。

我国中医药学历史悠久,生药种类繁多,资源丰富,但还存在着生药品种来源复杂,质量评价标准不够完善,生药质量良莠不齐等现象,某些野生生药资源日渐匮乏,许多品种甚至面临灭绝,生药资源的可持续利用面临严峻的挑战。因此,生药学面临四大研究任务:

1. 鉴定生药品种来源

我国生药种类多,来源复杂,由于各地用药历史、习惯等因素,同名异物、同物异名现象非常多。"同名异物"是指一种生药名称下有多种不同来源的植物或动物做相同的药物使用。如柴胡正品来源于同属不同植物柴胡、狭叶柴胡,还有西南地区使用的竹叶柴胡、东北地区使用的兴安柴胡,陕西、甘肃等省使用的银州柴胡等,均作为柴胡入药。另外,同一生药,在不同地区,名称往往不一样,造成"同物异名",即指同一药物在不同地区名称不同,造成使用混乱现象,如益母草,在东北称坤草,又叫楞子棵,青海叫千层塔,甘肃又叫全风赶,广东称红花艾,云南又叫透骨草。因此,需要应用生药学知识,对药材的原植物进行鉴定(又称基源鉴定),以保证临床用药的安全性,减少资源浪费。

2. 鉴定生药真伪优劣

生药的真实性鉴定即真伪鉴定。"真"即正品,凡符合国家药品标准所收载的品种即为真品;"伪"即伪品,凡不符合国家药品标准所收载的品种以及以非药品冒充或者以其他药材冒充正品的均为伪品;"优"即优质药,是指各项指标均符合国家药品标准规定的中药;"劣"即劣药,是指一项或多项指标均不符合国家药品标准规定的药物。造成生药品种真假难分、良莠不齐的原因:①误收误用:某些药材栽培、生产、采收、采购、经营等部门缺乏专业知识,导致误种、误收、误售、误用。②人为掺杂:有的人故意掺伪作假,牟取暴利。一些名贵中药,如西洋参、冬虫夏草、三七、牛黄等均出现过伪品。③外形相似:部分生药外形、颜色相似,容易混淆。如桔梗与沙参,地骨皮与香加皮等。除了做性状鉴定外,还需要显微鉴定或理化鉴定来判断真伪。④擅自代用:当正品短缺,满足不了市场需求时,有的人擅自用其他类似品种代替。如冬虫夏草资源紧缺,有将亚香棒虫草、凉山虫草、蛹虫草等在产地供药用。

3. 完善质量评价标准

制定科学的生药质量标准,是能否准确评价生药质量真伪优劣、确保临床用药安全有效的关键。如《中国药典》每隔 5 年修订再版一次,使质量控制方法不断改进。《中国药典》2015年版(一部)收载了 2598 种药材和饮片、植物油脂和提取物、成方制剂和单味制剂质量标准,质量评价内容主要包括鉴别检查和含量测定等,如浸出物含量、有效成分或主要成分含量、水分、总灰分等质量控制项目。例如规定麻黄中盐酸麻黄碱、盐酸伪麻黄碱总含量不得少于0.80%,水分不得超过 9.0%,总灰分不得超过 10.0%。有的还收载了重金属、农药残留的限量等特殊物质限量检查。

4. 资源开发与可持续利用

生药资源可持续利用,是指生药资源既能满足当代人的需求,又不损害后代人满足需求的能力。为了合理、可持续地利用和开发这些资源,有必要进行生药资源调查,目的是调查生药资源的种类、分布、生长环境、资源蕴藏量、濒危程度,做到合理采挖,保护野生珍稀、濒危生药资源;应用现代生物学技术,栽培繁育濒危品种,如野山参、冬虫夏草、西洋参等;创造适宜的条件,进行中药人工栽培(如天麻、肉苁蓉、西红花等),并逐步达到中药材生产质量管理规范

(good agricultural practice，GAP)的要求。总之，促进生药资源的可持续利用，是一项全球性、综合性、长期性的任务。

第二节　生药学的发展简史

神农尝百草，医药兴焉。人们在同疾病做斗争的过程中，通过不断尝试，逐渐积累了医药知识和经验。由于这些药物大多数来源于植物，我国古代又将记载药物的著作称为"本草"。从秦、汉到清代，记载本草的著作有 400 多种，这些专著是中医药学的宝贵财富，为人类健康和生药学学科的形成和发展均产生了重大影响。

一、我国古代重要的本草学专著

1.《神农本草经》

《神农本草经》为我国最早的药物学专著，是对汉代以前我国药物知识的总结。作者不详，成书于东汉末期，原书已失佚，现有多种辑本。全书共三卷，收载植物、动物、矿物药 365 种，分上、中、下三品（三类），上品 120 种，可延年益寿，多服久服不伤人；中品 120 种，有毒或无毒；下品 125 种，多有毒，不可久服。每一种药记载有性味、功能与主治等内容，为后世药物学的发展奠定了良好的基础。

2.《本草经集注》

梁代陶弘景以《神农本草经》为基础，增加了汉魏以来名医所用药物，共 730 种，以自然属性分为玉石、草木、虫兽、果、菜、米食、有名未用等七类。原书已失佚，现仅存残卷，但其内容散见于后世本草中。

3.《新修本草》

《新修本草》又称《唐本草》，是唐代李勣、苏敬等 22 人集体编撰的，由唐代政府颁布，是我国也是世界历史上的第一部国家药典。现仅存残卷。该书载药 850 种，新增不少外来药物，如由印度传入的丁香、豆蔻，波斯传入的茉莉、青黛，南洋传入的槟榔、木香、没药等。书中附有药物图谱，成为我国本草学著作图文对照的先例。《新修本草》对我国医药学的发展发挥了重要作用。后流传至国外，对世界医药学发展亦产生了重大影响。

4.《证类本草》

北宋时期的唐慎微将《嘉祐补注本草》和《图经本草》合二为一，编成《经史证类备急本草》，简称《证类本草》。曾由政府派人修订，在书名上冠以年号，作为官书刊行。此书载药 1746 种，新增 500 种，内容丰富，图文并茂，是我国现存最早、最完整的本草学专著。

5.《本草纲目》

为明代对药学贡献最大的本草学专著，系由明代伟大的医药学家李时珍参阅历代本草，历经 30 年的考察实践，编写而成。全书 52 卷，约 200 万字，标名为纲，列事为目，载药 1892 种，其中新增药物 374 种，附方 11 000 余条，于 1596 年在金陵（南京）首次刊行。该书以药物的自然属性分类，分为水部、火部、土部、草部、谷部、菜部、果部等大类，成为自然分类的雏形；每药项下分别有释名、集解、修治、主治、发明、附方及有关药物等项目记载，体例详明，结构严谨。《本草纲目》是对 16 世纪以前中国医药学成就的全面总结，对中医药学的发展产生了巨大影响。17 世纪初流传到国外，并被翻译成多种文字，同样对推动世界医药学发展产生了巨大影响。

6.《本草纲目拾遗》

《本草纲目拾遗》是清代医药学家赵学敏对《本草纲目》所做的正误说明和补充,于1765年编撰而成。该书载药921种,其中新增药物716种,如西洋参、冬虫夏草、金鸡纳、鸦胆子、西红花、银柴胡等,是对《本草纲目》的重要补充。

7.《植物名实图考》和《植物名实图考长编》

这两本书由清代吴其濬编撰。《植物名实图考》收载植物1714种,对每种植物的产地、形态、性味、用途有详细的描述,并附有精美的插图,其中许多植物均为作者亲自采集、观察记录和绘制。《植物名实图考长编》摘录了大量古代文献资料,载有植物838种,并对药用价值描述和同名异物进行考证,具有重要的参考价值。

二、生药学的起源与发展

(一)生药学学科的初步形成

1832年,德国学者Martius出版了 *Grundriss der pharmakognosie des Pflanzenreiches*(《植物界的生药学基础》),在书中正式使用了"pharmakognosie"这一学科名称,即生药学。1838年德国学者Schleiden阐明了细胞是植物体构造的基本单位,并利用显微镜观察了多种生药的显微构造,发现不同的生药具有不同的显微构造,可以用来区别生药。之后,利用显微镜鉴别生药进一步发展,成为生药鉴定的重要手段。至19世纪中叶,生药学从药学中分离出来,并逐步发展为一门独立的学科。

19世纪初,法国学者Dersone、Pelletier和德国药师Sertüner等相继从植物中分离出生物碱,并证明其具有明显的生理作用,有力地推动了生药有效成分的研究。1921年,美国A. Schneider所著《粉末植物生药显微分析》中,收载了210种粉末生药的显微特征和特征图,并详细叙述了粉末生药的研究通则、操作方法、显微特征描述及检索表的编排方法,成为生药学粉末鉴定的重要专著。与此同时,化学分析方法也逐步应用到生药鉴定之中,生药学学科研究沿着形态学和化学两个方向快速发展,其理论和方法更加成熟。

汉语"生药学"一词,最初见于1880年日本学者大井玄洞的译著《生药学》,称:"凡宇宙直接采取之药物,具有其天然之形状或因机械的制法变换其形貌而贩卖者,皆谓之生药,而讲求此等科学者,皆谓之生药学"。1934年,我国学者赵燏黄与徐伯鋆合编了《现代本草学——生药学》上册,谓:"利用自然界生产物,截取其生产物之有效部分,备用于治疗方面者曰药材。研究药材上各方面应用之学理、实验而成一种独立科学,曰生药学"。1937年,叶三多编写了《生药学》下册,这两部著作的出版并用作大学教材,象征着我国现代生药学教学和科研工作的正式启动。

(二)新中国生药学的发展概况

新中国成立以后,国家对中医药事业高度重视,各省市先后成立了中医院校,设置了中药专业和中医药研究机构,中医药教育、科研工作和中药生产得到了快速发展。

1. 开展中药资源普查与出版专著

从20世纪50年代到80年代,我国先后组织专业人员进行了多次大规模的中药资源普查和中药品种整理工作,陆续出版了《中药鉴定参考资料》第一集(1958年)、《中药材手册》

(1959 年)、《中药志》1～6 册(1959—1961 年)等。20 世纪 70 年代,在整理出版多部地方性中草药手册的基础上,编写出版了《全国中草药汇编》上下册、《中药大辞典》。1982—1987 进行了第三次全国性中药资源普查,基本摸清了天然药物资源种类、分布和应用情况,相继发现了许多新药源。先后出版了《新华本草纲要》《中国中药资源》《中国中药资源志要》《中国常用中药材》《中国药材地图集》《中国民族药志》等反映中药资源状况的系列性专著。《中华人民共和国药典》以下简称《中国药典》,1953 年出版了第一版;自 1963 年版开始,将中药单列;自1985 年版开始,每 5 年修订再版一次;从 1990 年版开始,同步出版英文版,国际性学术交流的步伐大大加快。

2. 生药显微鉴定技术快速发展

20 世纪 70 年代以前,生药鉴定主要依赖于原植物鉴定和药材性状鉴定,多凭人的感官知觉判断生药的品种和质量。20 世纪 80 年代以后,显微鉴定的方法和理化鉴定的方法得到了广泛应用,在动物药增加显微鉴定的品种逐步增多。麝香、牛黄、羚羊角等贵重药材开展了粉末显微鉴定;将珍珠磨片置显微镜下观察同心性环纹(珍珠结构环),不仅为鉴定珍珠提供了可靠依据,也为动物类药材显微鉴定开辟了一条新路。电子显微镜的问世,使细胞显微结构的观察水平取得重大突破,如电镜扫描观察花粉粒结构、叶类药材表面气孔、淀粉粒脐点、种子表面结构等,使人们能够观察生药组织的三维立体结构,更有利于对近缘物种或类似品进行显微鉴定。上述显微鉴定还可以用来鉴定中成药,促进了中成药显微鉴定的发展。近年来,显微鉴定的专著也陆续出版,如《中药材粉末鉴定》《叶类药材显微鉴定》《常用中药材组织粉末图解》《中药粉末显微鉴定资料》《中药粉末显微鉴定手册》等,使生药粉末显微技术日趋完善。

3. 生药品种的整理和质量评价

"七五""八五"期间(1986—1995 年),国家科学技术部、国家中医药管理局将"常用中药材品种整理和质量研究"列入国家重点科技攻关项目,在楼之岑、徐国均教授的指导下,组织国内多家医药院校、科研机构的专业技术人员,对 220 种多来源的中药材进行了系统性的品种整理和质量研究。"九五"期间(1996—2000 年),国家继续开展重点科技攻关项目"中药材质量标准的规范化研究",内容涉及文献综述、资源分布、样品收集、化学成分研究、对照品研究、定性和定量分析方法研究,大部分研究成果被载入《中国药典》,为进一步开发新药夯实了基础。

4. 仪器分析的方法和技术得到广泛应用

随着生药化学成分研究工作的不断深入,仪器设备不断更新,光谱分析和色谱分析技术得到广泛应用,鉴定结果更加客观准确。光谱法如紫外、红外、原子吸收光谱,色谱法如气相色谱、薄层色谱、高效液相色谱法、气质联用等方法均被广泛应用于生药化学成分的研究、质量标准研究、中药指纹图谱分析,使评价生药质量的方法更加科学,并推广应用到中成药的有效成分分析、质量标准研究之中,而且使中成药质量评价方法跃上一个新台阶。

5. 生药活性成分研究与新药开发突飞猛进

近年来已对 250 余种中草药进行了较详细的化学成分分析与药理学研究,鉴定得到 600多种具有药理活性的化学成分,如抗肿瘤、抗艾滋病毒、抗肝炎、抗过敏、抗氧化、降血糖、止血、抗菌、消炎、促进免疫功能以及治疗老年性痴呆、心血管疾病的活性成分等,使生药质量控制能够有的放矢。在新药开发研究方面,大约 200 多种新药是直接或间接从中草药中开发得到的,有些是单味中药,有些是有效成分或其衍生物,或者是有效部位的提取物,且半数以上是从中药复方中开发得到的新药。

第三节　生药的分类与记载

一、生药的分类

据《中华本草》记载,我国生药种类约有8980种,临床常用生药400~600种。为了便于使用、查阅和研究,必须按照一定的规则对生药进行分类。

1. 按生药首字笔画多少分类

根据生药的中文名首字笔画由少至多的顺序编排分类。如《中国药典》(一部)、《中药大辞典》、《中药志》等均采用这种分类方法。该方法比较简单,便于查阅,但不能反映各种药物在来源、性味、功能或药理作用等方面的相似性。

2. 按自然分类系统分类

根据生药的原植(动)物在分类学上的亲缘关系,按门、纲、目、科、属、种分类排列,便于掌握近缘生物,如(同属、同科)植物的同一器官在形态、性状、组织构造、化学成分与功效等方面的相似不同之处,寻找其中的规律性。

3. 按自然属性及药用部位分类

先根据生药的自然属性,将生药划分为植物药、动物药及矿物药,再按照植物药药用部位不同,划分为根及根茎类、茎木类、皮类、叶类、花类、果实种子类、全草类、藻菌类、其他类。这种分类方法便于比较药用部位相同的不同种生药在外部形态、内部构造和化学成分的异同,便于掌握近缘植物在形态结构和化学成分上的相似性和差异性。

4. 按化学成分分类

根据生药所含的有效成分或主要成分的类别来分类。如按含生物碱类生药、含蒽醌类生药、含黄酮类生药、含挥发油类生药等分类。这种分类方法有利于学习和掌握生药的有效成分,熟悉含同类成分的生药在科属分布之间的相关性。

5. 按功效或药理作用分类

根据中药的功效来分类,如解表药、清热药、理气药、活血化瘀药等分类,《中药学》即按该方法对中药进行分类。

二、生药的记载

记叙每一种生药的名称、来源、质量控制方法、功效与主治等内容的文献,称为生药的记载。生药记载的项目内容和顺序如下:

1. 名称

介绍中文名、汉语拼音、拉丁名、英文名等。

2. 来源(基源)

介绍原植(动)物的科名、种名(含拉丁学名)和药用部位。矿物类生药还介绍所含的主要化学成分类别、族名及矿物名称。

3. 植(动)物形态

描述原植(动)物的主要外观形态特征、生长习性与分布状况。

4. **产地**

介绍生药的主产区,野生植物记载主要的采收地区,栽培植物记载主要的栽培地区。

5. **采制**

简述生药在采收时的产地加工、干燥和贮藏方法。有的品种还简要介绍炮制方法。

6. **性状鉴定**

描述生药的形状、大小、色泽、表面、质地、断面、气、味等特征,以及水试、火试的反应特征,是鉴别生药真伪的基本方法。

7. **显微鉴定**

记载生药的显微构造、粉末特征、显微化学反应结果。

8. **化学成分**

介绍所含的有效成分或主要化学成分的名称、类别、分子式及结构式。

9. **理化鉴定**

利用物理或化学方法针对生药所含化学成分进行的定性分析方法与结果。

10. **检查**

《中国药典》中还规定有杂质限量检查,包括杂质、水分、总灰分、酸不溶性灰分限量范围,有的生药还规定特殊杂质检查。

11. **含量测定**

简述生药所含的有效成分或主要化学成分的定量分析方法及含量限度,是评价生药质量优劣的重要指标。

12. **药理作用**

介绍生药及其化学成分的药理学研究结果。

13. **功效**

介绍生药的性味、归经、功能、主治、用法与用量等。

14. **附注**

介绍与该生药质量有关的、上述各项又未介绍的内容,如类同品、混淆品、掺杂品、伪品的鉴别方法。有的还介绍同一物种的不同药用部位或不同物种含有相同化学成分的植物资源。

三、生药的拉丁名

生药的拉丁名是国际上通用的名称,以利于国际学术交流、合作与研究。生药的拉丁名通常由两部分组成,第一部分是动(植)物的学名,用拉丁语的名词属格做定语;第二部分是药用部位的名称,用拉丁语的名词主格做主语。常见的药用部位的拉丁名:根 Radix、根茎 Rhizoma、茎 Caulis、木材 lignum、枝 Ramulus、树皮 Cortex、叶 Folium、花 Flos、花粉 Pollen、果实 Fructus、果皮 Pericarpium、种子 Semen、全草 Herba、树脂 Resina 等。拉丁名中的动植物学名、药用部位的第一字母均要大写,连词和前置词要小写。具体命名方法如下:

1. **原植物或动物的属名 + 药用部位**

适用于一属植物中只有一物种做药用时,如黄芩 Scutellariae Radix(黄芩的根);或同一属植物中有多个物种做同一生药使用的,也采用此法命名,如大黄 *Rhei* Radix et Rhizoma(掌叶大黄 *Rhei Palmatum* L.、唐古特大黄 *Rhei tanguticum* Maxim. et Balf.、药用大黄 *Rhei officinale* Baill 的草质茎),一种生药如果有两个不同的药用部位时,则两个名词之间用连词 et(和)或 seu

（或）相连接,第一个字母要小写,如大黄。

2. 原植物或动物的种名或俗名 + 药用部位

如人参 Ginseng Radix et Rhizoma、牡丹皮 Moutan Cortex。

3. 原植物或动物的属名 + 种名 + 药用部位

同一属植物中有几个物种分别作为不同的生药使用时,采用此法命名。如当归 Angelicae Sinensis Radix、白芷 Angelicae Dahuricae Radix、独活 Angelicae Pubescentis Radix 等。如果某些生药已习惯用于属名(如川乌 Aconiti Radix),而将同属其他种生药用属名加种名命名,以便于区分,如草乌 Aconiti Kusnezoffii Radix。若拉丁名中有形容词修饰药用部位名词时,放在最后,如苦杏仁 Armeniacae Semen Amarum、豆蔻 Amomi Fructus Rotundus。

4. 直接以属名、种名或俗名命名

一些生药的拉丁名不加药用部位,如茯苓 Poria、芦荟 Aloe、麝香 Moschus 等。以动物全体入药的也以属名命名,如全蝎 Scorpio、蜈蚣 Scolopendra 等。

5. 矿物类生药命名采用原矿物的拉丁名

如朱砂 Cinnabaris、炉甘石 Galamina 等;或采用矿物主要化学成分拉丁名,如芒硝 Natrii Suffas 等。

《中国药典》2005 年版和以往的教材大多采用"药用部位名称在前,动植物学名在后"的命名方法。根据国际通用的表示方法,采用"动植物学名放在前,药用部位名称放在后"的命名方法,如《中国药典》2015 年版和本版教材。

 综合测试

A 型题

1. 生药学的任务不包括

A. 鉴定品种来源　　　　　B. 鉴定生药真伪　　　　　C. 评价质量优劣

D. 生药资源开发　　　　　E. 化学成分与疗效的相关性研究

2. 世界上最早的药典是

A.《佛洛伦斯药典》　　　　B.《证类本草》　　　　　C.《本草纲目》

D.《新修本草》　　　　　　E.《丹麦药典》

3. 我国现存最早、最完整的本草学专著是

A.《证类本草》　　　　　　B.《神农本草经》　　　　　C.《新修本草》

D.《本草纲目》　　　　　　E.《本草衍义》

4. 记载药物数量最多,最早按自然属性分类,对后世医药学影响最大的本草学专著是

A.《证类本草》　　　　　　B.《植物名实图考》　　　　C.《本草纲目》

D.《新修本草》　　　　　　E.《神农本草经》

（魏庆华）

第二章　生药的鉴定

 学习目标

【掌握】生药鉴定的依据和程序,生药的来源鉴定、性状鉴定的方法和原理。

【熟悉】生药鉴定的内容,显微鉴定的方法和原理。

【了解】生药理化鉴定的方法和原理,生药鉴定的新技术和方法的进展。

我国生药的应用历史悠久,品种繁多,来源复杂,历代本草记载及各地区用药名称和使用习惯不同,造成生药同名异物、同物异名的现象普遍存在;生药的混淆品、伪品、代用品不断出现,这些因素影响到制剂的稳定和临床疗效,还会导致严重的不良反应。因此,对生药的品种和质量进行鉴定,以保证用药的安全有效。

生药的鉴定是指利用传统和现代的检测手段,依据药品标准,对商品生药进行真实性、纯度、品质优良度的检定,以保证生药的真实性、安全性和有效性。

第一节　生药鉴定的依据

生药鉴定的依据是药品标准,药品标准分为国家药品标准和地方药品标准。国家药品标准是由国家颁布的法定标准,包括《中华人民共和国药典》(简称《中国药典》)和《国家食品药品监督管理局药品标准》(简称局颁药品标准)。国家药品标准对药品的质量规格和检验方法所做的技术规定,具有法律的约束力,是药品生产、供应、使用、检验部门必须遵循的法定依据;地方药品标准是由各省、直辖市、自治区食品药品监督管理局审批的药品标准,现行的《中华人民共和国药品管理法》取消了地方药品标准。但是,对于国家药品标准未收载的药材和饮片,在本地区可依据各省、市、自治区关于药材和饮片的地方标准进行鉴定。

知识拓展

《中华人民共和国药典》

《中华人民共和国药典》简称《中国药典》,是由国家食品药品监督管理部门的国家药典委员会负责组织编纂,由国务院颁布的。《中国药典》从1985年开始,每5年修订再版一次。根据《中华人民共和国药品管理法》的规定,《中国药典》是法定的国家药品标准。

现行的《中国药典》为2015版(第十版),分为四部出版:一部收载药材和饮片、植物油脂和提取物、成方制剂和单味制剂等;二部收载化学药品、抗生素、生化药品以及放射性药品等;三部收载生物制品;四部收载通则,包括:制剂通则、检验方法、指导原则、标准物质和试液试药相关通则、药用辅料等。

第二节　生药鉴定的一般程序

生药鉴定的工作程序主要包括以下几个步骤：

一、检品登记

在对生药进行鉴定之前，首先应认真做好检品登记工作，登记内容包括：送检单位、日期、检品名称、送检目的、检品数量、产地、包装、送检人等。

二、取样

生药的取样按《中国药典》规定的药材取样法进行。所取样品必须具有代表性、均匀性。取样的代表性、均匀性直接影响到鉴定结果的正确性。因此，必须重视取样的各个环节。

（一）取样前期准备

取样前，应注意生药品名、产地、规格等级及包件式样是否一致，检查包装的完整性、清洁程度以及有无水迹、霉变或其他物质污染等情况，详细记录。凡有异常情况的包件，应单独检验。

（二）取样原则

从同批药材包件中抽取检定用样品，原则如下：

1. 取样要求

①总包件数不足 5 件的逐件取样；②总包件数在 5～99 件，取样 5 件；③100～1000 件按 5% 取样；④超过 1000 件，超过部分按 1% 取样。贵重药材不论包件多少均逐件取样。

2. 取样方法

①应在不同的包件，不同的部位取样；每一包件至少在 2～3 个不同部位各抽取样品 1 份；对破碎、粉末状或大小 1cm 以内的药材，可用采样器（探子）抽取样品。②取检测样品的方法：将药材摊成正方形，依对角线划"×"字，分成四等份，取用对角两份；再如上操作，反复几次至最后剩余的量足够完成所有必要的试验以及留样数为止。液体药应混匀后取样，不易混匀的应在顶部、中部、底部分别取样。

3. 取样数量

一般生药每一包件的取样量 100～500g；粉末状药材 25～50g；贵重药材 5～10g；个体大的药材，根据实际情况抽取代表性的样品。最终抽取的供检样品量，一般不得少于检验所需的 3 倍量，即 1/3 供实验室分析用，另 1/3 供复核用，其余 1/3 则为留样保存至少一年。

三、鉴定

根据所抽取生药的不同样品及鉴定的要求，选择不同的鉴定技术进行鉴定。

1. 生药真伪鉴定

来源鉴定、性状鉴定、显微鉴定和理化鉴定等方法。

2. 生药安全性鉴定

有害物质包括内源性有害物质和外源性有害物质两大类。内源性有毒、有害物质如肾毒性成分马兜铃酸;外源性有害物质如重金属及有害元素、残留的农药、黄曲霉毒素、二氧化硫等。

3. 生药优劣鉴定

主要通过杂质检查及水分、灰分、浸出物、有效成分的含量来确定。

四、鉴定报告书

鉴定报告书即对检品做出结论。应完整、准确地记录实验过程中的数据、结果,不得任意涂改。根据检验结果做出结论,详细、真实地填写药品检验报告书。检验报告书须经部门主管审核后签发。药品检验部门出具的检验报告书是对药品质量做出的技术鉴定,具有法律效力,归档保存。

第三节　生药鉴定的方法

生药来源复杂,形态各异,很多生药在药用时需加工、炮制,且生药的伪品、代用品繁多,必须发展生药鉴定技术,保障生药的安全有效。

一、来源鉴定

来源鉴定(origin identification)又称基原鉴定,是指应用植(动、矿)物的分类学知识,对生药的来源进行鉴定研究,确定原植(动、矿)物正确的学名,以保证应用品种准确无误。这是生药鉴定工作的基础,也是生药种植、资源开发、新药研究工作的基础。一般按以下步骤进行:

1. 观察植物形态

对比较完整的植物类生药,应注意植物各器官的特征。如供试品不完整,应到原植物产地采集实物进行确认。

2. 核对文献

通过对原植物形态的观察,结合分类学知识和经验,能初步确定科属的,可直接查阅该科属的资料;尚不能确定科属的,可查阅植物检索表,查阅与中药鉴定、药用植物等相关的综合性书籍或图谱,确定其品种。

3. 核对标本

当未知种的科属确定时,可核对已定学名的相关标本。对于难确定的生药可核对模式标本(发表新种时所被描述的标本),或送有关专家协助鉴定。

二、性状鉴定

性状鉴定(macroscopic identification)是指运用眼看、手摸、鼻闻、口尝及水试、火试等简便方法来鉴别生药的外观性状。该方法来自于我国传统鉴别经验积累的总结,具有简单、易行、迅速的特点,是生药鉴定常用方法之一。包括以下内容:

1. 形状

形状指干燥生药的形态。生药的形状一般是比较固定的。如圆柱形、纺锤形、板片状、团块状等。常以简单、生动的经验术语进行描述,易懂易记。如"鹦哥嘴"(天麻)、"蚯蚓头"(防风)、"狮子盘头"(党参)、"怀中抱月"(松贝)、"铜皮铁骨狮子头"(三七)、"马头蛇尾瓦楞身"(海马)等。若观察皱缩的全草、叶或花类时,可先浸湿软化后,展平观察。观察某些果实、种子类时,如有必要可浸软后,取下果皮或种皮,以观察内部特征。

2. 大小

大小指生药的长短、粗细、厚薄等,计量单位多用 cm 或 mm。允许有少量高于或低于规定的数值。对细小的种子或果实类,应在放大镜下观察,可将每 10 粒紧密排成一行,以毫米刻度尺测量后求其平均值。

3. 色泽

每种生药都有其固有的色泽,与其所含的化学成分有关。生药色泽包括表面和断面色泽,应在日光下观察,不同的生药有不同的色泽,同一生药的色泽变化与其质量有关,如丹参要紫,紫草要紫,茜草要红,玄参要黑,乌梅要黑,黄连要黄,又如黄芩变绿后质量降低。在描述药物颜色时,如果用两种色调复合描述,应以后一种色调为主,如黄绿色,即以绿色为主,黄色为辅。

4. 表面特征

表面特征指药材表面光滑或粗糙;有无纹、皱、槽、沟、连珠等;是否可见节、根痕、叶痕、皮孔或毛茸等。例:白花前胡根头部有叶鞘残存的纤维毛状物,是区别紫花前胡根的重要特征;辛夷密被毛茸;防风的根头部具明显的密集环纹;砂仁表面有刺状突起等。

5. 质地

质地指生药的软硬、坚韧、疏松、致密、轻重以及粉性、黏性、绵性、柴性、角质、油润等特征。例:富含淀粉,折断时有粉尘散落,谓之"粉性",如天花粉、山药;体轻质松、断面多裂隙,谓之"松泡",如南沙参;质地柔软,含油而润泽,谓之"油润",如当归;质地坚硬,断面半透明状或有光泽,称为"角质",如郁金等。

6. 折断面

折断面包括自然折断面和横切(或纵切)面。自然折断面主要观察折断时的难易程度、声响、有无粉尘飞扬,折断面是否呈平坦、纤维性、颗粒性、裂片状、白丝、分层剥离等。如杜仲折断时有胶丝相连;甘草折断时有粉尘散落,折断面呈纤维性;秦皮折断面可层层剥离等。刀切成横切面或纵切面,注意观察皮部与木部的比例,维管束的排列方式,有无油点等特征。常用术语:何首乌的"云锦纹"、商陆的"罗盘纹"、黄芪的"菊花心"、茅苍术的"朱砂点"、大黄的"星点"等。

7. 气

气可用鼻闻来进行辨别。生药气味源于所含的挥发性物质,与所含成分及含量有关。通过嗅气不但能鉴别生药的真伪,还能衡量其质量。有些生药有特殊的香气,如丁香、沉香、香加皮等,有些具有特异臭气,如阿魏、白鲜皮。

8. 味

用味觉来进行鉴别。取少量直接口尝;或加开水浸泡后尝浸出液。有毒的生药慎尝以免中毒。生药的味与其含有的成分有关,也是衡量生药品质的标准之一,如甘草、党参味甜,乌梅、木瓜、山楂味酸,黄连、黄柏味苦等。药物变味就要考虑其品种和质量问题。

9. 水试

利用某些生药在水中或遇水发生沉浮、溶解、颜色、膨胀性、旋转性、黏性等特殊变化进行鉴别。如西红花水液染成金黄色,秦皮水浸液在日光下显碧蓝色荧光,葶苈子、车前子等加水浸泡,种子变黏滑,体积膨胀,熊胆粉末投入清水中,在水面上旋转呈现下沉的黄线而不扩散。这些现象与内含成分或组织构造有关。

10. 火试

通过用火烧之,能产生特殊的气味、颜色、烟雾、闪光和响声等现象,来鉴别药材。如降香微有香气,点燃则香气浓烈,有油流出,烧后留有白灰;麝香用火烧时有轻微爆鸣声,起油点如珠,似烧毛发但无臭气,灰为白色;海金沙易点燃有爆鸣声及闪光,青黛灼烧,有紫红色烟雾发生。

三、显微鉴定

显微鉴定(microscopic identification)是利用显微镜来观察生药的组织、细胞以及内含物等特征,用以鉴定药材的真伪。适用于生药的性状不易鉴定、药材破碎、粉末生药及用粉末制成的中成药的鉴定。

1. 横切片或纵切片制片

根、根茎、茎藤、皮、叶等一般制作成横切片观察,必要时制成纵切片;果实、种子则要做横切片和纵切片观察;茎木类必须做横切片、径向纵切片和切向纵切片观察;叶的表皮等也可直接撕取制片观察。切片的方法有徒手切片法、滑走切片法、石蜡切片法等。一般要先对鉴别的干燥药材进行软化处理。

2. 表面制片

鉴定叶、花、果实、种子、全草类生药时,可取叶片、萼片、花冠、果皮、种皮等制成装片,加适宜的试液处理后观察其表面特征。

3. 粉末制片

重点观察生药粉末中的细胞壁及细胞后含物,常用蒸馏水或甘油醋酸装片观察淀粉粒;用甘油装片观察糊粉粒;用水合氯醛装片不加热立即观察菊糖;为使生药粉末中的细胞、组织能清楚观察到,可用水合氯醛装片加热透化,为避免析出水合氯醛结晶,可在透化后滴加甘油少许,观察其细胞特征。

4. 组织解离制片

有时为了观察某些植物的细胞,如纤维、导管等,亦需要加特殊的溶液解离植物组织观察。①氢氧化钾法:适用于薄壁组织占大部分,木化组织少或分散存在的,将供试品置试管中,加5%氢氧化钾溶液适量,加热至用玻璃棒挤压能离散为止,倾去碱液,加水洗涤后,取出少量置载玻片上,用解剖针撕开,以稀甘油装片观察。②氯酸钾法:适用于质地坚硬,木化组织较多或集成较大群束,将供试品置试管中,加硝铬酸试液适量,放置,至用玻璃棒挤压能离散为止,倾去酸液,加水洗涤后,照氢氧化钾法操作装片。

5. 显微测量

应用显微量尺测量细胞及细胞内含物等的大小。测量常用的工具为目镜测微尺与载物台测微尺。测量时,将需测量的目的物显微制片置显微镜载物台上,用目镜测微尺测量目的物的小格数,乘以标定时每一小格所代表的长度,即得目的物的大小。通常是在高倍镜下测量,但欲测量较长的目的物,如纤维、导管、非腺毛等的长度时,需在低倍镜下测量。记录最大值与最小值(μm),允许有少量数值略高或略低于规定。

6. 磨薄制片

除直接粉碎成细粉观察外,还可进行磨片观察。如对透明矿物可磨成薄片在偏光显微镜下,根据光透射到矿物晶体内部所发生的折射、反射、干涉等现象进行鉴定;对不透明矿物可磨成光片,在矿相显微镜下,根据光在磨光面上反射时所产生的现象,观察测定其反射力、反射色、偏光图等进行鉴定。

四、理化鉴定

理化鉴定(physicochemical identification)是用某些物理的、化学的或仪器分析方法,对生药及其制品中多种有效成分或主要成分进行定性和定量分析,进而鉴定生药的真实性、纯度和品质优劣程度。定性分析确定生药的真实性,定量分析说明生药有效成分的含量,确定生药的品质优良度。

(一)一般理化鉴定

1. 物理常数测定

物理常数测定包括相对密度、硬度、黏稠度、旋光度、折光率、沸点、熔点、凝固点等的测定。这对挥发油、油脂类、树脂类、液体类和加工品类药材的真实性和纯度的鉴定,具有特别重要的意义。如蜂蜜中掺水会使其密度降低,同时影响黏稠度和旋光度。

2. 显微化学反应

显微化学反应是将生药粉末、切片或浸出液,置于载玻片上,滴加某些化学试剂产生沉淀、结晶或特殊颜色,在显微镜下观察进行鉴定的一种方法。如黄连滴加稀盐酸,可见针簇状小檗碱盐酸盐结晶析出。

3. 呈色反应

利用生药的化学成分能与某些试剂产生特殊的颜色反应来鉴别。一般在试管中进行,亦有直接在药材饮片或粉末上滴加各种试液,观察颜色以了解某成分所存在的部位。例如马钱子胚乳薄片置白瓷板上,加1%钒酸铵的硫酸溶液1滴,迅速显紫色(示士的宁);另取切片加发烟硝酸1滴,显橙红色(示马钱子碱)。甘草粉末置白瓷板上,加80%硫酸1～2滴,显橙黄色(示甘草甜素反应)。

4. 沉淀反应

利用药材的某些化学成分能与某些试剂产生特殊的沉淀反应来鉴别。如山豆根的70%乙醇提取液,蒸干,残渣用1%盐酸溶解,滤液加碘化汞钾,生成明显的淡黄色沉淀。赤芍用水提取,过滤液加三氯化铁,生成蓝黑色沉淀。

5. 泡沫反应和溶血指数的测定

利用皂苷的水溶液振摇后能产生持久性的泡沫和溶解血液中红细胞的特性,可测定含皂苷类成分生药的泡沫指数或溶血指数作为质量指标。

6. 微量升华

微量升华是利用中药中所含的某些化学成分,在一定温度下能升华的性质,获得升华物,在显微镜下观察其结晶形状、颜色及化学反应作为鉴别特征。如薄荷的升华物为无色针簇状结晶(薄荷脑),加浓硫酸2滴及香草醛结晶少许,显黄色至橙黄色,再加蒸馏水1滴即变紫红色;大黄粉末升华物有黄色针状(低温时)、枝状和羽状(高温时)结晶,在结晶上加碱液则呈红色,可进一步证实其为蒽醌类成分。

7. 荧光分析

利用中药中所含的某些化学成分在紫外光或自然光下能产生一定颜色的荧光性质进行鉴别。用荧光法鉴别,需将药材(包括断面、浸出物等)或经酸、碱处理后,置紫外光灯下约10cm处观察所产生的荧光现象。除另有规定外,紫外光灯的波长为365nm。

(二)色谱法

色谱法又称层析法。其基本原理是利用物质在流动相与固定相两相中的分配系数差异而被分离。根据分离方法,可分为纸色谱法、柱色谱法、薄层色谱法、气相色谱法、高效液相色谱法等。现重点介绍以下几种方法:

1. 薄层色谱法(TLC)

TLC是将供试品溶液点于薄层板上,用展开剂展开,使供试品所含的不同成分分离,用一定方法显色,样品色谱应与对照物色谱在相应的位置上有相同颜色的斑点。并可用薄层扫描仪扫描展开的薄层色谱板,用于鉴别、检查或含量测定。薄层色谱法具有展开时间短、分离效果好、灵敏度高、显色方便、有分离和分析双重功能等特点,既可做定性鉴别,又可做含量测定,是目前生药化学成分定性、定量鉴别常用方法之一。

2. 气相色谱法(GC)

含挥发油及其他挥发性组分的生药及其制剂适用于气相色谱法进行分析。

3. 高效液相色谱法(HPLC)

HPLC是将具有不同极性的单一溶剂或不同比例的混合溶剂、缓冲剂等作为流动相,用高压输液泵将流动相输入装有填充剂的色谱柱进行分离测定的色谱方法。注入的供试品,由流动相带入柱内,各成分在填充剂上被分离,依次进入检测器,由记录仪记录色谱信号。中药化学指纹图谱研究常应用高效液相色谱法。高效液相色谱法具有分离效能高、分析速度快、重现性好、灵敏度和准确度高等优点,是生药含量测定的首选方法。

4. 电泳色谱法(EC)

带电粒子在电场的作用下迁移行为不同这一原理进行分离的技术称为电泳技术。适于蛋白质、氨基酸等成分的分析与鉴定。电泳法操作简便,重现性良好,电泳谱带稳定可靠。

(三)分光光度法

分光光度法是通过测定物质在特定波长处或一定波长范围内对光的吸收度,对该物质进行定性和定量分析的方法。常用的有:

1. 紫外-可见分光光度法

紫外-可见分光光度法是利用供试品在紫外、可见光区的分子吸收光谱,对其进行定性、定量分析及结构分析的方法。按所吸收的光的波长区域不同,分为紫外分光光度法(200～400nm)和可见分光光度法(400～850nm),合称为紫外-可见分光光度法。具有灵敏、简便、准确的特点。

2. 红外分光光度法

红外光谱的专属性强,几乎没有两种单体成分的红外光谱完全一致,红外光谱可用于对生药成分的定性鉴别。

3. 原子吸收分光光度法

测量对象是呈原子状态的金属元素和部分非金属元素,原子吸收一般遵循分光光度法的吸收定律,通常通过比较标准品溶液和供试品溶液的吸光度,求得供试品中待测元素的含量。本法的特点为专属性强、检测灵敏度高、测定快速,是目前用于测定中药和中药制剂中微量元素最常用的方法之一,如重金属的含量测定。

(四)色谱 – 光谱联用分析法

每一种分析技术均有其适用范围和局限性。色谱技术分离能力强、灵敏度高、分离速度快,是复杂混合物分析的首选技术,但在未知物定性方面难于给出可靠信息;质谱(MS)、红外光谱(IR)和核磁共振波谱(NMR)等,虽不具有分离能力,但具有很强的鉴定未知物结构的能力。于是出现了将两者长处结合起来的联用技术,如气相 – 质谱(GC – MS)、红外 – 质谱(IR – MS)、高效液相 – 质谱(HPLC – MS)、质谱 – 质谱(MS – MS)等。如辛夷、细辛、牡荆叶、土鳖虫、红娘子等所含挥发性成分的分析,一般都能分析出 10 多种到数十种单一成分和其含量。这为生药的品质评价提供了重要依据。

(五)浸出物测定

对于有效成分尚不明确或尚无精确定量方法的生药,一般可根据已知成分的溶解性质,选用适当溶剂为溶媒,测定生药中可溶性物质的含量,以示生药的品质。通常选用水、一定浓度的乙醇、乙醚做浸出物测定,包括水溶性浸出物测定法(冷浸法、热浸法)、醇溶性浸出物测定法(热浸法须在水浴上加热)、挥发性醚浸出物测定法。供测定的供试品需粉碎,使能通过二号筛,并混合均匀。如龟甲水溶性浸出物不得少于 4.5%,虎杖的醇溶性浸出物不得少于 9.0%。

(六)生药的其他品质鉴定

1. 杂质检查

生药中混存的杂质有:①来源与规定相同,但其性状或部位与规定不符;②来源与规定不同的物质;③无机杂质,如砂石、泥块、尘土等。

检查方法为:①大的杂质拣出,小的可以筛分;对个体大的生药,必要时可破开,检查有无虫蛀、霉烂或变质情况。②生药中混存的杂质与正品相似,难以从外观鉴别时,可进行显微、理化鉴定试验,证明其为杂质后,计入杂质重量中。③将各类杂质分别称重,计算其在供试品中的含量(%)。

2. 水分的测定

生药中水分含量的多少,是储藏过程中保证质量的一项重要标志。生药含水分过多,易发霉变质,使有效成分分解,同时也相对减少了生药的实际用量。控制生药中水分的含量可保证生药的质量,《中国药典》对大部分生药规定了水分的限量。

3. 灰分测定

生药本身经过灰化后遗留的不挥发性无机盐,称为生理灰分;生药表面附着的泥沙杂质形成的灰分,称为外来灰分,两者合称为总灰分。同一种生药,在无外来掺杂物时,灰分含量范围比较恒定。如果总灰分超过一定限度,表明掺有泥土、砂石等无机物质。因此规定生药总灰分对保证生药的纯度具有重要意义。

4. 酸败度检查

酸败是指油脂或含油脂的种子类药材,在贮藏过程中易发生复杂的化学变化,产生游离脂肪酸、过氧化物、醛类、酮类等分解产物而出现异臭味。酸败会影响药材的感观性质和内在质量。通过酸值、羰基值或过氧化值的测定,以控制含油脂种子类药材的酸败程度。

5. 有害物质的检查

生药中有害物质分为内源性和外源性,内源性有害物质是指生药本身所含的有毒副作用的化学成分;外源性有害物质指农药残留过量、重金属含量超标、黄曲霉等。生药的有害物质是影响生药安全性的重要因素,如超过限量将危害身体健康。

(七)现代生物鉴定技术简介

生药的品质鉴定技术随着现代科学技术的发展得到了迅速的发展,出现了电生化分析(ECA)、差热分析、高效毛细管电泳、X 射线衍射分析、等离子体光谱(ICP)等新技术,弥补了传统生药鉴定方法和技术上的不足,使对生药的品种鉴定与质量评定更为客观、科学。其中最为突出的技术是 DNA 分子遗传标记技术和生药指纹图谱鉴定技术。

1. DNA 分子遗传标记鉴定

DNA 分子作为遗传信息的载体,在种内具有高度的遗传稳定性,不受外界环境、生物发育阶段及器官组织差异的影响。而且每一个体的任一体细胞均含有相同的遗传信息。DNA 分子遗传标记鉴定技术已广泛地用于药用植物、动物的遗传多样性、分类学方面的研究,对生药鉴定准确可靠,适用于近缘种、易混淆品种、珍稀品种等生药的鉴定和道地药材的分析。

2. 生药指纹图鉴定

按测定手段可分为生药化学成分指纹图谱和生药生物指纹图谱。生药化学成分指纹图谱采用光谱、色谱和其他分析方法建立,用以表征生药各种化学成分特征的指纹图谱。生药生物指纹图谱是根据物种基因的唯一性和遗传性所建立的图谱,如生药 DNA 指纹图谱。这里所述的生药指纹图谱专指生药化学成分指纹图谱。通过分析指纹图谱的特异性,能有效地鉴别样品的真伪或产地;通过指纹图谱主要特征峰的含量或比例的测定,能有效地控制生药或中成药质量。

 综合测试

A 型题

1. 药材取样是指选取供鉴定用的药材样品。取样的代表性直接影响到鉴定结果的正确性。若总包件数是 200 件,应取

A. 5 件　　　　B. 7 件　　　　C. 8 件　　　　D. 9 件　　　　E. 10 件

2. 药材选取供鉴定用的样品量,通常不应少于实验用量的

A. 2 倍　　　　B. 3 倍　　　　C. 4 倍　　　　D. 5 倍　　　　E. 1 倍

3. 对于薄壁组织发达,木化组织较少或分散存在的药材常用的解离制片法是

A. 硝铬酸法　　　　　B. 氢氧化钾法　　　　　C. 氯酸钾法

D. 醋酐 - 硫酸法　　　E. 微量升华

4. 多具有升华性质,升华物遇碱液溶解,并呈红色的成分为

A. 黄酮类　　B. 蒽醌类　　C. 酚类　　D. 皂苷　　E. 生物碱

5. 在紫外光灯下观察药材的荧光时,供试品应置紫外光灯下约

A. 1cm 处　　　　B. 2cm 处　　　　C. 5cm 处　　　　D. 8cm 处　　　　E. 10cm 处

6. 目前,灵敏度和准确性高,能用于绝大多数有机成分定量分析的方法是

A. 气相色谱法　　　　　　　　B. 薄层扫描法　　　　　　　　C. 紫外光谱法

D. 高效液相色谱法　　　　　　E. 原子吸收光谱法

7. 生药理化鉴定不包括哪一项

A. 微量升华式　　　　　　　　B. 性状鉴定　　　　　　　　C. 荧光分析

D. 显微化学反应　　　　　　　E. 泡沫反应

8. 生药鉴定中留样的保存期至少为

A. 3 个月　　　　B. 5 个月　　　　C. 1 年　　　　D. 2 年　　　　E. 3 年

9. 哪类药材可用泡沫指数或溶血指数作为质量指标

A. 含生物碱的药材　　　　　　B. 含黄酮的药材　　　　　　C. 含皂苷的药材

D. 含挥发油的药材　　　　　　E. 含油脂的药材

X 型题

1. 药材鉴定取样的原则是

A. 代表性　　　　B. 产地　　　　C. 大小　　　　D. 清洁程度　　　　E. 数量

2. 用水合氯醛加热处理切片和粉末的目的是

A. 便于观察组织结构和细胞形状　　　　　　B. 便于观察细胞内淀粉

C. 便于观察细胞内结晶体　　　　　　　　　D. 洁净作用　　　　E. 透明作用

3. 生药常用的鉴定方法有

A. 基源鉴定　　　B. 性状鉴定　　　C. 显微鉴定　　　D. 理化鉴定　　　E. 生物检定

4. 显微鉴定常用的制作方法有

A. 横切片或纵切片　　　　　　B. 粉末切片　　　　　　　　C. 表面制片

D. 解离组织片　　　　　　　　E. 花粉粒与孢子制片

5. 用水合氯醛试液透化装片后可观察

A. 导管　　　　B. 淀粉粒　　　　C. 石细胞　　　　D. 草酸钙结晶　　　　E. 纤维

6. 药材取样方法中每一包件的取样量一般为

A. 一般药材 100~500g　　　　B. 粉末药材 30g　　　　　　C. 粉末药材 80g

D. 贵重药材 5~10g　　　　　　E. 贵重药材 10~20g

（王青青）

第三章　影响生药质量的主要因素

学习目标

【掌握】影响生药质量的主要因素。

【熟悉】种质和物种鉴定对生药质量的影响；防止生药变质的储藏方法，能够运用合理方法进行生药养护。

【了解】生药的产地、采收、加工对生药质量的影响。

生药治病的物质基础是其所含的有效成分。有效成分的种类、含量高低及比例不同，所表现的临床功能及疗效就有可能不同，生药质量因此产生差异。而有效成分种类、含量又受到品种、产地、采收、产地加工、炮制及贮藏条件等诸多种因素的影响。本章重点讨论除炮制以外的其他因素。

第一节　生药的品种

一、品种为本

在所有的影响因素中，物种是最首要的影响因素。常言道"种瓜得瓜，种豆得豆"。同一物种，因遗传基因的关系，具有相似的形态特征，所合成、积累代谢产物的种类、数量也存在着高度一致性。来自不同物种的生药，所含有的化学成分不同，从而产生药理活性和临床功效的差异。因此物种是决定生药质量内在的根本因素。

二、本正源清

由于古代本草学专著对植物形态的描述过于笼统，各地对描述的认识不同，造成药材市场上的同名异物、同物异名、混淆品、代用品层出不穷。例如，《本草经集注》曰："白头翁处处有之，近根处有白茸，状如白头老翁，故以为名"。由于"状如白头老翁"的描述较抽象，导致从古至今有多种根部有毛茸的植物当作白头翁使用，现市场上做白头翁用的药材原植物来源达4科21种。而真正具治疗阿米巴原虫所致泻痢的药材只有一种，就是《中国药典》所收载的毛茛科植物白头翁 *Pulsatilla chinensis* 的根 。

三、多源质异

一药多源，即一种药材的基源不止一种。而在很多时候，这些不同来源的药材尽管都是正品,但品质也可能存在差异。如药材大黄基源有三种:蓼科植物掌叶大黄、唐古特大黄和药用大黄,从泻下和抗菌等角度评价,唐古特大黄最优,其次是掌叶大黄,药用大黄最次。再如石斛,其来源为兰科石斛属的多种植物金钗石斛等的新鲜茎或干燥茎,据统计不下 30 种,这些不同来源的石斛功效与价格差异极大。所以在生药种植时,首先应选择优良的品种,才可能生产出优质的药材。

第二节　生药的产地

我国地域辽阔,纬度和经度跨度大,形成了地理环境的显著差异,直接影响着药用植物的种类分布,以及植物体内化学物质的合成、代谢和积累过程,从而影响生药的品质。

一、环境多变,质量有异

地理环境因素包括光照(时间和强度)、温度、降水、土壤(土壤类型、元素与 pH 值及土壤中的微生物群)、海拔等因素。这些因素对质量的影响,通常是多因素综合起作用,但有时是以一因素为主导,如穿心莲全日照条件下叶中内酯的含量,比隐蔽条件下含量高 20%,主要就是光照的影响;草麻黄在春天总生物碱含量很低,到夏天突然增高,在 8—9 月间达到最高峰,之后又下降,主要就是因为温度对植物体内酶活性有影响,进而影响生物碱的合成积累;甘草的质量很大程度上与土壤因素有关。多因素综合起作用的,如黄花蒿,在我国多地都有分布,而其中所含抗疟成分青蒿素含量差异悬殊,最高可达 1.09%,最低仅为 0.02%。研究发现最适宜青蒿素积累的气候条件:温度(13.9℃ ~ 22℃)、日照时数(853 ~ 1507 小时)、降雨量(814 ~ 1518mm),以广西西北部、重庆南部、云贵川三省东部最适宜种植。

二、道地药材,应境而生

特定的地理环境,经典的生产加工技术,使一些地方的中药材优质而高产,逐渐形成了一定的区域性。这些缘于特定的种质、产区、生产技术和加工方法,并经过长期的临床医疗实践选择的优质药材,习称"道地药材"(或称"地道药材")。出产道地药材的地区称"道地产区"(或称"地道产区")。道地药材的形成,产地很重要,但不是唯一因素,还需要有优良品种、正确的种植技术、合理的采收与加工技术。诸多因素共同作用,才能保证药材的道地性。

我国著名的道地药材,按地理分布,有:关药(如人参、鹿茸、五味子、关龙胆、辽细辛等)、北药(如潞党、北大黄、北黄芪、岷当归),怀药("四大怀药"——怀地黄、怀牛膝、怀山药、怀菊花),浙药(除"浙八味"浙贝母、白术、延胡索、玄参、杭白芍、杭菊花、杭麦冬、温郁金外,还包括莪术、杭白芷等)、川药(如川贝母、川芎、川乌、江油附子、黄连等)、广药(如广东的广藿香、广陈皮、阳春砂、化橘红、广地龙,广西的罗汉果、肉桂、蛤蚧),此外还有云药、贵药、藏药、维药等。其中四川为全国之最,所产药材近千种。

第三节　生药的采收

生药的采收对生药有效成分的含量与种类有直接的影响。孙思邈的《千金翼方》云："夫药采取,不知时节,不以阴干暴干,虽有药名,终无药实,故不依时采取,与朽木不殊,虚费人工,卒无裨益。"因此合理采收对保证生药质量有重要意义。

一、确定适宜的采收期

生药的采收期,是指药用部位或器官已符合药用要求、达到采收标准的收获期。适宜采收期的确定包括选择适当的生长年限、确定最佳采收季节、把握适当的采收时间。

1. 选择适当的生长年限

植物的生长年龄或栽培年限与有效成分含量有密切关系。一般情况下,有效成分的积累与年俱增。如人参中的人参皂苷,含量随栽培年限的增加而不断升高,所以相同生境时,生长年限长的人参,药效明显优于生长年限短的。但也不是所有的植物都符合这个规律,如龙胆根中龙胆苦苷含量以栽培第 3 年最高,以后略降低。

2. 确定最佳采收季节

药用植物随着季节的变化,经历不同的生长发育阶段,其中所含的化学成分种类、含量、比例经常会有比较大的变化。所以,即使到了采收的生长年限,也可能因为采收季节的不当,导致药材质量下降。在民间也流传着许多谚语,如"知母、黄芩全年刨,九月中旬采菊花,十月上山摘连翘""当季是药,过季是草""三月茵陈四月蒿,五月砍来当柴烧"等,正是反映了药材必须在合适的季节采收。人们对天然药物中化学成分、有效成分的形成和积累过程的研究,也证实了这一点。甘草在生长初期甘草甜素的含量为 6.5%,开花前期为 10.5%,开花盛期为4.5%,生长末期为 3.5%。如芦丁在槐花花蕾期(槐米)含量最高,花开放后,芦丁减少 43%,所以槐米(花蕾)的疗效优于槐花。

3. 把握适当的采收时间

有些植物中有效成分的含量因对光照、温度或湿度敏感,在一天内也会有显著的差别。如洋地黄叶中强心苷的含量晴天时以清晨最低,中午、傍晚较高;对于一天之中成分含量波动较大的药材,应该注意采收时间的把握。

生药最佳采收期的确定,既要考虑有效成分含量,也要兼顾生药的产量,即有效成分总含量 = 单产量 × 有效成分百分含量,总值最大时,即为最佳采收期。如薄荷药用全草在花蕾期挥发油含量最高,而叶的产量高峰期却在开花后期,二者兼顾,将有效成分总含量最大时定为适宜采收期,即夏、秋二季茎叶茂盛或花开至第三轮时选晴天采割。

二、选择合适的药用部位

植物中有效成分的含量和种类因器官的不同而有差异,从而导致临床疗效不同甚至相反。如植物桑,多个部位均可入药,各有不同功效:桑叶辛凉解表,桑枝祛风湿、利关节,桑葚(果实)补血滋阴,桑白皮(根皮)泻肺平喘。再比如麻黄,草质茎含麻黄碱,具发汗、解表、升压作用,麻黄根含麻黄根碱,与麻黄作用相反,具固表止汗、降压功效。因此应根据临床治疗的需要,选取合适的药用部位。

三、遵守可持续利用原则

采收生药时要注意保护野生药源,做好计划,合理采挖。凡用地上部分者要留根,用地下部分者要采大留小、采密留稀、合理轮采、分区封山育药等,切忌滥砍、滥伐;同一种药用植物的不同部位均可入药时,要分别采集,物尽其用,如用根的植物,应考虑其茎叶是否也可以入药,药用茎时,考虑其花、叶是否也可利用;动物药如以锯茸代替砍茸、活麝取香、熊活体取胆汁等,旨在保护珍稀药用动物资源,严禁滥捕野生药用动物。

四、生药采收一般原则

鉴于目前人们对很多生药的有效成分认识尚不明确,还需要根据传统的采药经验,结合各种药用部位的生长特点,确定合理的采收季节。

1. 根和根茎类

一般选择在秋后花叶萎谢的休眠期或在春季发芽之前采收。此时,根或根茎中营养物质贮藏丰富,有效成分含量高,如党参、黄连、甘草等。但也有例外,如柴胡、明党参在春天采收较好;人参、太子参在夏季采收较好;延胡索由于立夏后地上部分枯萎,不易寻找,故多选择在谷雨和立夏之间采挖。

2. 茎木类

多在秋、冬两季采收,如大血藤、钩藤、首乌藤;有些木类药材全年均可采收,如沉香、苏木、降香等。

3. 皮类

树皮多在春末夏初采收,此时树皮内汁液较多,皮部与木部易剥离,如厚朴、黄柏、秦皮;但肉桂、川楝皮宜在秋冬季节采收,此时有效成分含量较高。根皮多在秋季采收,通常在挖根后剥取,如牡丹皮。

4. 叶类

多在植物生长最旺盛时,或在花蕾期,或花盛开而果实种子尚未成熟时采收,如艾叶、番泻叶;但桑叶须经霜后采收,枇杷叶、银杏叶需落地后采收。

5. 花类

药用部分为花蕾者,应在花蕾期采收,如槐米、金银花、辛夷、丁香等;洋金花在开花期采收初开放的花;菊花、西红花在花盛开时采收;红花则在管状花冠由黄变橙红时采收。

6. 果实与种子类

一般果实多在成熟时采收,如五味子、山楂、枸杞子、木瓜等;少数用未成熟的果实,如枳实、青皮。种子类宜在果实完全成熟后采收,如苦杏仁、马钱子、决明子等。

7. 全草类

多在植株生长旺盛、茎叶茂盛时,或在花蕾期、花盛开时采收,如益母草、青蒿、穿心莲等。茵陈有两个采收季节,春季采收的习称"绵茵陈",秋季采割的习称"茵陈蒿"。

8. 藻、菌、孢子类

采收期不一,如冬虫夏草在子座出土、孢子未散发时采挖;茯苓在秋后采收;马勃在子实体刚成熟、孢子未散发时及时采收。

9. **动物类**

根据动物生长和活动季节不同情况采收。龟甲、鳖甲、穿山甲、海龙、海马等,可全年采收。鹿茸必须在清明后适时采收雄鹿未骨化密生茸毛的幼角,过时则骨质化。昆虫类如桑螵蛸以卵鞘入药,宜在三月收集,过时虫卵孵化为成虫而影响药效;以成虫入药的,宜在活动期捕捉;斑蝥等有翅昆虫大多在夏、秋季清晨露水未干时捕捉;以内脏、结石入药者,需在屠宰时收集,如鸡内金、牛黄等。

10. **矿物类生药**

全年可挖,多在开矿时采挖,如石膏、自然铜等。有些矿物药经过人工冶炼或升华方法制得。

第四节　生药的产地加工

生药采收以后,大多数需要在产地进行简单加工处理,如挑选、清洗、修整、干燥等,使之成为"商品药材",称为生药的"产地加工"。产地加工的目的是纯净药材、除去多余水分以防止霉变和虫蛀、杀酶以避免有效成分分解、便于商品的运输、贮藏、保证用药安全等。常用的加工方法如下:

一、挑选、清洗

将采收后的新鲜药材除去泥沙、非药用部分等杂质,以纯净药材。如叶类药材拣去茎枝,根和根茎类药材除去残茎、须根,花类药材拣去杂草等。新鲜采挖的根及根茎类药材,采用喷淋、刷洗、淘洗等方洗去泥沙;白芍、山药需要趁鲜去皮,牡丹皮需要去掉木心。

二、切制

形体较大生药,均需要趁鲜切片、切块或切段,以便于干燥。如大黄、葛根、山药、木瓜、鸡血藤等,有挥发性成分或有效成分易氧化的药材,则不宜在产地切片干燥或长期贮存,否则药效降低,如当归、苍术、槟榔等。

三、蒸、煮、烫

一些富含黏液汁、淀粉或糖类的药材,用一般的方法不易干燥,需先经蒸、煮或烫后再干燥,如白芍、明党参煮至透心,也便于刮皮;高温可杀死虫卵,有利于保存药效和储藏,如桑螵蛸、五倍子;高温还可杀酶保苷,以防有效成分分解,如黄芩;花类药材蒸后杀虫卵且不宜散瓣,如菊花。

四、发汗

将药材加热或晒至半干,密闭堆积使发热,以利于药材内部水分向外蒸发(次日揭开覆盖物,可见药材表面附有水珠),然后再摊开晒干的方法,称为"发汗"。有的生药则需要反复"发汗",目的是使药材变色、增强气味或减少刺激性,利于干燥,如厚朴、杜仲、丹参、续断。茯苓经"发汗"处理主要是为了便于干燥。

五、整形

传统的加工方法,将药材加工成某种形状,主要是为了外形美观,便于形成特定的商品规格。如将皮类药材厚朴、肉桂、黄柏加工成单筒、双筒或板片状。有的药材在干燥过程中需要不断揉搓,使皮肉紧贴,防止皮肉分离,如麦冬、党参。有的药材干燥后需要特殊处理,如三七打蜡撞光、人参整须等。

六、干燥

除鲜用外,大多数药材需要进行干燥,目的是为了除去药材中的水分,避免发霉、变色、虫蛀及有效成分的分解、破坏,利于贮藏。一般生药干燥后含水量在8%~11%即可满足储存条件,特殊要求的药典另有规定。常用的干燥方法有以下几种:

1. 晒干

利用阳光直接晒干,优点是方便、经济。但以下情况不适用此法:光照变色(如大黄、金银花)、暴晒开裂(如郁金、厚朴)、含挥发油的药材晒后跑味(如当归、薄荷)。

2. 阴干

将药材放在或悬挂于通风处,避免阳光直接照射,待药材水分自然蒸发而使药材干燥。此方法适用于含挥发油类药材及不宜久晒、暴晒的的花类、叶类和全草类药材,如红花、薄荷、荆芥、麻黄、青蒿等。此方法的缺点是干燥温度低、干燥慢、易霉变,故需经常翻动,减少堆积,以防生霉。

3. 烘干法

利用人工加温的方法使药材干燥,可在通风的烘房或焙炕上进行。一般温度以50℃~60℃为宜。多汁的果实类药材可在70℃~90℃的温度下迅速干燥;富含淀粉的药物烘干时需注意温度不宜升得太快、太高,以防淀粉糊化,如葛根。需要保留酶活性的生药不宜用50℃以上的温度干燥,如制备芥子油的芥子;含挥发油的药材,一般宜在35℃以下干燥;含脂肪油多的药材如杏仁、桃仁等,不宜用烘干法。

4. 干燥新技术

除上述方法,近年还引入了远红外干燥、微波干燥法、低温冰冻干燥法等新技术用于生药干燥。与日晒、烘干等方法相比,远红外干燥和微波干燥法二者具有省时、脱水率高、加热均匀、节约能源等特点,同时对细菌、虫卵、微生物及霉菌还有杀灭作用。多用于药材、中药饮片及中成药的干燥。

低温冰冻干燥法则利用低温真空冰冻干燥设备,在低温下使药材内部水分冻结,然后在低温减压下使其中水分升华,达到药材干燥的目的。此法能保持药材新鲜时固有的色泽和形状,而且有效成分无损失,是理想的干燥方法。由于设备及处理费用昂贵,目前仅用于名贵药材如人参的干燥,所制成的"冻干参",有活性参之称。

第五节　生药的贮藏

生药的贮藏是生药流通使用中的一个重要环节。生药在贮藏期间容易受到贮藏条件和自身因素的影响,发生虫蛀、霉变、变色、泛油、跑味等变质现象,影响药物的临床疗效。生药的妥善储藏,是保证生药质量的重要环节之一。

一、常见变质现象识别

1. 虫蛀

虫蛀即生药表面或内部出现蛀洞、虫粉。不但破坏了药材外形,而且造成有效成分的损失,降低了药效甚至失效。

2. 霉变

生药表面或内部出现霉斑点甚至霉烂。

3. 变色

每种药材都有固定的色泽,色泽是药材品质的标志之一。如果药材贮藏条件不当,会发生色泽改变,导致药材变质。

4. 泛油

泛油又称"走油",是指含脂肪油或含糖类较多的生药如杏仁、桃仁、麦冬、天冬等,在贮存过程药材表面出现油样光泽的变质现象。

5. 跑味

含有挥发油的生药如薄荷、紫苏、当归、丁香等,在温度较高的环境下贮存时,因挥发油容易散失而导致药材香气减弱,称为"跑味"。

此外还有富含油脂的药材在夏天层层堆置重压易发生的自燃现象,矿物药如明矾、芒硝久贮易失去结晶水的风化现象等。

二、变质现象发生的原因分析

1. 药材自身因素

药材富含营养物质,如含脂肪油(苦杏仁、桃仁)、淀粉(山药、白芷)和蛋白质(动物药),容易发生虫蛀和霉变,含辛辣成分的生药材,一般不易发生虫蛀;药材所含成分如光敏性强、或易氧化、或易酶解等,则易出现变色;药材的含水量高于13%易发生霉变。

2. 温度

害虫适宜生长的温度为18℃~32℃,霉菌孢子适宜萌发的温度约为25℃。高温易导致变色、走油、跑味和自燃等现象的发生。

3. 湿度

害虫在空气相对湿度在70%以上、霉菌在空气相对湿度在85%以上时,生长和繁殖速度较快。湿度过低可能导致矿物药的风化。

4. 氧气

虫害、霉变、变色等现象的发生都离不开氧气。

5. 光线

光敏性强的药材,强光是其变色变质的原因。

6. 存储期长

即使存储条件适宜,但时间过久,药材中的成分也会逐渐代谢、分解,最终失效。

三、生药的养护方法

防止药材变质,重在日常养护。养护要求如下:

生药学

1. 入库前准备

入库前准备包括库房清洁干燥和药材检测（有无虫蛀、霉变及含水量是否合格），可以有效降低虫害和霉变发生的概率。

2. 控制温度

害虫与霉菌最适宜生长和繁殖的温度是18℃～32℃，变色、走油、跑味等现象与高温有关，因此，比较理想的仓储温度应该控制在17℃以下。

3. 控制湿度

空气中相对湿度在70%，药材含水量在13%以下时，害虫和霉菌的生长繁殖会停止甚至死亡。因此药材入库时含水量的检查及入库后库房湿度的检测调控至关重要。

4. 降氧

①密闭降氧：采用密闭容器，制造密封环境，利用药材自身的呼吸降低密闭环境中的氧气浓度，增加二氧化碳含量。②低氧储存：不仅采用密闭容器，而且增加了可以消耗包装内氧气的降氧剂，效果更好，保存时间更长。③气调储藏：将密封的容器或密闭仓库内充入二氧化碳气体（或氮气），使二氧化碳（或氮气）浓度保持在98%以上。

这三种措施都可以达到以下目的：防止新的害虫产生和侵入；原有的害虫窒息或死亡；微生物的繁殖及药材自身呼吸都受到抑制避免由此产生的发热升温；阻断外界潮湿空气对药材的影响；保障了储存的中药材品质稳定，防止虫蛀、霉变、变色等变质现象发生；安全无有毒物质残留。降氧是目前比较理想的养护方法。

5. 传统经验存储法

利用药材挥发性气味对抗贮藏，如陈皮与高良姜同放，泽泻与丹皮同放，不易生虫；有腥味的白花蛇、蛤蚧、海马等，放入花椒或细辛则可防虫；地鳖虫、全蝎、斑蝥等药材中放入大蒜可防虫等；在保存瓜蒌、枸杞、蛤蟆油等药材的容器中，放入一瓶酒精，使其渐渐挥发，形成不利于害虫生长的含醇环境，以达到防虫。

6. 杀虫

在养护过程中发现虫害或微生物污染，需要采取治理措施。常用的有暴晒（药材性质允许）、核辐射杀虫灭菌法和化学药剂熏蒸法。相比较而言低剂量（不超过10^4Gy）辐照，杀虫灭菌效率高，且不破坏药材外形，不会产生毒性物质和致癌物质；但有些药物辐射后可能会引起成分变化。化学药剂熏蒸法常用的杀虫剂氯化苦（三氯硝基甲烷），杀虫效果好，但有残留毒性较大。

7. 存储期管理

规定存储时间，遵守"先入先出"原则。

8. 毒性药品

毒性药品系指毒性剧烈、治疗剂量与致毒剂量相近，使用不当会致人死亡的药品，如砒石、砒霜、生马钱子、生川乌、生附子、生半夏、生巴豆、蟾酥、雄黄等，国务院1988年颁布的《医疗用毒性药品管理办法》中规定有28种。对于毒性药品的保管，必须专人负责，专人加锁，专用账册。

 综合测试

A 型题

1. 以下药材属于广药的是

A. 砂仁　　　　　B. 黄连　　　　　C. 天冬　　　　　D. 金鸡纳　　　　　E. 瓜蒌

2. 决定药材品质的内在因素是

A. 品种　　　　B. 产地　　　　C. 温度　　　　D. 采收　　　　E. 种质

3. 含浆汁、淀粉或糖分多的药材在干燥前一般需

A. 发汗　　　　B. 干燥　　　　C. 蒸、煮、烫　　　D. 切片　　　　E. 熏硫

4. 最新《中国药典》规定茵陈的采收期有

A. 5 个　　　　B. 4 个　　　　C. 3 个　　　　D. 2 个　　　　E. 1 个

5. 下列药材加工过程中一般需要切片的是

A. 肉质的果实类药材　　　　　　B. 芳香类药材

C. 含浆汁、淀粉或糖分多的药材　　D. 较大的根及根茎类药材,以及坚硬的藤木类药材

E. 皮、肉易分离的药材

6. 以 6 年生秋季为适宜采收期的栽培药材为

A. 天花粉　　　B. 山药　　　　C. 桔梗　　　　D. 人参　　　　E. 太子参

7. 因保存或炮制不当,有效成分水解、氧化变为绿色的药材

A. 黄芩　　　　B. 黄连　　　　C. 黄柏　　　　D. 姜黄　　　　E. 黄芪

8.《中国药典》中以挥发油作为质量控制指标的中药是

A. 龙胆　　　　B. 穿心莲　　　C. 黄芪　　　　D. 薄荷　　　　E. 黄柏

9. 根及根茎类药材一般的采收时期是

A. 春季　　　　B. 夏季　　　　C. 秋季　　　　D. 春夏之交　　　E. 秋后春前

10. 树皮类生药一般的采收时间是

A. 春季　　　　B. 秋冬两季　　　C. 秋季　　　　D. 春夏之交　　　E. 秋后春前

X 型题

1. 药材产地加工的目的包括

A. 除去杂质及非药用部位,保证药材的纯净度

B. 按《中国药典》的规定进行加工或修制　　　C. 降低或消除药材的毒性或刺激性

D. 有利于药材商品规格标准化　　　E. 有利于包装、运输与贮藏

2. 以下关于中药的一般采收原则说法正确的是

A. 皮类在冬季　　　　B. 全草类在茎叶茂盛时　　　C. 果实种子类在夏、秋季

D. 根及根茎类在夏、秋季　　　E. 叶类在开花前或果实未成熟前

3. 生药产地加工的目的有

A. 促使干燥　　　B. 符合商品规格　　　C. 保证质量

D. 便于包装　　　E. 便于调剂

4. 毒性生药的保管必需

A. 专人负责　　　B. 划定仓库　　　C. 专柜加锁　　　D. 专用账册　　　E. 专时取用

5. 气调养护法可

A. 杀虫　　　　B. 防虫　　　　C. 防毒　　　　D. 防变色　　　　E. 防泛油

（弓迎宾）

第四章 中药材的炮制

学习目标

【掌握】中药炮制的定义和目的。

【熟悉】中药炮制的方法。

【了解】中药材炮制的发展概况。

中药的使用特点之一就是要经过炮制。中药材炮制是在中医学理论的指导下,根据医疗、调剂和制剂的需要并结合药材的特性,对药材进行加工处理的方法和技术。炮制是祖国传统医学理论的重要组成部分,是确保临床用药安全有效的重要措施之一。

第一节 中药材炮制的发展概况

炮制古称"炮炙""修治""修制"。"炮"字代表各种与火有关的加工处理技术,"制"字则代表更广泛的各种加工制作技术。中药的炮制是随着中药的发现和应用而产生的,历史悠久。为了便于服用,人们对药材进行洗涤、打碎及用水、火处理等简单的加工方法,形成了最初的中药炮制。随着中医药学理论的不断丰富与成熟,推动了中药炮制理论的形成和技术的发展,中药炮制的发展可以分为四个阶段:

一、中药炮制起始和形成阶段

春秋战国至宋(公元 5 世纪至公元 12 世纪)为中药炮制技术的形成时期。

最早在《左传·宣公十二年》中已有"麦曲"的记载,说明在春秋之前人们已经掌握了陈储、发酵等炮制方法的应用。西汉医方文献《五十二病方》中记载了炮、炙、燔、细切、熬、酒渍等炮制方法;《黄帝内经》中有"制半夏""血余炭"的记载。《神农本草经》中提出了中药炮制的原则,如"药有毒无毒,阴干暴干,采造时月,并各有法""若有毒宜制,可用相畏相杀,不尔勿合用也";并且记载了一些药材的具体炮制方法,如熬露蜂房、烧贝子、炼消石、蒸桑螵蛸等。东汉末年,张仲景所著的《伤寒论》《金匮要略》两书中对 73 种药材注明了炮制方法,还提出了部分药物炮材的质量要求和目的。

二、中药炮制理论形成发展阶段

隋代出现了我国的第一部炮制专著《雷公炮炙论》,标志着中药炮制学作为一门独立的学科从中医药中分列出来。在对前人炮制技术进行总结的基础上,使中药炮制的理论和方法更加系统化,为中药炮制学的形成奠定了基础,对后世中药炮制的发展产生了重大影响。唐代著名的医药学家孙思邈在《备急千金要方》指出,"诸经方用药,所有熬炼节度,皆脚注之,今方则不然,于此篇具条之,更不烦方下别注也"。《新修本草》则将药物炮制列为法定内容,记载中药炮制的内容更丰富。到了宋代,政府颁布的《太平惠民和剂局方》收载了 185 种药材的炮制方法,列有专章讨论药材的加工技术,强调对药材要"依法炮制""修制合度",并将炮制列为法定的制药技术,使中药炮制学发展的步伐加快。到了明代,中药炮制的理论得到全面发展,陈嘉谟在《本草蒙筌》中提出了制药原则:"凡药制造,贵在适中,不及则功效难求,太过则气味反失",并阐述了辅料炮制的原理:"酒制升提,姜制发散,入盐走肾仍仗软坚,用醋注肝经且资住痛,童便制除劣性降下,米泔制去燥性和中,乳制滋润回枯助生阴血,蜜炙甘缓难化增益元阳,陈壁土制窃真气骤补中焦,麦麸皮制抑酷性勿伤上膈,乌豆汤、甘草汤渍曝并解毒,至令平和",描述了辅料的作用。李时珍在《本草纲目》中专列"修制"一项,记载了 20 余种炮制方法,如水制、火制、水火共制、加辅料制、制霜、制曲等,许多方法一直沿用至今。缪希雍在《雷公炮炙论》的基础上,新增了当时的炮制方法,撰写了《炮炙大法》一书,该书为我国第二部制药专著,提出了著名的"炮炙十七法",总结了明代以前的中药炮制方法。清康熙年间,张仲岩总结历代医家的炮制方法和经验,对辅料炮制做了进一步研究,编撰完成《修事指南》,为我国第三部制药专著。

三、现代炮制振兴、发展阶段

新中国成立以后,对中药材炮制的理论和方法做了大量的整理工作,先后出版了《中药炮制经验集成》《历代中药炮制资料辑要》等专著,各省市卫生主管部门还出版了许多地方性的《中药饮片炮制规范》。自 20 世纪 50 年代开始,在中医院校中药专业开设了《中药炮制学》课程。《中国药典》自 1963 年版开始,在正文中增加了"炮制"一项,在附录中收录了"药材炮制通则",使中药炮制方法更加规范化,对促进中药炮制学的发展有重要意义。随着医药科技的迅速发展,中药炮制科研工作得到不断加强,在中医理论指导下,应用化学、药理学的方法研究中药炮制原理,对比炮制前后有效成分和药理作用的变化,改进炮制工艺,制定中药炮制品质量标准等,为阐明中药炮制原理和评价炮制质量提供了科学的方法和依据。

第二节 中药材炮制的目的

中药材炮制是根据中医基本理论、临床用药及药物生产的需要,对药材进行加工处理的一项制药技术,炮制的目的概括为以下九个方面。

一、纯洁药物

中药材经过净选、清洗,除去泥沙、杂质、非药用部位和变质的部分,可提高药材的洁净纯度,以保证临床用药的安全、有效和剂量准确。

二、增强疗效

中药材炮制过程中,通常需要加入适当的辅料,辅料在加工过程中与药物产生协同作用,以提高药物疗效。例如,蜜炙款冬花、枇杷叶、甘草,可增强其润肺止咳的作用;醋制延胡索、柴胡可增强其疏肝、镇痛作用;油炙淫羊藿可以增强壮阳作用;姜制半夏可以加强止呕作用;土炒白术可以增强健脾止泻的作用。种子类中药材经炒制后,有利于有效成分煎出。

三、降低或消除药物的毒副作用

有些中药有大毒,直接服用会产生毒副作用,甚至导致死亡。这类中药经过炮制以后毒性降低,副作用减轻,提高了临床用药的安全性。如马钱子在230℃～240℃,经3～4分钟砂烫后毒性变小,且保留了生物活性,增强了临床用药的安全性;苍术、白术、木香等生药的挥发油中的某些成分对胃有刺激性,易产生副作用,经过炮制后,副作用减轻;生半夏对咽喉有刺激,且产生催吐、致泻等毒副作用,必须经炮制后方可内服。

四、改变或缓和药性,适应临床需要

中药性味包括"四气"和"五味"。"四气",即寒、凉、温、热四种属性(或偏性);"五味",即辛、甘、酸、苦、咸五种味道。性味偏盛的中药往往带来过多的副作用,如太寒伤阳,太热伤阴,过酸损齿伤筋,过苦则伤胃、伤阴等。中药通过炮制加工,可改变或缓和性味,制其太过,扶其不足,以满足临床用药的需求。例如,生黄连大苦大寒,能清湿热、泻火毒,姜炙黄连可缓和其苦寒之性,主治胃热、呕吐。生麻黄辛散力强,解表力强,主要用于外感风寒的表实症;炙麻黄辛散之力减弱,可用于老年人及小儿患有风寒表症者,同时又有止咳平喘作用。生地黄性甘寒,味苦,能清热凉血、养阴生津,为清热凉血药;经蒸制后成为熟地黄,药性变为甘温,能补血、滋阴,成为滋阴补血药。

五、增强或改变药物作用的部位和趋向

中医理论"五味所入"(酸入肝,苦入心,甘入脾,辛入肺,咸入肾),在中药炮制理论中被引申为"醋制入肝,入盐走肾,甘缓益元"等。如生姜主入肺,发散力强,用于发汗解表;干姜主入心,温燥力强,用于回阳救逆;煨姜主入胃,止呕力强,用于和中止呕;姜炭主入脾,止血力强,用于温经止血。一般而言,味辛、甘,性温、热,质轻的药物,属阳,作用为升浮;味酸、咸、苦,性寒,质重的药物,属阴,作用为沉降。炮制可以转变药物的作用趋势。如大黄为苦寒药物,主沉降,作用下行而泻下,酒蒸之后为酒大黄,借酒之力,作用上行,能清头目之火;生黄柏主清下焦湿热,酒炙后作用上行,兼清上焦之热。

六、便于调剂和制剂

一些动物类药物如牡蛎、穿山甲、龙骨,矿物类生药如自然铜、磁石等,质地坚硬难于粉碎,只有经过炮制,质地才变得松脆,便于调剂和制剂,而且有利于有效成分的溶出;一些种子类药材,其种皮坚硬,经炒制后使种皮变得酥脆,易于破裂,均有利于有效成分的煎出,故有"逢子必炒"之说。一些形体较大药材,如根及根茎类、果实、全草等需要切制成片、段、丝,才能方便调配,也有利于煎出有效成分。

七、矫味矫臭,便于服用

动物类或其他有特殊臭味的生药,往往在服用时易引起恶心、呕吐等反应。为了便于服用,常采用酒制、蜜制、醋制、水漂、麸炒、炒黄等方法进行炮制以去除腥味和臭味。例如紫河车

腥味较重,常用酒蒸的方法炮制;一些蛇类、虫类、动物脏器类生药,也都需要采用适当的炮制方法除去臭味,例如龟甲、鳖甲等经沙烫醋淬,既可使质地酥脆,又可去除腥臭。

八、炮制新品种,扩大用药范围

中药发芽、发酵,同种药物不同配伍炮制或不同方法炮制,均可制成新的炮制品(饮片),扩大其临床适应范围。如谷芽、麦芽、豆卷、神曲、归十斗、四制香附、七制香附、九制陈皮等。

九、利于贮藏,保存药效

药物经干热或湿热等法炮制,可进一步洁净干燥、杀死虫卵、微生物、酶,利于贮藏,保存药效。如桑螵蛸蒸制可除去其生品致泻的不良反应,杀死虫卵,便于贮存。含苷类药材加热炮制可破酶保苷,增强疗效等。

第三节　中药材炮制的方法

明代缪希雍的《炮炙大法》将古代雷公的炮炙方法归纳为十七种:炮、爁、煿、炙、煨、炒、煅、炼、制、度、飞、伏、镑、摋、晒、曝、露,后人称此为"雷公炮炙十七法"。现代的炮制方法在古代炮制经验的基础上有了很大的发展和改进,根据目前的实际应用情况,可分为五类。

一、一般修治

1. 精选

采用挑、拣、簸、筛、刮、刷等方法,去掉灰屑、杂质及非药用部分,使药物清洁纯净。经净制处理的药材,称为"净药材"。凡供切制、炮制和调剂的药材,均应使用净药材。如捡去合欢花中的枝、叶,刷除枇杷叶、石韦叶背面的绒毛,刮去厚朴、肉桂的粗皮等。

2. 粉碎

采用捣、碾、镑、挫等方法,使药物粉碎,以符合制剂和其他炮制法的要求,如牡蛎、龙骨捣碎便于煎煮;水牛角、羚羊角镑成薄片或挫成粉末等。

3. 切制

采用切、铡的方法,把药材切制成一定的规格,便于其进行其他炮制或干燥、贮藏及调剂。根据药材的性质和医疗需要,切片有很多规格。如天麻、槟榔宜切薄片,泽泻、白术宜切厚片,黄芪、鸡血藤宜切斜片,桑白皮、枇杷叶宜切丝,白茅根、麻黄宜铡成段,茯苓、葛根宜切成块等。

二、水制

用水或其他液体辅料处理生药,使药材清洁、软化或改变药材形状的炮制方法。

1. 洗

洗又称淘洗,是用清水洗涤或快速洗涤药材的方法,故又称"抢水洗"。例如,种子或果实类细小的药材,其中夹杂的泥沙等物,要在水中淘洗,如牛蒡子。

2. 淋

将不宜浸泡的药材,用少量清水浇洒喷淋,使其清洁和软化。

3. 润

润又称闷或伏。根据药材质地分别采用淋润、洗润、泡润、晾润、浸润、盖润、伏润、露润、包润、复润、双润等方法，是水分深入到药材内部，使药材软化，便于切制成饮片。如淋润荆芥，泡润槟榔，酒洗润当归，姜汁浸润厚朴，伏润天麻，盖润大黄等。

4. 泡

用水浸泡，但无需换水，目的是使药材附着的一些有机物在水中泡软发酵而除去，如龟板、鳖甲。

5. 漂

将药材放入水中浸泡，并反复换水，以去掉腥味、盐分及毒性成分的方法。如将昆布、海藻、盐附子漂去盐分，紫河车漂去腥味等。

6. 水飞

利用药物相对密度较大，易在水中沉降的性质，将药材置水中研磨成细粉，多用于矿物药的粉碎。先将不溶于水的药材初步粉碎后放入乳钵内加水共研成糊状，再加水搅拌，较粗的粉粒下沉，细粉末混悬于水中，倾取混悬液，静置，分取沉淀物，干燥即得细粉末。粗粒再加水共研，直到全部研细为止。如水飞朱砂、水飞炉甘石、水飞雄黄。

三、火制

火制是指与火有关的中药炮制方法。

1. 炒

经净选或切制后的生药放入锅内加热，并不断翻动至一定程度的炮制方法称为炒，是常用的一种火制法，分为清炒和加辅料炒两类。

（1）清炒　根据炒的程度不同，分炒黄、炒焦、炒炭。

①炒黄：以小火或中火炒至表面呈黄色或较原色加深，内部颜色基本不变，或发泡鼓起或爆裂，并透出药材故有气味。如炒白芥子、炒决明子、炒麦芽等。炒黄可使药材质地疏松，易于煎出有效成分，破坏酶的活性，避免有效成分的分解，保存药效；矫臭矫味。

②炒焦：一般用中火加热，炒至药材表面呈焦黄色或焦褐色，内部颜色加深，并具有焦香气味。如焦神曲、焦山楂、焦栀子等。炒焦的目的是缓和药性，增强健脾消食作用。

③炒炭：用大火炒至药材冒烟，表面焦黑色，内部黄褐色，喷淋清水少许，熄灭火星，取出，晾干。如地榆炭、槐花炭。炒炭可增强止血、收敛作用，故有"以黑止血"之说。

（2）加固体辅料炒　根据所加辅料不同，分麸炒、土炒、米炒等方法。

①麸炒：取麦麸撒在热锅内，加热至冒浓烟时，加入中药饮片，翻炒至药材表面被浓烟熏黄时取出，筛去麸皮，晾凉。如麸炒山药、泽泻、枳壳等。麸炒的目的是能除去药材中部分挥发油，减少刺激性，增强和中健胃的作用，并能除臭矫味。

②土炒：用灶心土（伏龙肝）与药材同炒，使药材成焦黄色或土黄色的方法。亦有用黄土、赤石脂炒者。因灶心土性味辛温，有温中、止血、止呕之效，并能中和胃酸，与药材同炒可增强补脾和胃、止呕止泻功能。如土炒白术。

③米炒：将药材同大米同炒，借助热力与米的烟气将药材熏黄，这样能使药材增强补中益气的作用，并能降低药材的燥性、毒性。如米炒党参、米炒斑蝥。

2. 煨

煨是指将药材用湿纸、面团包裹置于炭火中、烘房中烘烤，或放于锅内烫炒的方法，以除去不利于治疗的油脂、挥发性物质，达到缓和药性的目的。如煨木香、煨葛根、煨肉豆蔻等。煨法常致药物焦化或煨制不匀，亦不适合现在配方需要，目前改为将药物置锅内清炒或麸炒，同样可达到吸去油脂及挥发性物质、减少副作用的目的。

3. 烫法

利用河砂、蛤粉或滑石粉等与药物共炒的方法称为"烫"。烫与炒方法基本相同，烫的温度较高，一般在 200℃～300℃。常用的有砂烫、蛤粉烫或滑石粉烫。

（1）砂烫　将洗净过筛的河砂放入锅内炒热（温度一般在 200℃～300℃），加入中药饮片，不断翻动，烫至表面鼓起、质地酥脆时，取出，筛去河砂，即得。砂烫能使质地坚硬的药材质地酥脆，易于煎出有效成分，如砂烫穿山甲、鳖甲；砂烫骨碎补、金毛狗脊可除去非药用部分；砂烫马钱子，可降低其毒性。

（2）蛤粉烫　蛤粉传热作用较砂慢，温度比砂烫低，适合用于胶类药材。如蛤粉烫阿胶、鹿角胶等。阿胶烫后，质地疏松，黏度降低，便于磨粉应用。

（3）滑石粉烫　滑石粉滑利细腻，可使药材受热均匀，适合与韧性较强的药材共炒烫，使药材质地酥脆，毒性降低，不良气味得以矫正。如用滑石粉烫黄狗肾、水蛭等。

4. 煅

将药材直接放入无烟炉火中或适宜的耐火容器中煅烧的方法称为"煅"。煅法温度较高（700℃以上），可使药材结构、化学成分和原有性状发生改变，使质地疏松、易于粉碎和煎煮。也可使药物的副作用减少，疗效增强。有铁锅煅，将药材放在大铁锅中大火加热，如煅绿矾、煅硼砂等；坩埚煅，如煅自然铜、煅龙骨等；炉火焖煅，如煅石决明、牡蛎等；铁锅焖煅，适于体质较轻的药材，如煅灯心炭等。淬是将药材高温煅烧至体内通红时，趁热投入冷水或其他液体辅料中，使药材的温度骤然降低，可使质地疏松，易于磨粉。如矿物药自然铜、磁石、赭石等，煅烧至通红时取出投入醋中（醋淬），取出，晾干。

5. 炙

将药材加液体辅料拌炒至干燥，使辅料逐渐渗入到药材内部的方法，称"炙"。常用的液体辅料有酒、醋、蜂蜜、食盐水、姜汁、米泔水、食用油等。因所用辅料不同，炙法分为以下几种：

（1）蜜炙　将蜂蜜加热熔化，加入适量沸水稀释后，加入药材拌匀，闷透，用文火炒至不黏手为度，一般每 100kg 药材用炼蜜 25kg。蜜炙能增强药物的润肺止咳作用，多用于止咳平喘类生药，如款冬花、枇杷叶、百部、甘草等。蜜炙还可缓和药性，如蜜炙麻黄。

（2）酒炙　将酒适当稀释后加入药材拌匀，闷透，用文火炒干。常用黄酒，也有用白酒的。酒炙可缓和药物的寒凉之性，增强活血通络的作用，并可提高有效成分的溶出率，多用于活血药和清热药，如酒炙川芎、当归、大黄、丹参、黄连等。

（3）醋炙　将米醋用水稀释后与药材拌匀，闷透，用文火炒干。醋的用量为药材量的 20%～30%。醋制可增强药物疏肝理气、散瘀止痛的作用，如醋制延胡索、柴胡。醋炙还可降低药物的毒性，如甘遂、大戟等。

（4）盐水炙　取适量的食盐溶于水中，与药材拌匀，闷至盐水被吸尽，用文火炒干即得。盐水炙是依据"咸能入肾，咸能软坚，引药下行"的中医理论。如盐水炙杜仲、车前子、泽泻等。

（5）姜汁炙　取姜汁与药材拌匀,闷至姜汁被吸尽,用文火炒干即得。姜汁炙可降低药物的苦寒之性,增强温中止呕作用。如姜炙黄连、厚朴、半夏等。

（6）羊油炙　用羊脂熔化成油,加入药材,用小火加热拌匀,取出放冷,待油渗入药材内部,如淫羊藿等。

（7）药汁炙　方法与蜜炙不同点是将中药饮片煎汁或榨汁作为辅料。药汁炙可纠正药物的偏性,增强疗效,如吴茱萸炙黄连,可抑制黄连的苦寒之性,使黄连寒而不滞,以清湿热,散肝胆郁火。用甘草炙远志,还可降低远志对胃肠道的刺激作用。

6. 炼

药材放入坩埚中,经加热提炼,使药物纯净或变化称"炼",其主要内容一是化学方法提炼,使几种药物混合一起加热炼制,使升华或化合为另一种物质,如炼制升丹;一为净化药物,使能久藏,如芒硝炼制,失水及杂质而成纯净之玄明粉。

7. 烘、焙、烤

此三法都是把原生药或半成品,经加热,使药物干燥,便于保贮、粉碎制剂。烘焙烤一般在烘房进行或用炉灶之余热来干燥药材,为了不致影响药材质量,必须掌握好温度,一般干燥,温度不超过80℃,烘焙时间在半小时之内,含发挥油及芳香性生药,温度应控制在50℃以下。

8. 燎

燎是用炭火将药物的外刺、毛、须根烧去的方法,如金毛狗脊、升麻、刺猬皮等。鹿茸的茸毛,一般用燎法将毛燎焦,再用利刃刮净。

四、水火共制

常见的水火共制包括煮、蒸、焯等。

1. 煮

煮是用清水或液体辅料与药物共同加热的方法:①清水煮,一般先将水煮沸再加入药材,煮至药材内部无白心为度。主要用于含淀粉多的药材,如白芍等。②酒煮,先将酒洒到药材表面,使药材吸干,然后放入水中煮,以煮干为度。也可把药材与酒水同煮至干。如酒煮何首乌。③其他,有醋煮,如香附子;豆腐煮乌头、甘遂、珍珠等。

2. 蒸

蒸是利用水蒸气或隔水加热药物的方法。不加辅料者,称为清蒸:如蒸桑螵蛸,可杀死虫卵,便于保存;蒸黄芩、天麻,可破坏酶的活性,利于药物贮存。加辅料者,称为辅料蒸:有酒蒸,用酒将药材拌匀后蒸,如酒蒸何首乌、地黄、大黄,可增强温性和补血作用,缓和药性;有醋蒸,用醋将药材拌匀后蒸,如五味子。

加热的时间,视炮制的目的而定。如改变药物性味功效者,宜久蒸或反复蒸晒,如蒸制熟地、何首乌;为使药材软化,以便于切制者,以变软透心为度,如蒸茯苓、厚朴;为便于干燥或杀死虫卵,以利于保存者,如蒸银杏、女贞子、桑螵蛸。

3. 焯

焯是将药物快速放入沸水中短暂潦过,立即取出的方法。常用于种子类药物的去皮和肉质多汁药物的干燥处理,如焯杏仁、桃仁以去皮,焯马齿苋、天门冬以便于晒干贮存。

五、其他制法

1. 发酵

将药物加水加温,在一定温湿度条件下,使其发酵生上菌丝。如六神曲、半夏曲做成小块后,用草或麻袋盖紧,待其发酵生上菌丝后取出晒干。此法在于通过发酵,能增强药物健脾胃、助消化、散风寒之作用。其他有豆豉亦通过发酵制造。

2. 发芽

将水稻、小麦、黑大豆等用水浸湿润,在一定温度下使其发芽。发芽之目的,主要在于增加药物的健脾和胃、助消化、解表邪的作用。如谷芽、麦芽、大豆卷等。

3. 制霜

将含油脂的药物去壳研碎,用数层草纸纱布包裹、压榨去其油脂,反复数次至无油为度,所得粉末称"霜"。制霜的目的可减低毒性,缓和药性,如巴豆霜、千金子霜、蒌仁霜、苏子霜等。此外,鹿角熬胶后之残角亦称鹿角霜;西瓜去瓤,中置芒硝,将其封固于黄砂罐中,放阴凉通风处,数日后罐外有白色如霜的结晶物析出,扫下即称西瓜霜。

4. 染衣

药物的外表,拌上另一种药粉,以加强主药的作用。如朱砂拌茯苓、茯神,朱砂拌灯心,青黛拌灯心,称朱茯苓、朱茯神、朱灯心、黛灯心。

5. 制曲

按曲方配全药材,分别或混合加工研成粉末,用面粉调糊做黏合剂,做成方形小块,再通过发酵法,以制成曲,如六神曲、采芸曲、范志曲、半夏曲等。

6. 复制

复制是将药材加入一种或数种辅料,按照规定程序反复炮制的方法。目的是降低毒性,改变药性,提高疗效。如法半夏、制天南星等。

 综合测试

X 型题

1. 水制包括

A. 润　　　　B. 洗　　　　C. 淘　　　　D. 漂　　　　E. 水飞

2. 火制包括

A. 炒　　　　B. 烫　　　　C. 煅　　　　D. 晒　　　　E. 煨

3. 水火共制包括

A. 蒸　　　　B. 煮　　　　C. 淘　　　　D. 漂　　　　E. 煨

4. 其他炮制法包括

A. 发酵　　　　B. 发芽　　　　C. 明煅　　　　D. 复制　　　　E. 制霜

（赵　欣）

第五章 生药资源的开发利用和保护

学习目标

【了解】我国生药资源概况及其开发利用与保护。

第一节 我国生药资源概况

我国幅员辽阔,自然条件复杂,是全球生物多样性最为丰富的国家之一,蕴藏着极其丰富的生药资源。广义的生药资源是指用作药物和保健品的一切天然资源,既包括我国传统的中草药资源,也包括用于提取药用化学成分的天然资源,以及现代栽培和饲养的药用动植物和利用生物技术繁殖的生物个体和活性物质。狭义的生药资源包括植物药资源、动物药资源和矿物药资源。我国在1982—1987年进行的全国第三次中药资源调查中发现:我国现有生药达12 807种,其中药用植物11 146种,占87%;药用动物1581种,占12%;矿物类药80种,不足1%。中药资源种类最多的5个省市分别是云南(5050种)、广西(4590种)、四川(4354种)、贵州(4294种)、湖北(3970种),新疆、黑龙江和内蒙古野生药材资源蕴藏量最丰富。

随着我国医疗卫生事业的发展、人们生活水平的提高和医疗保健意识的增强,生药的用量不断增长,国外的需求量也在扩大,单靠野生品种供应远不能满足医疗保健需求,必须大力发展中药材生产,从根本上解决社会需求量增加与生药的供应不足的矛盾。

近年来,我国道地药材生产和人工栽培的中药材面积得到快速增长,如吉林的人参,甘肃的当归,四川的黄连、附子,河南的地黄,广东的砂仁,江苏的薄荷,新疆的红花、贝母等,每年能够提供大量的道地药材供应市场。目前,我国人工种植的药材面积近 $33 \times 10^5 km^2$(33万公顷),药用植物种类达400余种,大面积栽培的有人参、三七、黄连、金银花、地黄、白芍、当归等百余种。柴胡、黄芩、五味子、肉苁蓉、延胡索、甘草、丹参、茯苓、石斛、天麻、川贝母等近100种药材实现了野生变家种。野生动物驯化不断获得成功,如麝、梅花鹿、熊、全蝎、蛤蚧、金钱白花蛇、三角帆蚌、海马等,活体取麝香、人工培植牛黄、活体引流熊胆等技术的成功应用,开辟了获取动物药材的新途径。一些过去靠进口的药材,如西洋参、西红花,已经在北京、陕西、吉林、山东、河南等地开展引种栽培,并扩大了种植面积。马钱子、儿茶、檀香、丁香、白豆蔻、肉豆蔻等30余种药材的人工栽培也获得成功。全国已建成中药材生产基地600多个,人工种植的药用植物达200多种,有近百种中药材已经建立了GAP生产基地。截至2014年5月底,我国已认证通过 66 个中药材品种,共 152 个 GAP 种植基地。拥有 10 个以上 GAP 生产基地的省份有云南、四川,这也体现了我国中药材 GAP 生产情况与药用植物分布及中药资源生产情况较一致,我国药用植物分布与蕴藏量较多的四川、云南是目前我国获得中药材 GAP 生产基地较多的省份。

第二节　生药资源的开发利用与保护

生药资源的开发利用具有多方面、多层次、综合性的特点。以发展药材和原料为主的称初级开发,以发展中药制剂和其他天然副产品为主的称二级开发,以提取有效成分单体与进行结构改造为主的称深层次开发,以及以药物废弃物的综合利用为目的的综合开发等。

一、生药资源开发的途径

1. 根据植物亲缘关系与相近的化学成分开发新药源

通过生药资源普查及对常用中药材品种整理和质量研究,发现《中国药典》收载的一些品种,其同科属中有许多值得开发的新品种,如厚朴调查中,发现有近 20 种木兰属(Magnolia L.)原植物,皮中均含有厚朴酚、厚朴酚以及 b-桉油醇;在麦冬的资源调查与商品鉴定中除药典品种麦冬 Ophiopogon japonicus(Thunb.)Ker-Gawl. 为主流商品外,湖北麦冬 Liriope spicata-var. prolifera 和短葶山麦冬 L. muscari 产量大,活性成分多糖和皂苷的含量与麦冬相近,其抗缺氧和免疫功能与麦冬相同或更优,1995 年版《中国药典》已将山麦冬品名列入。从进口药材的国产近缘植物中寻找代用品同样取得较大的突破,如以国产安息香代替进口安息香,以国产马钱子代替进口马钱子,以西藏胡黄连代替进口胡黄连,以新疆阿魏代替进口阿魏等。

2. 利用有效成分、有效部位开发药物品种

天然药物的有效成分、有效部位开发具有广阔的前途,是当代国内外开发天然药物的主要途径之一。如发现甾体激素类药物用于治疗风湿性关节炎、心脏病、阿狄森病、红斑狼疮,抗肿瘤及用于避孕药。我国科学工作者在深入调查中发现了资源极为丰富、甾体激素含量高的薯蓣科植物薯蓣,最主要的种类为盾叶薯蓣 Dioscoreazingiberensis C. H. Wright 及穿龙薯蓣 D. nipponica Makino。由薯蓣中提取的甾体化合物已开发为新药,主要用于治疗冠心病、心绞痛。

3. 从历代医书、本草记载或者传统中药加工工艺中开发新药

古代医书、本草著作是伟大的医药宝库,是开发新药的中药源泉。如根据中医活血化瘀的治疗原则,从川芎中提出治疗心血管疾病的有效成分川芎嗪;从活血化瘀和开窍药丹参、冰片等传统药材中开发出治疗冠心病和脑血栓的复方丹参片、复方丹参滴丸、丹参注射液等。通过对传统中药材、方剂的现代研究开发新药。如山楂治疗冠心病、高血压、高脂血症,青蒿用于治疗各型疟疾,山豆根用于治疗癌症等。

4. 从民族、民间药中开发新药

广义的生药资源不仅包括中草药、中药材、中药饮片,还应包括民间药、民族药资源。我国有 55 个少数民族,近 80% 的民族有自己习用的天然药物。在乡村和边远地区,人民群众积累了许多利用民族药、民间药防病治病的经验,值得进一步开发利用。例如从草珊瑚(Sarcandra glabra)开发出的"复方草珊瑚含片""肿节风针剂",以满山红(Rhododendron dauricum)为原料制备的"消咳喘",治疗类风湿和红斑狼疮的昆明山海棠片,治疗瘫痪的灯盏细辛注射液等,许

多"西药"如阿托品、麻黄碱、地高辛、吗啡、奎宁、士的宁等都是从民间植物药开发出来的。

5. 扩大药用部位开发天然药物

在中医中药传统经验的应用中,对药用植物往往仅采用某一个部位,但经研究发现,同一种药用植物的其他部位也含有类似的药用成分和相同的药理作用。如人参用其根部,但人参的茎、叶、花蕾、果实、种子均含有与根近似的皂苷类,且功效近似。现人参叶已列入 1995 年版《中国药典》。中药杜仲为杜仲科植物杜仲 Eucommia ulmoides Oliv. 的干燥树皮,据研究杜仲叶所含成分,其药理作用以及临床应用与杜仲皮相似,有的地区用 2 倍量的杜仲叶代替杜仲皮用于临床。银杏从只用种子(白果)到叶的利用,银杏叶制剂被广泛应用于治疗心脑血管疾病,成为治疗老年病的畅销药品。

6. 利用生物技术开发新药

应用生物技术进行药材中有效成分的生产,近年来得到迅速发展,如利用细胞工程可快速繁殖药用植物,保存珍稀濒危物种资源,培养多倍体及新品种,节省育种土地,实现大规模工厂化育苗;通过紫草细胞培养产生紫草宁及其衍生物,红豆杉细胞培养生产紫杉醇,长春花组织培养产生蛇根碱和阿马碱等。

7. 海洋生药资源的开发利用

海洋占地球表面的 70%,蕴藏着丰富的生药资源。海洋生药在我国已有悠久的应用历史,如海藻、昆布、瓦楞子、石决明、珍珠、牡蛎、海马、海龙、海螵蛸等。近二、三十年来不断开发的新药,如海洋鱼类和海藻中含有的 ω−3 不饱和脂肪酸,其中二十碳五烯酸(EPA)具有降低血脂的作用,用于防治心脑血管疾病;二十二碳六烯酸(DHA)具有补脑、健脑的功效,已研制成保健品并得到广泛应用。藻酸双酯钠用于脑血栓、短暂性脑缺血发作和冠心病的治疗。

8. 积极开发人工代用品和人工合成品

人工代用品和人工合成品是缓解珍稀濒危名贵生药资源压力的重要途径之一。如今,经过我国科研工作者长期不懈的努力和辛勤工作取得了一定成果:在代用品方面,如水牛角代替牛角、豹骨代替虎骨、用珍珠层粉做珍珠的代用品、藏羚羊角代替羚羊角等;在人工合成品方面,人工牛黄、人工麝香、人工虎骨粉及采用发酵工程获得的虫草菌丝体等都相继开发成功并已上市,广泛作为生产各种中成药的原料,在一定程度上能缓解对野生资源的依赖。

二、生药资源的开发利用

(一)提取生药有效成分、有效部位

从植物等天然原料中直接提取有效成分、有效部位作为制药原料,是当前国内外开发天然药物和中药现代化的重要途径之一。提取的植物品种在 300 种以上,如从青蒿中提取青蒿素,从黄连中提取黄连素。

(二)以天然成分为原料进行半合成或结构修饰

天然药物成分的提取、分离、结构鉴定和活性筛选是新药研究的重要部分。

通过天然成分的结构修饰来寻找新药,具有工艺简单、成本低、命中率高等特点。①通过结构修饰提高或改变疗效,如将吗啡的苯环上的羟基的氢用甲基取代转换成可待因,可待因比吗啡镇痛作用和成瘾性都降低。②降低毒性,如将斑蝥素进行结构修饰转换成去甲斑蝥素或者羟基斑蝥素,降低毒性等。③解决资源问题,如紫杉醇被称为"植物黄金",其抗癌抗肿瘤有

特殊效果,但是紫杉醇来源稀少,通过人工合成紫杉醇来解决紫杉醇稀缺的问题。④便于制剂及临床应用。如青蒿素遇热不稳定,将青蒿素结构修饰转化成双氢青蒿素、蒿甲醚、青蒿琥珀单酯钠,提高其稳定性。

(三)生药资源多方向开发利用

随着人们日益增长的物质生活需求及文化素养、科学水平的不断提高,随着医疗模式逐步由治疗型向预防保健型方面的转变,生药资源开发利用的领域也在不断扩大。逐渐渗入到人们日常生活的各个方面。

1. 保健食品的开发

保健药品和保健食品是保障和维护人体处于健康状态的产品,其作用大多是非特异性的。我国古代很早就创制了各种具有扶正固本、扶正祛邪、攻补兼施的成药和药膳食品。20 世纪80 年代以来,我国研制生产的以生药为主要成分和主要添加剂的保健药品和保健食品,发展极为迅速,并大量出口。保健食品是一些既富有营养,又能提高机体免疫功能且无毒副作用的生药品种,如人参、西洋参、黄芪、党参、五味子、当归、山药、枸杞子、地黄、麦冬、山茱萸、山楂、百合、茯苓、大枣、蜂王浆(蜂乳)、沙棘等。

2. 天然化妆品的开发

当前化妆品已从单纯的化妆目的开始转向对人体的保健、营养和治疗为目的,出现了化妆品医药化的趋势,化妆品由从皮肤清洁类、护肤类、美容类,增加到了药物类,即疗效化妆品。

3. 天然食用色素的开发

许多药用动植物是天然色素的原料,它们色调自然,安全性高,有的还有营养和治疗作用。在我国丰富的天然色素原料中有许多为药用动植物,如从姜黄根茎中提取的姜黄色素,红花中提取的红花黄色素,栀子果实中提取的栀子黄色素,以及核黄素、胡萝卜素、叶绿素等均可广泛用于饮料和食品着色,其特点是色调自然、安全性高,有些还具有一定的营养保健与治疗疾病的功能。

4. 天然甜味剂的开发

食品中常用的甜味剂蔗糖等碳水化合物含热量高,长时间食用或摄入量过大时容易引起肥胖症、冠心病、高血压、糖尿病、龋齿等。从植物中寻找安全性高、热量低、甜味足、口味佳的优良天然甜味剂,前景广阔。如从甘草中提取的甘草甜素,从罗汉果中提取罗汉果苷等。

5. 中药杀虫剂、杀菌剂的开发

以除虫菊为主要原料生产的蚊香,与其他化学性杀虫剂相比,具有干净、卫生、无污染、杀蚊虫效果好、经济实惠的特点,市场销售量逐步扩大;以中药黄柏、苦楝皮、苦参、芸香、广藿香等为原料开发生产的生物农药或杀虫剂,在农业生产中不断得到推广应用。

三、生药资源的保护

生药资源保护,是指人类为保护药用动物、药用植物及其与生存环境密切相关的自然生态环境和生态系统所进行的各种活动。尽管我国有得天独厚的优越条件,药材种类如此丰富,又具有浓厚的文化底蕴,但中药资源仍面临着严重的危机。加之环境污染减弱了生药资源的再生,造成了资源下降和枯竭,许多种类趋于衰退或濒临灭绝,一些优良种质正在消失和解体。如 20 世纪 80 年代后期,甘草资源比 50 年代减少了 60%,麝香资源比 50 年代减少了 70%。

生药学

对江苏茅苍术 Atractylodes Lancea 地道产区的调查表明:如不采取措施,茅苍术商品药材资源耗尽的期限为 10～20 年。我国特有的中药材明党参 Changium Smyrnioides 由于连年过度采挖,野生资源逐年减少,已成为稀有物种。因此,保护药用动植物资源和保护其他自然资源一样具有十分重要的意义。

1. 加强生药资源保护立法

加强法制观念,认真执行国家制定的保护野生植物、动物药材和保护一切自然资源的有关政策和条例,增强全民法制观念,并切实贯彻执行,违者要依法严肃处理。

早在 1984 年我国就公布了《中国珍稀濒危保护植物名录》,列为被保护的植物约 354 种,其中药用植物有 163 种;1987 年公布了《野生资源保护管理条例》,根据条例又制定了第一批《国家重点保护的野生药材名录》,共 76 种,其中植物 58 种,动物 18 种。条例规定,列为一级保护的物种严禁采猎;列为二级保护的物种,必须经县以上医药管理部门和同级野生动植物管理部门提出计划,报上一级医药管理部门批准,并取得采药证后才能进行采猎。1988 年,《中华人民共和国野生动物保护法》及《国家重点保护野生动物名录》颁布,国家重点保护野生动物 257 种,其中一级保护动物 96 种,如虎、豹、赛加羚羊、梅花鹿、亚洲象等;二级保护动物 161 种,如穿山甲、麝类、棕熊等。1993 年 5 月 29 日,《国务院关于禁止犀牛角和虎骨贸易的通知》颁布并实施,通知指出,取消犀牛角和虎骨药用标准,今后不得再用犀牛角和虎骨制药。1999 年 9 月 9 日,《国家重点保护野生植物名录》公布,其中一级保护植物 52 种,如红豆杉、水杉等;二级保护植物 203 种,如黄檗、川黄檗(黄皮树)等。

2. 逐步建立和完善药用植物自然保护区

自然保护区是指在一定范围内,包括陆地和水域,采取有效措施,就地保持现有状态,使该地区自然资源得以永久或较长时期的保护,免受破坏而划定的特殊区域。由于国家重视,截至 1989 年底,全国自然保护区已达 600 多处。《野生药材资源保护管理条例》颁布后,已有近 20 个省、自治区拟定了实施细则。新疆、内蒙古、宁夏发布了保护甘草的规定,新疆发布了保护麻黄,广西发布了保护龙血树的规定。为保护野生药源,黑龙江省建立了五味子、防风、龙胆、桔梗、黄柏、芡实、黄芩、马兜铃等 36 个保护区。

3. 建立生药资源保护区

建立稀有濒危药用植物园和动物园,进行引种驯化,迁地保存,变野生为栽培或驯养,是十分有效的保护措施。如中国科学院西安植物园将分布在秦岭大巴山区和陕西黄土高原的 37 种珍稀濒危植物移植到西安植物园。南京中山植物园从鄂西山区引种一些珍稀植物进行迁地保存,经研究已掌握了珙桐、天目木兰、羽叶丁香、连香树、红豆杉等 18 种珍稀濒危植物繁殖技术。

4. 运用现代科学技术,增强动植物资源的保护与开发

对于珍稀的生药品种进行人工养殖,如国家二级保护动物黑熊的胆囊作为生药熊胆入药,但是每次取熊胆会损害黑熊的生命,现代研究发现可以取黑熊胆汁干燥之后作为熊胆入药,利用现代的养殖技术养殖黑熊,并利用引流技术进行活体取胆汁,而不必再杀熊取胆。同样地,以前取麝香是杀麝取香,而现在是人工养殖雄麝再进行活体取麝。除此之外人工种植人参、灵芝、红豆杉等。这样利用养殖技术和现代科学技术相结合,不但保存了物种、提高种质,还保证了用药的供应。

(赵 欣)

第二篇

各 论

第六章　根与根茎类生药

学习目标

【掌握】大黄、何首乌、黄连、甘草、人参、当归、柴胡、紫草、地黄、党参、苍术、川贝母、天麻等生药(目录中带*)的性状鉴定、显微鉴定。

【熟悉】上述生药的来源、产地、加工及功效。

【了解】上述生药的化学成分、理化鉴定及药理作用,其他根与根茎类生药。

第一节　根与根茎类生药概述

根(radix)与根茎(rhizoma)是植物的两种不同器官,具有不同的外形和内部构造。由于根与根茎生长在地下,外形相似,且连接在一起,一些生药如人参、大黄、甘草等,根与根茎一起入药,所以一般将这两类生药放在一起叙述。

一、根类生药

根类生药以根为主要药用部位,有时带有根茎或地上茎残基,大多来自于草本植物的双子叶植物和单子叶植物。

(一)性状鉴定

1. 形状

双子叶植物的根一般为直根系,主根发达。根的形状以圆柱形居多,如甘草、黄芪;有的呈圆锥形,如白芷、黄芩;有的膨大成块状,如何首乌、地黄。单子叶植物的根一般为须根系,有的须根部分膨大成块根,呈纺锤形,如麦冬、天冬。

2. 表面特征

根的表面通常有皱纹、皮孔。双子叶植物根的外表常有栓皮,较粗糙,单子叶植物根的外表无木栓层。根的外表通常有颜色,如甘草外皮红棕色或灰棕色,丹参表面棕红色、贝母表面类白色。

3. 质地

根类生药有的质地坚实,如三七;有的呈纤维状,如甘草;有的呈粉性,如山药;有的疏松,如南沙参。

4. 断面

观察根的横断面特征,可以区分双子叶植物或单子叶植物(表6-1)。还应观察断面有无分泌组织,如人参断面有点状树脂道,苍术表面有朱砂点。

5. 气味

一些根类生药有特殊气味,如当归、川芎芳香浓郁,人参、西洋参气味特异。也作为评价生药品质的特征之一。

表 6 – 1　根类中药断面特点

双子叶植物	单子叶植物
外有栓皮	外常无栓皮
可见明显形成层环	可见内皮层环
木质部比例大	皮部宽广
自中心向外有放射状结构(射线)	无
中心无髓	有髓

(二)显微鉴定

根类生药显微鉴定主要观察根的横切面组织构造,以及根的粉末显微特征,有助于生药种类的鉴别。

1. 根横切面显微特征

(1)双子叶植物的根　一般具有次生构造。最外层大多为周皮,由木栓层、木栓形成层及栓内层组成。栓内层通常为数层薄壁细胞,排列疏松,代替原有皮层,有的比较发达而形成"次生皮层"。维管束一般为无限外韧形,由初生韧皮部、次生韧皮部、形成层、次生木质部和初生木质部构成。次生韧皮部包括筛管、伴胞、韧皮薄壁细胞、韧皮纤维、射线等;形成层连续成环;次生木质部占根的大部分,由导管或管胞、木薄壁细胞、木纤维和木射线组成,射线通常明显。一般无髓(图 6 – 1)。

少数双子叶植物根的次生构造不发达,无周皮而有表皮,如龙胆;有的表

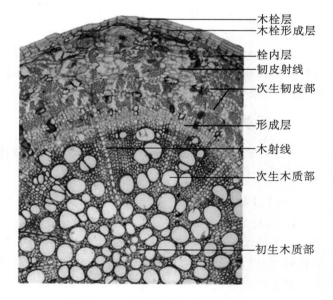

图 6 – 1　双子叶植物根的次生构造

皮死亡脱落后,外皮层细胞的细胞壁增厚并栓化,起保护作用,成为"后生表皮",如细辛;有的由皮层的外部细胞木栓化而起保护作用,称为"后生皮层",如川乌。这些根的内皮层明显,有的有明显的髓,如龙胆、川乌。双子叶植物根除上述正常构造外,还有异常构造,如牛膝、川牛膝,断面有多轮同心环状排列的点状维管束;何首乌横断面有附加维管束形成的"云锦花纹"。

(2)单子叶植物根　一般具有初生构造。最外层通常为一层表皮细胞,无木栓层。少数根的表皮细胞分裂为多层细胞,细胞壁木栓化,形成根被,如麦冬。单子叶植物根的皮层较宽,占断面的大部分,分为外皮层、皮层薄壁细胞和内皮层。外皮层为一层排列紧密的细胞;皮层细胞多

层,排列疏松;内皮层细胞排列紧密整齐,一层,凯氏点明显。中柱直径较小,维管束为辐射型,韧皮部与木质部相间排列,呈辐射状。髓部明显(图6-2)。

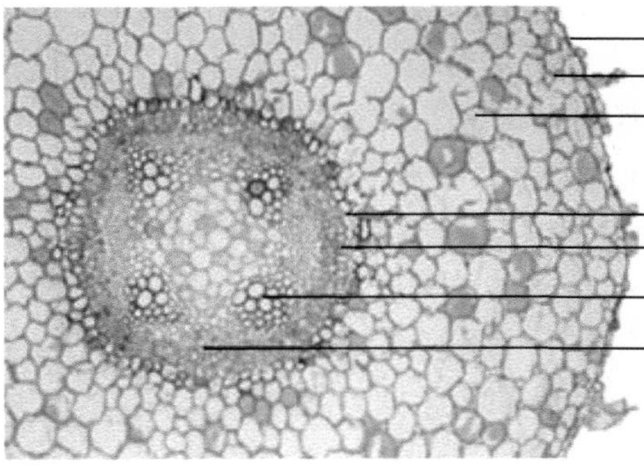

观察根类生药横切面显微特征时,还应观察有无分泌组织,如人参的树脂道、当归的油室、党参的乳汁管;观察细胞中有无草酸钙结晶,如大黄的簇晶、甘草的方晶、麦冬的针晶;观察细胞中有无淀粉粒、菊糖;还要观察纤维束、石细胞等。

图6-2　单子叶植物根的初生构造

表皮
外皮层
皮层薄壁细胞
内皮层
中柱鞘
初生木质部
初生韧皮部

2. 根的粉末显微特征

根的粉末用水合氯醛、甘油醋酸等处理装片,在显微镜下观察,通常观察纤维束、晶纤维,如甘草;观察木栓细胞,多呈黄棕色,壁增厚,波状;还有石细胞,类圆形、类方形、类多角形,壁增厚,具层纹、纹孔,如黄连的石细胞;还有导管碎片,有网纹导管、梯纹导管、具缘纹孔导管等;还要观察草酸钙结晶,如簇晶、针晶、方晶、砂晶,以及淀粉粒,单粒或复粒,脐点的形态如点状、线状、人字状、飞鸟状等。有的生药还有油管、树脂道、乳汁管等。一般生药具有一些固定的粉末显微特征,可作为生药鉴别的依据之一。

二、根茎类生药

根茎类生药是以根茎或以根茎为主带有少许根的药材。

(一)性状鉴定

1. 形状

根茎类生药因根茎的种类不同而异,根状茎常呈圆柱形、纺锤形、不规则团块状或拳形团块,如黄连、川芎;块茎类呈不规则块状或类球形,如天麻、半夏;鳞茎类呈球形或扁球形,如川贝母、百合;球茎类呈球形或扁球形,如荸荠。

2. 表面特征

根茎类生药表面具有节和节间,节上有退化的鳞叶、叶痕、芽痕,如黄连、知母;有的具有不定根或根痕,如香附、莪术。蕨类植物如金毛狗脊根茎表面密被鳞毛、贯众根茎表面密被叶柄残基等。

3. 断面

注意区分双子叶植物和单子叶植物。双子叶植物根茎外表常有木栓层,形成层环明显,木质部较大,射线放射状排列,中心有髓;单子叶植物根茎通常无栓皮,可见内皮层环纹,有维管束点状散生,髓不明显。蕨类植物根茎断面特异,如狗脊的维管束为完整的环圈,贯众的维管束多个环列。

(二)显微鉴定

观察根茎类生药横切面显微特征,根据维管束类型,可以区分双子叶植物、单子叶植物或蕨类植物。还要注意观察有无分泌组织、草酸钙结晶类型、有无淀粉粒、菊糖、石细胞等,有助于鉴别生药种类。还可以观察根茎类生药的粉末特征。

1. 双子叶植物根茎

一般具有次生构造。最外层为木栓层,少数有表皮或鳞叶。皮层中有根迹维管束或叶迹维管束斜向通过,内皮层多不明显。中柱鞘部位有的有厚壁组织,如石细胞或纤维(中柱鞘纤维)。维管束一般为无限外韧型,环状排列,束间为髓射线,如黄连根茎横切面。

2. 单子叶植物根茎

一般只有初生构造。外表通常为一列表皮细胞,少数根茎皮层外部细胞木栓化,形成后生皮层;皮层宽广,常有叶迹维管束散在;内皮层明显,具凯氏点。中柱有多数维管束散在,多为有限外韧型,也有周木型,髓部不明显。

3. 蕨类植物根茎

外表通常为一层表皮细胞,表皮下为下皮层,为数层厚壁细胞,内部为薄壁细胞组成的基本组织。一般具网状中柱,横切面可见断续环状排列的周韧型维管束,每一个维管束外围有内皮层,网状中柱的一个维管束又称为分体中柱。分体中柱的形状、数目和排列方式是生药品种鉴定的生药依据,如绵马贯众。蕨类植物根茎木质部无导管,只有管胞,多为梯纹管胞。在基本组织中,有的有间隙腺毛,如绵马贯众。

第二节　常用根与根茎类生药

*绵马贯众 Dryopteridis Crassirhizomatis Rhizomai

【来源】为鳞毛蕨科植物粗茎鳞毛蕨 *Dryopteris Crassirhizoma* Nakai 的干燥根茎及叶柄残基。

【产地】主产于黑龙江、吉林、辽宁、内蒙古等地。

【采制】秋季采挖,除去泥土,削去叶柄及须根,晒干。

【性状鉴定】呈长倒卵形,略弯曲,上端钝圆或截形,下端较尖,有的纵剖为两半,长 7～20cm,直径 4～8cm。表面黄棕色至黑棕色,密布排列整齐的叶柄残基和膜质鳞片,有弯曲的须根。叶柄残基呈扁圆形,长 3～5cm,直径 0.5～1.0cm,表面有纵棱线,质硬而脆,断面棕色,略平坦,有黄白色维管束 5～13 个,环列。每一叶柄基部外侧常生出 3 条须根。剥去叶柄残基,可见根茎,直径 1～2cm,质坚硬而不易折断,断面不平坦,呈深绿色至棕色,有黄白色维管束 5～13 个,环列,外部散有多个叶迹维管束。气特异,味初淡而微涩,后渐苦、辛(图 6-3)。以个大、外形整齐、须根少者为佳。

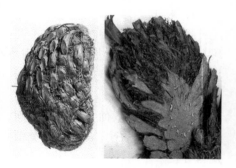

图 6-3　绵马贯众药材及饮片

【显微鉴定】**叶柄基部横断面**　外侧表皮为 1 层外壁增厚的小形细胞,常脱落。表皮下为数层厚壁细胞,棕黄色,厚壁细胞内为薄壁组织,细胞排列疏松,细胞间隙中有单细胞的间隙腺毛,头部类圆形,内含黄棕色分泌物。周韧维管束 5～13 个,环列,每个维管束周围有一列扁小的内皮层细胞,凯氏点明显,其外侧有 1～2 列中柱鞘细胞(图 6-4)。

【化学成分】主要含间苯三酚衍生物绵马精,其性质不稳定,易分解产生绵马酸、黄绵马酸、白绵马素及绵马酚等。还有萜类、黄酮类成分。

【理化鉴定】

1. 取叶柄基部或根茎横切片,滴加1%香草醛溶液及浓盐酸,镜下观察间隙腺毛显红色。

2. 薄层色谱法　按照《中国药典》2015年版薄层色谱法(通则0502)测定,取本品粉末0.5g制作为供试品溶液。另取绵马贯众对照药材0.5g,同法制成对照药材溶液。按照薄层色谱法试验,分别吸取上述两种溶液2~4μl,分别点样于同一硅胶G板上,以正丁烷-三氯甲烷-甲醇(30∶15∶1)饱和2小时后展开,然后用0.1%坚牢蓝BB盐的稀乙醇溶液喷雾显色,供试品色谱与对照药材色谱在相应的位置上,显示相同颜色的斑点。

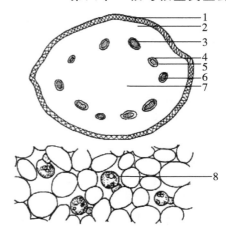

图6-4　绵马贯众叶柄基部横切面简图及
组织结构图

1. 表皮　2. 厚壁组织　3. 分体中柱
4. 内皮层　5. 韧皮部　6. 木质部
7. 薄壁组织　8. 间隙腺毛

【药理作用】①驱虫作用:绵马素对牛肉绦虫有强烈毒性,可使虫体肌肉麻痹,失去附着力而排出。②抗病原微生物作用:对各型流感病毒有不同程度的抑制作用,对大肠杆菌、伤寒杆菌、铜绿假单胞菌、变形杆菌及金黄色葡萄球菌等也有抑制作用。③兴奋子宫作用:绵马贯众提取物可使豚鼠子宫平滑肌产生强直性收缩。④抗早孕作用:动物实验证明绵马贯众提取物有抗早孕、堕胎作用。⑤抗肿瘤作用:绵马贯众提取物对小鼠宫颈癌、小鼠肉瘤有抑制作用。

【功效与主治】性微寒,味苦,有小毒。清热解毒,止血,杀虫。主治风热感冒、吐血、便血、血痢等病症,还用于治疗钩虫、蛔虫、绦虫等肠道寄生虫病。常用量5~10g。中成药抗感颗粒,清热解毒,用于外感风热引起的感冒,症见发热、头痛、鼻塞、打喷嚏、咽痛、全身乏力、酸痛。

＊狗脊　Cibotii Rhizoma

【来源】为蚌壳蕨科植物金毛狗脊 *Cibotium barometz* (L.) J. Sm. 的干燥根茎。

【产地】分布于西南、华南、华东地区。主产于福建、四川等地。

【采制】秋、冬两季采挖,除去泥土,干燥,为中药材;或去叶柄、硬根及金黄色绒毛,乘鲜切厚片,干燥,为"生狗脊片";蒸后,晒至六、七成干,切厚片,干燥,为"熟狗脊片"。

【性状鉴定】根茎呈不规则长块状,长10~30cm,直径2~10cm。表面深棕色,上面有数个红棕色木质叶柄,残存金黄色绒毛,下面有黑色细根残留。质坚硬,不易折断。无臭,味淡、微涩。

生狗脊片呈不规则长条形或圆形,长5~20cm,直径2~10cm,厚1.5~5mm,断面浅棕色,平滑,边缘有1条棕黄色隆起的木质部环纹或条纹,边缘不整齐,有金黄色绒毛残留,质脆,易折断,有粉性。熟狗脊片呈黑棕色,质坚硬(图6-5)。

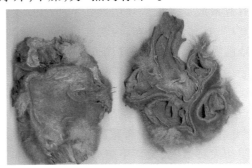

图6-5　狗脊片

药材以块肥大、质坚实、无空心者为佳。狗脊片以厚薄均匀,质地坚实无空心者为佳。

【化学成分】根茎含蕨素类、有机酸、β-谷甾醇、苷、鞣质及色素等。

【功效与主治】性温,味甘、苦。补肝肾,强腰膝,祛风湿,治疗风湿痹痛,腰膝酸软无力等。常用量 6~12g。

∗大黄 Rhei Radix et Rhizoma

【来源】为蓼科植物掌叶大黄 *Rheum palmatum* L.、唐古特大黄 *Rheum tanguticum* Maxim. ex Balf. 或药用大黄 *Rheum officinale* Baill. 的干燥根及根茎。

【产地】掌叶大黄、唐古特大黄主产于甘肃、青海、西藏及四川等地,掌叶大黄以栽培为主,产量大;唐古特大黄野生或栽培。药用大黄主产于四川、贵州、云南、湖北、陕西等地,栽培或野生,产量少。

【采制】生长 3 年以上植株,在秋末或初春两季采挖,除去泥土,切去茎或细根,刮去粗皮;横切成片直接干燥,为大黄饮片;或切成段绳穿成串干燥,为中药材。

【性状鉴定】根茎呈类圆柱形、圆锥形、卵圆形或不规则块状,长 3~17cm,直径 3~10cm。除去外皮者表面黄棕色至红棕色,有的可见类白色网状纹理,习称"锦纹",有外皮残存者显棕褐色,多具绳孔及粗纵纹。质坚实,有的中心稍松软,断面淡红棕色或黄棕色,显颗粒性。根茎髓部较大,有"星点(异型维管束)"环列或散在;根木质部发达,形成层环明显,具放射状纹理,无星点(图 6-6)。气清香,味苦而微涩,嚼之黏牙,有沙粒感,唾液染成黄色。以个大、质坚实、气清香、味苦而微涩者为佳。

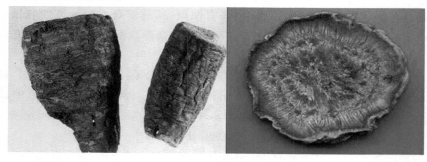

图 6-6 大黄药材及饮片

【显微鉴定】

根茎横切面 木栓层及皮层大多已除去,偶有残留。韧皮部筛管明显,薄壁组织发达,含有黏液腔。形成层环明显。木质部射线较密,宽 2~4 列细胞,内含棕色物,导管非木化。髓部宽广,有黏液腔分布,内含红棕色物;异型维管束(周木型)散在,射线呈星状射出;薄壁细胞含草酸钙簇晶及淀粉粒(图 6-7)。

粉末 黄棕色。①草酸钙簇晶直径 20~160μm,有的可达 190μm,先端较钝。②导管具缘纹孔导管、网纹导管居多,壁非木化。另有螺纹及环纹导管。③淀粉粒较多,单粒类球形,脐点人字形、星形或三叉形;复粒由 2~8 个单粒组成(图 6-8)。

【化学成分】主含蒽醌类衍生物及其苷类,游离蒽醌类衍生物有大黄酚、大黄酸、大黄素、芦荟大黄素、大黄素甲醚,以及它们的单、双葡萄糖苷类。还有蒽酚、蒽酮及其苷类如番泻苷 A~F,大黄酸苷 A~D 等。还有儿茶素、没食子酸等。按照《中国药典》2015 年版高效液相法(通则 0512)测定,以含芦荟大黄素、大黄酸、大黄素、大黄酚、大黄素甲醚为对照品,测定大黄中这 5 种成分的总量,按干燥品计算,总量不得少于 1.5%。

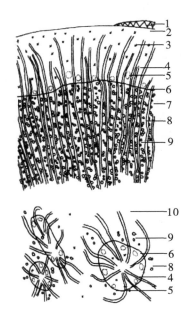

图6-7　掌叶大黄根茎横切面简图

1. 木栓层　2. 皮层　3. 簇晶　4. 韧皮部　5. 黏液腔
6. 形成层　7. 射线　8. 木质部　9. 导管　10. 髓

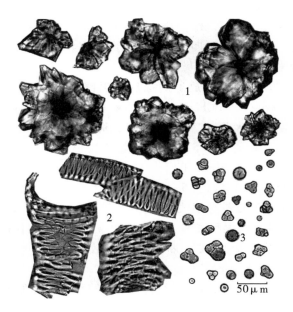

图6-8　掌叶大黄根茎粉末图

1. 簇晶　2. 导管　3. 淀粉粒

【理化鉴定】

1. 微量升华反应

取大黄粉末少量进行升华反应,可见黄色针状结晶,高温得羽状结晶,加氢氧化钠(钾)溶液或氨水,结晶溶解并显红色(羟基蒽醌类反应)。

2. 薄层色谱法

按照《中国药典》2015年版薄层色谱法(通则0502)测定,取大黄粉末0.1g制作为供试品溶液。另取大黄酚、大黄酸、大黄素、芦荟大黄酸、大黄素甲醚,加甲醇溶解,使成1mg/ml做对照品。取供试品、对照品分别点样于硅胶G板上,以石油醚-甲酸甲酯-甲酸(15∶5∶1)的上层液展开10cm,置紫外灯(365nm)下检视,供试品色谱与对照品色谱在相应的位置上显示5个相同的黄色斑点。

3. 荧光反应

取大黄粉末乙醇浸液,点于滤纸上,在紫外光下显深棕色荧光,不得显亮蓝色荧光(检查土大黄苷)。

【药理作用】①泻下作用:番泻苷A、B、C在肠道被氧化代谢生成大黄酸,使肠蠕动增加,促进排便,产生较强的泻下作用。②抗菌作用:大黄酸、大黄素和芦荟大黄素对葡萄球菌、溶血性链球菌、肺炎球菌及流感病毒等有不同程度的抑制作用。③止血作用:儿茶素、没食子酸能促进血小板聚集,促进血液凝固而发挥止血作用。

【功效与主治】性寒,味苦。泻下攻积,清热泻火,凉血解毒,逐瘀通经,利湿退黄。用于治疗实热便秘,积滞腹痛,湿热黄疸,瘀血经闭,产后瘀阻。常用量3~15g,用于泻下不易久煎;外用适量粉末敷于患处。孕妇、月经期、哺乳期慎用。

【附注】一些来源于同属植物的根和根茎在部分地区或民间称"土大黄"或"山大黄",有时与正品大黄混淆,包括:①藏边大黄:为蓼科植物藏边大黄 *Rheum emodi* Wall. 的干燥根和根茎。分布于我国四川、云南、西藏。根茎类圆锥形,根类圆柱形,长 4 ~ 20cm,直径 1 ~ 5cm,表面多红棕色,也有灰褐色的,多纵皱纹,横断面新折者多呈淡蓝灰色至灰蓝带紫,有明显的形成层环及半径向放射的棕红色射线。香气弱,味苦微涩。②河套大黄:为蓼科植物 *Rheum hetaoense* C. Y. Cheng et C. T. Kao 的干燥根和根茎。分布于陕西、甘肃及青海,本品在陕西。甘肃叫波叶大黄,在商品有出现。根及根茎呈类圆柱形及圆锥形,多纵切成条状或块片状,长 5 ~ 13cm,直径 1.5 ~ 4cm,表面黄褐色,横断面淡黄红色。③华北大黄:为蓼科植物 *Rheum franzenbachii* Münt. 的干燥根和根茎。分布于河北、山西、内蒙古。根及根茎呈类圆柱形,一端稍粗,一端稍细,长 5 ~ 11cm,直径 1.5 ~ 5cm,栓皮多已刮去,表面黄棕色,有皱纹。质坚体轻。横断面有红棕色射线,无星点。气微香,味苦。④天山大黄:为蓼科植物 *Rheum wittrochii* Lundstr. 的干燥根和根茎。分布于新疆。根茎类圆柱形,长 8 ~ 21cm,直径 2.5 ~ 4cm,表面棕褐色,横环纹密集或突起,断面黄色,有放射状棕色射线,白色网状纹理,形成层环明显,并有同心性环纹,气微,味苦涩。

除藏边大黄根茎横切面有少数星点外,其他均无星点。其中仅含少量的大黄酸、番泻苷,泻下作用弱;大多含有土大黄苷,故其断面在紫外光下显亮蓝紫色荧光(正品大黄显浓棕色荧光)。多外用做收敛止血药或做兽药和工业染料。注意与正品鉴别。

* 何首乌　Polygoni multiflori Rhizoma et Radix

【来源】为蓼科植物何首乌 *Polygonum multijiorum* Thunb. 的干燥块根。

【产地】主产于河南、湖北、广西、广东、四川、贵州等地。

【采制】秋冬两季采挖,洗净,切去两端,晒干或切片干燥。

【性状鉴定】块根呈团块状或不规则纺锤形,长 6 ~ 15cm,直径 4 ~ 12cm。表面红棕色或红褐色,皱缩,有浅沟、横长皮孔样突起及细根痕。体重,质坚实,不易折断,断面浅黄棕色或浅红棕色,显粉性,皮部环列 4 ~ 11 个类圆形异型维管束,形成"云锦状花纹",中央木部较大,有的呈木心(图 6 - 9)。气微,味微苦、甘涩。以体重、质地坚实、断面浅黄棕色、粉性足者为佳。

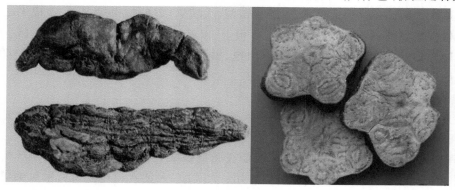

图 6 - 9　何首乌药材及饮片

制首乌为不规则块片,黑褐色,凹凸不平,质地坚硬,断面角质样,黑色。

【显微鉴定】

块根横切面　木栓层为数层细胞,充满红棕色物。韧皮部较宽,有 4 ~ 11 个类圆形异型维管束(外韧型),导管较少。形成层成环,中心为初生木质部。周围有管胞和木纤维。薄壁细胞含草酸钙簇晶及淀粉粒(图6-10)。

　　粉末　黄棕色。①淀粉粒较多,单粒类球形、盔帽形或三角锥形,脐点人字形、星形或三叉形;复粒由2~9个单粒组成。②草酸钙簇晶直径10~80μm,有的可达160μm,还有簇晶和与类方形结晶合生。③具缘纹孔导管17~178μm,另有网纹导管。④棕色细胞类圆形或椭圆形,壁厚,细胞内充满淡黄棕色、棕色或红棕色物质。⑤棕色块散在,形状、大小、颜色深浅不一(图6-11)。

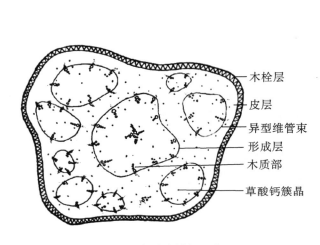

图6-10　何首乌横切面简图

左图标注(从上到下):木栓层　皮层　异型维管束　形成层　木质部　草酸钙簇晶

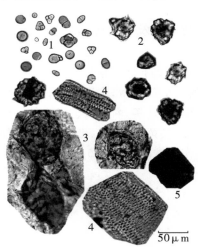

图6-11　何首乌粉末图
1. 淀粉粒　2. 簇晶　3. 棕色细胞　4. 导管　5. 棕色块

　　【化学成分】主含卵磷脂、蒽醌类衍生物,如大黄酚、大黄酸、大黄素、芦荟大黄素、大黄素甲醚。还有2,3,5,4′-四羟基二苯乙烯-2-O-β-D-葡萄糖苷,为何首乌的主要有效成分。

　　按照《中国药典》2015年版高效液相法(通则0512)测定,本品含2,3,5,4′-四羟基二苯乙烯-2-O-β-D-葡萄糖苷不得少于1.0%;大黄素、大黄素甲醚总量计,不得少于0.1%。

　　【理化鉴定】

　　1. 微量升华反应

　　取粉末少量进行升华反应,可见黄色柱状针或针簇状结晶。

　　2. 取粉末0.2g,加乙醇5ml,温浸3分钟,不断振摇、过滤,取滤液2滴置蒸发皿中蒸干,趁热加三氯化锑的氯仿饱和溶液1滴,显紫红色。

　　【药理作用】何首乌有效成分2,3,5,4′-四羟基二苯乙烯-2-O-β-D-葡萄糖苷与抗衰老、降血脂、免疫调节、保肝作用等有关。①降血脂及抗动脉粥样硬化:能降低血清胆固醇,减轻动脉粥样硬化的作用。②保肝作用:可抑制肝脏中的脂质过氧化过程。③抗衰老作用:能对抗衰老动物体内超氧化物歧化酶(SOD)活性的降低。④抗菌作用:体外实验表明对结核杆菌、痢疾杆菌等有抑制用。⑤毒副作用:生首乌有一定毒性,炮制后明显减小。

　　【功效与主治】生首乌性平,味甘、苦、涩。解毒,消痈,润肠通便。用于治疗肠燥便秘,疮痈,高脂血症,淋巴结核等。制首乌性微温,味甘涩。补肝肾,益精血,乌须发,壮筋骨。用于治疗肝肾阴虚,眩晕耳鸣,须发早白,腰膝酸软,失眠。常用量3~6g。中成药如首乌丸。

　　【附注】**白首乌**　为萝摩科植物牛皮消 *Cynanchum auriculatum* Royle ex Wight 的块根。块

根呈类圆柱形或长纺锤形,长 10～20cm,直径 1～4cm;表面淡黄棕色至土黄色,有明显的纵皱纹及横长的皮孔;质坚硬,断面类白色,无云锦花纹。性微温,味甘、微苦;补肝肾、益精血、强筋骨、止心痛。常用量 6～12g。

伪制品 有的地区将蓼科植物翼蓼的块根做生首乌使用。将薯莨块茎加工品、木薯、红薯等加工品做制首乌使用。人形何首乌,多系用芭蕉根等大型块根人为雕琢而成,略呈人体形状,表面须根多,断面可见筋脉点。

虎杖　Polygoni Cuspidati Rhizoma et Radix

为蓼科植物虎杖 *Polygonum cuspidatum* Sieb. et Zucc. 的干燥根茎及块根。主产于江苏、浙江、安徽、广东、广西等地。春、秋二季采挖,除去须根,洗净,趁鲜切段或厚片,晒干。根茎呈圆柱形短段或不规则厚片,长 1～7cm,直径 0.5～2.5cm;外皮红棕色至黑棕色,有纵皱纹及须根痕;断面皮部较薄,木部宽广,黄棕色,射线放射状,髓部有隔或呈空洞状;质坚硬,气微,味苦涩。以粗壮、坚实、断面黄色者为佳。性微寒,味微苦;利湿退黄,清热解毒,散瘀定痛,止咳化痰;用于湿热黄疸,淋浊,带下,风湿痹痛,痈疮肿毒,经闭,癥瘕,肺热咳嗽等。外用治疗烫伤、跌打损伤。常用量 9～15g。

＊牛膝　Achyranthis Bidentatae Radix

【来源】为苋科植物牛膝 *Achyranthes Bidentata* Bl. 的干燥根。

【产地】主产于河南。河北、山西、山东也产。

【采制】冬季采挖。除去须根、泥沙,捆成小把,晒至半干,将顶端切齐,晒干。

【性状鉴定】根呈细长圆柱形,略弯曲,长 15～70cm,直径 0.4～1cm。表面灰黄色或浅棕色,有细微扭曲的纵皱纹、横长的皮孔及稀疏的细根痕。质硬而脆,易折断,断面平坦,略呈角质样,中央有细小黄色木心,周围有 2～4 轮状点维管束排列。气微,味微甜而苦涩(图 6－12)。以身干、条长、皮细、色淡黄、质坚实者为佳。

【化学成分】含三萜皂苷,水解产生齐墩果酸;尚含蜕皮甾酮、牛膝甾酮、豆甾烯醇、红苋甾酮及多糖。

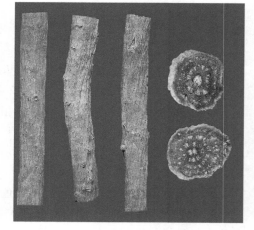

图 6－12　牛膝药材及饮片

【功效与主治】性平,味苦、酸。补肝肾,强筋骨,逐瘀通经。用于腰膝骨痛,四肢拘挛,瘀血腹痛,经闭,跌打损伤。常用量 5～12g。

【附】川牛膝　为苋科植物川牛膝 *Cyathula officinalis* Kuan. 的干燥根。主产于四川。秋冬采挖。根近圆柱形,较粗大,略扭曲,向下略细,有的有少数侧根,长 30～60cm,直径 0.5～3cm;表面黄棕色或灰褐色,具纵皱纹、侧根痕及横向突起的皮孔;质韧,不易折断,断面浅黄色或棕黄色,有 4～11 轮点状维管束排列成环。气微,味稍甜。性平,味甘,微苦;逐瘀通经,通利关节,利尿通淋;用于血滞经闭,风湿痹痛,跌打损伤,尿血。常用量 5～10g。

银柴胡　Stellariae Radix

为石竹科植物银柴胡 *Stellaria dichotoma* L. *var. lanceolata* Bge. 的干燥根。主产于宁夏、甘肃、内蒙古、陕西等地。种植后第三年 9 月中旬或第四年 4 月中旬采挖。根类圆柱形,偶有分枝（栽培品有分枝，较细，下部多扭曲），长 15 ~ 40cm，直径 0.5 ~ 2.5cm。表面浅棕黄色至浅棕色，有扭曲的纵皱纹及支根痕，多有凹陷的须根痕点，习称"砂眼"（栽培品几无砂眼）；根头部略膨大，有密集的呈疣状突起的芽苞、茎残基，习称"珍珠盘"；质硬而脆，易折断，断面不平坦，较疏松，有裂隙，皮部较窄，木部有黄白色相间的放射状纹理（栽培品折断面质地较紧密，几无裂隙）。气微，味甘；性微寒，味甘；清虚热，除疳热。用于阴虚发热，骨蒸劳热，小儿疳积发热。常用量 3 ~ 9g。

太子参　Pseudostellariae Radix

为石竹科植物孩儿参 *Pseudostellaria heterophylla*（Miq.）Pax. ex Pax et Hoffm. 的干燥块根。主产于安徽、江苏、山东等地。夏季茎叶大部分枯萎时采挖，洗净，除去须根，置沸水中略烫后阴干或直接晒干。根呈细长纺锤形或细长条形，略弯曲，长 3 ~ 10cm，直径 0.2 ~ 0.6cm；表面黄白色，较光滑，微有纵皱纹，凹陷处有须根痕，顶端有茎痕；质硬而脆，易断，断面平坦，淡黄白色或类白色形成层环位于外侧，木质部束呈稀疏放射状排列，角质样（烫制品），粉性（晒干品）。气微，味微甘。性平，味甘、微苦；益气健脾，生津润肺；用于脾虚体倦，食欲不振，病后虚弱，气阴不足，自汗口渴，肺燥咳嗽。常用量 9 ~ 30g。不能与藜芦配伍使用。

*商陆　Phytolaccae Radix

【来源】为商陆科植物商陆 *Phytolacca acinosa* Roxb. 或垂序商陆 *Phytolacca americana* L. 的干燥根。

【产地】商陆主产于河南、湖北、安徽等地。垂序商陆主产于山东、江西、浙江等地。

【采制】秋季至次春采挖，除去须根、泥沙，切成块或片，晒干或阴干。

【性状鉴定】根呈圆锥形，有多数分枝。表面灰棕色或灰黄色，有明显的横向皮孔及纵沟纹。药材多为横切或纵切的不规则块片，薄厚不一，外皮灰黄色或灰棕色。横切片不平整，边缘皱缩，直径 2 ~ 8cm；切面浅黄棕色或黄白色，木部隆起，形成数个突起的同心性环轮，习称"罗盘纹"。纵切片弯曲或卷曲，长 5 ~ 8cm，直径 1 ~ 2cm，木部呈平行条状突起，质硬。气微，味稍甜，久嚼麻舌（图 6 - 13）。以块片大、色白、有粉性者为佳。

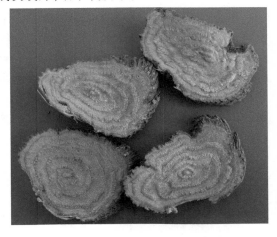

图 6 - 13　商陆

【化学成分】含三萜皂苷及甾醇类化合物，尚含加利果酸、去羟基加利果酸等。

【功效与主治】性寒，味苦，有毒。逐水消肿，通利二便，解毒散结。用于水肿胀满，二便不通，外用痈疮肿毒。常用量 3 ~ 9g。

 ## 考点提示

A 型题

1. 何首乌的横切面性状特征为

A. 黄白色，粉性　　　　　　　　　B. 浅黄棕色，有粉性，皮部有云锦状花纹

C. 红褐色,纤维性强　　　　　D. 棕红色,髓部有星点

E. 类白色,有粉性,皮部有云锦状花纹

2. 每个维管束周围均有内皮层的中药材是

A. 牛膝　　　B. 何首乌　　　C. 大黄　　　D. 绵马贯众　　　E. 黄连

3. 具有"砂眼"和"珍珠盘"的中药材是

A. 藁本　　　B. 银柴胡　　　C. 白薇　　　D. 三棱　　　E. 射干

4. 断面可见数轮同心环纹的药材有

A. 黄连　　　B. 牛膝　　　C. 川牛膝　　　D. 商陆　　　E. 延胡索

5. 川乌主成分的类型与形成层的形状是

A. 含胺醇类生物碱;形成层类圆形　　　　B. 含双酯类生物碱;形成层呈多角环形

C. 含三萜苷类;形成层呈类方形　　　　　D. 含蒽醌类;形成层呈多角环形

E. 含香豆精类;形成层呈断续环状

标准答案:1. B　2. D　3. B　4. B　5. B

> ＊ 川乌　Aconiti Radix
>
> ＊ 附子　Aconiti Lateralis Radix Praeparaia

【来源】为毛茛科植物乌头 *Aconitum carmichaelii* Debx. 的干燥主(母)根及子根。

【产地】主产于四川、陕西等地,为栽培品。

【采制】栽培第二年6月下旬到8月上旬采挖,洗净,将母根与子根分开,母根晒干后即为"川乌",子根即为"泥附子",加工成"盐附子""黑顺片""白附片"等。

【性状鉴定】

川乌　主根呈不规则的圆锥形,长2~7.5cm,直径1.2~2.5cm,顶端常有残茎,中部多向一侧膨大。表面棕褐色或灰棕色,皱缩,有锥状隆起的支根,习称"钉角",侧面有子根脱落的痕迹。质坚实,断面类白色或浅灰黄棕色,有粉性,可见多角形的形成层环。气微,味辛辣而麻舌(有剧毒)(图6-14)。以个大、饱满、质坚实,断面无空心者为佳。

盐附子　呈圆锥形,长4~7cm,直径3~5cm。表面灰黑色,被盐霜,周围有锥状突起的支根。体重,横切面灰褐色,可见盐霜充满空隙,形成层环多角形。气微,味咸而麻,刺舌(图6-15)。

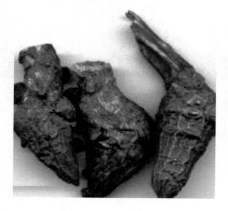

图6-14　川乌药材

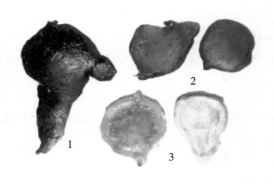

图6-15　川乌饮片

1. 盐附子　2. 黑顺片　3. 白附片

黑顺片　为纵切片,上宽下窄,长 1.7~5cm,直径 0.9~3cm,厚 0.2~0.5cm。外皮黑褐色,切面暗黄色,油润有光泽,半透明状,形成层锥形并有浅黄色纵向导管束。气微,味淡。

白附片　无外皮,黄白色,半透明,厚 0.3cm。

【显微鉴定】

主根横切面　外层后生皮层为棕色木栓化细胞,皮层为数层薄壁细胞,其中有少数石细胞单个散在或几个聚集。韧皮部较宽,散有筛管群。形成层环类多角形,其内外侧常有一至数个异形维管束,木质部导管呈"V"字形排列。髓宽阔,薄壁细胞充满淀粉粒(图 6-16)。

粉末　①淀粉粒单粒多为球形、长圆形或肾形,直径 3~22μm;复粒由 2~15 个单粒组成。②石细胞近无色或淡黄色,类长方形、类方形、多角形或一边斜尖,直径 49~117μm,长 113~280μm,壁厚 4~13μm,壁厚者层纹明显,纹孔稀疏。③后生皮层棕色,有的壁瘤状增厚突入胞腔内。④导管主要为具缘纹孔导管,淡黄色,有的扭曲或纵横连接(图 6-17)。

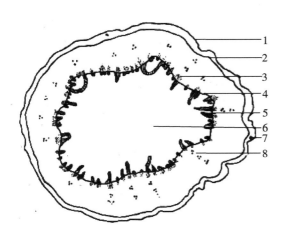

图 6-16　川乌主根横切面简图

1. 后生皮层　2. 内皮层　3. 韧皮部　4. 形成层
5. 木质部　6. 髓　7. 石细胞　8. 筛管群

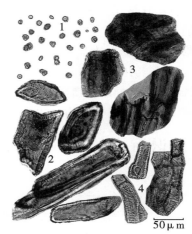

图 6-17　川乌粉末图

1. 淀粉粒　2. 石细胞　3. 后生皮层细胞　4. 导管

【化学成分】川乌主含生物碱,其中有剧毒的成分为双酯型生物碱,如乌头碱、中乌头碱、次乌头碱等。附片经加工炮制,水解生成毒性较小的单酯类生物碱如苯甲酰乌头胺、苯甲酰中乌头胺、苯甲酰次乌头胺,其毒性为双酯型生物碱的 1/100~1/1000。继续水解生成乌头胺、中乌头胺、次乌头胺,几无毒性。按照《中国药典》2015 年版高效液相法(通则 0512)测定,本品按干燥品计算,川乌含乌头碱、次乌头碱和新乌头碱的总量应在 0.05%~0.17%。

$$乌头碱 \xrightarrow[脱乙酰基]{水解} 苯甲酰乌头碱 \xrightarrow[脱苯甲酰基]{水解} 乌头胺$$

【理化鉴定】

1. 取川乌或附子粉末少量,加亚铁氰化钾颗粒少许,再加甲酸 1 滴,产生绿色。

2. 薄层色谱

按照《中国药典》2015 年版薄层色谱法(通则 0502)测定,取川乌或附子粉末 2g 制作为供试品溶液。另取乌头碱对照品、次乌头碱对照品、新乌头碱对照品,制作为对照品溶液。照薄层色谱法,吸取上述两种溶液各 5μl,分别点样于同一硅胶 G 薄层板上,以正己烷-乙酸乙

生药学

酯－甲醇(6.4 : 3.6 : 1)为展开剂,先置氨蒸气中饱和 20 分钟,再展开,取出,晾干,喷以稀碘化铋钾溶液。供试品色谱与对照品色谱相应位置上,显示相同颜色的斑点。

【药理作用】动物实验证明川乌具有抗炎、扩血管、降压、强心、局麻等作用。

 课堂互动

川乌和附子在来源、加工、性状及功效方面有何不同? 它们均可内服吗?

【功效与主治】川乌性热,味辛、苦,有大毒。祛风除湿,温经止痛。外用于治疗风寒湿痹、关节疼痛等病症,如麝香镇痛膏。必须炮制后方可内服。附子性大热,味辛、甘,有毒。温里祛寒、回阳救逆、温中止泻,用于亡阳虚脱、肢冷脉微、阳痿宫冷、脘腹冷痛、寒湿痹痛等。附片常用量 3～15g,先煎,久煎,孕妇禁用。不宜与半夏、瓜蒌、瓜蒌子、瓜蒌皮、天花粉、贝母、白蔹、白及同用;不宜与犀角同用。中成药附子理中丸,温中健脾、用于脾胃虚寒、脘腹冷痛、呕吐泄泻、手足不温。

【附】草乌 *Aconiti Kusnezoffii Radix*　为毛茛科植物北乌头 *Aconitum kusnezoffii* Reichb. 的干燥块根。外形与川乌相似,顶端有残茎、枯萎的芽。表面多皱缩,灰褐色或黑棕色,有须根痕、瘤状支根。质硬,断面灰白色或暗灰色,有裂隙,形成层环多角形或类圆形。气微,味辛辣、麻舌。其成分、功效、主治与川乌相似。一般炮制后用。

 知识拓展

附子的加工炮制方法

1. 盐附子:选择个大、均匀的泥附子,洗净,浸入食用胆巴(制食盐的副产品,主要成分为氯化镁)的水溶液中浸泡 3 日,捞起,将水吊干,再倒入原缸内浸泡,如此每天一次,连续三次。再加食盐,继续浸泡,每日取出晾晒,并逐渐延长晾晒时间,直至表面析出大量结晶盐粒(盐霜),体质变硬为止。

2. 白附片:选择中等大的泥附子,洗净泥土,去掉须根。放入胆巴水浸泡 5 日以上,至附子外皮色黄亮、体呈松软状即可。用泡过附子的胆巴水煮至透心,再浸泡 1 天后,捞出剥去外层黑褐色的表皮,用清水浸泡一夜,然后纵切成 2～3mm 的薄片,再用清水浸泡 48 小时,换水一次,再浸泡 12 小时,以除去片内所含的胆水。然后捞出附片,蒸 1 小时。然后曝晒待晒至附片表面水分消失、片张卷角时,即成色泽白亮的成品白附片。

3. 黑顺片:选择个头较小的泥附子,经过洗泥、胆巴水浸泡、煮附子、浸泡后的附子捞出,不经剥皮,纵切成为 4～5mm 的厚片,放入清水中泡 2 日捞起。将红糖用文火炒至黑色稠膏状后,兑入适量的开水,使其溶于清水中,然后将片子倒入缸内浸染一夜,染成茶色,连续蒸 11～12 小时,然后用木炭火烤,烤时要不停地翻动附片,到半干时,须将片子分别大小进行摆好。烤至八成干时,晒干或烘干,即成黑顺片。

＊黄连　Coptidis Rhizoma

【来源】为毛茛科植物黄连 *Coptis chinensis* Franch. 、三角叶黄连 *Coptis deltoidea* C. Y. Cheng et Hsiao 或云连 *Coptis teeta* Wall. 的干燥根茎,以上三种黄连分别称为"味连""雅连""云连"。

【产地】黄连主产于重庆、湖北、四川、云南等地,主要为栽培品;三角叶黄连主产于四川峨眉、洪雅,多为栽培品;云连分布于云南,野生或栽培,产量少,多自产自销。

【采制】栽培4~6年后可采收,一般在秋末冬初采收。挖出根茎,除去地上部分、泥沙,烘干,趁热装在"撞笼"内撞去须根。

【性状鉴定】

味连　根茎分枝多聚集成簇状,弯曲互抱,形如鸡爪,习称"鸡爪黄连"。单枝根茎长3~6cm,直径0.3~0.8cm;表面黄棕色,粗糙,结节隆起,有须根或须根痕、鳞叶;有的节间光滑,习称"过桥",长1~4cm。根茎顶端常有叶柄残基。质硬,断面不平,皮部橙红色或暗红色,木部金黄色,放射状,有裂隙,髓部红棕色,有时中空。气微,味极苦(图6-18)。

雅连　根茎多为单枝,近圆柱形,微弯曲,长4~8cm,直径0.5~1.0cm。"过桥"较长。顶端有少许叶柄残基。

云连　根茎多为单枝,弯曲如钩状,长1.5~5cm,直径0.5~1.0cm,较细小。以根茎粗壮、须根少、断面金黄色、味极苦者为佳。

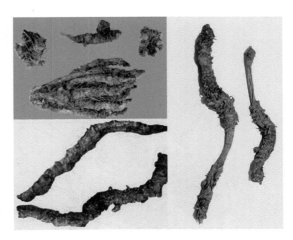

图6-18　味连、雅连及云连

 课堂讨论

味连、雅连、云连有何不同?

【显微鉴定】

味连根茎横切面　木栓层为数层细胞,其外有表皮,常脱落。皮层较宽,石细胞单个散在或数个聚集,有根迹维管束,中柱鞘纤维成束。维管束外韧形,环状排列,射线明显;形成层不明显,木纤维发达。髓部为薄壁细胞,无石细胞(图6-19)。

雅连根茎横切面　皮层及髓部有石细胞。

云连根茎横切面　皮层、中柱鞘及髓部均无石细胞。

味连粉末　棕黄色。①石细胞鲜黄色,类圆形、类方形、类多角形,直径25~64μm,壁厚,孔沟明显。②中柱鞘纤维纺锤形或梭形,鲜黄色,直径136~185μm,直径27~37μm。③木纤维细长,黄色,直径10~13μm,壁较薄,有稀疏点状纹孔。④导管主要为孔纹、网纹孔导管,也有螺纹、具缘纹孔导管。⑤鳞叶表皮细胞绿黄色或黄棕色,长方形,壁微波状弯曲,还有木薄壁细胞、细小草酸钙方晶、淀粉粒、木栓细胞等(图6-20)。

【化学成分】主要含小檗碱,以及黄连碱、甲基黄连碱、表小檗碱、巴马汀、药根碱,还有阿魏酸、绿原酸等。按照《中国药典》2015年版高效液相法(通则0512)测定,本品按干燥品计算,含小檗碱不得少于5.5%,表小檗碱不得少于0.80%,黄连碱不得少于1.6%,巴马汀不得少于1.5%。

【理化鉴定】

1. 取粉末或切片,加稀盐酸或30%的硝酸1~2滴,稍后镜检,可见黄色针状结晶,加热结晶显红色并消失(小檗碱的盐酸盐或硝酸盐)。

2. 取粉末 1g,加乙醇 10ml,加热至沸腾,放冷后过滤。取滤液 5 滴,加稀盐酸 1ml 及漂白粉少量,显樱红色;另取滤液 5 滴,加 5% 的没食子酸乙醇溶液 2~3 滴,置水浴上蒸干,趁热加硫酸数滴,显深绿色(小檗碱)。

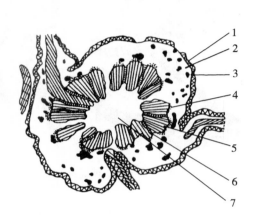

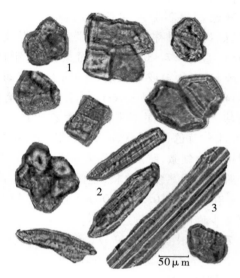

图 6-19　味连根茎横切面简图
1. 木栓层　2. 皮层　3. 石细胞　4. 韧皮部
5. 木质部　6. 木化射线　7. 髓

图 6-20　味连粉末图
1. 石细胞　2. 韧皮纤维　3. 木纤维

3. 薄层色谱法

按照《中国药典》2015 年版薄层色谱法(通则 0502)测定,取黄连粉末 0.25g 制作为供试品溶液。另取黄连对照药材 0.25g,同法制成对照药材溶液。取盐酸小檗碱对照品,加甲醇制成每 1ml 含 0.5mg 的溶液,作为对照品溶液。照薄层色谱试验,吸取上述三种溶液各 1μl,分别点样于同一硅胶 G 薄层板上,以环己烷 - 乙酸乙酯 - 异丙醇 - 甲醇 - 水(3：3.5：1：1.5)为展开剂,置用浓氨水饱和 20 分钟的展开缸内,展开,取出晾干,在紫外灯下(365nm)下检视,供试品色谱与对照药材色谱、对照品色谱在相应的位置上,均显黄色荧光斑点。

【药理作用】①抑菌作用:黄连煎剂对痢疾杆菌、霍乱弧菌、百日咳杆菌、伤寒杆菌、结核杆菌、金黄色葡萄球菌、溶血性链球菌、肺炎球菌有较强的抑制作用。以黄连碱作用最强,其次为小檗碱、药根碱。另外对流感病毒、原虫及真菌(如白色念珠菌)也有抑制作用。②抗炎作用:小檗碱、药根碱、黄连碱均有明显的抗炎作用。③抗消化性溃疡作用:动物实验证明能够抑制胃酸分泌,具有抗消化道溃疡的作用。④降血压作用。

【功效与主治】性寒,味苦。清热燥湿,泻火解毒。用于细菌性痢疾,阿米巴性痢疾,急性肠胃炎,胃热呕吐,黄疸。常用量 2~5g。中成药黄连上清片,清热通便,散风止痛。用于肺胃热盛所致的头晕目眩,暴发火眼,口舌生疮,目赤肿痛,咽喉肿痛,牙龈肿痛,大便秘结。

＊白芍　Paeoniae Radix Alba

【来源】为毛茛科植物芍药 *Paeonia lactiflora* Pall. 的干燥根。

【产地】主产于安徽(亳白芍)、浙江(杭白芍)、四川(川白芍),河南、山东、陕西、贵州等地也产,栽培品。

【采制】种植4～5年后采收,一般于9～10月采挖根部,洗净,置沸水中煮至透心,捞出,刮去外皮,晒干。也有先刮去外皮再煮至透心者。

【性状鉴定】根呈细长圆柱形,平直或略弯曲,两端平截,长5～18cm,直径1～2.5cm。表面类白色或淡红棕色,光滑,有纵皱纹及细根痕,偶有残存的棕褐色外皮。质坚实,不易折断,断面较平坦,类白色或浅红棕色,形成层环明显,内有1～2轮断续的环纹。气微,味微苦、酸(图6－21)。以条粗、质坚实、断面无裂隙者为佳。

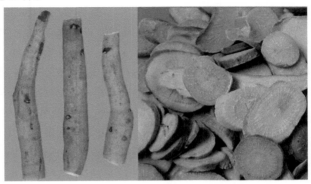

图6－21 白芍药材及饮片

【化学成分】含有单萜类及其苷,主要有芍药苷、羟基芍药苷、苯甲酰芍药苷、苯甲酰羟基芍药苷、芍药内酯苷、丹皮酚酐、丹皮酚原酐、芍药苷元酮等;尚含苯甲酸、胡萝卜苷等。

【功效与主治】性微寒,味苦、酸。养血调经,敛阴止汗,柔肝止痛,平抑肝阳。用于头痛眩晕,胸胁胀痛,四肢拘挛疼痛,血虚萎黄,月经不调。常用量6～15g,不宜与藜芦同用。中成药逍遥丸,疏肝健脾,养血调经。用于肝气郁结,胸胁胀痛,头晕目眩,食欲减退。

【附】赤芍 Paeoniae Radix Rubra 为毛茛科植物芍药 *Paeonia Lactiflora* Pall. 或川赤芍 *Paeonia veitciih* Lynch. 的干燥根,多为野生。芍药主产于内蒙古、辽宁、河北,川赤芍产于四川。春、秋季采挖,除去地上部分、泥土,不去外皮,晒干。根呈圆柱形,较细长,稍弯曲,长5～40cm,直径0.5～3cm;表面棕褐色,粗糙,有纵沟及皱纹,并有横向突起的皮孔、须根痕;质硬而脆,易折断,断面粉白色或粉红色,木部放射状纹理明显,有裂隙。气微香,味微苦、酸涩;清热凉血,散瘀止痛;用于吐血衄血,目赤肿痛,经闭腹痛,月经不调,跌扑损伤等。常用量6～15g,不宜与藜芦同用。

 课堂讨论

试比较白芍、赤芍在来源、产地、性状以及功效上有何不同。

 考点提示

A 型题

白芍的产地加工方法是

A. 蒸至透心,干燥   B. 煮至透心,干燥   C. 略烫,干燥

D. 发汗后,干燥   E. 刮去外皮,煮至透心,干燥

标准答案:E

X 型题

味连的特征是

A. 为三角叶黄连的根茎　　B. 多分枝集聚成簇状

C. 髓部、皮部均有多数黄色石细胞　　D. 味极苦　　E. 木部黄色

标准答案:BD

白头翁　Pulsatillae Radix

为毛茛科植物白头翁 *Pulsatilla chinensis*(Bge.)Regel 的干燥根。主产于东北、华北、华东。春、秋二季采挖,除去泥沙,干燥。根呈类圆柱形或圆锥形,稍扭曲,长 6 ~ 20cm,直径 0.5 ~ 2cm;表面黄棕色或棕褐色,具纵沟或不规则纵皱纹,皮部易脱落,露出淡黄色木部,有的有网状裂纹或裂隙,近根头处常有朽状凹洞;根头部稍膨大,有白色绒毛,有的可见鞘状叶柄残基;质硬而脆,易断,断面皮部黄白色或淡黄棕色,木部淡黄色。气微,味微苦涩。性寒,味苦。清热解毒,凉血止痢。用于热毒血痢,阴痒带下。常用量9 ~ 15g。

威灵仙　Clematidis Radix et Rhizoma

为毛茛科植物威灵仙 *Clematis chinensis* Osbeck.、棉团铁线莲 *Clematis hexapetala* Pall. 或东北铁线莲 *Clematis manshurica* Rupr. 的干燥根及根茎。威灵仙主产于安徽、江苏、浙江、湖南、湖北、广西、四川等地;棉团铁线莲产于黑龙江、吉林、辽宁、河北、山东、山西、内蒙古、甘肃等地;东北铁线莲产于东北及内蒙古。秋季采挖,除去泥沙,晒干。

威灵仙根茎呈柱状,长 1.5 ~ 10cm,直径0.3 ~ 1.5cm;表面淡棕黄色,顶端有茎的残基;质坚韧,断面纤维性,两侧及下部着生细长的根。根呈细长圆柱形,略弯曲,长 7 ~ 15cm,直径 0.1 ~ 0.3cm;表面黑褐色,有细皱纹,有的皮部脱落露出淡黄色木质部;质硬脆,易断,断面木部淡黄色,类方形。气微,味淡。

棉团铁线莲　根茎呈短柱状,长 1 ~ 4cm,直径 0.5 ~ 1cm。根细长圆柱形,长 1 ~ 4cm,直径 0.1 ~ 0.2cm;表面棕褐色至棕黑色,断面木部圆形。气微,味咸。

东北铁线莲　根茎呈柱状,长 1 ~ 11cm,直径 0.5 ~ 2.5cm。根较密集,弯曲不直,长 5 ~ 23cm,直径 0.1 ~ 0.4cm;表面棕黑色,断面木部近圆形。气微,味辛辣。

性温,味辛、咸。祛风除湿,通络止痛;用于风湿痹痛,肢体麻木,跌打损伤等。常用量6 ~ 10g。

＊延胡索　Corydalis Rhizoma

【来源】为罂粟科植物延胡索 *Corydalis yanhusuo* W. T. Wang 的干燥块茎,习称"元胡"。

【产地】主产于浙江、湖北、湖南、江苏,栽培为主。

【采制】夏初采挖,除去须根,洗净,置沸水中煮至无白心时捞出,晒干。

【性状鉴定】块茎为不规则扁球形,直径 0.5 ~ 1.5cm。表面黄色或黄褐色,有不规则网状皱纹。顶端有凹陷的茎痕,底部有疙瘩状突起。质硬脆,断面黄色,角质样,有蜡样光泽。气微,味苦(图 6 – 22)。以个大、饱满、质地坚实,断面色黄者为佳。

【化学成分】主要含异喹啉类生物碱,有延胡索甲素、乙素、丙素、丁素、戊素、己素、庚素;尚含黄连碱、去氢延胡索甲素、非洲防己碱、*d* – 海罂粟碱、紫堇单酚碱等。

【功效与主治】性温,味苦、辛。活血,利气,止痛。常用量 3 ~ 10g。中成药元胡止痛片、元胡止痛胶囊,理气,活血,

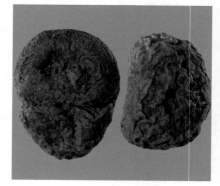

图 6 – 22　延胡索

止痛。用于气滞血瘀的胃痛,胁痛,头痛及痛经。

防己　Stephaniae Tetrandrae Radix

为防己科植物粉防己 *Stephania tetrandra* S. Moore 的干燥根,常称为粉防己。主产于湖北、安徽、浙江等地。秋季采挖,洗净,刮去粗皮,切断或纵剖成瓣,晒干。根呈不规则圆柱形、半圆柱形或块状,弯曲不直,长 5~10cm,直径 1~5cm;表面淡灰黄色,弯曲处常有深陷的横沟,有时有灰褐色栓皮残留;质坚实而重,断面平坦,灰白色,富粉性,木部占大部分,有排列稀疏的放射状纹理。气微,味苦。以质坚实、粉性足、味苦者为佳。性寒,味苦;利水消肿,祛风止痛;用于水肿,小便不利,风湿痹痛,湿疹疮毒,高血压。常用量 5~10g。

 知识拓展

广防己

为马兜铃科植物广防己 *Aristolochia fangchi* Y. C. Wu ex L. D. Chou et S. M. Hwang 的根。根呈圆柱形或半圆柱形,略弯曲,表面未去粗皮者灰棕色,刮去外皮者灰黄色,纵剖呈半圆柱者,剖面可见不规则的纵向"筋脉";体重,质坚实,不易折断,断面灰黄色,有明显的车轮纹。因含有肾毒性成分马兜铃酸,可导致肾衰竭。

国家食品药品监督管理局文件(国食药监注〔2004〕379 号)文:取消广防己(马兜铃科植物广防己 *Aristolochia fangchi* Y. C. Wu ex L. D. Chou et S. M. Hwang 的干燥根)药用标准,凡国家药品标准处方中含有广防己的中成药品种应于 2004 年 9 月 30 日前将处方中的广防己替换为《中国药典》2000 年版一部收载的防己(防己科植物粉防己 *Stephania tetrandra* S. Moore 的干燥根)。

北豆根　Menispermi Rhizoma

为防己科植物蝙蝠葛 *Menispermum dauricum* DC. 的干燥根茎。主产于东北、河北、山东等地。春、秋二季采挖。根茎呈圆柱形,较细长弯曲,有分枝,长可达 50cm,直径 0.3~0.8cm;表面黄棕色至暗棕色,有突起的根痕、纵皱,外皮易剥落,多有弯曲的细根;质韧,不易折断,断面不整齐,纤维性,木部淡黄色,呈放射状排列,中心有髓。气微,味苦。性寒,味苦,有小毒;清热解毒,祛风止痛;用于咽喉肿痛,肠炎,痢疾,风湿痹痛。常用量 5~12g。

细辛　Asari Radix et Rhizoma

为马兜铃科植物北细辛 *Asarum heterotropoides* Fr. Schmidt var. mandshuricum(Maxim.)Kitag.、汉城细辛 *Asarum sieboldii* Miq. var. seoulense Nakai 或华细辛 *Asarum sieboldii* Miq. 的干燥根和根茎。北细辛、汉城细辛主产于东北地区,习称"辽细辛";华细辛主产于陕西、湖北等地。夏季果熟期或初秋采挖,除去地上部分和泥沙,阴干。

北细辛　常卷曲成团,根茎横生呈不规则圆柱状,长 1~10cm,直径 0.2~0.4cm,有短分枝,分枝顶端有碗状的茎痕;表面灰棕色,粗糙,有环节,节间长 0.2~0.3cm。根细长,密生节上,长 10~20cm,直径 0.1cm;表面灰黄色,具纵皱纹或平滑,有须根和须根痕。根质脆,易断,断面平坦,黄白色或白色。气辛香,味辛辣、麻舌。

汉城细辛　根茎直径 0.1~0.5cm,节间长 0.1~1cm。

华细辛　根茎长 5~20cm,直径 0.1~0.2cm,节间长 0.2~1cm,气味较弱。

性温,味辛;祛风散寒,通窍止痛,温肺化饮;用于风寒感冒,头痛,牙痛,鼻塞流涕,风湿痹痛,痰饮咳喘。常用量 1~3g。不宜与藜芦同用。

* 板蓝根 Isatidis Radix

【来源】为十字花植物菘蓝 *Isatis indigotica* Fort. 的干燥根。

【产地】主产于河北、江苏、河南、安徽、山西等地,栽培为主。

【采制】秋季采挖,除去须根、泥沙,晒干。

【性状鉴定】根呈圆柱形,略扭曲,长 10~20cm,直径 0.5~1cm。表面淡灰黄色或淡棕黄色,有纵皱纹,皮孔横长,支根痕明显。根头部略大,有暗绿色或暗棕色叶柄残基呈轮状排列,疣状突起密集。质略软,易折断,断面皮部黄白色,木部黄色。气微,味微甜而后苦涩(图6-23)。以条长,粗大,质地坚实者为佳。

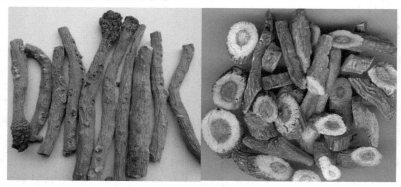

图 6-23 板蓝根药材及饮片

【显微鉴定】

根横切面 木栓层为数层细胞。栓内层较窄。韧皮部宽广,射线宽 5~7 列细胞。形成层成环。木质部导管黄色,类圆形,直径约 80μm,周围有木纤维束,薄壁细胞中含有淀粉粒无石细胞(图6-24)。

【化学成分】含靛蓝、靛玉红、(*R*,*S*)-告依春、芥子苷、靛玉红吲哚苷、β-谷甾醇、腺苷以及多种氨基酸。按照《中国药典》2015 年版高效液相法(通则 0512)测定,本品按干燥品计算,含(*R*,*S*)-告依春不得少于 0.02%。

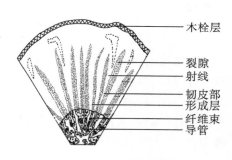

图 6-24 板蓝根横切面简图

【理化鉴定】

1. **荧光反应**

取板蓝根水煎液,在紫外灯下(365nm)下观察,显蓝色荧光。

2. **薄层色谱法**

按照《中国药典》2015 年版薄层色谱法(通则 0502)测定,取板蓝根粉末 0.5g 制作为供试品溶液;另取板蓝根对照药材 0.5g,同法制成对照药材溶液。再取精氨酸,加稀乙醇制成每 1ml 含 0.5g 的溶液,作为对照品。分别吸取上述三种溶液各 1~2μl,分别点样于同一硅胶 G 薄层板上,用正丁醇-冰醋酸-水(19:5:5)展开,取出,热风吹干,喷以茚三酮试液,在 105℃加热至斑点显色,供试品色谱与对照品色谱在相应的位置上,均显相同颜色的斑点。

【药理作用】①抗病毒作用:流感病毒、乙肝病毒有抑制作用。②抗菌作用:对金黄色葡萄球菌、溶血性链球菌、肺炎球菌、流感杆菌、大肠杆菌、伤寒杆菌、痢疾杆菌等多种细菌及钩端螺旋体有抑制作用。③解热和抗炎作用。

【功效与主治】性寒,味苦。清热解毒,凉血利咽。用于瘟疫时毒,发热咽痛,温毒发斑,痄腮,烂喉丹痧,丹毒,痈肿等。常用量 9～15g。中成药板蓝根颗粒,用于肺胃热盛所致的咽喉肿痛,口咽干燥,腮部肿胀,急性扁桃体炎、腮腺炎见上述征候者。

【附】**南板蓝根** *Baphicacanthis Cusiae Rhizoma et Radix*　为爵床科植物马蓝 *Baphicacanthus Cusia*（Nees）Bremek. 的干燥根茎及根,主产于福建、四川等地。夏、秋二季采挖。根茎类圆柱形,多弯曲,有分枝,长 10～30cm,直径 0.1～1cm;表面灰棕色,具细皱纹,节膨大,节上有细根、茎残基,外皮易剥落,剥落处呈蓝灰色;质硬而脆,易折断,断面不平坦,皮部蓝灰色,木部灰蓝色至淡黄褐色,中央有髓。根弯曲有分枝,粗细不一,细根细长而柔韧。气微,味淡。性寒,味苦;清热解毒,凉血;用于瘟疫时毒,发热咽痛,温毒发斑,丹毒。在福建多用。

 知识拓展

板蓝根的不良反应

1. 消化道反应:极少数人服用常规量会有轻度消化道症状。

2. 过敏反应:绝大多数为板蓝根注射液所引起的,表现为头昏眼花、气短、呕吐、心慌、皮疹,有时为全身多形红斑型药疹,严重者血压下降而出现过敏性休克。

3. 板蓝根属寒凉之品,虽无中毒的报道,但也不可滥用,健康人,特别是老年人、脾胃虚寒的人不宜长期单味服用板蓝根,以免伤及脾胃甚至引发其他疾病。

4. 体质素虚,经常感冒者、慢性胃肠炎患者、低血压、精神不振者、过敏体质者、患血液系统疾病者要慎用板蓝根,其他如患有胃下垂、消化性溃疡、甲状腺功能减退、心律失常等疾病,也要慎用。

＊**葛根**　Puerariae lobatae Radix

【来源】为豆科植物野葛 *Pueraria lobata*（Willd.）Ohwi 的干燥根,习称野葛。

【产地】主产于湖南、河南、广东、浙江、四川等地。

【采制】秋冬二季采挖,洗净,趁鲜切呈厚片或小块,干燥。

【性状鉴定】为纵切的长方形厚片或小块,长 5～35cm,厚 0.5～1cm。外皮淡棕色,有纵皱纹,粗糙。切面粗糙,黄白色,质韧,纤维性强,横切面可见由纤维及导管形成的同心性环纹(图 6－25)。质轻而松,气微,味微甜。以块大、色白粉性足、质坚实,纤维少者为佳。

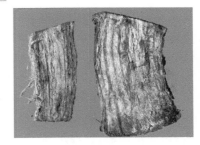

图 6－25　野葛

【化学成分】主要含黄酮类物质,含量达 12%,主要包括大豆苷元、大豆苷、葛根素等。

按照《中国药典》2015 年版高效液相法(通则 0512)测定,含葛根素不得少于 2.4%。

【药理作用】动物实验证明,葛根素能降低麻醉犬的血压和脑血管阻力,使冠状血管血流量增加,降低血管阻力,减少心肌耗氧量。葛根能改善高血压患者的头晕、头痛、耳鸣现象,缓解冠心病患者的心绞痛症状。

【功效与主治】性凉,味甘、辛。解肌退热,生津,透疹,升阳止泻。用于治疗表症发热、无汗、口渴、头痛项强,麻疹不透,泄泻,痢疾。常用量 10～15g。

【附】**粉葛** Puerariae thomsonii Radix　为豆科植物甘葛藤 *Pueraria thomsonii* Benth. 的干燥根。主产于广东、广西,四川、云南也产,栽培为主。秋冬二季采挖,洗净,除去外皮,稍干,纵切两半或斜切成厚片,干燥。本品呈圆柱形、纺锤形或半圆柱形,长 12 ~ 15cm,直径4 ~ 8cm;饮片为纵切或斜切的厚片,大小不一;残余外皮灰棕色,切面黄白色或淡棕色;体重,质硬,富粉性,纤维性弱,横切面可见纤维形成的同心性环纹,纵切面可见纤维形成的纵纹(图6 - 26)。粉葛总黄酮含量较野葛低。本品以高效液相色谱法测定,含葛根素不得少于 0.3%。气微,味微甜。性味功能同葛根。常用量 10 ~ 15g。

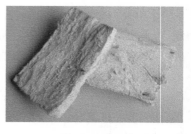

图 6 - 26　粉葛

葛花　为葛的未开放的花蕾。性味甘,平,解酒毒,醒脾和胃。主要用于饮酒过度、头痛头昏、烦渴、呕吐、胸膈饱胀等症。常用量 3 ~ 15g。

*甘草　Glycyrrhizae Radix et Rhizoma

【来源】为豆科植物甘草 *Glycyrrhiza uralensis* Fisch.、胀果甘草 *Glycyrrhiza inflata* Bat. 或光果甘草 *Glycyrrhiza glabra* L. 的干燥根及根茎。

【产地】甘草主产于黑龙江、内蒙古、陕西、宁夏、甘肃、青海、新疆等地,以新疆产量最大,内蒙古、宁夏次之;胀果甘草分布于新疆、甘肃等地,习称"新疆甘草";光果甘草分布于新疆北部、青海、甘肃等地,习称"欧甘草"或"洋甘草"。

【采制】春、秋季采挖,除去须根、泥沙,洗净,按粗细、大小分好等级,晒干。亦有将外面栓皮削去,切成长段晒干者,为"粉甘草"。

【性状鉴定】

甘草　根呈长圆柱形,长 25 ~ 100cm,直径0.6 ~ 3.5cm。外皮松紧不一,红棕色、暗棕色或灰褐色,有明显的皱纹,沟纹及横长皮孔以及稀疏的细根痕,两端切面中央稍下陷。质坚实,断面略显纤维性,黄白色,粉性,有明显的形成层环纹和放射状纹理,有裂隙(图 6 - 27)。根茎圆柱形,表面有芽痕,横切面中心有髓。气微,味甜而特殊(栓皮带苦味)。以外皮细紧、色红棕、质地坚实、断面黄白色、粉性足、味甜者为佳。

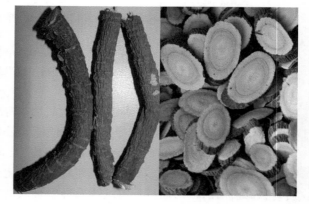

图 6 - 27　甘草药材及饮片

胀果甘草　根较粗壮,有的有分枝;外皮粗糙,灰棕色或灰褐色;质坚硬,木纤维多,粉性差;根茎不定芽多而粗大。

光果甘草　有分枝,外皮大多灰棕色,不粗糙,皮孔细小不明显,质坚实。

【显微鉴定】

根横切面　木栓层为数层棕色细胞。栓内层较窄。韧皮射线宽广,多弯曲,有裂隙,纤维束较多,非木化或微木化,其周围薄壁细胞中常含草酸钙方晶,形成晶纤维;筛管群常因压缩而变形。形成层明显。束内形成层明显。木质部射线宽3 ~ 5列细胞,导管较多,直径约160μm,周围有木纤维束,薄壁细胞中含有草酸钙方晶、淀粉粒。根中心无髓,根茎中心有髓(图6 - 28)。

粉末　淡棕黄色。①纤维成束或散在,直径 8 ~ 14μm,壁厚,胞腔狭窄,周围有草酸钙方晶,形成晶纤维。②草酸钙方晶多见。③木栓细胞多角形或长方形,红棕色。④导管主要为具缘纹孔导管,网纹导管也可见到。⑤淀粉粒多为单粒,卵圆形或椭圆形(图 6 - 29)。

【化学成分】含三萜类化合物如甘草甜素,是甘草酸的钾、钙盐,为甘草的甜味成分;还含有黄酮类化合物如甘草苷、异甘草苷、甘草苷元等,以及喹啉类生物碱、中性多糖等。按照《中国药典》2015 年版高效液相法(通则 0512)测定,本品按干燥品计算,含甘草苷不得少于0.5% ,甘草酸不得少于 2.0% 。

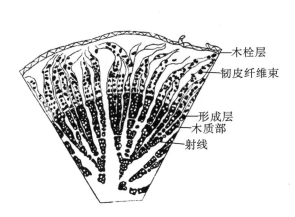

图 6 – 28　甘草根横切面简图

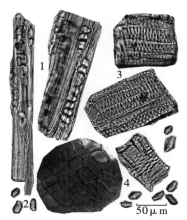

图 6 – 29　甘草根粉末图
1. 晶纤维　2. 草酸钙方晶　3. 导管
4. 木栓细胞

【理化鉴定】

1. 甘草甜素反应

取甘草粉末少量,放在白瓷板上,加 80% 的硫酸溶液数滴,均显黄色,逐渐变为橙黄色。

2. 薄层色谱法

按照《中国药典》2015 年版薄层色谱法(通则 0502)测定,取甘草粉末 1g 制作为供试品溶液。另取甘草对照药材 1g,同法制成对照药材溶液。再取甘草酸胺,加甲醇制成每1ml 含 2mg 的溶液,作为对照品溶液。吸取三种溶液各 1 ~ 2μl,点样于同一用 1% 的氢氧化钠溶液制备的硅胶 G 薄层板上,用乙酸乙酯 – 甲酸 – 冰醋酸 – 水(15 ∶ 1 ∶ 1 ∶ 2)为展开剂,展开,取出,晾干,喷以 10% 硫酸乙醇溶液,在 105℃ 加热至斑点清晰,在紫外灯下(365nm)下检视,供试品色谱与对照药材色谱、对照品色谱在相应的位置上,均显相同的橙黄色荧光斑点。

【药理作用】①抗溃疡作用:甘草流浸膏能降低正常犬及实验性溃疡大鼠的胃酸。②盐皮质激素样作用:甘草浸膏、甘草甜素及甘草次酸对健康人及多种动物都有促进钠、水潴留的作用,这与盐皮质激素去氧皮质酮的作用相似,长期应用可致水肿及血压高。③抗炎症及抗过敏性反应作用:甘草甜素和甘草次酸具有糖皮质激素样的抗炎症作用,临床用于各种皮肤病治疗,有类似氢化可的松的作用。④镇咳祛痰作用:具有显著的中枢镇咳作用,其中作用最强的是甘草次酸胆碱盐,与可待因的效力近似,而在持续性上胜过可待因。⑤解毒作用:甘草浸膏及甘草甜素对某些药物中毒、食物中毒、体内代谢产物中毒都有一定的解毒能力,解毒有效成分为甘草甜素。

【功效与主治】性平,味甘。补脾益气,清热解毒,祛痰止咳,缓急止痛,调和诸药。用于脾胃虚弱,中气不足,咳嗽气喘,痈疽疮毒,缓和药性,解药毒。常用量 2 ~ 10g。不宜与海藻、大戟、甘遂、芫花同用。

 知识拓展

甘草功效解读

1. 补脾益气:李东垣指出:"元气之充足,皆由脾胃之气充盈,而后能滋养元气",强调了脾胃对元气的充养作用。不论是"先天之精"还是"后天之精",都需要脾胃源源不断地提供营养,才能盛而不衰,维持生命活动的正常进行。由此可见脾胃保养是养生的重中之重。用于心气虚、心悸怔忡、脉结代(缓慢性心律不齐者),以及脾胃气虚、倦怠乏力等。

2. 清热解毒:用于痈疽疮疡、咽喉肿痛,湿毒,有抗菌消炎作用。也可用于减少其他中药的毒性。

3. 祛痰止咳:甘草有止咳化痰作用,用于气管炎、肺气肿的病引起的咳嗽痰多、气喘,黏痰不易排出等症。

4. 缓急止痛:用于胃痛、腹痛及腓肠肌挛急疼痛等,常与芍药同用,能显著增强治疗挛急疼痛的疗效,如芍药甘草汤。

5. 调和诸药:用于调和某些药物的烈性。如调味承气汤用本品缓和大黄、芒硝的泻下作用及其对胃肠道的刺激。另外,在许多处方中也常用本品调和诸药。

* 黄芪 Astragali Radix

【来源】为豆科植物蒙古黄芪 *Astragalus membranaceus*(Fisch.)Bge. var. *mongholicus*(Bge.)Hsiao、膜荚黄芪 *Astragalus membranaceus*(Fisch.)Bge. 的干燥根。

【产地】蒙古黄芪主产于黑龙江、吉林、河北、山西、内蒙古等地,膜荚黄芪分布于东北、华北、内蒙古、西北、西南等地。质量以栽培的蒙古黄芪为好,销全国并大量出口。产于山西绵山者,习称"绵芪"或"西黄芪",产于黑龙江、内蒙古者,称"北黄芪"。

【采制】春、秋两季均可采挖,挖出后除净泥土及须根,切去根头,晒至六、七成干,分别大小,理直,捆成小捆,再晒干。

【性状鉴定】根呈圆柱形,长 30 ~ 90cm,直径 1.5 ~ 3cm。表面淡棕黄色至淡棕褐色,有纵皱纹及横长皮孔,质硬略韧,断面纤维性并有粉性,皮部约占半径的1/3,乳白色至淡黄白色,有多数放射状弯曲的裂隙,木部淡黄色,较紧实,有放射状纹理及裂隙,菊花心明显(图6-30)。老根中心多枯朽或空洞状,褐色。气微,味微甜,嚼之有豆腥味。以条粗长、质韧、断面色黄白、无黑心及空洞、味甜、粉性足者为佳。

【显微鉴定】

根横切面 木栓层为数层棕色细胞。栓内层为3 ~ 5 层厚角细胞,近栓内层处有时可见石细胞及纵

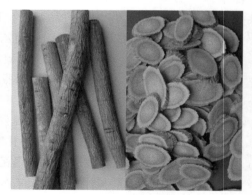

图6-30 黄芪药材及饮片

向管状木栓组织。韧皮射线多弯曲,有裂隙,纤维成束或散在。形成层成环。木质部导管单独或 2 ~ 3 个相聚,导管间有木纤维束,射线中有时可见单个或 2 ~ 4 个聚集在一起的石细胞。薄壁细胞有淀粉粒(图6-31)。

　　粉末　黄白色。①纤维多成束,直径 8～30μm,壁厚,表面有不规则裂纹较多,两端多断裂呈须状,或平截。②具缘纹孔导管直径 24～160μm,黄色或橙黄色,具缘纹孔排列紧密,网纹导管也可见到。③石细胞少见,圆形、长圆形或不规则形,壁厚,有层纹。④木栓细胞多角形或类方形,淡黄绿色,垂周壁薄,有的细波状弯曲。⑤淀粉粒单粒类圆形、椭圆形,复粒由 2～3分粒组成(图 6－32)。

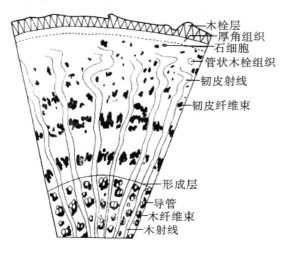

图 6－31　黄芪根横切面简图

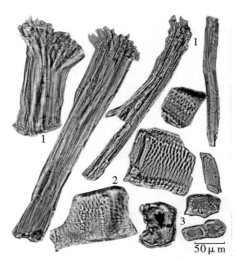

图 6－32　黄芪根粉末图
1. 纤维　2. 导管　3. 石细胞

　　【化学成分】含三萜皂苷如黄芪皂苷Ⅰ～Ⅶ,异黄芪皂苷、乙酰黄芪皂苷及大豆皂苷等,以黄芪皂苷Ⅱ、Ⅳ为主要成分。还含有黄酮类化合物。多糖类如黄芪多糖Ⅰ～Ⅲ,还有 γ－氨基丁酸、亚油酸、氨基酸及硒等无机微量元素。按照《中国药典》2015 年版高效液相法(通则0512)测定,本品按干燥品计算,含黄芪甲苷不得少于 0.04%,含毛蕊异黄酮葡萄糖苷不得少于 0.02%。

　　【理化鉴定】

　　1. 取本品粉末 3g,加水 30ml,浸渍过夜,滤过,取滤液 1ml,加 0.2% 茚三酮溶液 2 滴,在沸水中加热 5 分钟,冷后呈紫红色(检查氨基酸、多肽)。

　　2. 取上项水溶液 1ml,于 60℃ 水浴中加热 10 分钟,加 5% α－萘酚乙醇溶液 5 滴,摇匀,沿管壁缓缓加入浓硫酸 0.5ml,在试液与硫酸交界处出现紫红色环(检查糖、多糖)。

　　3. **薄层色谱法**

　　按照《中国药典》2015 年版薄层色谱法(通则0502)测定,取黄芪粉末 3g 制作为供试品溶液。另取黄芪甲苷对照药品,加甲醇制成每 1ml 含 1mg 的溶液,作为对照品溶液。照薄层色谱法,吸取上述两种溶液各 2μl,点样于同一硅胶 G 薄层板上,用三氯甲烷－甲醇－水(13∶7∶2)的下层溶液为展开剂,展开,取出,晾干,喷以 10% 硫酸乙醇溶液,在 105℃加热至斑点清晰。供试品色谱与对照品色谱在相应的位置上,日光下显相同的棕褐色斑点,在紫外灯下(365nm)下均显橙黄色荧光斑点。

　　【药理作用】①增强免疫作用:黄芪多糖、黄芪皂苷均能促进兔和小鼠巨噬细胞的吞噬功能,并能促进机体抗体的生成。②抗衰老和抗应激作用:黄芪多糖能抗疲劳,抗低压和中毒性缺氧,抗高温、低温等,具有适应原样作用。③对实验性肾炎、肝炎的保护作用:黄芪能减轻各种实验性肾炎引起的肾脏病变,临床上治疗肾炎性尿蛋白有一定效果。黄芪煎剂能减轻 CCl_4 引起的肝损伤。④抗心肌缺血作用:黄芪总黄酮对兔失血性休克有保护作用,黄芪总皂苷能使离体心脏的功能和冠脉血流量增加。⑤其他作用:中枢镇静、镇痛、抗溃疡、抗骨质疏松作用。

【功效与主治】性微温,味甘。补气固表,利尿,托毒排脓,生肌。用于气虚乏力,食少便溏,中气下陷,表虚自汗,体虚浮肿,久泻脱肛,血虚萎黄,痈疽难溃,久溃不敛等。常用量9~30g。

【附注】黄芪混伪品常见如下:

1. 黄芪地方惯用品

①金翼黄芪:为豆科植物 *Astragalus chrysopterus* Beg. 的干燥根,产于河北、青海、甘肃等地,称为"小黄芪""小白芪"。根呈圆柱形,直径 0.5~1.5cm,多有分枝,上部有细密环纹,纵皱;质致密、坚韧,断面纤维性并富粉性,皮部约占半径的1/2;味甜,豆腥气较浓。②多花黄芪:为豆科植物 *Astragalus floridus* Benth. ex Bunge 的干燥根,产于四川、西藏等地。根长圆柱形,多扭曲,上端多呈朽木状;表面淡棕色或灰棕色,纵皱明显;质硬而韧,断面皮部淡黄色,皮部仅占半径的1/3,木部淡棕黄色。味淡,微涩。③梭果黄芪:为豆科植物 *Astragalus ernestii* Comb. 的干燥根,产于四川。根呈圆柱形,少分枝,表面深棕色至棕褐色,皱纹较少;质疏松而柔韧,断面皮部淡黄白色,木部淡黄色,皮部与木部极易分离。具豆腥味。④东俄洛黄芪:为豆科植物 *Astragalus tonglensis* Ulbr. 的干燥根,产于甘肃、青海,称为"白大芪""马芪"或"土黄芪"。根圆柱形,少分枝,中心疏松或空洞状;表面灰棕至灰褐色,有纵皱纹,常见须根痕和凸起;质地疏松,柔韧,不易折断,断面粗纤维性弱,皮部约占半径的1/2;味甜,具豆腥味。以上均非正品。

2. 黄芪伪品

①豆科植物锦鸡儿:为豆科植物 *Caragana sinica* (Buchoz) Rehder 的根。安徽、江苏等地称"土黄芪"。②为锦葵科植物圆叶锦葵 *Malva rotundifolia* L.、欧蜀葵 *Althaea officinalis* L.、蜀葵 *Althaea rosea* Cav. 的根。以上均属于伪品,应注意鉴别。

 课堂讨论

试比较黄芪、红芪的不同点。

 知识拓展

黄芪功效解读

黄芪的主要作用是"益气固表",可以"利水",也可以"托毒生肌"。什么是"益气"呢?凡是中医认为是"气虚""气血不足""中气下陷"的情况,都可以用黄芪。平时体质虚弱,容易疲劳,常感乏力,往往是"气虚"的一种表现。贫血,则常属"气血不足"。而脱肛、子宫下坠这些病状也常被认为是"中气下陷"。有上述症状的人,冬令吃些黄芪有益处。当然最好是在医生的指导下服用。有些人一遇天气变化就容易感冒,中医称为"表不固",可用黄芪来固表。常服黄芪可以避免经常性的感冒。中医有名的方子"玉屏风散",有三味药,主药就是黄芪,是可以用来治疗经常性感冒的。因为身体虚弱，或者年纪大了的人，往往下肢有些水肿。如果属于"气虚"，也可以常服黄芪。有慢性肾病的人，也可能常有浮肿，黄芪也是常用的中药。所谓"托毒生肌"，意为手术后伤口容易恢复，或使久不愈合的脓肿化脓生肌。

红芪　Hedysari Radix

为豆科植物多序岩黄芪 *Hedysarum polybotrys* Hand. – Mazz. 的干燥根，主产于甘肃，春、秋二季采挖。根呈圆柱形，上端略粗，长 10～50cm，直径 0.6～2cm。表面灰红棕色至红褐色，具有明显的纵皱纹，及少数支根痕，皮孔横长，略突出；外皮易脱落，剥落处淡黄色。质硬而韧，不易折断，断面纤维性，并显粉性，皮部黄白色，皮部占半径的 1/2～1/3；木部淡黄棕色，形成层环浅棕色。气微，味微甜，嚼之有豆腥味。性味功效与黄芪类同。

苦参　Sophorae Flavescentis Radix

为豆科植物苦参 *Sophora flavescens* Ait. 的干燥根。主产于山西、河南、河北等地。春、秋二季采挖，去杂质，洗净，干燥或趁鲜切片。根呈长圆柱形，下部常有分枝，长 10～30cm，直径 1～6.5cm；表面灰棕色或棕黄色，有横长的皮孔、纵皱纹，栓皮薄，易破裂、反卷，易剥落，剥落处显黄色，光滑；质硬，不易折断，断面纤维性，黄白色，具放射状纹理、裂隙，有时可见同心性环纹；气微，味极苦。性寒，味苦；清热燥湿，杀虫，利尿；用于热痢，便血，黄疸尿闭，赤白带下，阴肿瘙痒，湿疹，皮肤瘙痒，疥癣麻风，外治滴虫性阴道炎等。常用量 4.5～9g。外用适量，煎汤洗患处。不宜与藜芦同用。

*人参　Ginseng Radix et Rhizoma

【来源】为五加科植物人参 *Panax ginseng* C. A. Mey. 的干燥根及根茎。栽培品称"园参"，野生品称"山参"，播种在山林野生状态下自然生长而成的称"林下参"，习称"籽海"。

【产地】园参主产于吉林，辽宁及黑龙江亦产；山参主产于东三省，量少。

【采制】园参栽培 6 年以上，于 9～10 月采收，晒干者为生晒参，全须晒干者称"全须生晒参"；剪去小支根，蒸透后烘干或晒干为红参；用针扎孔，糖水浸后干燥为糖参。山参于 7～9 月果红熟时采收，全须晒干。

【性状鉴定】

生晒参　主根呈圆柱形或纺锤形，长 3～15cm，直径 1～2cm。表面淡黄色，有明显的纵皱纹、横长的皮孔，上部有横纹；下部有 2～3 条支根，少数细侧根。主根顶端有短小的根茎（芦头），长 1～4cm，直径 0.3～1.5cm，多拘挛而弯曲。有时有细长横生的不定根（芋）。芦头上的茎痕（芦碗）数个，凹窝状，交互排列。须根上有细小不明显的疣状突起（珍珠疙瘩）。主根质硬，须根质脆。断面平坦，淡黄白色，形成层环棕黄色，皮部有黄色的点状树脂道及放射状裂隙。气特异，微香，味微苦、甘。以身长、条粗、饱满、色白、坚实、粉性强、气味浓者为佳（图 6 – 33）。

红参　主根呈圆柱形或纺锤形，长 3～

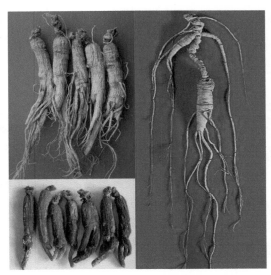

图 6 – 33　生晒参、红参及山参

10cm,直径 1~2cm。表面棕红色,半透明,有时有不透明的灰黄色斑块(黄马褂);具纵沟、横纹及细根痕,下部有 2~3 条扭曲的支根;根茎(芦头)长 1~2cm,上面有数个凹窝状茎痕(芦碗),有的带不定根(芋)。断面平坦,角质样,中心色较浅。质地硬脆。气微香特异,味甘、微苦。

山参(林下参) 主根与根茎等长或稍短,圆柱形,呈"人"字形,长 1~6cm,直径 1~2cm。表面灰黄色,有浅纵皱纹,主根上部有细密深陷的环纹(铁线纹)。根茎细而长(雁脖芦),芦碗密集。支根 2~3 条,支根上有明显的疣状突起(珍珠疙瘩)。不定根较粗,似枣核(枣核芋)。须根长须状,为主根的 2~3 倍,质柔软。

课堂讨论

如何区分生晒参、红参、山参?

【显微鉴定】

主根横切面 木栓层细胞数列,皮层窄。韧皮部外侧有裂隙,内侧薄壁细胞排列紧密,有树脂道散在,内含黄色分泌物,韧皮射线宽 3~5 列细胞。形成层成环。木质部导管单个散在或数个相聚,放射状排列,木射线宽广。薄壁细胞含草酸钙结晶(图 6-34)。

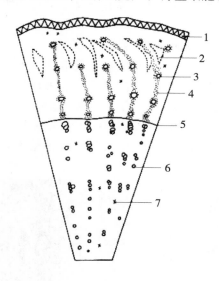
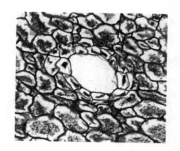

图 6-34 人参根横切面组织图及树脂道示意图

1. 木栓层 2. 皮层 3. 树脂道 4. 韧皮部 5. 形成层 6. 木质部 7. 草酸钙簇晶 8. 颓废筛管 9. 射线

粉末(生晒参) 淡黄白色。①树脂道碎片内含黄色块状分泌物。②网纹或梯纹导管多见,直径 10~56μm。③草酸钙簇晶直径 20~68μm,棱角尖锐。④木栓细胞表面观呈类方形或多角形,壁细波状弯曲。⑤淀粉粒较多,单粒类球形、半圆形或不规则多角形,直径 4~20μm,脐点点状或裂缝状,复粒由 2~6 个分粒组成(图 6-35)。

【化学成分】含人参苷 30 余种,如人参皂苷 Ra_1、Ra_2、Rb_1、Rb_2、Rb_3、Rc、Rd、Re、Rg_1、Rg_2、Rg_3、Rh_1、Rh_2 等。人参皂苷酸水解后,分别得到人参二醇和人参三醇。还含有挥发油、人

参多糖,如人参果胶、水溶性多糖等。人参地上部分叶、茎、花、种子等均含有人参皂苷。按照《中国药典》2015 年版高效液相法(通则 0512)测定,本品按干燥品计算,含人参皂苷 Rg_1 和人参皂苷 Re、总量不得少于 0.30% ,人参皂苷 Rb_1 不得少于 0.20% 。

【理化鉴定】

1. 取人参粉末 0.5g,加乙醇 5ml,振摇,过滤,滤液少量置蒸发皿中蒸干,滴加三氯化锑氯仿饱和溶液,蒸干显紫色。

2. 薄层色谱法

按照《中国药典》2015 年版薄层色谱法(通则 0502)测定,取人参粉末 1g 制作为供试品溶液。另取人参对照药材 1g,同法制成对照药材溶液。再取人参皂苷 Rb_1、Re、Rf、Rg_1 对照品,加甲醇制成每 1m 含 2mg 的混合溶液,作为对照品溶液。照薄层色谱法,吸取上述 3 种溶液各 1~2μl,分别点样于同一硅胶板上,以三氯甲烷 - 乙酸乙酯 - 甲醇 - 水

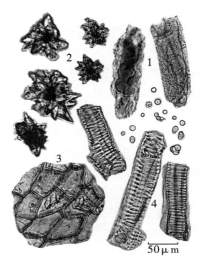

图 6 – 35　人参粉末图
1. 树脂道　2. 淀粉粒　3. 草酸钙簇晶
4. 导管　5. 木栓细胞

(15 ： 40 ： 22 ： 10)10℃ 以下放置的下层溶液为展开剂,展开,晾干,喷以 10% 硫酸乙醇雾,105℃ 加热至斑点显色清晰,分别在日光和紫外灯(365nm)下检视,供试品色谱与对照药材、对照品色谱,在相应的位置上显相同颜色的斑点或荧光斑点。

【药理作用】①增强免疫作用:人参皂苷、人参多糖能增强机体对各种有害因素的非特异性抵抗力。②中枢神经作用:人参皂苷 Rb 类对中枢神经系统有镇静作用,Rg 类有兴奋作用。人参二醇、人参三醇和人参皂苷均有抗疲劳作用。③心血管作用:小剂量人参可使动物血压轻度上升,大剂量可使血压下降。人参对实验动物心脏功能有增强作用。④促性腺激素样作用:人参皂苷能刺激内分泌系统,使血浆中 ACTH 和皮质醇增加。⑤促进实验动物组织的核酸和蛋白质合成:人参皂苷可以降低血清甘油三酯和胆固醇。促进大鼠肝、肾、骨髓细胞的核酸和蛋白质的合成。

【功效与主治】生晒参性平,红参性温。味甘,微苦。能大补元气,复脉固脱,补脾益气,生津,安神,益智。用于治疗体虚欲脱、肢冷脉微、肺虚喘咳、气血亏虚、惊悸失眠、精神倦怠等症。常用量 3~9g,也可研粉吞服,一次 2g,一日 2 次。不宜与藜芦、五灵脂同服。中成药如人参养荣丸、人参健脾丸、人参再造丸等。

【附】**人参叶** Ginseng Folium　为五加科植物人参 *Panax ginseng* C. A. Mey. 的干燥叶。秋季采收,晾干或烘干。常扎成小把,呈束状或扇状,长 12~35cm;掌状复叶带有长柄,暗绿色,3~6 枚轮生;小叶通常 5 枚,偶有 7 枚或 9 枚,呈卵形或倒卵形,基部楔形,先端渐尖,边缘具细锯齿及刚毛,上表面叶脉生刚毛,下表面叶脉隆起;纸质,易碎;气清香,味微苦而甘。性寒,味苦、甘。补气,益肺,祛暑,生津。用于气虚咳嗽,暑热烦躁,津伤口渴,头目不清,四肢倦乏。常用量 3~9g,不宜与藜芦、五灵脂同服。

另参须、参花、参籽亦入药。功效与人参相近。

【附注】**人参伪品**

①商陆:为商陆科植物商陆 *Phytolacca acinosa* Roxb. 或垂序商陆 *Phytolacca americana* L.

的根或垂序商陆根的加工品。根呈圆柱形或圆锥形,表面棕褐色,半透明状,顶端有茎的残基,无芦碗,纵皱明显,断面可见数层同心环纹,味稍甜后微苦,久嚼麻舌。为峻泻药,有毒,切忌误用。②栌兰:为马齿苋科植物栌兰 *Talinum paniculatum*(Jacq.)Gaertn 根的加工品。根呈圆锥形或长纺锤形,顶端有残留的木质茎痕,无芦头及芦碗,味淡而有黏滑感。③华山参:为茄科植物华山参 *Physochlaina infundibularis* Kuang 的根。顶端常残留短根茎,表面棕褐色或棕色,有明显纵皱、横长皮孔,根头上部环纹密集,味甘而微苦,稍麻舌。④野豇豆:为豆科植物野豇豆 *Vigna vexillata*(L.)Benth 的根。呈圆柱形或长纺锤形,顶端常残留草质茎痕,表面黄棕色,有纵纹及横向皮孔样疤痕,无芦头、芦碗及横纹,微有豆腥气。此外,尚有桔梗科植物桔梗、菊科植物山莴苣、紫茉莉科植物紫茉莉的根混充人参,应注意鉴别。

＊西洋参 Panacis Quinquefolii Radix

【来源】为五加科植物西洋参 *Panax quinquefolium* L. 的干燥根。

【产地】原产加拿大和美国,现东北、华北、西北有栽培,均为栽培品。

【采制】秋季采挖,洗净,晒干或低温干燥。

【性状鉴定】主根呈纺锤形、圆柱形或圆锥形,长 3~12cm,直径 0.8~2cm。表面淡棕色或黄白色,可见横向环纹和线状皮孔凸起,有细密浅皱纹及须根痕,侧根数个多折断;有芦头、芦碗(有时无)。体重,质坚实,不易折断,断面平坦,略显粉性,浅黄白色,形成层环棕黄色,皮部可见黄棕色点状树脂道,木质部有放射状纹理。气特异,味微苦、甘(图 6-36)。以条粗、完整、皮细、横纹多、质地坚实者为佳。

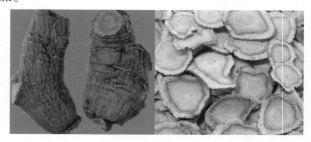

图 6-36 西洋参药材及饮片

【显微鉴定】**粉末** 淡黄白色。①树脂道含棕色树脂。②草酸钙簇晶直径 23~39μm,棱角较长而尖。③木栓细胞排列不整齐,壁增厚,多为直立型细胞。④导管多梯纹,网纹较少,直径 42μm。⑤淀粉粒单粒类三角形、椭圆形或类圆形,直径 2~14μm,复粒由 2~8 分粒组成(图 6-37)。

【化学成分】含人参皂苷,包括人参皂苷 Ro、Rb_1、Rb_2、Rc、Rd、Re、Rf、Rg_1、Rg_2、Rh_1、Rh_2、R_{A_0} 等,西洋参皂苷 L_1、R_1,以及假人参皂苷 F_{11}、F_3 等,还含有氨基酸、微量元素、多糖、果胶等。按照《中国药典》2015 年版高效液相法(通则 0512)测定,本品按干燥品计算,含人参皂苷 Rg_1、人参皂苷 Re 和人参皂苷 Rb_1 总量不得少于不得少于 2.0%。

【药理作用】①增强免疫作用:促进血清蛋白合成,骨髓、器官蛋白合成等,提高

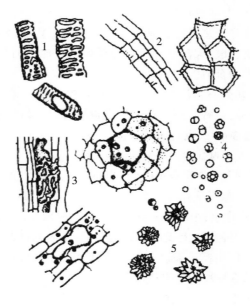

图 6-37 西洋参粉末图

1. 导管 2. 木栓细胞 3. 树脂道 4. 淀粉粒 5. 草酸钙簇晶

机体免疫力。②中枢神经作用:皂苷能增强中枢神经功能,达到静心凝神、消除疲劳、增强记忆力等作用。③血液系统作用:可以降低血液凝固性、抑制血小板凝聚、抗动脉粥样硬化并促进红细胞生长,增加血红蛋白含量。④保护心血管:可以抗心律失常、抗心肌缺血、抗心肌氧化、增强心肌收缩能力;可以降低血压,有助于高血压、心律失常、冠心病、急性心肌梗死、脑血栓等疾病的恢复。⑤调节血糖作用:可以降低血糖、调节胰岛素分泌、促进糖代谢和脂肪代谢,对治疗糖尿病有一定的辅助作用。

【功效与主治】性凉,味甘、微苦。补气养阴,清热生津。用于气虚阴亏,虚热烦倦,咳喘痰血、内热消渴、口燥咽干等症。常用量 3～6g,另煎兑服,不宜与藜芦同用。

【附注】西洋参伪品较常见:①沙参:为桔梗科植物沙参属 *Adenophora* sp. 根。呈圆锥形或纺锤形长 2～5cm,直径 0.8～1.5cm。芦头残存或无,表面黄白色或淡棕黄色;体轻,质松泡,易折断,断面不平坦,多裂隙。气微,味略甜。②人参加工品:为五加科植物人参 *Panax ginseng* C. A. Mey. 的干燥根经加工而冒充西洋参。呈圆柱形、纺锤形或片状;长 3.9～9.2cm,直径 0.9～1.5cm;芦头残存或已除去,无支根和须根;表面黄白色,粗糙,纵皱纹粗大而明显,横长的皮孔样凸起;质地较轻泡,折断面平坦,放射状纹理不明显;皮部与木部中心多具裂隙;味淡,后稍苦。③白芷:为伞形科植物白芷 *Angelica Dahurica*（Fisch. ex Hoffm.）Benth. et Hook. f. 的根。呈圆锥形,不分枝或少分枝,长 3～7cm,直径 1～2cm;表面黄白色或棕黄色,有细纵皱纹及横纹,具皮孔样横向凸起,顶端具叶鞘及茎痕;质脆体轻,断面白色,呈放射状。皮部较宽,散有黄棕色油点,木部较小。气特异芳香,味辛微苦。

＊三七　Notoginseng Radix et Rhizoma

【来源】为五加科植物三七 *Panax notoginseng*（Burk.）F. H. Chen 的干燥根及根茎。

【产地】主产于云南的叫滇七,主产于广西的叫田七,仅见栽培品。

【采制】栽培 3～4 年,7 月开花前采挖的叫春七,质量较好;11 月种子成熟后采挖的叫冬七,质较次。主根习称三七头子,剪下的芦头称"剪口",较粗的侧根称"筋条",细小的侧根及细跟称"绒根"。主根曝晒至半干,反复揉搓,以后边晒边搓,直至全干,称"毛货",将毛货放入麻袋内撞至表面光滑即得成品。

【性状鉴定】

三七头子　主根类圆锥形、纺锤形或类圆柱形,长 1～6cm,直径 1～4cm。表面灰黄色或灰褐色,有蜡样光泽,细纵皱多,有少数横长皮孔样突起;顶端有茎痕,周围有瘤状突起（狮子头）;下部有支根断痕。体重、质坚实,难折断,断面灰绿色、黄绿色或灰白色,皮部有棕色细小树脂道斑点,木部微显放射状纹理。气微,味苦,后回

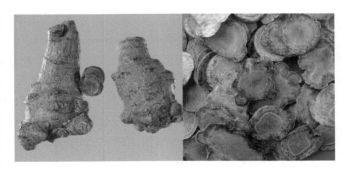

图 6-38　三七药材及饮片

甘（图 6-38）。以个大、体重、坚实、断面灰绿或黄绿色、无裂隙、气味浓厚者佳。

剪口　呈不规则皱缩状或条块状,表面有环纹及茎痕,断面灰绿色。

筋条　呈圆柱形或圆锥形,长 2～6cm,上端直径 0.8cm,下端直径约 0.3cm。

【显微鉴定】

粉末 灰黄色。①树脂道碎片含黄棕色分泌物。②草酸钙簇晶少见，直径 50~80μm。③导管多为网纹、梯纹及螺纹导管，直径 15~55μm。④淀粉粒甚多，单粒圆形、半圆形或多角形，直径 10~30μm；复粒由 2~10 余分粒组成。⑤木栓细胞长方形或多角形，棕色（图 6-39）。

【化学成分】主含人参皂苷 Rb_1、Rg_1，含少量 Ra、Rb_2、Rb_3、Rc、Rd、Re、Rg_3、Rh_2、Rh_3 等。另含三七皂苷 R_1、R_2、R_3、R_4、R_6、R_7、R_8、R_9、R_{10}、F_a、F_c 及 F_e 等。还含有止血活性成分田七氨酸、三七素，多种氨基酸。还有挥发油、微量元素、少量黄酮类化合物。按照《中国药典》2015 年版高效液相法（通则 0512）测定，本品按干燥品计算，含人参皂苷 Rg_1、人参皂苷 Rb_1 及三七皂苷 R_1 的总量不得少于 5.0%。

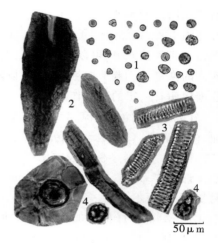

图 6-39 三七参粉末图
1. 淀粉粒 2. 树脂道 3. 导管 4. 草酸钙簇晶

【药理作用】三七有止血作用；三七皂苷能够增加冠脉血流量，降低心脏耗氧量；另外动物实验证明三七还有抗炎、抗免疫及抗缺氧作用。

【功效与主治】性温，味甘微苦。散瘀止血，消肿止痛，用于咯血、吐血、崩漏、外伤出血、胸腹刺痛、跌打肿痛等。常用量 3~6g；研粉吞服，一次 1~3g。孕妇慎用。中成药三七片，应用同上。

【附注】三七伪品较常见：①菊三七：菊科植物菊三七 *Crynura segetum*（Lour.）Merr. 的根茎，习称"土三七"。根茎呈拳头形团块，长 3~6cm，直径约 3cm；表面灰棕色或棕黄色，具瘤状突起的顶端常有茎基或芽痕，下部有细根及细根痕；质坚实，不易折断，断面灰黄色；气微。②藤三七：落葵科植物落葵薯 *Anredera cordifolia*（Tenire）Van Steenis 的珠芽，呈类圆柱形或不规则纺锤形，长 3~8cm，直径 1~3cm；有瘤状凸起、折断后的圆形疤痕，弯曲的纵皱纹；断面类白色，颗粒状，水煮过的角质样；味微甜，嚼之有黏性。③莪术：为姜科植物蓬莪术 *Curcuma phaeocaulis* Val.、广西莪术 *Curcuma kwangsiensis* S. G. F. Liang 或温郁金 *Curcuma wenyujin* Y. H. Chen et C. Ling 的根茎加工品，呈长圆形、卵形或圆锥形，有明显的环节；表面光滑呈灰褐色或灰黄色；体重，断面浅棕色，不具蜡样光泽，内皮层环黄白色，维管束点状，淡黄色；气微香，味微苦而辛。④姜黄：为姜科植物 *Curcuma longa* L. 的根茎加工而成，呈卵圆形或纺锤形，长 2~5cm，直径 1.5~3cm；表面粗糙，浅黄褐色，头部钝圆，基部稍尖，具上疏下密的环状节和须根痕；质坚硬，断面棕黄色，角质样，近外侧有一黄色环纹，中部具黄色点；微有香气，味极苦辛，嚼之唾液变黄色。⑤浸制三七：为药材三七浸煮，提取有效成分后的伪制品，外形与三七一致，表面黄棕色，多无光泽，质地较正品三七软，断面皮部类白色至浅黄绿色，粉性，质疏松，形成层环色浅；味淡。⑥加馅三七：系用大的三七剖开加入小个的三七或其他杂物伪制而成，用以增加重量或提高规格；外形多不完整，有明显的剖痕或涂抹的粉状黏合物。

刺五加 Acanthopanacis Senticosi Radix et Rhizoma Seu Caulis

为五加科植物刺五加 *Acanthopanax senticosus*（Rupr. et Maxim）Harms 的干燥根、根茎或茎。主产于辽宁、吉林、黑龙江、河北、山西等省。春秋季均可挖取根部，去净泥土，晒干。根茎呈不规则结节状圆柱形，直径 1.4~4.2cm，有分枝，上端可见不定芽发育的细枝，下部与根相接；表面灰棕色，有纵皱弯曲处常有密集的横皱纹，皮孔横长，微突起而色淡。根圆柱形，多分枝，长 3.5~

12cm,直径0.3~1.5cm;表面纵皱明显,皮孔可见;质硬,不易折断,断面黄白色,纤维性;有特异香气,味微辛,稍苦、涩。茎呈长圆柱形,多分枝,长短不一,直径0.2~2cm;表面灰褐色,具纵裂沟,无刺;幼枝黄褐色,密生细刺;质坚硬,不易折断,断面皮部薄,黄白色,木部宽广,淡黄色,中心有髓;气微,味辛辣。性温,味辛、微苦。益气健脾,补肾安神。用于脾肺气虚,体虚乏力,食欲不振,肺肾两虚,久咳虚喘,肾虚腰膝酸痛,心脾不足,失眠多梦。常用量9~27g。

* 当归　Angelicae Sinensis Radix

【来源】为伞形科植物当归 *Angelica Sinensis* (Oliv.) Diels 的干燥根。

【产地】主产于甘肃的岷县、武都、成县、文县、舟曲、两当等地,品质好;云南、四川、陕西亦产。主要是栽培品。

【采制】栽培第2年,秋后采挖,除去茎叶、须根和泥沙,放置,待水分蒸发至半干,根变软时,捆成小把,上棚,用烟火慢慢熏干。

【性状鉴定】根略呈圆柱形,全长10~25cm,外皮黄棕色或棕褐色,有纵皱纹及横长皮孔样突起。根头(归头)略膨大,直径1.5~4cm,顶端残留叶鞘和茎基。主根(归身)粗短,长1~3cm,直径1.5~3cm,下部有2~10多条支根(归尾),多扭曲。质较柔韧,折断面黄白色或淡黄色,皮部厚,有棕色油点(油室),形成层环呈黄棕

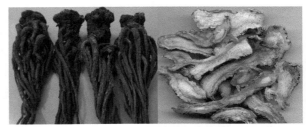

图6-40　当归药材及饮片

色,木部色较淡,有棕色放射状纹理。有浓郁香气,味甘、辛、微苦(图6-40)。以主根粗长、油润、外皮色黄棕、断面色黄白、气味浓郁者为佳。

【显微鉴定】

根横切面　木栓细胞4~7层。栓内层较窄,有少数油室。韧皮部宽广,多裂隙,有油室散在,外侧较大,向内渐小,多为圆形,直径25~120μm,周围分泌细胞6~9个,内含黄色树脂状物。形成层成环。木质部导管单个散在或数个相聚,呈放射状排列,外方导管较密,向内渐稀。壁细胞含淀粉粒(图6-41)。

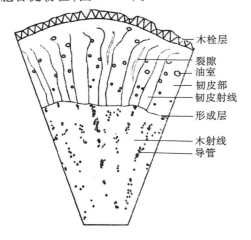

木栓层
裂隙
油室
韧皮部
韧皮射线
形成层
木射线
导管

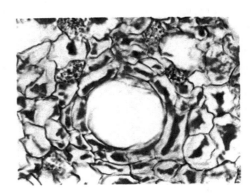

图6-41　当归根横切面简图及油室

生药学

粉末 淡黄棕色。①纺锤形韧皮薄壁细胞,壁厚,表面有细微的斜向交错的纹理,具菲薄的横隔。②梯纹或网纹导管多见,直径 13～80μm。③可见油室或其碎片,内含挥发油油滴。此外,还有木栓细胞、淀粉粒、木纤维等(图 6－42)。

【化学成分】含挥发油,有苯酞类化合物 30 余种,其中藁本内酯,含量为 45%,以及正丁烯内酯,有特殊香味,二者均有解痉作用。还含有有机酸如阿魏酸、丁二酸、烟酸等,另外还含有多糖、氨基酸、维生素、无机元素等。按照《中国药典》2015 年版高效液相法(通则 0512)测定,本品按干燥品计算,含阿魏酸不得少于 0.050%。

【理化鉴定】**薄层色谱法** 按照《中国药典》2015 年版薄层色谱法(通则 0502)测定,取本品粉末 0.5g 制作为供试品溶液。另取当归对照药材,同法制成对

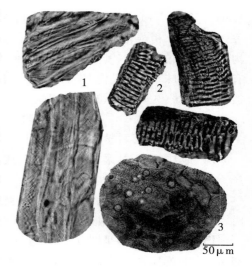

图 6－42 当归粉末图
1. 韧皮薄壁细胞 2. 导管 3. 油室

照药材溶液。按照薄层色谱法,吸取上述 2 种溶液各 10μl,分别点样于同一硅胶板上,以正己烷－乙酸乙酯(4：1)为展开剂,展开,取出,晾干,在紫外灯(365nm)下检视。供试品色谱与对照药材色谱,在相应的位置上显相同颜色的荧光斑点。

【药理作用】①对子宫的作用:当归含兴奋子宫和抑制子宫两种成分;抑制成分主要为挥发油,兴奋成分为水溶性或醇溶性的非挥发性物质。②扩张血管作用:能增加心肌血液供应,降低心肌耗氧量,降低血管阻力。具有扩张外周血管的作用,抑制血小板聚集。③促进免疫功能:提高小鼠巨噬细胞的吞噬功能,激活淋巴系统产生抗体。④促进造血作用:当归多糖具有促进造血干细胞增殖分化的作用。⑤抗菌、消炎和镇痛作用:当归煎剂对鼠疫杆菌、变形杆菌、志贺痢疾杆菌等有抑制作用。当归水剂对实验小鼠有镇痛作用。

【功效与主治】性温,味甘、辛、微苦。补血活血、调经止痛、润肠通便。用于月经不调,贫血,经闭,痛经,崩漏,产后腹痛,血虚肠燥便秘,跌扑损伤,痈疽疮疡。常用量 6～12g。当归头和当归尾活血、破血,当归身补血、养血,全当归补血活血,当归须活血通络。酒当归行血活血,土炒当归可用于血虚而又兼大便溏软者,当归炭用于止血。

【附注】以下品种在部分地区做当归使用,均非正品:

①东当归:为伞形科植物东当归 *Ligusticum acutilobum* Sieb. Et Zucc. 的干燥根。主根粗短,全长 10～18cm,直径 1.5～3cm,顶端有叶柄及茎基痕,中央凹陷;支根十余条,直径 0.2～1cm,表面土黄色、棕黄色或棕褐色,有细纵皱纹及横向凸起的皮孔状疤痕。断面皮部类白色,木部黄白色或黄棕色。气芳香,味甜而后稍苦。②欧当归:为伞形科植物欧当归 *Levisticum officinale* Koch 的干燥根。根呈圆柱形,根头部膨大,顶端有 2 个以上的茎痕及叶柄残基;有的有分支,长短不等,直径 0.7～3cm;表面灰棕色或棕色,有纵皱纹及横长皮孔状疤痕;断面黄白色,气微,味微甜而麻舌。③云南野当归:为伞形科植物云南野当归 *Angelica sp.* 的干燥根。根呈圆锥形,常有一个或数个分枝,以二枝呈"人"字形的常见;长 5～10cm,根头直径 1～2cm,表面棕色或黑褐色,具横纹和纵皱纹,顶端被深褐色片状叶鞘及茎残基;质坚硬,断面黄白色,可见棕色斑点;略有当归香气,味微苦而辛。

考点提示

A 型题

1. 主产于甘肃省的中药材是

A. 三七　　　　B. 当归　　　　C. 地黄　　　　D. 附子　　　　E. 紫菀

2. 甘草粉末中常见

A. 草酸钙簇晶　　B. 草酸钙砂晶　　C. 晶纤维　　　D. 草酸钙针晶　　E. 草酸钙柱晶

标准答案：1. B　2. C

＊羌活　Notopterygii Rhizoma et Radix

【来源】为伞形科植物羌活 *Notopterygium inchum* Ting ex H. T. Chang 或宽叶羌活 *Notopterygium franchetii* H. de Boiss. 的干燥根及根茎。

【产地】主产于四川、青海、四川、云南等地。

【采制】春、秋二季采挖，除去茎叶、须根及泥土，晒干。

【性状鉴定】

羌活　根茎呈圆柱形，略弯曲，长 4～13cm，直径 0.6～2.5cm，顶端残留茎痕。表面暗棕色或黑棕色，节间缩短，有排列紧密而隆起的环节，形如蚕，习称"蚕羌"；节间较长，似竹节状，习称"竹节羌"。节上有多数点状或瘤状突起的根痕，外皮脱落处显棕黄色。体轻质脆，折断面不平整，有明显的菊花纹及多数裂隙，皮部黄棕色至暗棕色，油润，髓部黄棕色。有特异香气，味微苦而辛（图 6-43）。

宽叶羌活　根茎类圆柱状，顶端具茎和叶鞘残基，根类圆锥形，有纵皱和皮孔；表面棕褐色，近根茎处有较密的环纹，长 8～15cm，直径

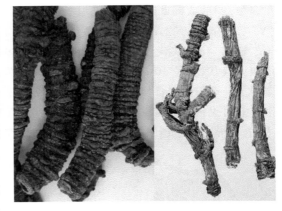

图 6-43　蚕羌、竹节羌

1～3cm，习称"条羌"。有的根茎粗大呈不规则结节状，根较细，顶端有数个茎基残留，习称"大头羌"。质松脆，易折断，折断面略平坦，皮部浅棕色，木部黄白色。气味较淡。

【化学成分】主含挥发油，其中成分如 β-罗勒烯、α-蒎烯、β-蒎烯及柠檬烯等。

【功效与主治】性温，味辛、苦。解表散寒，祛风除湿，止痛。用于风寒感冒，头痛项强，四肢酸痛，恶寒发热，风湿性关节疼痛。常用量 3～10g。中成药九味羌活丸，疏风解表，散寒除湿；用于外感风寒挟湿所致的感冒，症见恶寒、发热、无汗、头痛而重、肢体酸痛。

＊川芎　Chuanxiong Rhizoma

【来源】为伞形科植物川芎 *Ligusticum chuanxiong* Hort. 的干燥根茎。

【产地】主产于四川、江西、湖北、陕西等地。

【采制】夏季当茎节上的节盘明显突出，略带紫色时采挖根茎，除去茎叶及泥土，晾至半干时再烘干，撞去须根。

【性状鉴定】根茎为结节状拳形团块，直径 2～7cm。表面黄褐色，粗糙皱缩，有多数平行隆起的轮节，顶端有类圆形凹窝状茎痕，下侧及轮节上有多数细小瘤状根痕。质坚实，不易折

断,断面黄白色或灰黄色,有波状环纹(形成层),全体散有黄棕色油点(油室)。纵切片边缘不整齐形似蝴蝶,习称"蝴蝶片"。香气浓郁而特殊,味苦、辛,微回甜,有麻舌感(图6-44)。以个大饱满、质坚实,断面黄白、油性大、香气浓者为佳。

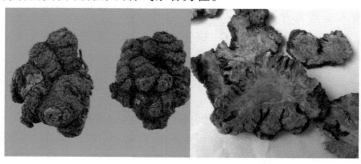

图6-44 川芎药材及饮片

【显微鉴定】

根茎横切面 木栓层为10余层木栓细胞。皮层狭窄,散有根迹维管束。韧皮部宽广,油室多数,圆形或椭圆形,近形成层处较小。形成层呈波状圆环。木质部导管稀疏,多成单行"V"字形排列,有木纤维群。髓较大,有油室。薄壁细胞含淀粉粒(图6-45)。

粉末 浅黄棕色。①木栓细胞深黄色,多角形,壁呈微波状弯曲。②草酸钙结晶类呈圆形团块或簇状,直径10~25μm,常数个纵向排列。③导管多为螺纹导管,亦有梯纹或网纹导管,直径14~50μm。④木纤维呈长梭形,长112~370μm,直径16~44μm,壁厚,纹孔及孔沟较密。⑤可见油室碎片,含挥发油油滴。⑥淀粉粒多见,类圆形、椭圆形或肾形,脐点点状、长缝状、人字形,偶见复粒,有2~4个分粒组成(图6-46)。

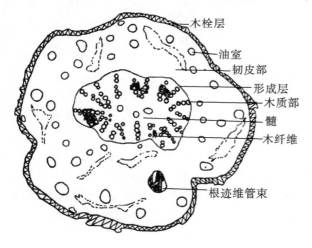

图6-45 川芎根茎横切面简图

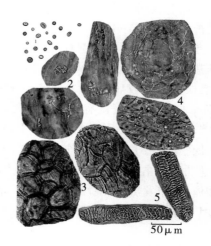

图6-46 川芎粉末图
1. 淀粉粒 2. 草酸钙簇晶 3. 木栓细胞
4. 油室碎片 5. 导管

【化学成分】含挥发油、生物碱如川芎嗪,内酯类如藁本内酯、正丁烯内酯,还含有酚酸类如阿魏酸、香草酸、川芎酚等以及酸性多糖。按照《中国药典》2015年版高效液相法(通则0512)测定,本品按干燥品计算,含阿魏酸不得少于0.10%。

【理化鉴定】

1. 荧光反应

横切片在紫外灯(254nm)下观察,呈亮淡紫色荧光,外皮显暗棕色荧光。

2. 内酯类检查

取粉末1g,加石油醚(30℃~60℃)5ml冷浸10小时,取上清液1ml蒸干,残渣加1ml甲醇溶解,再加2% 3,5-二硝基苯甲酸的甲醇溶液2~3滴、甲醇饱和的氢氧化钾溶液2滴,显红紫色。

3. 薄层色谱法

按照《中国药典》2015年版薄层色谱法(通则0502)测定,取川芎粉末1g制作为供试品溶液。另取川芎对照药材1g,同法制成对照药材溶液。再取欧当归内酯A对照品,加乙酸乙酯制成每1ml含0.1mg的溶液,作为对照品溶液。分别吸取上述3种溶液各10μl,分别点样于同一硅胶板上,以正己烷-乙酸乙酯(3∶1)为展开剂,展开,晾干,置紫外灯(365nm)下检视,供试品色谱与对照药材色谱、对照品色谱,在相应的位置上显相同颜色的斑点。

【药理作用】①对心血管系统作用:川芎嗪能明显扩张麻醉犬冠状动脉,增加冠脉血流量,改善心肌供氧、降低心肌耗氧,抑制血小板聚集的作用。还有显著而持久的降压作用。②解痉作用:大剂量川芎浸膏溶液能抑制小肠收缩和妊娠动物子宫的收缩,川芎生物碱、阿魏酸或川芎内酯都有解痉作用。③镇静作用:川芎挥发油及水煎剂有镇静作用。④抑菌作用:体外试验对大肠埃希菌、痢疾杆菌、变形杆菌、铜绿假单胞菌、伤寒杆菌、副伤寒杆菌、霍乱弧菌及致病皮肤真菌有抑制作用。

【功效与主治】性温,味辛。活血行气、祛风止痛。用于头痛,胸胁痛,经闭腹痛,产后瘀滞腹痛,以及跌打损伤,疮疡肿痛,风湿痹痛。常用量3~10g。中成药川芎茶调丸,疏风止痛,用于外感风邪所致的头痛、恶寒发热、鼻塞。

＊防风　Saposhnikoviae Radix

【来源】为伞形科植物防风 *Saposhnikovia divaricata*(Turcz.)Schischk. 的干燥根。

【产地】主产于东北、内蒙古东部、山西、内蒙古、陕西、宁夏等地,野生或栽培。

【采制】春、秋二季采挖未抽花茎植株的根,除去须根及泥土,晒干。

【性状鉴定】根呈长圆柱形,下部渐细,有的略弯曲,长15~30cm,直径0.5~2cm。表面灰棕色,粗糙,有纵皱纹、多数横长的皮孔及点状的细根痕;根头部有明显、密集的环纹,习称"蚯蚓头",环纹上有棕褐色毛状叶基残存。体轻,质脆,易折断,断面不平坦,皮部浅棕色,木部浅黄色,均有裂隙。气特异,味微甘(图6-47)。以条粗壮、蚯蚓头明显、质松脆、气味浓者为佳。

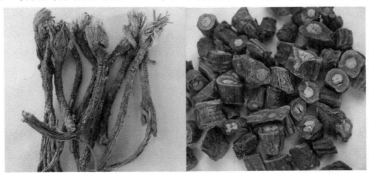

图6-47　防风药材及饮片

生药学

【化学成分】主含挥发油，油中主要成分有辛醛、壬醛、己醛、β－没药烯、花侧柏烯、β－桉叶烯；尚含升麻素苷、升麻素、亥茅酚苷及亥茅酚。

【功效与主治】性温，味辛、甘。解表祛风，胜湿止痛，止痉。用于感冒头痛，风湿痹痛，风疹瘙痒，破伤风。常用量5～10g。中成药防风通圣丸，解表通里，清热解毒；用于外寒内热，表里俱实，恶寒壮热，头痛咽干，小便短赤，大便秘结，瘰疬初起，风疹湿疮。

＊柴胡　Bupleuri Radix

【来源】为伞形科植物柴胡 *Bupleurum chinense* DC. 或狭叶柴胡 *Bupleurum scorzonerifolium* Willd. 的干燥根，来源于前者的称为"北柴胡"（硬柴胡），来源于后者的称为"南柴胡"（红柴胡）。

【产地】北柴胡主产于河北、河南、辽宁等地，南柴胡主产于江苏、湖北、安徽、四川、黑龙江等地。

【采制】春、秋二季采挖，除去茎叶、须根及泥土，晒干。

【性状鉴定】

北柴胡　根呈长圆柱形或长圆锥形，长6～15cm，直径0.3～0.8cm。根头膨大，顶端残留3～15个茎基，亦有纤维状叶基残留，下部有分枝。表面浅棕色或黑褐色，具纵纹，支根痕和皮孔，靠近根头部有环纹。质硬、韧，不易折断，断面纤维性，皮部浅棕色，木部黄白色。气微香，味微苦（图6-48）。

南柴胡　根呈长圆锥形，较细，少分枝。根头顶端纤维状叶基较多。表面红棕色或棕褐色，近根头处有多数细密的环纹。质稍软，易折断，断面平坦，不显纤维性，具败油气。

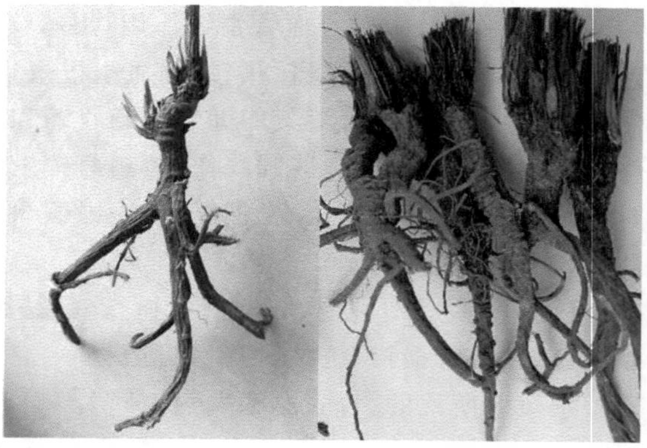

图6-48　北柴胡、南柴胡

均以条粗长、须根少者为佳。北柴胡质量较好。

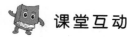 **课堂互动**

如何鉴别北柴胡和南柴胡？

【显微鉴定】

北柴胡根横切面　木栓层为7～8层木栓细胞。皮层狭窄，散有油室，韧皮部射线宽，筛管不明显。形成层呈环。木质部导管稀疏而分散，中间部位的木纤维束排列成环，纤维多角形、壁厚且木化（图6-49）。

南柴胡根横切面　木栓层为6～10层木栓细胞。皮层油室多而较大，含黄色油状物。韧皮部较宽，木质部导管多径向排列，木纤维少，多位于木质部外侧。

北柴胡粉末　灰棕色。①木纤维成束或散在，长梭形，无色或淡黄色，直径8～17μm，初生壁碎裂成短须状，纹孔稀疏，可见孔沟。②油管多破碎，含有黄棕色条状分泌物，周围薄壁细胞大多皱缩，细胞界限不明显。③导管多为网纹、双螺纹导管，直径7～43μm。④木栓细胞黄棕色，多数层重叠，表面观类多角形，有的壁微弯曲。此外，还含有茎髓薄壁细胞，茎、叶表皮细胞（图6-50）。

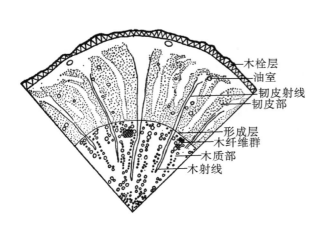

图 6-49　北柴胡根横切面简图

（木栓层　油室　韧皮射线　韧皮部　形成层　木纤维群　木质部　木射线）

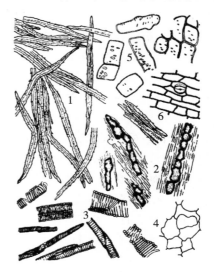

图 6-50　北柴胡根粉末图
1. 木纤维　2. 油管碎片　3. 导管　4. 木栓细胞
5. 茎髓薄壁细胞　6. 茎表皮细胞

【化学成分】含挥发油、柴胡皂苷 a、b_2、b_3、c、d、f、t、q_1、q_2、v、S_1、I 等，皂苷含量约 2%，挥发油含量约 0.03%，还含有多元醇、植物甾醇、香豆素、脂肪酸等。按照《中国药典》2015 年版高效液相法（通则 0512）测定，本品按干燥品计算，含柴胡皂苷 a 和柴胡皂苷 d 不得少于 0.30%。

【理化鉴定】

1. 泡沫反应

取粉末 0.5g，加水 10ml，用力振摇，产生持久性泡沫（柴胡皂苷）。

2. 薄层色谱法

按照《中国药典》2015 年版薄层色谱法（通则 0502）测定，取粉末 0.5g 制作为供试品溶液。另取柴胡对照药材 0.5g，同法制成对照药材溶液。再取柴胡皂苷 a、d 对照品，加甲醇制成每 1ml 含 0.5mg 的混合溶液，作为对照品溶液。吸取上述 3 种溶液各 5μl，分别点样于同一硅胶 G 薄层板上，以乙酸乙酯 - 乙醇 - 水（8：2：1）为展开剂，展开，晾干，喷以 2% 对二甲氨基苯甲醛的 40% 硫酸溶液，在 60℃ 加热至斑点显色清晰，分别在日光、紫外灯（365nm）下检视，供试品色谱与对照药材色谱、对照品色谱，在相应的位置上显相同颜色的斑点或荧光斑点。

【药理作用】①中枢神经系统作用：柴胡总皂苷具有解热、镇痛、镇静、镇咳等作用。②保护肝脏作用：柴胡总皂苷能使四氯化碳肝损伤大鼠的肝功能恢复正常。③增强免疫作用：柴胡多糖能提高小鼠体液和细胞免疫功能。④抗菌抗病毒作用：体外试验对结核杆菌有抑制作用。对流感病毒有抑制作用。⑤消化道溃疡的防治作用：柴胡总皂苷可抑制胃酸分泌，抑制胰蛋白酶活性，促进溃疡愈合。

【功效与主治】性微寒，味苦。疏散退热，舒肝解郁，升举阳气。用于感冒发热，寒热往来，疟疾，肝郁气滞，胸胁胀痛，脱肛，子宫脱垂，月经不调。常用量 3～10g。中成药逍遥丸，舒肝健脾，养血调经；用于肝郁脾虚所致的郁闷不舒，胸胁胀痛，头晕目眩，食欲减退，月经不调。

【附注】我国柴胡属植物有 30 多种，许多品种含有挥发油、柴胡皂苷，在一些地区供药用，

生药学

均非正品。①竹叶柴胡:为伞形科植物膜缘柴胡 *Bupleurum marginatum* Wall. ex 的根,在西南地区使用。根细长,扭曲;表面浅红棕色或棕褐色,顶端残留数个茎基和叶基,茎基部有密集的节;质坚韧,不易折断,断面显片状纤维性;气清香,味淡。②雾灵柴胡:为伞形科植物雾灵柴胡 *Bupleurum sibirimm* Vest. 的根,分布于内蒙古及东北大兴安岭,在内蒙古做柴胡药用。③银州柴胡:为伞形科植物银州柴胡 *Bupleurum yinchowense* Shan et Li. 的根,在陕西、甘肃等地使用。根呈圆锥形,头部膨大,多分枝,下部稍分枝;表面黑褐色或棕褐色,具纵皱纹、支根痕及疣状凸起,质松脆,易折断;具败油气。④黑柴胡:为伞形科植物 *Bupleurum smithii* Wolff. 的干燥根,主根圆柱形,粗短,挺直;表面略粗糙,黑褐色或棕褐色,具纵皱纹;根头膨大,多分枝,残留数个茎基;质硬而韧,断面不平坦;气微香。⑤大叶柴胡:为伞形科植物大叶柴胡 *Bupleurum longiradiatum* Turcz. 的根及根茎,产于东北、河南、陕西、甘肃、安徽、江西等地。根茎呈圆柱形,棕褐色,表面有密集的节和节间;顶端残留茎基 1~2 个,主根不明显,支根 3~5 条,表面棕褐色,具纵细纹;质坚硬,不易折断;有特异香气,有毒,不可当柴胡使用。

 知识拓展

常用柴胡制剂

1. 小柴胡汤丸:方来自小柴胡汤,为浓缩丸。解表散热,疏肝和胃。用于寒热往来,胸胁苦满,心烦喜吐,口苦咽干。目前临床应用的还有小柴胡汤颗粒。

2. 柴胡滴丸:以柴胡皂苷及挥发油为主要成分,解表退热,用于外感发热,症见身热面赤、头痛身楚、口干而渴。目前已作为解热镇痛药物使用。

3. 柴胡注射液:是柴胡提取液,具有解表散寒、清热解毒的功效,主治流感发热及上呼吸道感染等。用于感冒、流感等上呼吸道感染的病证。肌内注射,一次 2~4ml,一日 1~2 次。

4. 柴胡舒肝散:由柴胡、陈皮、川芎、香附、枳壳、白芍、甘草等中药组成,现在已制成中成药的丸剂,具有疏肝行气、活血止痛的功效,用于治疗肝气郁滞之胁肋疼痛,或寒热往来、脘腹胀满、经前痛经等症。方中以柴胡为君药,舒肝解郁;香附理气舒肝、川芎行气活血而止痛为臣,增强解肝经之郁滞;佐以陈皮、枳壳理气行滞,白芍、甘草养血柔肝、缓急止痛;并以甘草调和诸药为使,是舒肝理气的经典方药。

前胡 Peucedani Radix

为伞形科植物白花前胡 *Peucedanum praeruptorum* Dunn. 的干燥根。主产于浙江、湖南、四川、江西等地。秋末、冬初,植株枯萎时节或春季 3~4 月份均可采挖,除去叶、残茎,抖净泥沙,去掉细须根,晒干或低温干燥。根呈不规则圆柱形、圆锥形或纺锤形、稍扭曲,下部有少数分枝,长 3~15cm,直径 1~2cm;根头部茎痕、纤维状叶鞘残基较多,上端有密集的细环纹;表面棕褐色或灰黄色,具不规则纵沟纹,并有多数横向皮孔样凸起;质柔软或硬脆,折断面疏松,皮部散有多个棕黄色油点,形成层环处浅棕色,木部黄色或淡棕色,具放射状纹理。气芳香,味微苦辛。性微寒,味苦、辛;降气化痰,散风清热;用于风热咳嗽,痰多气喘,胸膈满闷。常用量 3~10g。

* 白芷 Angelicae Dahuricae Radix

【来源】为伞形科植物白芷 *Angelica Dahurica*(Fish. ex Hoffm.) Benth. et Hook. f. 或杭白芷 *Angelica Dahurica*(Fish. ex Hoffm.)Benth. et Hook. f. var. *formosana*(Boiss.)Shan et Yuan 的干燥根。

【产地】白芷产于河南长葛、禹县者习称"禹白芷",产于河北安国者习称"祁白芷";杭白芷主产于浙江、福建、四川者习称"杭白芷"和"川白芷"。

【采制】夏秋季节,挖取根部,去掉地上部分及须根,洗净,晒干或烘干。

【性状鉴定】

白芷　根呈长圆锥形,头粗尾细,长 10～25cm,直径 1.5～2.5cm。根头顶端有凹陷的茎痕、环状纹理。表面灰棕色或黄棕色,具纵皱纹、支根痕,并有横向皮孔样突起,习称"疙瘩丁"。质脆,断面灰白色,粉性,皮部散有棕黄色油点多个,形成层环浅棕色,圆形,木部黄色或淡棕色,约占断面的1/3,具放射状纹理。气芳香,味辛、微苦。

杭白芷　与白芷不同点:根类圆形上部膨大,略具四纵棱,横向皮孔样突起较大,在四棱处较多,排成四纵行。断面形成层环略呈方形,木质部约占断面的1/2(图 6－51)。

以条粗壮、体重、粉性足、香气浓郁者为佳。

【显微鉴定】

白芷根横切面　木栓层由 5～10 多层细胞组成。皮层中有油管、裂隙,韧皮部油管较多,射线宽2～3列细胞。形成层圆环形。木质部占根的1/3,导管放射状排列。薄壁细胞中含淀粉粒(图 6－52)。

杭白芷　形成层环略呈方形,射线较多,木质部占根的1/2,导管稀疏散列(图 6－53)。

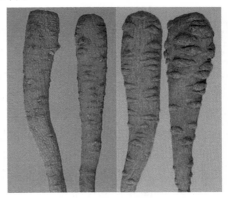

图 6－51　白芷、杭白芷

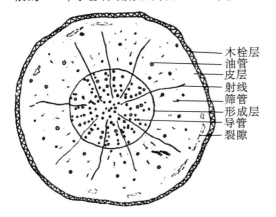

　　　　　　木栓层
　　　　　　油管
　　　　　　皮层
　　　　　　射线
　　　　　　筛管
　　　　　　形成层
　　　　　　导管
　　　　　　裂隙

图 6－52　白芷根横切面简图

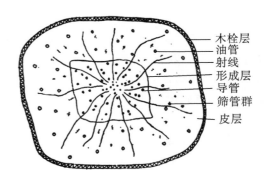

　　　　　　木栓层
　　　　　　油管
　　　　　　射线
　　　　　　形成层
　　　　　　导管
　　　　　　筛管群
　　　　　　皮层

图 6－53　杭白芷根横切面简图

粉末　黄白色。①油管多破碎,含淡黄棕色分泌物。②草酸钙簇晶圆簇状,直径 6～18μm。③导管多为网纹、螺纹或具缘纹孔导管,直径 10～85μm。④淀粉粒较多,单粒圆球形、椭圆形、多角形或盔帽形,直径 3～25μm,脐点点状、裂缝状、十字状、三叉状、星状或人字状;复粒多由 2～12 分粒组成(图 6－54)。

【化学成分】含多种香豆精衍生物,如欧前胡素、异欧前胡素、珊瑚菜素、花椒毒素等,还含有多种挥发油成分。按照《中国药典》2015 年版高效液相法(通则 0512)测定,本品按干燥品计算,含欧前胡素不得少于 0.08%。

【药理作用】有抗菌、镇痛、抗炎、解热、抗辐射等作用。

【功效与主治】性温,味辛。解表散寒,散风燥湿,消肿排脓,通窍止痛。用于风寒感冒头痛,鼻塞,眉棱骨疼,牙痛,骨湿痹疼,妇女赤白带下,痈疽,疮毒。常用量 3～10g。

独活 Angelicae Pubescentis Radix

为伞形科植物重齿毛当归 *Angelica pubescens* Maxim. f. *biserrata* Shan et Yuan 的干燥根。主产于湖北、四川等地,习称"川独活"。春初或秋末挖取根部,除去地上茎、须根及泥沙,烘至半干,堆置 2～3 天,发软后,再烘至全干。主根粗短,略呈圆柱形,下部有数个分枝,长 10～30cm,直径 1.5～3cm;根头膨大,有横皱纹,顶端有残留的叶基及凹陷茎痕;表面粗糙,灰褐色至棕褐色,具深纵皱纹,并有多数横长皮孔及稍突起的细根痕;质较硬,折断面皮部灰白色,有裂隙,油点多数散在,形成层环棕色,木部黄棕色。具特异香

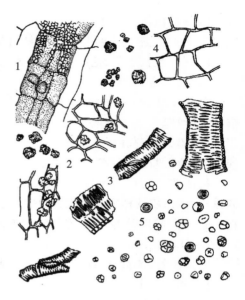

图 6-54　白芷粉末图
1. 油管　2. 草酸钙簇晶　3. 导管
4. 木栓细胞　5. 淀粉粒

气,味苦辛,微麻舌。性微温,味辛、苦;祛风除湿,通痹止痛;用于风寒头痛,风寒湿痹,腰膝酸痛等症。常用量 3～10g。

北沙参 Glehniae Radix

为伞形科植物珊瑚菜 *Glehnia littoralis* Fr. Schmidt ex Miq. 的干燥根。主产于山东、河北等地,山东莱阳产者质优,习称"莱阳沙参"或"莱胡参"。夏秋二季采挖,除去须根,洗净,稍晾,置沸水中烫后,除去外皮,干燥;或洗净后直接干燥。根呈细长圆柱形,偶有分枝,长 15～45cm,直径 0.4～1.2cm;表面淡黄白色,略粗糙,有纵皱纹、点状皮孔及细根痕,残存的外皮黄棕色;质硬脆,易折断,断面皮部浅黄白色,木部黄色。气特异,味微甘。性微寒,味甘微苦;养阴清肺,益胃生津;用于肺热燥咳,劳嗽痰血,胃阴不足,热病伤津,咽干口渴。常用量 3～10g。不宜与藜芦同用。

秦艽 Gentianae Macmphvllae Radix

为龙胆科植物秦艽 *Gentiana macrophylla* Pall. 、麻花秦艽 *Gentiana straminea* Maxim. 、粗茎秦艽 *Gentiana crassicaulis* Duthie ex Burk. 或小秦艽 *Gentiana dahurica* Fisch. 的干燥根。按性状不同分别习称为"秦艽""麻花艽"和"小秦艽"。秦艽主产甘肃、山西、陕西等地。以甘肃产量最大,质量最好。麻花秦艽主产于四川、甘肃、青海、西藏等地;粗茎秦艽主产于西南地区;小秦艽主产于河北、内蒙古及陕西等地。春、秋二季采挖,除去泥沙;秦艽及麻花艽晒软,堆置"发汗"至表面呈红黄色或灰黄色时,摊开晒干,或不经"发汗"直接晒干;小秦艽趁鲜搓去黑皮,晒干。秦艽,呈类圆柱形,上粗下细,扭曲不直,长 10～30cm,直径 1～3cm;表面黄棕色或灰黄色,有纵向或扭曲的纵皱纹,顶端有残存茎基及纤维状叶鞘;质硬而脆,易折断,断面略显油性,皮部黄色或棕黄色,木部黄色;气特异,味苦、微涩。麻花艽,呈类圆锥形,多由数个小根纠聚而膨大,直径可达 7cm;表面棕褐色,粗糙,有裂隙呈网状孔纹;质松脆,易折断,断面多呈枯朽状。小秦艽,呈类圆锥形或类圆柱形,长 8～15cm,直径 0.2～1cm;表面棕黄色;主根通常 1 个,残

存的茎基有纤维状叶鞘,下部多分枝;断面黄白色。性平,味辛、苦。祛风湿,清湿热,止痹痛。用于风湿痹痛,中风半身不遂,筋脉拘挛,骨节酸痛,湿热黄疸,骨蒸潮热,小儿疳积发热。常用量 3 ~ 10g。

远志　Polygalae Radix

为远志科植物远志 *Polygala tenuifolia* Willd. 或卵叶远志 *P. sibirica* L. 的干燥根。主产于山西、陕西。春、秋二季采挖,除去须根和泥沙,晒干。根呈圆柱形,稍弯曲,长 3 ~ 10cm,直径 0.3 ~ 0.8cm;表面灰黄色至灰棕色,有多数深陷的横皱纹及横裂纹;质硬而脆,易折断,断面皮部黄棕色,易与皮部剥离;多数在加工时将木部除去者,形成筒状,称"远志筒"或"远志肉";气微,味苦、微辛,嚼之有刺喉感。性温,味苦、辛;宁心安神,祛痰,消肿;用于心肾不交引起的心悸、健忘、失眠多梦,痰多咳嗽,疮疡肿毒,乳房肿痛。常用量 3 ~ 10g。

徐长卿　Cynanchi Paniculati Radix et Rhizoma

为萝藦科植物徐长卿 *Cynanchum paniculatum*(Bge.)Kitag. 的干燥根及根茎。主产于江苏、河北、湖南、安徽等地。秋季采挖,除去杂质,阴干。根茎呈不规则柱状,有盘节,长 0.5 ~ 3.5cm,直径 2 ~ 4mm。有的顶端带有残茎,细圆柱形,长约 2cm,直径 1 ~ 2mm,断面中空;根茎节处周围着生多数根。根呈细长圆柱形,弯曲,长 10 ~ 16cm,直径 1 ~ 1.5mm;表面淡黄白色至淡棕黄色,或棕色;具微细的纵皱纹,并有纤细的须根;质脆,易折断,断面粉性,皮部类白色或黄白色,形成层环淡棕色,木部细小;气香,味微辛凉。性温,味辛。祛风化湿,止痛止痒。用于风湿痹痛,胃痛胀满,牙痛,腰痛,跌扑伤痛,风疹、湿疹。用量 3 ~ 12g,后下。

*龙胆　Gentianae Radix et Rhizoma

【来源】为龙胆科植物龙胆 *Gentiana scabra* Bge.、三花龙胆 *Gentiana triflora* Pall.、条叶龙胆 *Gentiana manshurica* Kitag. 或坚龙胆 *Gentiana rigesceras* Franch. 的干燥根及根茎。前三种习称"龙胆、关龙胆",后一种习称"坚龙胆"。

【产地与采制】龙胆及条叶龙胆主产东北,三花龙胆主产东北及内蒙古等地,坚龙胆主产云南等地。春、秋二季采挖,洗净,干燥。

【性状鉴定】

龙胆　根茎呈不规则的块状,长 1 ~ 3cm,直径 0.3 ~ 1cm;表面暗灰棕色或深棕色,上端有茎痕或残留茎基,周围和下端着生多数细长的根。根圆柱形,略扭曲,长 10 ~ 20cm,直径 0.2 ~ 0.5cm;表面淡黄色或黄棕色,上部多有显著的横皱纹,下部较细,有纵皱纹及支根痕。质脆,易折断,断面略平坦,皮部黄白色或淡黄棕色,木部色较浅,呈点状环列。气微,味甚苦。

坚龙胆　表面无横皱纹,外皮膜质,易脱落,木部黄白色,易与皮部分离(图 6 – 55)。

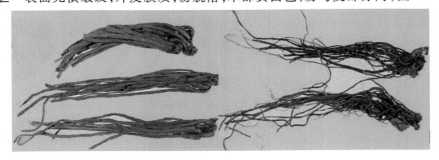

图 6 – 55　龙胆及坚龙胆

以根条粗大饱满、顺直、根上有环纹、质柔软、色黄或黄棕、味极苦者为佳。

 课堂讨论

比较龙胆与坚龙胆在性状上的区别。

【显微鉴定】

龙胆根横切面 表皮细胞有时残存,外壁较厚。皮层窄;外皮层细胞类方形,壁稍厚,木栓化;内皮层细胞切向延长,每一细胞由纵向壁分隔成数个类方形小细胞。韧皮部宽广,有裂隙。形成层不甚明显。木质部导管3~10个群束。髓部明显。薄壁细胞含细小草酸钙针晶(图6-56)。

坚龙胆根横切面 内皮层以外组织多已脱落。木质部导管发达并均匀密布。无髓部。

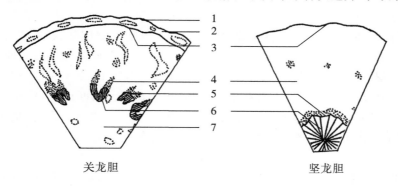

关龙胆   坚龙胆

图6-56 龙胆(根)横切面简图
1. 外皮层 2. 皮层 3. 内皮层 4. 韧皮部 5. 形成层 6. 木质部 7. 髓

龙胆粉末 淡黄棕色。①外皮层细胞表面观类纺锤形,每一细胞由横壁分隔成数个扁方形的小细胞。②内皮层细胞表面观类长方形,甚大,平周壁观纤细的横向纹理,每一细胞由纵隔壁分隔成数个栅状小细胞,纵隔壁大多连珠状增厚。③薄壁细胞含细小草酸钙针晶。④网纹导管及梯纹导管直径约至45μm(图6-57)。

坚龙胆粉末 ①无外皮层细胞。②内皮层细胞类方形或类长方形,平周壁的横向纹理较粗而密,有的粗达3μm,每一细胞分隔成多数栅状小细胞,隔壁稍增厚或呈连珠状。

【化学成分】主要含龙胆苦苷、獐牙菜苦苷、獐牙菜苷,尚含裂环烯醚萜苷类、龙胆苦苷四乙酰化物等成分。按照《中国药典》2015年版高效液相法(通则0512)测定,本品以干燥品计算,龙胆含龙胆苦苷不得少于3.0%;坚龙胆含龙胆苦苷不得少于1.5%。

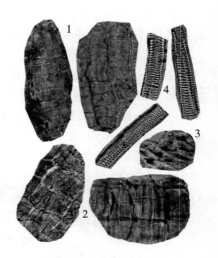

图6-57 龙胆粉末图
1. 外皮层细胞 2. 内皮层细胞
3. 草酸钙针晶 4. 导管

【理化鉴定】**薄层色谱法** 按照《中国药典》2015年版薄层色谱法(通则0502)测定,取本品粉末0.5g制作为供试品溶液。另取龙胆苦苷对照品制作为对照品溶液。照薄层色谱法试验,吸取供试品溶液5μl、对照品溶液1μl,分别点于同一硅胶 GF_{254} 薄层板上,以乙酸乙酯 – 甲醇 – 水(10:2:1)为展开剂,展开,取出,晾干,置紫外光灯(254nm)下检视。供试品色谱中,在与对照品色谱相应的位置上,显相同颜色的斑点。

【药理作用】①抗菌作用:对铜绿假单胞菌、变形杆菌、痢疾杆菌及金黄色葡萄球菌、星形奴卡菌等有不同程度的抑制作用。②抗炎作用:龙胆水提物对氯化苦所致小鼠迟发型变态反应有抑制作用。③降低血清胆红素和利胆作用:可明显地降低血清胆红素含量。尚有促进胃液分泌和健胃作用、中枢抑制、降压、抗肿瘤作用。

【功效与主治】寒,苦。清热燥湿,泻肝胆火,常用量3～6g。中成药如龙胆泻肝丸,清肝胆,利湿热。用于肝胆湿热,头晕目赤,耳鸣耳聋,胁痛口苦,尿赤,湿热带下。

＊紫草　Arnebiae Radix

【来源】为紫草科植物新疆紫草 *Arnebia euchroma* (Royle) Johnst.、紫草 *Lithospermum exythrorhizon* Sieb. *et Zucc.* 或内蒙紫草 *Arnebia guttata* Bunge 的干燥根,分别习称为"软紫草""硬紫草"和"内蒙紫草"。

【产地】软紫草(新疆紫草)主产于新疆,产量大,质量佳;硬紫草主产于东北及华北;内蒙紫草主产于内蒙古、新疆、甘肃等地。

【采制】春、秋二季采挖,除去泥沙,干燥。

【性状鉴定】

新疆紫草(软紫草)　根及根茎略呈圆锥形或圆柱形,多扭曲,长7～20cm,直径1～2.5cm;根茎约占全体的一半,常具2～5分枝,顶端常残存有茎基,每一分枝又分成数束(中柱内产生数个木栓环将根茎分割成数束)。表面深紫色,有光泽,皮部疏松,呈扭曲的条片状,多层相叠,易剥落。质轻松软,易折断,断面皮部紫色,木部较小,黄白色。气特异,味微苦涩(图6–58)。

硬紫草　根略呈圆锥形或纺锤形,稍扭曲,有分枝,长7～15cm,直径1～2cm;头部有茎残基,表面被粗硬毛。表面紫红色或紫黑色,粗糙,有纵沟纹及细小支根痕,外皮有时呈鳞片状剥裂。质硬而脆,断面皮部紫红色,木部直径较大,类白色。气微,味苦、涩。

内蒙紫草　根呈圆锥形或圆柱形,扭曲,长6～20cm,直径0.5～4cm。根头部稍粗大,顶端有残基,被短硬毛。表面紫红色或暗紫色,皮部较薄,常数层相叠,易剥离。质硬而脆,断面皮部紫红色,木部较小黄白色。气特异,味涩。

均以条粗大、色紫、皮厚者为佳。

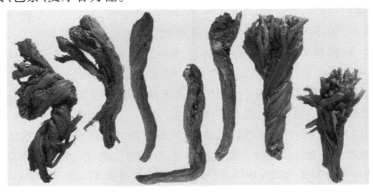

图6–58　新疆紫草、硬紫草及内蒙紫草

【显微鉴定】

根横切面

新疆紫草根 外侧常有落皮层。木栓组织常将韧皮部分隔成数层。韧皮部较薄。形成层成环。木质部导管2~4列,呈放射状排列。木栓细胞及薄壁细胞均含紫草色素。有的木质部亦可见数轮木栓细胞环带(图6-59)。

粉末特征

新疆紫草 深紫红色。①木栓细胞表面观呈多角形或长方形,细胞充满紫红色色素。②非腺毛单细胞,直径10~60μm,基部可至120μm,有的胞腔内含紫红色物质。③导管网纹、具缘纹孔和螺纹(图6-60)。

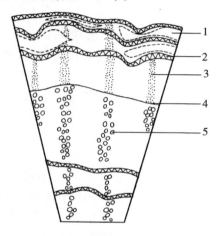

图6-59 新疆紫草根横切面简图
1. 裂隙 2. 木栓组织 3. 韧皮部 4. 形成层 5. 木质部

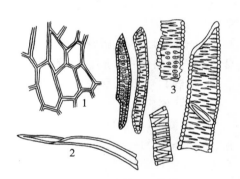

图6-60 新疆紫草粉末图
1. 木栓细胞 2. 纤维管胞 3. 导管

【化学成分】含多种萘醌类色素、含酚酸类、生物碱类等成分。按照《中国药典》2015年版高效液相法(通则0512)测定,本品以干燥品计算,含β,β'-二甲基丙烯酰阿卡宁不得少于0.30%。

【理化鉴定】

1. 取本品粉末0.5g,置试管中,将试管底部加热,生成红色气体,并于试管壁凝结成红褐色油滴。

2. 薄层色谱法

按照《中国药典》2015年版薄层色谱法(通则0502)测定,取本品粉末0.5g制作为供试品溶液。另取紫草对照药材0.5g制成对照药材溶液。照薄层色谱法试验,吸取两种溶液各4μl,分别点于同一硅胶G薄层板上,以环己烷-甲苯-乙酸乙酯-甲酸(5:5:0.5:0.1)为展开剂,展开,取出,晾干。供试品色谱中,在与对照药材色谱相应的位置上,显相同的紫红色斑点;再喷以10%氢氧化钾甲醇溶液,斑点变为蓝色。

【药理作用】①抑菌作用:对金黄色葡萄球菌、大肠杆菌、枯草杆菌、流感病毒等病原微生物均有抑制作用,新疆紫草的抑菌作用最强。②抗炎作用:紫草的乙醚、水、醇提取物以及乙酰紫草素对甲醛或醋酸引起的炎症有明显的抑制作用,抗炎作用也以新疆紫草为最强。③抗生育作用:紫草有明显的抗垂体促性腺激素及抗绒毛膜促性腺激素的作用,抗早孕作用。停药后仍可恢复生育功能。

【功效与主治】性寒,味甘、咸。清热凉血,活血解毒,透疹清斑。用于血热毒盛,斑疹紫黑,麻疹不透,水火烫伤,疮疡,湿疹。常用量 5～10g,外用适量,用植物油浸泡涂患处。中成药如白癜风胶囊,紫花烧伤软膏,清热凉血,化瘀解毒,止痛生肌,用于轻度水火烫伤。

* 丹参 Salviae Miltiorrhizae Radix et Rhizoma

【来源】为唇形科植物丹参 *Salvia miltiorrhiza* Bge. 的干燥根和根茎。

【产地与采制】主产于四川、河南、安徽、江苏等地。春、秋二季采挖,除去泥沙,干燥。

【性状鉴定】根呈长圆柱形或细长纺锤形,常稍弯曲,并有分枝和须状细根,长 10～20cm,直径 0.3～1cm;表面棕红色或暗棕红色,粗糙,具纵皱纹。老根外皮疏松,多显紫棕色,常呈鳞片状剥落。

质硬而脆,断面疏松,有裂隙或略平整而致密,皮部棕红色,木部灰黄色或紫褐色,导管束黄白色,呈放射状排列。气微,味微苦涩(图6-61)。以条粗壮、皮紫红色者为佳。

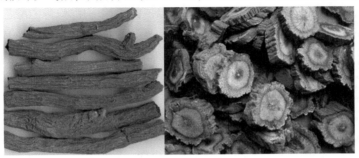

图 6-61 丹参药材及饮片

【显微鉴定】

根横切面 木栓层为数列细胞。皮层宽广。韧皮部狭窄,呈半月形。形成层成环。木质部 8～10束,呈放射状,导管呈切向排列,渐至中央导管呈单列;木质部纤维常成束存在于中央的初生木质部;木质部射线宽(图6-62)。

粉末 红棕色。①石细胞类圆形、类梭形、类长方形或不规则形,直径 20～65μm,有的含黄棕色物。②导管网纹及具缘纹孔,直径 10～50μm。网纹导管分子长梭形,末端渐尖,直径 18～25μm,壁厚 2～4μm,纹孔斜裂缝状,孔沟稀疏。③木栓细胞黄棕色,表面观类方形或多角形,壁稍厚,含红棕色色素(图6-63)。

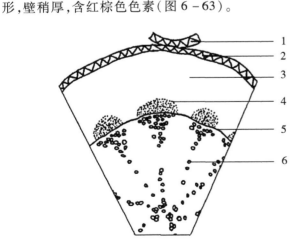

图 6-62 丹参横切面简图

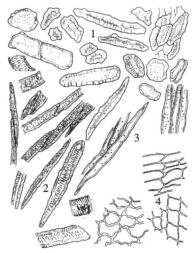

图 6-63 丹参粉末特征图

1. 落皮层 2. 木栓层 3. 皮层 4. 韧皮部 5. 形成层 6. 木质部　　1. 石细胞 2. 导管 3. 木纤维 4. 木栓细胞

生药学

【化学成分】

脂溶性成分（丹参酮类）　主要有丹参酮Ⅰ、Ⅱ$_A$、Ⅱ$_B$，隐丹参酮，羟基丹参酮，二氢丹参酮，异丹参酮Ⅰ、Ⅱ等。

水溶性成分（酚酸类）　主要有丹参素及其两分子缩合物丹参酸丙、丹参酸乙、丹酚酸A；另外含原儿茶醛（儿茶酚醛）、原儿茶酸、异阿魏酸、琥珀酸等。按照《中国药典》2015年版高效液相法（通则0512）测定，按干燥品计算，本品含丹参酮Ⅱ$_A$、隐丹参酮和丹参酮Ⅰ不得少于0.25%，含丹酚酸B不得少于3.0%。

【理化鉴定】**薄层色谱法**　按照《中国药典》2015年版薄层色谱法（通则0502）测定，取本品1g制作为供试品溶液。再取丹参酮Ⅱ$_A$、丹酚酸B对照品制成对照品溶液。照薄层色谱法试验，吸取上述三种溶液各5μl，分别点于同一硅胶G薄层板上，以三氯甲烷–甲苯–乙酸乙酯–甲醇–甲酸（6:4:8:1:4）为展开剂，展开，展至约4cm，取出，晾干，再以石油醚（60℃~90℃）–乙酸乙酯（4:1）为展开剂，展开，展至约8cm，取出，晾干，分别在日光及紫外光灯（365nm）下检视。供试品色谱中，在与对照药材色谱和对照品色谱相应的位置上，显相同颜色的斑点或荧光斑点。

【药理作用】①扩张冠状动脉和抗凝血作用：丹参能扩张冠状动脉，改善内脏及外周微循环障碍。水溶性酚性成分是抗凝血的主要成分。②抑菌作用：丹参煎剂对金黄色葡萄球菌及多种杆菌、钩端螺旋体、真菌等均有抑制作用。

【功效与主治】性微寒，味苦。活血祛瘀，通经止痛，清心除烦，凉血消痈。用于胸痹心痛，脘腹胁痛，癥瘕积聚，热痹疼痛，心烦不眠，月经不调，痛经经闭，疮疡肿痛。常用量10~15g，不宜与藜芦同用。中成药如复方丹参滴丸，活血化瘀，理气止痛；用于气滞血瘀所致的胸痹，症见胸闷、心前区刺痛；冠心病心绞痛见上述症候者。

 知识拓展

长期服用丹参片的不良反应

丹参片是活血化瘀、理气止痛的中成药。长期服用复方丹参片可能引起低钾血症。研究发现，按常规量连续服用复方丹参片1个月，血钾水平较治疗前降低，患者可出现腹胀、乏力等缺钾表现。可能与丹参对肾功能的影响有关。丹参能使肾小球滤过率、肾血流量显著增加，引起尿排钾增多、血钾降低。服此药过程中应注意适当补钾，可经常吃些富钾食物，如香蕉、橘子汁、黄豆、花生、蘑菇、土豆、白薯等。

＊黄芩　Scutellariae Radix

【来源】为唇形科植物黄芩 *Scutellaria baicalensis* Georgi 的干燥根。

【产地】主产于东北、华北及陕西、甘肃等地。山西、河南、云南亦产。

【采制】春、秋二季采挖，除去茎叶及须根，晒至半干后撞去粗皮，再晒干。忌用水洗。商品通常将色鲜黄、内部充实的小黄芩（生长不足4年者）及新根（子根）称"子芩"（条芩），将内部暗棕色、中心枯朽的老根称"枯芩"。

【性状鉴定】根呈圆锥形，常扭曲，长8~25cm，直径1~3cm。顶端有茎痕或残存茎基。表面棕黄色，有扭曲的纵皱纹或不规则网纹并有疣状的支根痕。质硬而脆，易折断，断面皮部黄色，中心木部黄棕色或暗棕色；老根中心暗棕色或棕黑色，常呈枯朽状或中空。气微，味苦（图6-64）。以条长、质坚实、色黄者为佳。

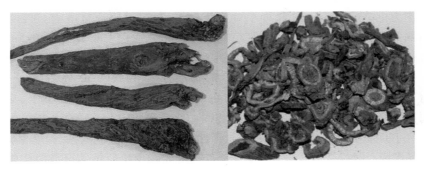

图 6 - 64　黄芩药材及饮片

栽培品较细长,多有分枝。表面浅黄棕色,外皮紧贴,纵皱纹较细腻。断面黄色或浅黄色,略呈角质样。味微苦。

【显微鉴定】

根横切面　木栓层外部多破裂。皮层与韧皮部界限不明显,有多数石细胞与韧皮纤维,单个或成群散在,石细胞多分布于外侧,韧皮纤维多分布于内侧。形成层成环。木质部在老根中央,有栓化细胞环形成,有单环的,有成数个同心环的。薄壁细胞中含有淀粉粒(图 6 - 65)。

粉末　深黄色。①韧皮纤维淡黄色,呈长梭形,两端尖或斜尖,长 60 ~ 271μm,直径 9 ~ 33μm,壁木化,孔沟明显。②石细胞淡黄色,类方形、类圆形、椭圆形或纺锤形。③网纹导管及具缘纹孔导管较多见。④木薄壁细胞纺锤形,中间常有横隔,韧皮薄壁细胞纺锤形或椭圆形,细胞壁呈连珠状增厚。⑤木栓细胞棕黄色,类多角形,木纤维壁稍厚,具斜纹孔或具缘纹孔。⑥淀粉粒甚多,单粒类球形,直径 2 ~ 10μm,脐点明显,复粒由 2 ~ 3 分粒组成(图 6 - 66)。

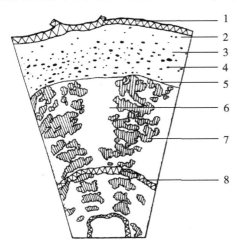

图 6 - 65　黄芩横切面简图

1. 木栓层　2. 栓皮层　3. 韧皮部　4. 纤维及石细胞群

5. 形成层　6. 木薄壁细胞　7. 木质部　8. 木栓化细胞环带

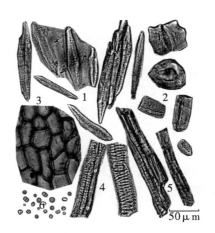

图 6 - 66　黄芩粉末图

1. 韧皮纤维　2. 石细胞　3. 木栓细胞

4. 导管　5. 木纤维　6. 淀粉粒

【化学成分】含多种黄酮类化合物,主要有黄芩苷、黄芩素、汉黄芩苷、汉黄芩素、黄芩新素Ⅰ和Ⅱ、去甲汉黄芩素等。尚含挥发油、氨基酸、甾醇及黄芩酶等。按照《中国药典》2015 年版高效液相法(通则 0512)测定,本品按干燥品计算,含黄芩苷不得少于 9.0%。

【理化鉴定】**薄层色谱法**　按照《中国药典》2015 年版薄层色谱法(通则 0502)测定,取本

生药学

品粉末 1g 制作为供试品溶液。另取黄芩对照药材 1g 制成对照药材溶液。再取黄芩苷对照品、黄芩素对照品、汉黄芩素对照品,加甲醇制成每 1ml 分别含 1mg、0.5mg、0.5mg 的溶液,作为对照品溶液。照薄层色谱法试验,吸取三种对照品溶液各 2μl,分别点于同一聚酰胺薄膜上,以甲苯－乙酸乙酯－甲醇－甲酸(10:3:1:2)为展开剂,预饱和 30 分钟,展开,取出,晾干,置紫外光灯(365nm)下检视。供试品色谱中,在与对照药材色谱相应的位置上,显相同颜色的斑点;在与对照品色谱相应的位置上,显三个相同的暗色斑点。

【药理作用】①抑菌作用:黄芩对多种革兰阳性和阴性细菌、皮肤真菌、钩端螺旋体及流感病毒等,均有抑制作用。②抗变态反应:黄芩苷及黄芩素能减少抗原抗体反应时化学递质的释放量,从而抑制变态反应,以黄芩素的作用较强。③利胆与解痉作用:黄芩及黄芩苷有利胆作用。

【功效与主治】性寒,味苦。清热燥湿,泻火解毒,止血,安胎。用于肺热咳嗽,高热烦渴,血热吐血、衄血,泻痢,黄疸,胎动不安,痈肿疮毒,高血压头痛。常用量 3～10g。中成药如双黄连口服液,疏风解表,清热解毒,用于外感风热所致的感冒,症见发热、咳嗽、咽痛。

 案例分析

某药厂质检人员在验收一批黄芩药材时,发现断面全部变绿,拒绝入库,采购人员认为这是正常现象,你如何处理?

分析:黄芩根中含有黄芩酶,其能促使黄芩苷和汉黄芩苷水解,生成黄芩素和汉黄芩素。黄芩素分子中带有 3 个邻位羟基,化学性质不稳定,容易被氧化成不溶于水的醌类衍生物沉积在黄芩表面而显绿色。黄芩软化切片时如何加工才能杀酶保苷,保证黄芩质量?实验表明,通过焯和蒸来软化切片,既可避免黄芩有效成分随水流失,又可通过加热发挥杀酶保苷的作用。最佳方案是,将黄芩用沸水焯制 5～10 分钟或水蒸气蒸 30 分钟,趁热切制成厚 1～1.5mm 的饮片,在 80℃ 左右迅速干燥。

* 玄参 Scrophulariae Radix

【来源】为玄参科植物玄参 *Scrophularia ningpoensis* Hemsl. 的干燥根。

【产地】主产浙江、湖北、贵州等地。

【采制】冬季茎叶枯萎时采挖,除去根茎、须根及泥沙,晒或烘至半干,堆放 3～6 天,反复数次至干燥。

【性状鉴定】根呈类圆柱形,中间略粗或上粗下细,有的微弯曲,长 6～20cm,直径 1～3cm。表面灰黄色或灰褐色,有不规则的纵沟、横长皮孔样突起及稀疏的横裂纹和须根痕。质坚实,不易折断,断面黑色,微有光泽(图 6－67)。气特异似焦糖,味甘、微苦。以支条肥大、皮细、质

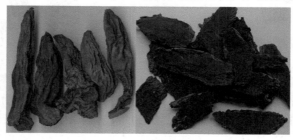

图 6－67 玄参药材及饮片

坚、芦头修净、肉色乌黑者为佳。

【显微鉴定】**横切面**　皮层较宽,石细胞单个散在或 2～5 个成群,多角形、类圆形或类方形,壁较厚,层纹明显。韧皮射线多裂隙。形成层成环。木质部射线宽广,亦多裂隙;导管少数,类多角形,直径约至 113μm,伴有木纤维。薄壁细胞含核状物(图 6-68)。

【化学成分】含环烯醚萜苷类成分,如哈巴苷(harpagide)、哈巴俄苷(harpago-side)等,尚含 L-天冬酰胺、生物碱、糖类、甾醇、氨基酸、对甲基桂皮酸、微量挥发油及胡萝卜素等。环烯醚萜苷类是使药材加工后内部能变乌黑色的成分。按照《中国药典》2015 年版高效液相法(通则 0512)测定,本品按干燥品计算,含哈巴苷($C_{15}H_{24}O_{10}$)和哈巴俄苷($C_{24}H_{30}O_{11}$)的总量不得少于 0.45%。

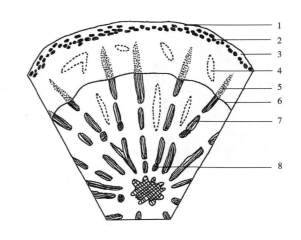

图 6-68　玄参横切面简图
1. 后生皮层　2. 石细胞　3. 皮层　4. 裂隙　4. 纤维及石胞群
5. 韧皮部　6. 形成层　7. 木质部　8. 木纤维

【理化鉴定】**薄层色谱法**　按照《中国药典》2015 年版薄层色谱法(通则 0502)测定,取本品粉末 2g 制作为供试品溶液。另取玄参对照药材 2g 制成对照药材溶液。再取哈巴俄苷对照品,加甲醇制成每 1ml 含 1mg 的溶液,作为对照品溶液。吸取上述三种溶液各 4μl,分别点于同一硅胶 G 薄层板上,以三氯甲烷-甲醇-水(12:4:1)的下层溶液为展开剂,置用展开剂预饱和 15 分钟的展开缸内,展开,取出,晾干,喷以 5% 香草醛硫酸溶液,热风吹至斑点显色清晰。供试品色谱中,在与对照药材色谱和对照品色谱相应的位置上,显相同颜色的斑点。

【药理作用】①解热作用:从玄参根中提出的对甲基桂皮酸对伤寒疫苗发热的家兔有解热作用。②抗菌作用:玄参及其叶对金黄色葡萄球菌、白喉杆菌、伤寒杆菌、铜绿假单胞菌、乙型链球菌、福氏痢疾杆菌有显著的抗菌作用。③扩张冠状动脉作用:玄参有明显的扩张冠状动脉以及对心脏节律和收缩力的抑制作用。玄参醇浸膏水溶液能显著增加离体兔心冠脉流量。

【功效与主治】性微寒,味甘、苦、咸。凉血滋阴,泻火解毒,常用量 9～15g,外用适量。不宜与藜芦同用。中成药如清热解毒口服液、咽炎片等。

＊地黄　Rehmanniae Radix

【来源】为玄参科植物地黄 *Rehmannia glutinosa* Libosch. 的新鲜或干燥块根。

【产地】我国大部分地区均有栽培,以河南产量大,质量优,为"四大怀药"之一。

【采制】秋季采挖,除去茎、叶、芦头及须根,洗净,鲜用者习称"鲜地黄";取根置于 55℃～60℃缓缓烘焙至约八成干且内部颜色变黑时,捏成团块状,为"生地黄"。

【性状鉴定】

鲜地黄　呈纺锤形或圆柱形。表面淡橙色,具弯曲纵皱纹、横长皮孔及不规则芽痕。肉质,易折断,断面皮部淡黄白色,可见有橙红色的小点(分泌细胞),形成层环明显,木部黄白色,导管呈放射状排列。气微,味微甜、微苦(图 6-69)。以粗壮、色红黄者为佳。

生地黄 呈不规则类圆形或长圆形团块状,中间膨大,两端稍细,长 6 ~ 12cm,直径 2 ~ 6cm,有的稍细扁而扭曲。表面灰棕色或棕黑色,极皱缩,具不规则的横曲纹。体重,质较柔韧,不易折断,断面棕黑色或乌黑色,有光泽,具黏性。气微,味微甜。以块大、体重、断面乌黑色者为佳。

熟地黄 不规则的块片状,大小、厚薄不一,表面和断面均呈乌黑色,有光泽,黏性大。质柔,不易折断。味甜,略带苦味。

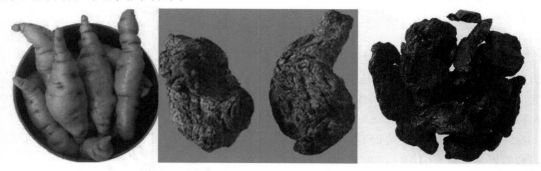

图 6 - 69 鲜地黄、生地黄、熟地黄

【显微鉴定】

块根横切面 木栓细胞数列。栓内层薄壁细胞排列疏松,有较多的分泌细胞散在,内含橘黄色油滴;偶见石细胞。韧皮部较宽,分泌细胞较少。形成层成环。木质部射线宽广;导管稀疏,呈放射状排列(图 6 - 70)。

生地黄粉末 呈深棕色。①木栓细胞淡棕色。薄壁细胞类圆形,内含类圆形核状物。②分泌细胞形状与一般薄壁细胞相似,内含橙黄色或橙红色油滴状物。③具缘纹孔导管和网纹导管直径约 92μm(图 6 - 71)。

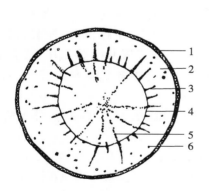

图 6 - 70 地黄横切面简图

1. 木栓层 2. 栓内层 3. 韧皮部
4. 形成层 5. 木质部 6. 分泌细胞

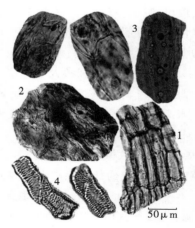

图 6 - 71 生地黄粉末图

1. 木栓细胞 2. 薄壁细胞 3. 分泌细胞 4. 导管

【化学成分】以环烯醚萜苷类成分为主,主要有梓醇、二氢梓醇、桃叶珊瑚苷、地黄苷 A ~ D、黄陵香苷、益母草苷。尚含挥发油类、β - 谷甾醇、胡萝卜苷、多种氨基酸、糖类、有机酸及微量元素等。按照《中国药典》2015 年版高效液相法(通则 0512)测定,本品按干燥品计算,含梓醇不得少于 0.20%,含毛蕊花糖苷不得少于 0.020%。

【理化鉴定】**薄层色谱法**　按照《中国药典》2015 年版薄层色谱法(通则 0502)测定,取生药粉末(或薄片)2g 制作为对照品溶液,另取梓醇对照品制作为对照品溶液。照薄层色谱法试验,吸取上述两种溶液各 5μl,分别点样于同一硅胶 G 薄层板上,用三氯甲烷 – 甲醇 – 水(14: 6: 1)为展开剂,展开,取出,晾干,喷以茴香醛试液,在 105℃加热至斑点显色清晰。供试品色谱中,在与对照品色谱相应的位置上,显相同颜色的斑点。

【药理作用】①对内分泌的影响:地黄能对抗地塞米松对垂体 – 肾上腺皮质系统的抑制作用,并能缓解肝细胞对皮质醇的分解代谢。②免疫调节与抗炎作用:生地黄水提物有显著的免疫促进作用,而生地与熟地的醇提物则有免疫抑制作用。③降血糖作用:地黄及梓醇有降血糖作用,并可抑制和预防肾上腺素或四氧嘧啶引起的血糖升高。

【功效与主治】

鲜地黄　性寒,味甘、苦。清热生津,凉血,止血。用于热盛伤津,发斑发疹,骨蒸劳热,吐血,衄血,咽喉肿痛,常用量 12 ~30g。

生地黄　性寒,味甘。清热凉血,养阴,生津。用于热入营血,温毒发斑,热病烦渴,阴虚发热,骨蒸劳热,吐血,衄血,发斑发疹,内热消渴。常用量 10 ~15g。

熟地黄　性微温,味甘。能滋阴补血,益精填髓。用于血虚萎黄,心悸怔忡,月经不调,崩漏下血,肝肾阴虚,腰膝酸软,盗汗遗精,内热消渴,眩晕,耳鸣,须发早白。常用量 9 ~15g。中成药六味地黄丸,滋阴补肾;用于肾阴亏损,头晕耳鸣,腰膝酸软,骨蒸潮热,盗汗遗精,消渴。

 课堂互动

鲜地黄、生地黄、熟地黄的炮制方法有何不同? 性味和功效有何区别?

 知识拓展

熟地黄的炮制方法

熟地黄为生地黄的炮制加工品:取生地黄,照酒炖法炖至酒吸尽,取出,晾晒至外皮黏液稍干时,切厚片或块,干燥,即得,每100kg 生地黄,用黄酒 30 ~50kg;取生地黄,照蒸法蒸至黑润,取出,晒至约八成干时,切厚片或块,干燥,即得。

胡黄连　Picrorhizae Rhizoma

为玄参科植物胡黄连 *Picrorhiza scrophulariiflora* Pennell. 的干燥根茎。主产于西藏、云南及四川等地。秋季采挖,除去泥土、须根及地上部分,洗净,晒干。

呈圆柱形,略弯曲,偶有分枝,长 3 ~12cm,直径 0.3 ~1cm。表面灰棕色至暗棕色,粗糙,有较密的环状节,具稍隆起的芽痕或根痕,上端密被暗棕色鳞片状的叶柄残基。体轻,质硬而脆,易折断,断面略平坦,淡棕色至暗棕色,木部有 4 ~10 个类白色点状维管束排列成环。气微,味极苦。性寒,味苦。清湿热,除骨蒸,消疳热,常用量 3 ~10g,外用适量。

巴戟天　Morindae Officinalis Radix

为茜草科植物巴戟天 *Morinda officinalis* How 的干燥根。主产于广东、广西、福建等地。全年均可采挖,去净泥土,除去须根,晒至六、七成干,轻轻捶扁,晒干。呈扁圆柱形,略弯曲。长短不等,直径 0.5 ~2cm。表面灰黄色或暗灰色,具纵纹和横裂纹,有的皮部横向断裂而露出木部。质韧,断面皮厚,紫色或淡紫色,易与木部剥离;木部坚硬,黄棕色或黄白色,直径 0.1 ~

0.5cm。气微,味甘、微涩。性微温,味辛、甘。用于阳痿遗精,宫冷不孕,月经不调,少腹冷痛,风湿痹痛,筋骨痿软,用量3～10g,外用适量。

茜草 Rubiae Radix et Rhizoma

为茜草科植物茜草 *Rubia cordifolia* L. 的干燥根及根茎。主产于陕西、山西、河南等地。春、秋二季采挖,除去泥沙,干燥。根茎呈结节状,丛生粗细不等的根。根呈圆柱形,略弯曲,长10～25cm,直径0.2～1cm;表面红棕色或暗棕色,具细纵皱纹及少数细根痕,皮部脱落处呈黄红色。质脆,易折断,断面平坦,皮部窄,紫红色,木部宽广,浅黄红色,有多数小孔(导管)。气微,味微苦,久嚼刺舌。性寒,味苦。凉血,止血,祛瘀,通经,用量6～10g。

＊天花粉 Trichosanthis Radix

【来源】为葫芦科植物栝楼 *Trichosanthes kirilowii* Maxim. 或双边栝楼 *Trichosanthes rosthornii* Harms 的干燥根。

【产地】主产于山东、河南。

【采制】秋、冬二季采挖,洗净,除去外皮,切段或纵剖成瓣,干燥。

【性状鉴定】根呈不规则的圆柱形或瓣块状,长8～16cm,直径1.5～6cm;表面黄白色或淡棕黄色,较光滑,有纵皱纹及略凹陷的横长皮孔,有的残存有黄棕色外皮,偶有须状根残存,须根着生处凹陷成小圆窝;质坚实,断面类白色或淡黄色,富粉性,横切面可见黄色的木质部导管小孔,略成放射状排列,纵切面可见黄色筋脉纹(导管及纤维);气微,味微苦(图6-72)。以块大、色白、粉性足、质坚实、纤维性弱者为佳。

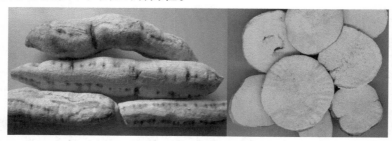

图6-72 天花粉药材及饮片

【化学成分】含皂苷(约1%)及天花粉蛋白,瓜氨酸、γ-氨基丁酸等10多种氨基酸,胆碱,多糖,甾醇类等。

【功效与主治】性微寒,味甘、微苦。清热泻火,生津止渴,消肿排脓。用于热病烦渴,肺热干咳,疮疡肿毒,常用量10～15g。孕妇慎用,不宜与乌头类药材同用。中成药如复方天花粉片,天花粉注射液。

＊党参 Codonopsis Radix

【来源】为桔梗科植物党参 *Codonopsis pilosula*(Franch.)Nannf. 素花党参 *Codonopsis pilosula* Nannf. var. *modesta*(Nannf.)L. T. Shen 或川党参 *Codonopsis tangshen* Oliv. 的干燥根。

【产地】分为东党、潞党、西党、川党等几种商品规格。党参主产于山西(潞党,台党)、甘肃、河南、东北(东党);素花党参主产于四川、甘肃、陕西等地(西党);川党参的商品名又称"条党"或"单支党",主产于四川、湖北。多为栽培品。

【采制】秋季采挖生长三年以上的根,洗净,按大小分别用绳串起晒至半干,用手或木板搓揉,使皮部与木部紧贴,再晒,反复3～4次,直至干透。

【性状鉴定】

党参　根呈长圆柱形,末端较细,有的有分枝,长 10～35cm,直径 0.4～2cm。根头部稍膨大,有多数疣状突起的茎痕及芽痕,习称"狮子盘头"。表面黄棕色或灰棕色,靠近根头部有细密的横环纹,向下渐稀疏,全体有不规则纵沟并疏生横长皮孔;根的破损处或支根折断处有时可见黑褐色胶状物(凝结的乳汁)。质柔韧或稍硬,易折断,断面较平坦,皮部较宽,黄白色或淡棕色,有裂隙,形成层环棕色,木部淡黄色。气微香,味甜,嚼之无渣。栽培品"狮子盘头"较小或无,靠近根头部环纹较疏,下部分枝较多(图 6－73)。

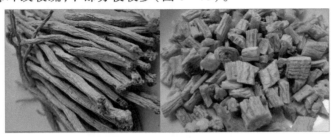

图 6－73　党参药材及饮片

素花党参　根头部膨大,根上部环纹致密,常达全长的 1/2 以上;质较坚韧,断面皮部棕色,木部黄色;嚼之有渣。

川党参　根上部环纹较稀,下部少分枝;表面灰棕色,栓皮常局部脱落;断面皮部裂隙较少,木部较小,淡黄色;味微甜。

以条粗壮、质柔润、香气浓、嚼之无渣者为佳。

【显微鉴定】

党参根横切面　木栓层细胞数层,外侧常有石细胞散在。皮层较窄。韧皮部宽广,乳汁管群淡黄色,多与筛管群相伴,射线较宽,常有裂隙。形成层成环。木质部导管单个或数个成群,略呈放射状排列。薄壁细胞含菊糖(图 6－74,6－75)。

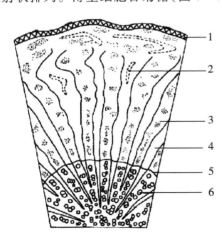

图 6－74　党参横切面简图
1. 木栓石细胞　2. 木栓细胞　3. 裂隙　4. 乳管群
5. 韧皮部　6. 韧皮射线

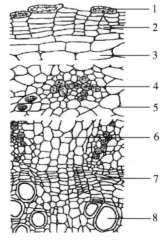

图 6－75　党参横切面详图
1. 木栓石细胞　2. 木栓组织　3. 皮层　4. 乳管群
5. 菊糖团块　6. 射线　7. 形成层　8. 木质部(导管)

党参粉末　黄白色。①水合氯醛装片(不加热)观察,可见菊糖团块呈扇形,可见放射状纹理。②木栓石细胞类方形、类长方形或类多角形,大多一端尖突,直径 20～50μm。③乳汁管直径 12～15μm,分枝相互联结,管内充满颗粒状物。④具缘纹孔及网纹导管,直径18～90μm,长 80～295μm,具缘纹孔长圆形或长条形(图 6－76)。

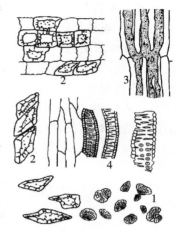

素花党参 粉末黄白色。木栓石细胞极多,常数个相聚,有的石细胞纹孔极多,交错联结呈网状。薄壁细胞充满淀粉粒。含菊糖的细胞多见于乳管群周围。

川党参 粉末黄白色。木栓石细胞较少。薄壁细胞充满淀粉粒,淀粉粒多为复粒,由 2～7 分粒组成,呈类球形,直径 6～12μm。

图 6－76　党参粉末图
1. 菊糖团块　2. 木栓石细胞
3. 乳汁管　4. 导管

【化学成分】含蒲公英萜醇乙酸酯、蒲公英萜醇、党参炔苷、多糖、微量生物碱、挥发油、多种氨基酸及多种无机元素,党参苷Ⅰ和苍术内酯Ⅲ是党参的特征性成分。按《中国药典》2015 年版,照醇溶性浸出物测定法(通则 2201)项下的热浸法测定,用45% 乙醇做溶剂,不得少于 55.0%。

【理化鉴定】**薄层色谱法**　按照《中国药典》2015 年版薄层色谱法(通则 0502)测定,取本品粉末 1g 制作为供试品溶液。另取党参炔苷对照品制作为对照品溶液。照薄层色谱法试验,吸取供试品溶液 2～4μl、对照品溶液 2μl,分别点于同一硅胶G 薄层板上,以正丁醇－冰醋酸－水(7:1:0.5)为展开剂,展开,取出,晾干,喷以 10% 硫酸乙醇溶液,在 100℃ 加热至斑点显色清晰,分别置日光和紫外光灯(365nm)下检视。供试品色谱中,在与对照品色谱相应的位置上,显相同颜色的斑点或荧光斑点。

【药理作用】①免疫增强与调节作用:党参及党参多糖能显著增强巨噬细胞的吞噬功能,并对细胞免疫有调节作用。②对心血管系统作用:党参水提取物及醇提取物能增加心、脑血管血流量,有抗缺氧、抗急性心肌缺血、改善微循环以及短暂降压作用。③对血液系统的影响:党参提取物能使机体红细胞和血红蛋白数量显著增加,并有抗凝血作用。

【功效与主治】性平,味甘。健脾益肺,养血生津。用于脾肺气虚,心悸气短,食少倦怠,气血不足,面色萎黄,咳嗽虚喘,津伤口渴,内热消渴,常用量 9～30g,不宜与藜芦同用。中成药生脉饮(党参、麦冬、五味子)益气,养阴生津。用于气阴两亏,心悸气短,自汗。

【附注】党参地方习惯用药较多,应注意与正品区别。

①球花党参:为桔梗科植物球花党参 *Codonopsis subglobosa* W. W. Smith 的干燥根。根长纺锤形,长13～32cm,直径 1～3.2cm,根头渐细尖,有少数茎基残痕,不呈"狮子盘头"状,横断面皮部乳白色。②灰毛党参:为桔梗科植物灰毛党参 *Codonopsis canescens* Nannf. 的干燥根。根长纺锤形,长 12～30cm 或更大,直径 0.9～2.4cm,根头顶端有一个或数个类圆柱形木质残茎,侧面残留少数疣状突起的草质茎基。③新疆党参:为桔梗科植物新疆党参 *Codonopsis clematida* (Schrenk) Clarke 的干燥根。根长纺锤形,两端尖,长 12～60m,直径 0.7～3.2cm。根头扁锥形,少有 2～6 分枝,两侧各有一列横长凹窝,每个凹窝中有 2～4 个疣状突起的茎基残痕及芽;表面有环状横纹,达全体之半;质脆,易折断。

 考点链接

X 型题

1. 显微特征中具有菊糖结晶和乳汁管的药材是

A. 山药　　　　　B. 桔梗　　　　　C. 白术　　　　　D. 木香　　　　　E. 党参

2. 党参的来源有桔梗科植物

A. 素花党参　　　B. 管花党参　　　C. 党参　　　　　D. 甘肃党参　　　E. 川党参

标准答案：1. BE　2. ACE

＊桔梗　Platycodonis Radix

【来源】为桔梗科植物桔梗 *Platycodon grandiflorum*（Jacq.）A. DC. 的干燥根。

【产地】全国大部分地区均产,以东北、华北产量较大,华东地区质量较好。

【采制】春、秋二季采挖,去净泥土、须根,趁鲜刮去外皮或不去外皮,干燥。

【性状鉴定】呈圆柱形或略呈纺锤形,略扭曲,偶有分枝,长 7～20cm,直径 0.7～2cm,顶端有较短的根茎,其上有数个半月形的茎痕。表面白色或淡黄白色,不去外皮的表面黄棕色至灰棕色,具不规则纵皱及沟纹,并有横长的皮孔样的斑痕。质脆,断面可见放射状裂隙,皮部类白色,形成层环棕色,木质部淡黄色(图 6-77)。气微,味微甜后苦。以根肥大、色白、质坚实、味苦者为佳。

【化学成分】含多种三萜皂苷,已知有桔梗皂苷 A、C 和 D,尚含 α-菠菜甾醇及其葡萄糖苷、桦皮醇、桔梗聚果糖及挥发油等。按照《中国药典》

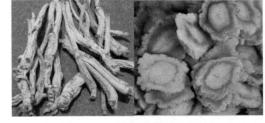

图 6-77　桔梗药材及饮片

2015 年版高效液相法(通则 0512)测定,本品按干燥品计算,含桔梗皂苷 D 不得少于 0.10%。

【功效与主治】平,苦、辛。宣肺、利咽、祛痰、排脓。常用量 6～12g。中成药如蜜炼川贝枇杷膏:润肺化痰、止咳平喘、护喉利咽、生津补气、调心降火。本品适用于伤风咳嗽、痰稠、痰多气喘、咽喉干痒及声音嘶哑。少儿不宜食用。

南沙参　Adenoohorae Radix

为桔梗科植物轮叶沙参 *Adenophora tetraphylla*(Thunb.)Fisch. 或沙参(杏叶沙参)*A. stricta* Miq. 的干燥根。分布地区较广,主产于安徽、江苏、浙江。春、秋季采挖,除去须根,洗净后趁鲜刮去粗皮,洗净,干燥。根呈长圆锥形或长圆柱形,稍弯曲,偶有分枝,长 7～27cm,直径 0.8～3cm;表面黄白色或淡棕色,上部有多数深陷断续的环纹。下部有扭曲的纵纹或纵沟;顶端根茎(芦头)有时 2～3 分叉,有多数半月形茎痕,呈盘节状;体轻质松,易折断,断面黄白色,多裂隙;气微,味微甘。性微寒,味甘;清热养阴,益胃生津,润肺化痰,益气;用于肺热燥咳,干咳痰黏,胃阴不足,食少呕吐,气阴不足,烦热口干。常用量 9～15g。不宜与黎芦同用。

＊苍术　Atractylodis Rhizoma

【来源】为菊科植物茅苍术 *Atractylodes lancea*（Thunb.）DC. 或北苍术 *Atractylodes chinensis*（DC.）Koidz. 的干燥根茎。

【产地】茅苍术主产于江苏(茅山)、湖北、河南、安徽,习称"南苍术"或"茅苍术";北苍术主产于河北、山西、陕西,习称"北苍术"。

【采制】春、秋二季采挖,除去泥沙和残茎,晒干后撞去须根。

【性状鉴定】

茅苍术　根茎呈不规则连珠状或结节状圆柱形,稍弯曲,偶有分枝,长 3～10cm,直径 1～2cm。表面浅棕色,有皱纹、横曲纹及残留的须根,顶端有茎痕残留。质坚实而脆,断面黄白色,有多数红棕色小点(油室)散在,习称"朱砂点";折断面在空气中暴露日久时,可析出白色的细针状结晶(苍术醇结晶),习称"起霜"或"吐脂"。香气特异,味微甘、辛、苦(图6-78)。

北苍术 呈疙瘩状或结节状圆柱形,长4~9cm,直径1~4cm。表面黑棕色,除去外皮者黄棕色。质地较疏松,断面散有黄棕色小点油室;香气较淡,味辛、苦。

以个大、状如连珠、质坚实、断面朱砂点多、起霜、香气浓郁者为佳。

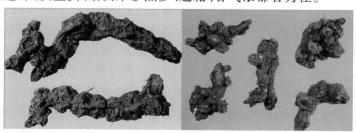

图6-78 茅苍术及北苍术

【显微鉴定】

茅苍术根茎横切面 木栓细胞宽10~40层细胞,其间有石细胞环带3~8条,每条环带由2~3层石细胞组成。皮层宽广,有大型的油室散在,直径约至450μm。韧皮部窄。形成层成环。木质部木纤维群与导管群常相间排列,木射线宽阔。髓部较宽,髓射线及髓部薄壁组织中有油室散在。薄壁细胞中含菊糖团块,有的细胞中充满细小的草酸钙针晶(图6-79,6-80)。

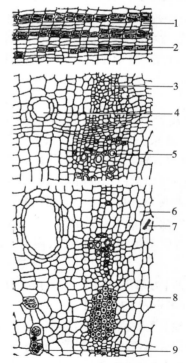

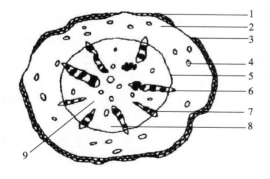

图6-79 茅苍术横切面简图

1. 木栓层　2. 皮层　3. 石细胞环带　4. 油室
5. 形成层　6. 韧皮部　7. 木质部　8. 髓部　9. 髓射线

图6-80 茅苍术横切面详图

1. 木栓层　2. 木栓石细胞　3. 韧皮部　4. 油室
5. 形成层　6. 木质部　7. 射线　8. 草酸钙针晶
9. 木纤维

粉末 棕褐色。①石细胞众多,有的与木栓细胞连接,类多角形或长方形,直径 20～80μm,壁极厚,有的胞腔中含草酸钙针晶。②木纤维大多成束,呈长梭形,壁甚厚,孔沟明显。③草酸钙针晶甚多,极细,散在或充塞于薄壁细胞中。④油室大多破碎,分泌细胞中含淡黄色油滴。⑤菊糖块略呈扇形或不规则形,常与草酸钙针晶黏结。⑥导管网纹或具缘纹孔(图 6 – 81)。

【化学成分】茅苍术含挥发油 5%～9%,油中主要含苍术素(苍术炔)、β – 桉油醇、茅术醇,后两种成分的混合物称苍术醇。北苍术含挥发油 1%～2.5%,油中组分与茅苍术相似。另外尚含香豆素、树脂、脂肪油及糖类。按照《中国药典》2015 年版高效液相法(通则 0512)测定,本品按干燥品计算,避光操作。含苍术素不得少于 0.30%。

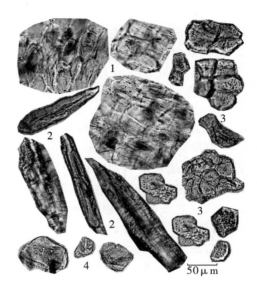

图 6 – 81　茅苍术粉末图
1. 草酸钙针晶　2. 木纤维　3. 石细胞　4. 菊糖团

【理化鉴定】**薄层色谱法**　按照《中国药典》2015 年版薄层色谱法(通则 0502)测定,取本品粉末 0.8g 制作为供试品溶液。另取苍术对照药材 0.8g,制成对照药材溶液。再取苍术素对照品,加甲醇制成每 1ml 含 0.2mg 的溶液,作为对照品溶液。照薄层色谱法试验,吸取供试品溶液和对照药材溶液各 6μl、对照品溶液 2μl,分别点于同一硅胶 G 薄层板上,以石油醚(60℃～90℃) – 丙酮(9∶2)为展开剂,展开,取出,晾干,喷以 10% 硫酸乙醇溶液,加热至斑点显色清晰。供试品色谱中,在与对照药材色谱和对照品色谱相应的位置上,显相同颜色的斑点。

【药理作用】①对消化系统的影响:苍术提取物能明显促进胃肠运动,苍术能显著抑制胃液分泌,对应激性溃疡与幽门结扎、胃黏膜循环障碍及阿司匹林引起的溃疡均有预防和治疗作用。②护肝与抗炎作用:苍术、苍术酮、β – 桉油醇、茅术醇对四氯化碳和氨基半乳糖引起的肝细胞损害有预防作用。③抗病原微生物作用:对多种病毒、支原体、乙型链球菌、金黄色葡萄球菌以及黄曲霉菌和其他致病真菌均有显著性的杀灭作用。

【功效与主治】性温,味辛、苦。燥湿健脾,祛风散寒,明目。用于湿阻中焦,脘腹胀满,泄泻,水肿,脚气痿躄,风湿痹痛,风寒感冒,夜盲,眼目昏涩。常用量 3～9g。中成药如藿香正气口服液:解表化湿,理气和中。用于外感风寒、内伤湿滞或夏伤暑湿所致的感冒,症见头痛昏重、胸膈痞闷、脘腹胀痛、呕吐泄泻;胃肠型感冒见上述证候者。

【附注】**习用品**　同属植物关苍术 *Atractylodes japonica* Koidz. ex Kitam 的根茎在东北、华北地区做苍术药用。根茎呈结节状圆柱形,皮层有较多纤维束。含挥发油约 1.7%,油中含有较多的苍术酮,而苍术素含量较少,另含苍术烯内酯等。

 知识拓展

炮制对苍术功效的影响

1. 苍术:取原药材,除去杂质,用水浸泡,洗净,润透,切厚片,干燥,筛去碎屑。生苍术温燥而辛烈,燥湿、祛风散寒力强。

2. 麸炒苍术:先将炒制容器预热,撒入定量的麦麸,用中火加热,待冒烟时投入苍术片,快速翻炒,炒深黄色时,取出,筛去麦麸,放凉。每100kg苍术片,用麦麸10kg。用于脾胃不和,痰饮停滞,脘腹痞满,青盲,雀目。

3. 焦苍术:取苍术片置预热适度的炒制容器内,用中火加热,炒至褐色时,喷淋少许清水,再用文火炒干,取出放凉,筛去碎屑。焦苍术辛燥之性大减,以固肠止泻为主。

白术 Atractylodis Macrocephalae Rhizoma

为菊科植物白术 *Atractylodes macrocephala* Koidz. 的干燥根茎。主产于浙江、安徽、湖北、湖南等地。冬季霜降前后,下部叶枯黄、上部叶变脆时采挖,除去泥沙,烘干或晒干,再除去须根。为不规则的肥厚团块,长3～13cm,直径1.5～7cm。表面灰黄色或灰棕色,有瘤状突起及断续的纵皱和沟纹,并有须根痕,顶端有残留茎基和芽痕。质坚硬不易折断,断面不平坦,黄白色至淡棕色,有棕黄色的点状油室散在;烘干者断面角质样,色较深或有裂隙。气清香,味甘、微辛,嚼之略带黏性。性温,味甘、苦。健脾益气,燥湿利水,止汗,安胎。常用量6～12g。

木香 Aucklandiae Radix

为菊科植物木香 *Aucklandia lappa* Decne. 的干燥根。主产于云南,习称"云木香"。曾由印度等地经广州进口,故又称"广木香"。秋、冬二季采挖,除去须根及泥土,切段或纵剖成瓣,干燥后,撞去粗皮。呈圆柱形或半圆柱形,长5～10cm,直径0.5～5cm。表面黄棕色至灰褐色,有明显的皱纹、纵沟及侧根痕。质坚,不易折断,断面灰褐色至暗褐色,周边灰黄色或浅棕黄色,形成层环棕色,有放射状纹理及散在的褐色点状油室。气香特异,味微苦。性温,味辛、苦。行气止痛,健脾消食。常用量3～6g。

川木香 Vladimiriae Radix

为菊科植物川木香 *Vladimiria souliei* (Franch.) Ling. 或灰毛川木香 *Vladimiria souliei* (Franch.) Ling. var. *cinerea* Ling. 的干燥根。主产于四川。秋季采挖,除去须根、泥沙及根头上的胶状物,干燥。呈圆柱形(习称"铁杆木香")或有纵槽的半圆柱形(习称"槽子木香"),稍弯曲,长10～30cm,直径1～3cm。表面黄褐色或棕褐色,具纵皱纹,外皮脱落处可见丝瓜络状细筋脉;根头偶有黑色发黏的胶状物,习称"油头"。体较轻,质硬脆,易折断,断面黄白色或黄色,有深黄色稀疏油点及径向裂隙,木质部宽广,有放射状纹理;有的中心呈枯朽状。气微香,味苦,嚼之黏牙,性温,味辛、苦。行气,止痛。常用量3～9g。

紫菀 Asteris Radix et Rhizoma

为菊科植物紫菀 *Aster tataricus* L. f. 的干燥根及根茎。主产于河北、安徽、河南、黑龙江等地。春、秋二季采挖,除去有节的根茎和泥沙,晒干,或直接晒干。根茎呈不规则块状,大小不一,顶端有茎、叶的残基;质稍硬。根茎簇生多数细根,长3～15cm,直径0.1～0.3cm,多编成辫状;表面紫红色或灰红色,有纵皱纹;质较柔韧。气微香,味甜、微苦。性温,辛、苦。润肺,下气,消痰,止咳。用量5～10g。

三棱 Sparganii Rhizoma

为黑三棱科植物黑三棱 *Sparganium stoloniferum* Buch. - Ham. 的干燥块茎,习称"荆三棱"。主产于江苏、河南、山东、江西等地。冬季至次年春采挖,洗净,削去外皮,晒干。呈圆锥形,略扁,长2～6cm,直径2～4cm。表面黄白色或灰黄色,有刀削痕,须根痕小点状,略呈横向环状排列。体重,质坚实。气微,味淡,嚼之微有麻辣感。性平,味辛、苦。破血行气,消积止痛。常用量 5～10g。孕妇禁用;不宜与芒硝、玄明粉同用。

泽泻　Alismatis Rhizoma

为泽泻科植物泽泻 *Alisma orientalis*(Sam.)Juzep. 的干燥块茎。主产于福建及四川,分别习称"建泽泻""川泽泻"。冬季茎叶开始枯萎时采挖,洗净,干燥,除去须根及粗皮。呈类球形、椭圆形或卵圆形,长 2～7cm,直径 2～6cm。表面黄白色或淡黄棕色,有不规则的横向环状浅沟纹及多数细小突起的须根痕,底部有的有瘤状芽痕。质坚实,断面黄白色,粉性,有多数细孔。气微,味微苦。性寒,味甘。利小便,清湿热。常用量 6～10g。

香附　Cyperi Rhizoma

为莎草科植物莎草 *Cyperus rotundus* L. 的干燥根茎。主产山东、浙江、湖南、河南等地。山东产者称"东香附",浙江产者称"南香附",品质佳。秋季采挖,燎去毛须,置沸水中略煮或蒸透后晒干,或燎后直接晒干。根茎多呈纺锤形,有的略弯曲,长 2～3.5cm,直径 0.5～1cm。表面棕褐色或黑褐色,有纵皱纹,并有 6～10 个略隆起的环节,节上有未除净的棕色毛须及须根断痕;去净毛须者较光滑,环节不明显。质硬,经蒸煮者断面黄棕色或红棕色,角质样;生晒者断面色白而显粉性,内皮层环纹明显,中柱色较深,有点状维管束散在。气香,味微苦。性平,味辛、微苦、微甘。行气解郁,调经止痛。常用量 6～10g。

＊天南星　Arisaematis Rhizoma

【来源】为天南星科植物天南星 *Arisaema erubescens*(Wall.)Schott、异叶天南星 *A. heterophyllum* Bl. 或东北天南星 *Arisaema amurense* Maxim. 的干燥块茎。

【产地】天南星主产于陕西、甘肃、四川、云南、贵州;异叶天南星主产于湖北、湖南、四川、贵州、河南;东北天南星主产于东北及山东、河北等省。

【采制】秋、冬二季茎叶枯萎时采挖,除去残茎和须根,刮去外皮,干燥。

【性状鉴定】块茎呈扁球形,高 1～2cm,直径 1.5～6cm。表面类白色或淡棕色,较光滑,顶端有略凹陷的茎痕,周围有麻点状须根痕,习称"棕眼",有的块茎周边有小扁球状侧芽。质坚硬,不易破碎,断面白色,粉性。气微,味辛,麻舌刺喉感强烈(图 6－82)。以个大、质坚实、色白、粉性足者为佳。

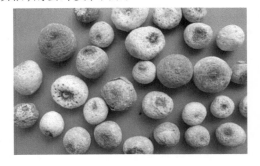

图 6－82　天南星

【显微鉴定】**粉末**　类白色。①淀粉粒极多,单粒大多呈圆球形、稀椭圆形或半球形,直径 2～17μm,脐点呈圆点状、裂缝状,大粒层纹隐约可见;复粒由 2～4 分粒组成,脐点明显。②螺纹、环纹导管直径 8～27μm。③草酸钙针晶束及针晶随处可见,草酸钙针晶长 34～52μm(图 6－83),还有方晶。

【化学成分】含有黄酮类:芹菜素;生物碱类:葫芦巴碱、秋水仙碱;苏氨酸、丝氨酸、牛磺酸等,另含钙、磷、铝、锌等 21 种微量元素。按照《中国药典》2015 年版紫外－可见分光光度法(通则 0401),本品按干燥品计算,含总黄酮以芹菜素计,不得少于 0.050%。

【理化鉴定】**薄层色谱法**　按照《中国药典》2015 年版薄层色谱法(通则 0502)测定,取粉末 1g 制作为供试品溶液。另取天南星对照药材 5g,制成对照品溶液。吸取上述两种溶液各 6μl,分别点样于同一硅胶 G 薄层板上,以乙醇－吡啶－浓氨试液－水(8:3:3:2)为展开剂,展

生药学

开,取出,晾干,喷以5%氢氧化钾甲醇溶液,分别置日光和紫外光灯(365nm)下检视。供试品色谱中,在与对照药材色谱相应的位置上,显相同颜色的斑点。

【药理作用】①祛痰作用:天南星煎剂有祛痰作用。②镇静与镇痛作用。③抗惊厥作用:水浸剂可对抗士的宁、戊四唑及咖啡因引起的惊厥。④抗肿瘤作用。

【功效与主治】性温,味苦、辛,有毒。燥湿化痰,祛风止痉,散结消肿。用于顽痰咳嗽,口眼歪斜,半身不遂,破伤风。外用生品适量,研末以醋或酒调敷患处,用以治痈肿,蛇虫咬伤。中成药玉真散,息风,镇痉,解痛;用于创伤感染引起的破伤风,症见筋脉拘急、手足抽搐。

【附注】天南星地方习惯用药较多,应注意与正品区别。

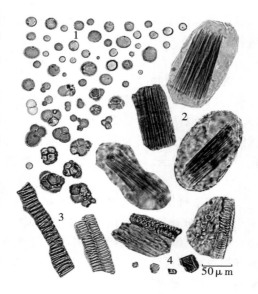

图6-83 天南星粉末图
1. 淀粉粒 2. 草酸钙针晶 3. 导管 4. 草酸钙方晶

①虎掌南星:为天南星科植物掌叶半夏 *Pinellia pedatisecta* Schmt 的干燥块茎。块茎呈扁球形,周边有数个半球形的侧生小块茎,状如虎掌,主块茎直径1.5~5cm,每一块茎中心均有一凹陷的茎痕,其周围有麻点状须根痕。②象南星:为天南星科植物象南星 *Arisaema elephas* Buchetde 的干燥块茎。块茎扁球形,直径2~5cm,有多数突起的小牙痕。③朝鲜南星:为天南星科植物朝鲜南星 *Arisaema angusgtantum* Franch. et Sav. var. peninsulae(ankai)Nakai 的干燥块茎。块茎扁球形,直径1.5~3.5cm,表面浅棕色,粗糙,顶端凹陷茎痕较浅,根痕不明显,周边无突出侧芽。④螃蟹七:为天南星科植物螃蟹七 *Arisaema fargesii* Buchet 的干燥块茎。块茎扁平,类多角形或圆形,直径3~5cm,表面棕色光滑,顶端茎痕平坦,根痕较粗,茎痕周围有多数突起的球状侧芽;质坚硬,角质。

 知识拓展

天南星的炮制品

1. 制天南星:生南星的辛辣刺激性成分为强心苷和原儿茶醛,水浸泡可使前者溶解而减少,加白矾可使后者生成不溶性沉淀而除去。炮制方法:取净天南星按大小分别浸泡,每日换水2~3次,至起白沫时,换水后加白矾(每100kg天南星,加白矾2kg)泡1日后,再换水;直至切开口尝微有麻舌感时取出;再取生姜片、白矾加适量水煮沸后,加入天南星共煮至无白心时取出,晾至四至六成干,切薄片,干燥。

2. 胆南星:天南星加胆汁炮制后可加强其解痉、镇痛作用。胆南星的炮制方法:取制南星粉(过60~80目筛),每100kg加入250kg鲜胆汁(或胆汁膏37.5kg,用水加热至熔化)混合均匀,混匀后做成块状,将其置蒸笼内,蒸20~30分钟(亦有加胆汁经发酵后再蒸的),取出,晒干或烘干。

考点链接

A 型题

1. 天南星的药用部位和主要成分是

A. 鳞茎;生物碱　　　　B. 块茎;生物碱　　　　C. 根;挥发油

D. 根茎;树脂类　　　　E. 根;甾醇类

2. 天南星的性状特征是

A. 纺锤形,表面棕褐色或黑褐色;气芳香,味微苦

B. 扁球形,顶端有凹陷茎痕;气微辛,味麻辣

C. 圆柱形,断面白色、粉性;气微,味淡、微酸,嚼之发黏

D. 卵圆形或圆柱形,断面棕黄至金黄色;香气特异,味辛、苦

E. 长条形,顶端有"金包头";无臭,味微甘、略苦,嚼之带黏性

标准答案:1. B　2. B

＊半夏　Pinelliae Rhizoma

【来源】为天南星科植物半夏 *Pinellia ternata*(Thunb.)Breit. 的干燥块茎。

【产地】主产于四川、浙江、湖北、湖南、河南、贵州等地。

【采制】夏、秋二季采挖,洗净,除去外皮及须根,晒干。

【性状鉴定】块茎类球形,有的稍偏斜,直径 0.8 ~ 1.5cm。表面类白色或浅黄色,顶端有凹陷的茎痕,凹窝周围密布麻点状须根痕,底部钝圆且较光滑。质坚实,断面洁白,富粉性。气微,味辛辣,麻舌而刺喉(图 6 - 84)。以个大、色白、粉性足者为佳。

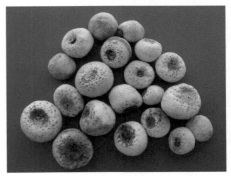

图 6 - 84　半夏

【显微鉴定】**粉末**　类白色。①淀粉粒极多,单粒类球形或圆多角形,直径 2 ~ 20μm,脐点裂隙状、人字状、三叉状或星状,大粒层纹可见;复粒由 2 ~ 6 分粒组成。②草酸钙针晶众多,散在或成束存在于椭圆形黏液细胞中,针晶长 20 ~ 144μm。③导管主要为螺纹导管,直径 20 ~ 144μm,少数为环纹导管(图 6 - 85)。

【化学成分】含 β - 谷甾醇及其葡萄糖苷(胡萝卜苷),*l* - 盐酸麻黄碱,胆碱,鸟苷(为半夏的特征性成分),β - 氨基丁酸和 γ - 氨基丁酸、天门冬氨酸等多种氨基酸,脂肪酸(0.85%)及少量挥发油。按照中国药典 2015 版电位滴定法(通则 0701)测定,本品按干燥品计算,含总酸以琥珀酸计,不得少于 0.25%。

【理化鉴定】**薄层色谱法**　按照《中国药典》2015 年版薄层色谱法(通则 0502)测定,取粉末 1g 制作为供试品溶液。另取精氨酸对照品、丙氨酸对照品、缬氨酸对照品、亮氨酸对照品,加 70% 甲醇制作为对照品溶液。照薄层色谱法,吸取供试品溶液 5μl、对照品溶液 1μl,分别点于同一硅胶 G 薄层板上,以正丁醇 - 冰醋酸 - 水(8∶3∶1)为展开剂,展开,取出,晾干,喷以茚三酮试液,在 105℃加热至斑点显色清晰。供试品色谱中,在与对照品色谱相应的位置上,显相同颜色的斑点。

生药学

【药理作用】①镇咳祛痰作用。②催吐与镇吐作用:生半夏及其流浸膏有催吐作用。姜半夏及由姜半夏制成的各种制剂,对去水吗啡、洋地黄、硫酸铜溶液引起的呕吐均有一定的镇吐作用。③抗肿瘤作用,还有抗腹泻、抗炎等作用。

【功效与主治】性温,味辛,有毒。燥湿化痰,降逆止呕,消痞散结。用于湿痰寒痰,咳喘痰多,痰饮眩悸,风痰眩晕,痰厥头痛,呕吐反胃;生用外治痈肿痰核。姜半夏多用于降逆止呕;法半夏多用于燥湿化痰。常用量3～9g。中成药风湿咳嗽颗粒,宣肺散寒,祛痰止咳;用于外感风寒、肺气不宣所致的咳喘。

【附注】**混淆品 水半夏** 为同科植物鞭檐犁头尖 *Typhonium flagellforme*(Lodd.)Blume 的块茎,主产于广西,曾在广西、广东、福建等地做半夏入药。块茎略呈椭圆形、圆锥形或半圆形,直径 0.5～1.5cm,高 0.8～3cm;表面类白色或淡黄色,不平滑,有多数隐约可见的点状根痕;上端类圆形,有常呈偏斜而凸起的叶痕或芽痕,呈黄棕色;有的下端略尖;质坚实,断面白色,粉性;气微,味辛辣,麻舌而刺喉。本品与半夏的区别点是仅有镇咳作用,无镇吐作用。

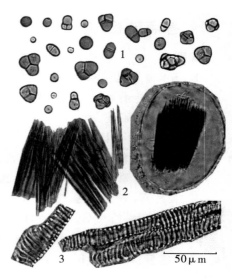

图 6-85 半夏粉末图
1. 淀粉粒 2. 草酸钙针晶 3. 导管

 课堂讨论

水半夏能否代替半夏使用?

 知识拓展

半夏如何炮制

生半夏对黏膜有强烈的刺激作用,可刺激声带黏膜发生炎症水肿而失音,刺激消化道黏膜而引起呕吐或腹泻。半夏的刺激性成分是3,4-二羟基苯甲醛、尿黑酸和半夏蛋白。加入白矾、甘草及加热均可使上述成分失活或生成难溶性沉淀而去除刺激性。①清半夏:半夏用8%的白矾溶液泡至内无白心,口尝微有麻舌感。②姜半夏:可加强半夏的止呕作用。半夏用水浸泡至内无白心;另取生姜切片煎汤,加白矾与半夏共煮透。③法半夏:半夏用水浸泡至内无白心,去水,加甘草石灰液(甘草水煎液倒入石灰液中)浸泡。保持溶液的 pH≥12,至口尝仅微有麻舌感,切面的黄色均匀为度。

*石菖蒲 Acori Tatarinowii Rhizoma

【来源】为天南星科植物石菖蒲 *Acorus tatarinowii* Schott 的干燥根茎。

【产地】主产于四川、浙江、江苏。

【采制】秋、冬二季采挖,除去茎叶、须根及泥沙,晒干。

【性状鉴定】根茎呈扁圆柱形,稍弯曲,常有分枝,长 4～20cm,直径 0.4～1cm。表面棕褐色或棕红色,有疏密不均的环节,节间长 0.2～0.8cm,具细纵皱纹,上方残留的三角形叶痕呈左右镶嵌状排列,有的叶痕上残留有毛状维管束;下侧有多数圆点状须根痕。质硬而脆,易折断,断面纤维性,类白色或微红色,有一棕色的环纹(内皮层),有多数棕色的油点散在。气芳香,味苦、微辛(图6-86)。以条粗、断面类白色、香气浓郁者为佳。

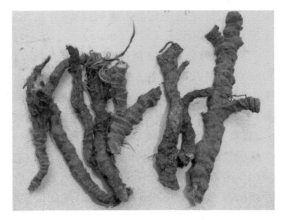

图6-86　石菖蒲

【显微鉴定】

根茎横切面　表皮细胞一层,呈类方形,外壁增厚,有的细胞中含红棕色物。皮层宽广,可见纤维束及外韧型叶迹维管束或根迹维管束,维管束的周围常有纤维管束组成的维管束鞘,纤维束及维管束鞘纤维周围的薄壁细胞含草酸钙方晶。内皮层明显。中柱内有周木型及外韧型维管束散在,束鞘纤维较少。薄壁组织中有类圆形的油细胞散在,薄壁细胞含淀粉粒(图6-87,6-88)。

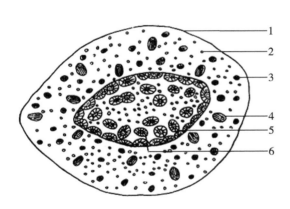

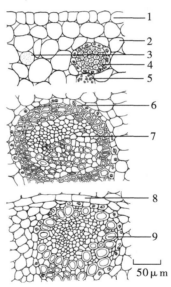

图6-87　石菖蒲根茎横切面简图

1.表皮细胞　2.油细胞　3.纤维束
4.叶迹维管束　5.内皮层　6.周木型维管束

图6-88　石菖蒲根茎横切面详图

1.表皮细胞　2.皮层　3.油细胞　4.淀粉粒　5.纤维束
6.草酸钙方晶　7.叶迹维管束　8.内皮层　9.周木型维管束

粉末　灰棕色。①淀粉粒呈圆形、椭圆形或长卵形,直径2~9μm,脐点不明显。②纤维束周围的细胞中含草酸钙方晶,形成晶鞘纤维。③草酸钙方晶呈多面形、双锥形或类多角形,直径4~16μm。④油细胞较多,类圆形或长圆形,直径22~45μm,包腔内充满黄绿色或橙红色分泌物。⑤皮层薄壁细胞呈类长方形或类圆形,直径22~58μm,细胞壁呈连珠状增厚,有的细胞中含草酸钙方晶。⑥鳞叶表皮细胞淡红棕色或樱红色,表面观呈长方形、类方形或类多角形,直径9~32μm(图6-89)。

【化学成分】含挥发油1.0%~3.4%,主要成分为β-细辛醚、α-细辛醚、γ-细辛醚、红没药醇、水菖蒲酮以及榄香脂素、异榄香脂素、β-榄香烯、甲基丁香酚等。按照《中国药典》

2015 年版挥发油测定法（通则 2204）测定,本品含挥发油不得少于 1.0%（ml/g）。

【理化鉴定】**薄层色谱法** 按照《中国药典》2015 年版薄层色谱法（通则 0502）测定,取本品粉末 0.2g 制作为供试品溶液。另取石菖蒲对照药材 0.2g,制成对照药材溶液。照薄层色谱法试验,吸取上述两种溶液各 2μl,分别点于同一硅胶 G 薄层板上,以石油醚（60℃～90℃）－乙酸乙酯（4∶1）为展开剂,展开,取出,晾干,放置约 1 小时,置紫外光灯（365nm）下检视。供试品色谱中,在与对照药材相应的位置上,显相同颜色的荧光斑点;再以碘蒸气熏至斑点清晰。供试品色谱中,在与对照药材色谱相应的位置上,显相同颜色的斑点。

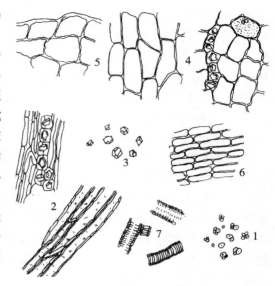

图 6－89　石菖蒲粉末图

1. 淀粉粒　2. 纤维及晶鞘纤维　3. 草酸钙方
4. 薄壁细胞　5. 皮层薄壁细胞　6. 鳞叶表皮细胞
7. 导管

【药理作用】①镇静、镇痛和抗惊厥作用。②解痉作用。③益智作用。④石菖蒲尚有抑菌作用、肝癌细胞抑制作用、止咳、祛痰、平喘、利胆、降压和退热等作用。

【功效与主治】性温,味辛、苦。开窍豁痰,醒神益智,化湿开胃。用于神昏癫痫,健忘失眠,耳鸣耳聋。常用量 3～10g。中成药癫痫康胶囊,镇惊熄风,化痰开窍。用于癫痫风痰闭阻,痰火扰心,神昏抽搐,口吐涎沫者。

【附注】混淆品如下:

①九节菖蒲:为毛茛科植物阿尔泰银莲花 Anemone altaica Fisch. ex C. A. Mey. 的根茎。根茎较细长,圆柱形或稍呈纺锤形,稍弯曲,有时具短分枝,长 3～6cm,中部直径 0.3～0.4cm;表面棕黄色、淡棕色至暗棕色,具多数半环状突起的节,其上有鳞叶痕,斜向交互排列,节上可见点状突起的小根痕;质坚脆,断面白色,显粉性;气微,味微酸而稍麻舌。不能代石菖蒲使用。②藏菖蒲:为天南星科植物藏菖蒲 Acorus calamus L. 的干燥根茎。较粗大,少有分枝,长 4～20cm,直径 0.8～2cm;表面灰棕色至棕褐色,节间长直 0.5～1.5cm;上侧有较大的斜三角形叶痕,下侧有凹陷的圆点状根痕;质硬,折断面海绵样,淡棕色,横切面可见一明显的环,有多数小空洞及维管束小点;气较浓烈而特异。性温,味辛。能温胃,消炎止痛。③水菖蒲:为天南星科植物水菖蒲 Acorus calamus L. 的干燥根茎。全株有特殊香气。具横走粗壮而稍扁的根状茎,径直 0.5～2cm,上生有多数须根。性辛、苦、温。开窍,化痰,健胃,醒神。用于癫痫、痰热惊厥、胸腹胀闷、慢性支气管炎。

 课堂讨论

如何鉴别石菖蒲、水菖蒲和九节菖蒲?

百部　Stemonae Radix

为百部科植物直立百部 Stemona sessilifolia（Miq.）Miq. 蔓生百部 Stemona japonica（Bl.）

Miq. 或对叶百部 *Stemona tuberosa* Lour. 的干燥块根。直立百部和蔓生百部主产于安徽、江苏、浙江、湖北等地;对叶百部主产于湖北、广东、福建、四川等地。春、秋二季采挖,除去须根,洗净,置沸水中略烫或蒸至无白心,取出,晒干。直立百部:呈纺锤形,上端较细长,皱缩弯曲,长 5 ~ 12cm,直径 0.5 ~ 1cm。表面黄白色或淡棕黄色,有不规则深纵沟,间或有横皱纹。质脆,易折断,断面平坦,角质样,淡黄棕色或黄白色,皮部较宽,中柱扁缩。气微,味甘、苦。蔓生百部:两端稍狭细,表面多不规则皱褶及横皱纹。对叶百部:呈长纺锤形或长条形,长 8 ~ 24cm,直径 0.8 ~ 2cm,表面浅黄棕色至灰棕色,具浅纵皱纹或不规则纵槽。质坚实,断面黄白色至暗棕色,中柱较大,髓部类白色。性微温,味甘、苦。用于新旧咳嗽,肺痨咳嗽,顿咳;外用治头虱、体虱、蛲虫病、阴痒;蜜炙百部润肺止咳,用于阴虚劳咳。常用量 3 ~ 9g。

*川贝母　Fritillariae Cirrhosae Bulbus

【来源】为百合科植物川贝母 *Fritillaria cirrhosa* D. Don、暗紫贝母 *F. unibracteata* Hsiao et K. C. Hsia、甘肃贝母 *F. przewalskii* Maxim. 、梭砂贝母 *F. delavayi* Franch. 、太白贝母 *F. taipaiensis* P. Y. Li 或瓦布贝母 *F. unibracteata* Hsiao et K. C. Hsia var. *wabuensis*（S. Y. Tang et S. C. Yue）Z. D. Liu, S. Wang et S. C. Chen 的干燥鳞茎。按性状不同分别习称"松贝""青贝""炉贝"和"栽培品"。

【产地与采制】暗紫贝母主产于四川阿坝地区,甘肃贝母主产于甘肃、青海及四川,为商品川贝母的主要来源;川贝母主产于四川、云南、西藏,产量小;梭砂贝母主产于青海、四川、云南,因其过去集散于打箭炉(今四川康定),故称"炉贝",因表面有棕色斑块,又称"虎皮贝"。夏、秋二季或积雪融化时采挖,除去须根、粗皮及泥沙,晒干或低温干燥。

【性状鉴定】

松贝　呈类圆锥形或近球形,高 0.3 ~ 0.8cm,直径 0.3 ~ 0.9cm。表面类白色。外层鳞片 2 瓣,大小悬殊,大瓣紧抱小瓣,小瓣未包被的部分呈新月形,习称"怀中抱月";顶部闭合,中心有类圆柱形、顶端稍尖的心芽和小鳞叶 1 ~ 2 枚;先端钝圆或稍尖,底部平坦或微凹入,中心有一灰褐色的鳞茎盘,偶有残存的须根。质硬而脆,断面白色,富粉性。气微,味微苦(图 6 - 90)。

青贝　呈扁球形或圆锥形,高 0.4 ~ 1.4cm,直径 0.4 ~ 1.6cm。外层鳞叶 2 瓣,大小相近,相对抱合,顶部开裂,习称"观音合掌"。中心有心芽和小鳞叶 2 ~ 3 枚及细圆柱形的残茎。

炉贝　呈长圆锥形,高 0.7 ~ 2.5cm,直径 0.5 ~ 2.5cm。表面类白色或浅棕黄色,常具棕色斑块,习称"虎皮斑"。外层鳞叶 2 枚,大小相近,顶部开裂而略尖,基部稍尖或较钝。

栽培品　呈类扁球形或短圆柱形,高 0.5 ~ 2cm,直径 1 ~ 2.5cm。表面类白色或浅棕黄色,稍粗糙,有的具浅黄色斑点。外层鳞叶 2 瓣,大小相近,顶部较平,多开裂。

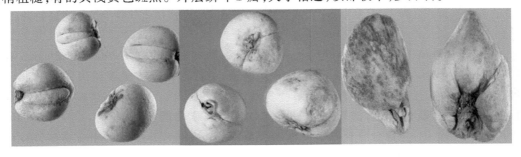

图 6 - 90　松贝、青贝及炉贝

【显微鉴定】

松贝、青贝及栽培品粉末 类白色。①淀粉粒甚多，单粒呈卵圆形、三角状卵形或不规则圆形，有的边缘不平整或略做分枝状，直径 5~64μm，脐点呈点状、短缝状、人字形或马蹄状，层纹隐约可见；复粒淀粉由 2 分粒组成。②表皮细胞长方形，垂周壁呈微波状弯曲，偶见不定式气孔；气孔类圆形，副卫细胞 5~7 个。③草酸钙结晶细小，呈类方形或簇状，存在于表皮细胞及薄壁细胞中。④导管螺纹或环纹，直径较小(图 6-91)。

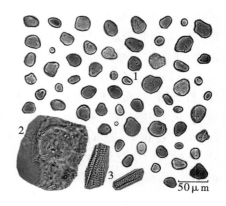

图 6-91 川贝母粉末
1. 淀粉粒 2. 气孔 3. 导管

炉贝粉末 淀粉粒广卵形、贝壳形、肾形或椭圆形，直径约至 60μm，脐点人字状、星状或点状，层纹明显。螺纹导管和网纹导管直径可达 64μm。

【化学成分】含多种异甾类生物碱。川贝母含青贝碱、松贝碱、川贝碱、西贝素、炉贝甲素、川贝酮；暗紫贝母含松贝甲素、松贝乙素、贝母辛；甘肃贝母含岷贝碱甲、岷贝碱乙；梭砂贝母含炉贝甲素、炉贝乙素、西贝素、川贝酮、贝母辛、白炉贝碱、炉贝碱等。此外，贝母类尚含皂苷及甾醇类成分。按照《中国药典》2015 年版紫外-可见分光光度法(通则 0401)测定，本品按干燥品计算，含总生物碱以西贝母碱计，不得少于 0.050%。

【理化鉴定】

1. 取粉末 2g，加 2% 己酸 10ml，振摇，过滤，取滤液 3ml，加碘化铋钾试液 1~2 滴，产生橙黄色沉淀；另取滤液 3ml，加 20% 硅钨酸试液 1~2 滴，即产生白色的絮状沉淀。

2. **薄层色谱法**

按照《中国药典》2015 年版薄层色谱法(通则 0502)测定，取粉末 10g 制作为供试品溶液。另取贝母素乙对照品制成对照品溶液。吸取上述两种溶液，分别点样于同一硅胶 G 薄层板上，以乙酸乙酯-甲醇-浓氨试液-水(18：2：1：0.1)展开，取出，晾干，依次喷以稀碘化铋钾试液和亚硝酸钠乙醇试液。供试品色谱中，在与对照品色谱相应的位置上，显相同颜色的斑点。

【药理作用】①镇咳祛痰作用：皂苷、生物碱均有不同程度的祛痰作用。②降压作用：川贝母生物碱产生持久性血压下降，并伴有短暂的呼吸抑制。③对平滑肌的作用。

【功效与主治】性微寒，味苦、甘；能清热润肺，化痰止咳，散结消痈；用于肺热燥咳，干咳少痰，阴虚劳嗽，痰中带血，瘰疬，乳痈，肺痈。不宜与川乌、制川乌、草乌、制草乌、附子同用。常用量 3~10g，研粉冲服，一次用量 1~2g。中成药川贝枇杷糖浆，清热宣肺，化痰止咳。用于风热犯肺、内郁化火所致的咳嗽痰黄或吐痰不爽、咽喉肿痛、胸闷胀痛、感冒咳嗽及慢性支气管炎见上述证候者。

【附】

①伊贝母 Bulbus Fritillariae Pallidiflorae：为百合科植物新疆贝母 *Fritillaria walujewii* Regel 或伊犁贝母 *Fritillaria pallidiflora* Schrenk 的干燥鳞茎，主产于新疆。呈扁球形或圆锥形，表面类白色或淡黄白色，光滑或稍粗糙；外层鳞叶 2 瓣，肥厚，大小相近而紧靠；顶端平展而开裂，基部圆钝；质硬而脆，断面白色，富粉性；气微，味微苦。性味功能同川贝母。②平贝母 Bulbus Fritillariae Ussuriensis：为百合科植物平贝母 *Fritillaria ussuriensis* Maxim. 的干燥鳞茎，主产于东北地区。春季采挖，除去外皮、须根及泥沙，晒干或低温干燥。呈扁球形，高 0.5~1cm，直径 0.6~2cm；表面乳白色或淡黄白色，外层鳞叶 2 瓣，肥厚，大小相近或一片稍大抱合，顶端略平

或微凹入,常稍开裂;中央鳞片小;质坚实而脆,断面粉性;气微,味苦。性味功能同川贝母。

③湖北贝母 Bulbus Fritillariae Hupehensis:为百合科植物湖北贝母 *Fritillaria hupehensis* Hsiao et K. C. Hsia 的干燥鳞茎。夏初植株枯萎后采挖,用石灰水或清水浸泡,干燥。呈扁圆球形,高 0.8 ~ 2.2cm,直径 0.8 ~ 3.5cm;表面类白色至淡棕色,外层鳞叶 2 瓣,肥厚,略呈肾形,或大小悬殊,大瓣紧抱小瓣,顶端闭合或开裂;内有鳞叶 2 ~ 6 枚及干缩的残茎,内表面淡黄色至类白色,基部凹陷呈窝状,残留有淡棕色表皮及少数须根;单瓣鳞叶呈元宝状,长 2.5 ~ 3.2cm,直径 1.8 ~ 2cm;质脆,断面类白色,富粉性。气微,味苦。性凉,味微苦,清热化痰,止咳,散结。

【附注】贝母伪品　在云南、四川曾以百合科植物丽江山慈菇(益辟坚)*Iphigenia indica*Kunth. et Benth. 或老鸦瓣 *Tulipa edulis* Bakel 的鳞茎误做川贝母使用。二者均含秋水仙碱,有毒。河南、湖南、贵州等地曾以葫芦科植物假贝母(土贝母)*Bolbostemma paniculatum* (Maxim.) Franq. 的鳞茎做贝母使用,本品含皂苷等。上述 3 种伪品均无肥厚的鳞叶,应注意鉴别。常见的川贝混伪品还有一轮贝母、东贝母及草贝母等。

* 浙贝母　Fritillariae Thunbergii Bulbus

【来源】为百合科植物浙贝母 *Fritillaria thunbergii* Miq. 的干燥鳞茎。

【产地与采制】主产于浙江。江苏、安徽、湖南亦产。初夏植株枯萎时采挖,洗净,大小分开,大者除去芯芽,习称"大贝";小者不去芯芽,习称"珠贝"。分别进行撞擦,除去外皮,拌以煅过的贝壳粉,吸去擦出的浆汁,干燥;或取鳞茎,大小分开,洗净,除去芯芽,趁鲜切成厚片。洗净,干燥,习称"浙贝片"。

【性状鉴定】

大贝　为鳞茎外层的单瓣鳞叶,略呈新月形,高 1 ~ 2cm,直径 2 ~ 3.5cm。外表面类白色至淡黄色,内表面白色或淡棕色,被有白色粉末。质硬而脆,易折断,断面白色至黄白色,富粉性。气微,味微苦(图 6 - 92)。

珠贝　为完整的鳞茎,呈扁圆形,高 1 ~ 1.5cm,直径 1 ~ 2.5cm。表面类白色,外层鳞叶 2 瓣,肥厚,略呈肾形,互相抱合,内有 2 ~ 3 枚小鳞叶及干缩的残茎(图 6 - 92)。

浙贝片　为鳞茎外层的单瓣鳞叶切成的片。呈椭圆形或类圆形,直径 1 ~ 2cm,边缘表面淡黄色,切面平坦,粉白色。质脆,易折断,断面粉白色,富粉性(图 6 - 92)。

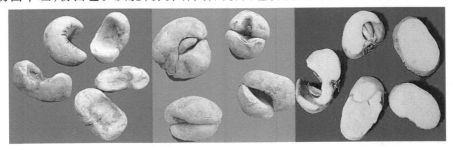

图 6 - 92　大贝、珠贝及浙贝片

以身干、色白、粉性足、质坚实、不松泡者为佳。

【化学成分】含甾体生物碱,如贝母素甲(浙贝碱)、贝母素乙(去氢浙贝碱),以及微量的贝母芬碱、贝母定碱等。

【功效与主治】性寒,味苦。清热散结,化痰止咳。常用量 5 ~ 10g。不宜与乌头类药材同用。中成药如羚羊清肺片等。

生药学

浙贝母的性状与功效同川贝母有何不同？

*麦冬 Ophiopogonis Radix

【来源】为百合科植物麦冬 *Ophiopogon japonicus* (L. f) Ker Gawl. 的干燥块根。

【产地】主产于四川、浙江。产于四川者习称"川麦冬"，产量大；产于浙江者习称"杭麦冬"，质量优，为浙江省著名的道地药材"浙八味"之一。

【采制】夏季采挖，洗净，反复曝晒、堆置，直至七八成干时，除去须根，晒干或微火烘干。

【性状鉴定】块根呈纺锤形，两端略尖，长 1.5～3cm，直径 0.3～0.6cm。表面黄白色或淡黄色，有细纵纹。质柔韧，断面黄白色，半透明，中柱细小。气微香，味微甘、微苦，嚼之微有黏性（图 6－93）。以粒大、饱满、色白、不泛油、嚼之发黏者为佳。

【显微鉴定】

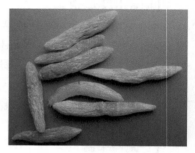

图 6－93 麦冬

块根横切面（直径约 3mm） 表皮细胞 1 层，偶见根毛；根被细胞 3～5 列，壁木栓化。皮层宽广，外皮层细胞呈切向延长，皮层薄壁细胞中散在有含有草酸钙针晶束的黏液细胞；内皮层外侧为 1 列石细胞，其内侧壁及径向壁增厚，纹孔细密；内皮层细胞壁均匀增厚，木化，可见通道细胞。中柱直径较小，中柱鞘薄壁细胞 1～2 层，韧皮部 16～22 个，与木质部相间排列呈辐射状，木质部内侧被木纤维连接成环状。髓部较小，薄壁细胞类圆形（图 6－94，6－95）。

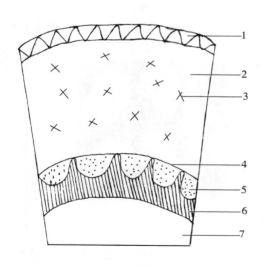

图 6－94 麦冬横切面简图
1. 木栓层 2. 皮层 3. 草酸钙针晶束
4. 内皮层 5. 韧皮部 6. 木质部 7. 髓部

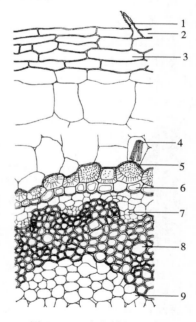

图 6－95 麦冬横切面详图
1. 非腺毛 2. 表皮细胞 3. 根被 4. 草酸钙针晶束
5. 石细胞 6. 内皮层 7. 韧皮部 8. 木质部 9. 髓部

粉末 淡黄棕色。①草酸钙针晶成束或散在,长 24～50μm;有的针晶呈柱晶状,长约至88μm,直径至 13μm。②石细胞类方形或长方形,直径 22～64μm,壁三面增厚,一面甚薄,木化,纹孔明显。④导管网纹或螺纹。⑤木纤维细胞壁较薄,可见交叉状纹孔(图 6－96)。

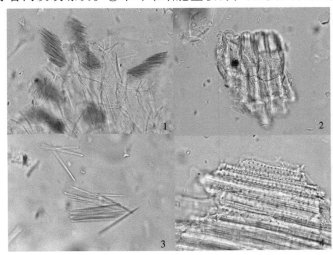

图 6－96 麦冬粉末图
1. 草酸钙针晶 2. 石细胞 3. 细柱状结晶 4. 木纤维

【化学成分】甾体皂苷类,主要有麦冬皂苷,苷元均为鲁斯可皂苷元;麦冬皂苷 B′、C′、D′,苷元均为薯蓣皂苷元。黄酮类:为高异黄酮类化合物,主要有甲基麦冬二氢黄酮 A、B,麦冬二氢黄酮 A、B,6－醛基异麦冬二氢黄酮 A、B 等。挥发油类:从麦冬挥发油中已鉴定出樟脑、沉香醇、松油醇、莎草烯、葎椿草烯。此外,尚含 β－谷甾醇及其葡萄糖苷、麦冬多糖等成分。按照《中国药典》2015 年版紫外－可见分光光度法(通则 0401)测定,本品按干燥品计算,含麦冬总皂苷以鲁斯可皂苷元计,不得少于 0.12%。

【理化鉴定】**薄层色谱法** 按照《中国药典》2015 年版薄层色谱法(通则 0502)测定,取粉末 2g制作为供试品溶液。另取麦冬对照药材 2g,制成对照药材溶液。吸取上述两种溶液,分别点于同一块硅胶 GF$_{254}$薄层板上,以甲苯－甲醇－冰醋酸(80:5:0.1)为展开剂,展开,取出,晾干,置紫外光灯(254nm)下检视。供试品色谱中,在与对照药材色谱相应的位置上,显相同颜色的斑点。

【药理作用】①免疫增强作用。②对心血管系统的作用。③降血糖作用。麦冬尚有抗衰老、抗菌、平喘、抗过敏等作用。

【功效与主治】性微寒,味甘、微苦。养阴生津,润肺清心。用于肺燥干咳,阴虚痨咳,喉痹咽痛,津伤口渴,内热消渴,心烦失眠,肠燥便秘。常用量 6～12g。中成药生脉饮,益气复脉,养阴生津。用于气阴两亏,心悸气短,脉微自汗。

【附注】麦冬地习惯用药较多,应注意与正品区别。

①山麦冬:为百合科植物麦冬 *Liriopd spicata* Loru 的干燥块根。呈纺锤形,略弯曲,两端狭尖,中部略粗,长 1.5～3.5cm,直径 0.3～0.5cm;表面淡黄色,有的显黄棕色,具粗糙的纵皱纹;质柔韧,纤维性较强,断面黄白色,蜡质样;味较淡。②大麦冬:为百合科植物阔叶山麦冬 *Liriope platyphylla* Wang et Tang 的干燥块根。通常较大,呈圆柱形,略弯曲,两端钝圆,有中柱露出,长 2～3～5cm,直径 0.5～1.5cm;表面土黄色至暗黄色,不透明,有多数宽大纵槽纹及皱纹。未干透时柔韧,干后坚硬,质脆易折断,折断面平坦,黄白色,角质样,中央有细小淡黄色中柱;气微弱,味

甜。③土麦冬：为百合科植物山麦冬 Liriope spicata 的干燥块根，呈纺锤形，略弯曲，两端狭尖，中部略粗，长 1.5～3.5cm，直径 0.3～0.5cm；表面淡黄色，具粗糙的纵皱纹；质柔韧，纤维性强，断面黄白色，蜡质样；味较淡。在部分地区或民间做麦冬混用。④竹叶麦冬：为禾本科植物淡竹叶 Lophatherum gracile Brongn 的块根（称作"竹叶麦冬"）以及百合科植物萱草 Hemerocallis fulva L. 和羊齿天门冬 Asparagus filicinus Ham. ex D. Don. 的块根做麦冬使用，应注意鉴别。

黄精　Polygonati Rhizoma

为百合科植物滇黄精 *Polygonatum kingianum* Coll. et Hemsl.、黄精 *Polygonatum sibiricum* Red. 或多花黄精 *Polygonatum cyrtonema* Hua 的干燥根茎。按形状不同，习称"大黄精""鸡头黄精""姜形黄精"。大黄精主产于云南、广西等地。鸡头黄精主产于河北、内蒙古等地。姜形黄精主产于贵州、湖南等地。春、秋二季采挖，除去须根，洗净，置沸水中略烫或蒸至透心，干燥。大黄精呈肥厚肉质结节块状，结节长可达 10cm 以上，宽 3～6cm，厚 2～3cm；表面淡黄色至黄棕色，具环节，有皱纹及须根痕，结节上侧茎痕呈圆盘状，圆周凹入，中部突出；质硬而韧，不易折断，断面角质，淡黄色至黄棕色；气微，味甜，嚼之有黏性。鸡头黄精呈结节状弯柱形，长 3～10cm，直径 0.5～1.5cm；结节长 2～4cm，略呈圆锥形，常有分枝；表面黄白色或灰黄色，半透明，有纵皱纹，茎痕圆形，直径 5～8mm。姜形黄精呈长条结节块状，长短不等，常数个块状结节相连；表面灰黄色或黄褐色，粗糙，结节上侧有突出的圆盘状茎痕，直径 0.8～1.5cm。性平，味甘。补气养阴，健脾，润肺，益肾。常用量 9～15g。

玉竹　Polygonati Odorati Rhizoma

为百合科植物玉竹 *polygonatum odoratum*（Mill.）Druce 的干燥根茎。主产于湖南、河南、江苏、浙江等地。秋季采挖，除去须根，洗净，晒至柔软后，反复揉搓、晾晒至无硬心，晒干；或蒸透后，揉至半透明，晒干。根茎呈长圆柱形，略扁，少有分枝，长 4～18cm，直径 0.3～1.6cm；表面黄白色或淡黄棕色，半透明，具纵皱纹及微隆起的环节，有白色圆点状的须根痕和圆盘状茎痕；质硬而脆或稍软，易折断，断面角质样或显颗粒性；气微，味甘，嚼之发黏。性微寒，甘。养阴润燥，生津止渴。常用量 6～12g。

天冬　Asparagi Radix

为百合科植物天冬 *Asparagus cochinchinensis*（Lour.）Merr. 的干燥块根。主产于贵州、四川、广西等地。秋、冬二季采挖，洗净，除去茎基和须根，置沸水中煮或蒸至透心，趁热除去外皮，洗净，干燥。块根呈长纺锤形，略弯曲，长 5～18cm，直径 0.5～2cm；表面黄白色至淡黄棕色，半透明，光滑或具深浅不等的纵皱纹，偶有残存的灰棕色外皮；质硬或柔润，有黏性，断面角质样，中柱黄白色；气微，味甜、微苦。性寒，味甘、苦。养阴润燥，清肺生津。常用量 6～12g。

知母　Anemarrhenae Rhizoma

为百合科植物知母 *Anemarrhena asphodeloides* Bge. 的干燥根茎。主产于河北。秋季采挖，除去残茎、须根及泥沙，晒干，习称"毛知母"；或趁鲜除去外皮，晒干，习称"知母肉"（光知母）。根茎呈扁长条形，微弯曲，长 3～15cm，直径 0.8～1.5cm，一端残留有浅黄色的叶基，习称"包金头"；表面黄棕色至棕色，根茎的一侧（上侧）有一纵沟，表面具紧密排列的环状节，节上密生黄棕色纤维状叶基，由两侧向根茎上方纵沟方向聚集，下方隆起而略皱缩，有圆点状凹陷或突起的根痕；质硬，易折断，断面黄白色；气微，味微甘、略苦，嚼之带黏性（图 6-97）。性寒，味

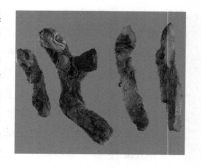

图 6-97　知母

苦、甘;能清热泻火,滋阴润燥;用于外感热病,高热烦渴,肺热燥咳,骨蒸潮热,内热消渴,肠燥便秘。常用量6~12g。

＊山药　Dioscoreae Rhizoma

【来源】为薯蓣科植物薯蓣 *Dioscorea opposita* Thunb. 的干燥根茎。

【产地】主产于河南,为四大怀药之一。

【采制】冬季茎叶枯萎后采挖,切去根头,洗净,除去外皮及须根,晒干,即为"毛山药";或选择肥大顺直的毛山药,置清水中浸至无干心,闷透,用木板搓成圆柱形,两端切齐,晒干,打光,即为"光山药"。

【性状鉴定】

毛山药　略呈圆柱形,弯曲而稍扁,长15~30cm,直径1.5~6cm;表面黄白色或淡黄色,有纵沟、纵皱纹及须根痕,偶有浅棕色外皮残留;体重,质坚实而脆,断面白色,粉性;气微,味淡、微酸,嚼之发黏。

光山药　呈圆柱形,条匀挺直,两端齐平,长9~18cm,直径1.5~3cm;表面白色,光滑细腻,有细微的维管束线纹(图6-98)。

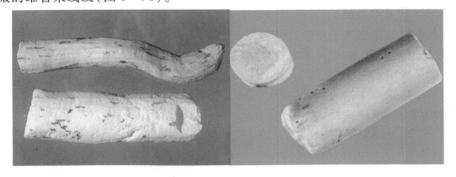

图6-98　毛山药、光山药

【显微鉴定】**粉末**　类白色。①淀粉粒单粒众多,呈扁卵形、类圆形、三角状卵形或矩圆形,直径8~35μm,脐点点状、人字状、十字状或短缝状,可见层纹;复粒稀少,由2~3分粒组成。②草酸钙针晶束存在于黏液细胞中,长约至240μm。③具缘纹孔、网纹、螺纹及环纹导管直径12~48μm(图6-99)。

【化学成分】含薯蓣皂苷元,皂苷、胆碱、3,4-二羟基苯乙胺、甘露聚糖、植酸、尿囊素、多巴胺、山药碱、止权素、糖蛋白和氨基酸等。按照中国药典2015版水溶性浸出物测定法(通则2201)项下的冷浸法测定,毛山药和光山药不得少于7.0%;山药片不得少于10.0%。

【功效与主治】性平,味甘;能补脾养胃,生津益肺,补肾涩精;用于脾虚食少,久泻不止,肺虚喘咳,肾虚遗精,带下,尿频,虚热消渴。麸炒山药能

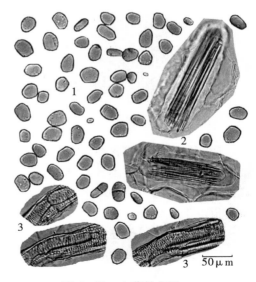

图6-99　山药粉末图

1.淀粉粒　2.草酸钙针晶　3.导管

117

补脾健胃;用于脾虚食少,泄泻便溏,白带过多。常用量6~9g。中成药杞菊地黄丸,滋肾养肝。用于肝肾阴亏,眩晕耳鸣,羞明畏光,迎风流泪,视物昏花。

射干　Belamcandae Rhizoma

为鸢尾科植物射干 *Belamcanda chinensis*(L.)DC. 的干燥根茎。主产于河南、湖北、江苏、安徽等地。春初刚发芽或秋末茎叶枯萎时采挖,除去须根及泥沙,干燥。呈不规则结节状,长3~10cm,直径1~2cm。表面黄褐色或黑褐色,皱缩,有较密的环纹。上面有数个圆盘状凹陷的茎痕,偶有茎基残存;下面有残留细根及根痕。质硬,断面黄色,颗粒性。气微,味苦、微辛。性寒,味苦。清热解毒,消痰,利咽。常用量3~10g。

*干姜　Zingiberis Rhizoma

【来源】为姜科植物姜 *Zingiber officinale* Rosc. 的干燥根茎。

【产地】主产于四川、贵州。浙江、山东、湖北、广东、陕西等地亦产。

【采制】冬季采挖,除去须根及泥沙,洗净,称"生姜";晒干或低温干燥,称"干姜";趁鲜切片晒干或低温干燥,称"干姜片";将干姜片沙烫至表面鼓起,呈棕褐色,称"炮姜"。

【性状鉴定】

干姜　根茎呈扁平的块状,常呈掌指状分枝,长3~7cm,厚1~2cm。表面浅黄色或浅灰棕色,粗糙,具纵皱纹及明显的环节。各分枝的节上常有鳞叶残存,顶端有茎痕或顶芽。质坚实,断面黄白色或灰白色,粉性或颗粒性,呈黄棕色,内皮层环明显,维管束及黄色的小点散在。气香,特异,味辛辣(图6-100)。

炮姜　呈不规则膨胀的块状,具指状分枝。表面棕黑色或棕褐色。质轻泡,断面边缘处显棕黑色,中心棕黄色,细颗粒性,维管束散在。气香,特异,味微辛辣(图6-100)。

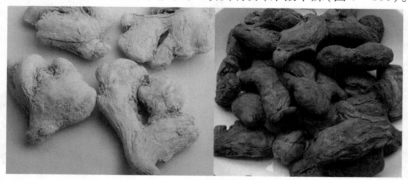

图6-100　干姜、炮姜

【化学成分】干姜含挥发油2%~3%,油中主要含姜醇、姜烯,并含没药烯、桉油精等多种成分;辛辣成分有6-姜辣醇(6-姜辣素)及其分解产物姜酮、姜辣烯酮等,以姜辣烯酮含量最高。按照《中国药典》2015年版高效液相法(通则0512)测定,本品按干燥品计算,含6-姜辣素不得少于0.60%。

【功效与主治】干姜:性热,味辛,温经散寒、回阳通脉、温肺化饮,用于脘腹冷痛、呕吐泄泻、肢冷脉微、痰饮喘咳。常用量3~10g。炮姜:性热,味辛,温经止血、温中止痛,用于阳虚失血、吐衄崩漏、脾胃虚寒、腹痛吐泻。常用量3~9g。

*莪术　Curcumae Rhizoma

【来源】为姜科植物蓬莪术 *Curcuma phaeocaulis* Val.、广西莪术 *Curcuma kwangs-Iensis* S. G. Lee et C. F. Liang 或温郁金 *Curcuma wenyujin* Y. H. Chen et C. Lin 的干燥根茎。分别习称"蓬莪术""广西莪术""温莪术"。

【产地】温莪术主产于浙江温州,桂莪术主产于广西南宁,蓬莪术主产于福建、广东、广西、四川等地。

【采制】冬季采挖,洗净,除去须根及杂质,蒸至透心,晒干或低温干燥。

【性状鉴定】

蓬莪术　块茎呈卵圆形、长卵形、圆锥形或长纺锤形,顶端多钝尖,基部钝圆,长 2 ~ 8cm,直径 1.5 ~ 4cm。表面灰黄色至灰棕色,有突起的环节以及微凹的圆形须根痕或残留的须根,有的两侧各有一列下陷的芽痕和类圆形的侧生根茎痕,有的还可见刀削痕。体重,质坚实,断面灰褐色至蓝褐色,具蜡样光泽,常附有灰棕色粉末,皮层与中柱易分离,内皮层环纹棕褐色。气微香,味微苦、辛(图 6 - 101)。

广西莪术　环节稍突起,断面黄棕色至棕色,常附有淡黄色粉末,内皮层环纹黄白色。

温莪术　断面黄棕色或棕褐色,常附有淡黄色至黄棕色粉末,气香或微香。

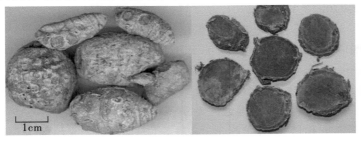

1cm

图 6 - 101　蓬莪术药材及饮片

【显微鉴定】**根茎横切面**　木栓细胞数列,有时已除去。皮层有叶迹维管束散在,内皮层明显。中柱较宽,外韧型维管束散在,沿中柱鞘部位的维管束较小,排列较密。薄壁细胞充满糊化的淀粉粒团块,有的油细胞中有含金黄色油状物(图 6 - 102)。

【化学成分】三种莪术均含挥发油及姜黄素类成分。其中,温莪术含挥发油 3.38%,桂莪术含 2.38%,蓬莪术含 1.51%。此外,尚含有微量的姜黄素、去甲氧基姜黄素和双去甲氧基姜黄素等。按照《中国药典》2015 年版挥发油测定法(通则 2204)测定,本品含挥发油不得少于 1.5%(ml/g)。

【理化鉴定】**薄层色谱法**　按照《中国药典》2015 年版薄层色谱法(通则 0502)测定,取本品粉末 0.5g 制作为供试品溶液。另取吉马酮对照品,加无水乙醇制成每 1ml 含 0.4mg 的溶液,作为对照品溶液。照薄层色谱

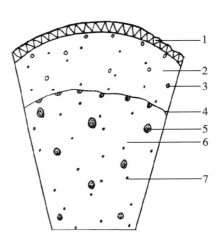

图 6 - 102　莪术根茎横切面简图
1. 木栓化细胞　2. 皮层　3. 叶迹维管束
4. 内皮层　5. 中柱维管束　6. 中柱薄壁组织
7. 油细胞

法试验,吸取上述两种溶液各 10μl,分别点于同一硅胶 G 薄层板上,以石油醚(30℃~60℃)-丙酮-乙酸乙酯(94∶5∶1)为展开剂,展开,取出,晾干,喷以 1% 香草醛硫酸溶液,在 105℃加热至斑点显色清晰。供试品色谱中,在与对照品色谱相应的位置上,显相同颜色的斑点。

【药理作用】①抗肿瘤作用。②血栓作用,莪术的水提液、水煎醇沉法制成的制剂均能抑制血小板聚集与血栓形成。③抗生育作用。莪术挥发油尚有抗菌、抗病毒、抗炎、升高白细胞、增强机体免疫和健胃等作用。

【功效与主治】性温,味辛、苦。能行气破血,消积止痛。用于癥瘕痞块,瘀血经闭,胸痹心痛,食积胀痛。常用量 3~10g。孕妇禁用。中成药乳癖散结胶囊,行气活血,软坚散结,用于气滞血瘀所致的乳腺增生病。

姜黄 Curcumae Longae Rhizoma

为姜科植物姜黄 *Curcuma longa* L. 的干燥根茎。主产于四川、福建、广东、江西等地。冬季茎叶枯萎时采挖,洗净,煮或蒸至透心,晒干,除去须根。呈不规则卵圆形、圆柱形或纺锤形,常弯曲,有的具短叉状分枝,长 2~5cm,直径 1~3cm。表面深黄色,粗糙,有皱缩纹理和明显环节,并有圆形分枝痕及须根痕。质坚实,不易折断,断面棕黄色至金黄色,角质样,有蜡样光泽,内皮层环纹明显,维管束呈点状散在。气香特异,味苦、辛。性温,味辛、苦。破血行气,通经止痛。常用量 3~10g,外用适量。

郁金 Curcumae Radix

为姜科植物温郁金 *Curcuma wenyujin* Y. H. Chen et C. Ling、姜黄 *Curcuma longa* L.、广西莪术 *Curcuma kwangsiensis* S. G. Lee et C. F. Liang 或蓬莪术 *Curcuma phaeocaulis* Val. 的干燥块根。前两者分别习称"温郁金"和"黄丝郁金",后两者按性状不同习称"桂郁金"或"绿丝郁金"。主产于广西、四川、福建、广东等地。冬季茎叶枯萎后采挖,除去泥沙及细根,蒸或煮至透心,干燥。温郁金:呈长圆形或卵圆形,稍扁,有的微弯曲,两端渐尖,长 3.5~7cm,直径 1.2~2.5cm。表面灰褐色或灰棕色,具不规则的纵皱纹,纵纹隆起处色较浅。质坚实,断面灰棕色,角质样;内皮层环明显。气微香,味微苦。黄丝郁金:呈纺锤形,有的一端细长,长 2.5~4.5cm,直径 1~1.5cm。表面棕灰色或灰黄色,具细皱纹。断面橙黄色,外周棕黄色至棕红色。气芳香,味辛辣。桂郁金:呈长圆锥形或长圆形,长 2~6.5cm,直径 1~1.8cm。表面具疏浅纵纹或较粗糙网状皱纹。气微,味微辛苦。绿丝郁金:呈长椭圆形,较粗壮,长 1.5~3.5cm,直径 1~1.2cm。气微,味淡,性寒,辛、苦。行气化瘀,清心解郁,利胆退黄。常用量 3~10g。不宜与丁香、母丁香同用。

* 天麻 Gastrodiae Rhizoma

【来源】为兰科植物天麻 *Gastrodia elata* Bl. 的干燥块茎。

【产地】主产于四川、云南、湖北、陕西、贵州等地,东北及华北各地亦产。

【采制】立冬至次年清明前可采挖,立夏之前采挖者称"春麻",质次;立冬之前采者挖称"冬麻",质量较佳。采挖后洗净,用竹刀削去外皮或用谷壳擦去外皮,用无烟火烘干。

【性状鉴定】块茎扁长椭圆形或长条形,扁缩而稍弯曲,长 3~15cm,宽 1.5~6cm,厚 0.5~2cm。顶端有红棕色芽苞(冬麻),习称"鹦哥嘴"或"红小瓣",或顶端残留有茎基(春麻),基部有自母麻脱落后留下的圆脐样瘢痕,习称"肚脐眼"。表面黄白色至淡黄棕色,有纵皱纹及由潜伏芽排列而成的多轮点状横环纹。质坚硬,不易折断,断面较平坦,角质样,黄白色至淡棕色角质样。气特异,味甘(图 6-103)。以个大、体重质坚实、色黄白、断面角质样、无空心者为佳。

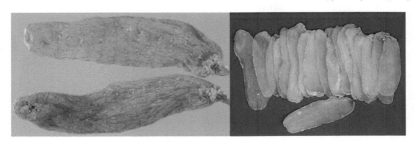

图 6 - 103　天麻药材及饮片

【显微鉴定】**块茎横切面**　表皮有时残存,下皮由 2 ～ 3 层呈切向延长的木栓化细胞组成。皮层为 10 层列类多角形的薄壁细胞,较老的块茎皮层与下皮相接处有 2 ～ 3 层木化的厚壁细胞,纹孔明显。中柱宽广,有多数小型的有限外韧型或周韧型维管束散在。薄壁细胞中充满草酸钙针晶束(图 6 - 104,6 - 105)。

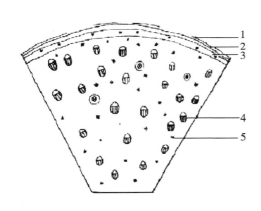

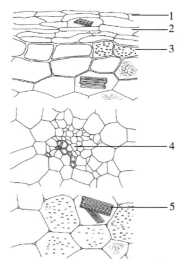

图 6 - 104　天麻横切面简图
1. 表皮　2. 下皮　3. 皮层厚壁细胞
4. 维管束　5. 草酸钙针晶

图 6 - 105　天麻横切面详图
1. 表皮　2. 下皮　3. 皮层厚壁细胞
4. 维管束　5. 草酸钙针晶

　　粉末　黄白色至黄棕色。①厚壁细胞椭圆形或类多角形,直径 70 ～ 180μm,壁厚 3 ～ 8μm,木化,纹孔明显,细胞壁呈连珠状增厚。②草酸钙针晶成束或散在,长 25 ～ 93μm。③含糊化多糖团块的薄壁细胞较大,无色,有的细胞隐约可见长卵形、长椭圆形或类圆形颗粒,遇碘液呈棕色或淡棕紫色。④螺纹、网纹或环纹导管,直径 8 ～ 30μm(图 6 - 106)。

　　【化学成分】含天麻苷(天麻素,对羟基苯甲醇 $-\beta-D-$ 葡萄糖苷)及其苷元(对羟基苯甲醇)。尚含香草醛、香草醇、β - 谷甾醇、胡萝卜苷、柠檬酸、柠檬酸单甲酯、棕榈酸、琥珀酸等。天麻苷、对羟基苯甲醇及香草醇为活性成分。按照《中国药典》2015 年版高效液相法(通则0512)测定,本品按干燥品计算,含天麻素不得少于 0.25% 。

　　【理化鉴定】**薄层色谱法**　按照《中国药典》2015 年版薄层色谱法(通则 0502)测定,取本品粉末 0.5g 制作为供试品溶液。另取天麻对照品药材 0.5g 制成对照药材溶液。再取天麻素对照品,加甲醇制成每 1ml 含 1mg 的溶液,作为对照品溶液。照薄层色谱法试验,吸取供试品

生药学

溶液 10μl, 对照药材溶液与对照品溶液各 5μl, 分别点于同一硅胶 G 薄层板上, 以乙酸乙酯 – 甲醇 – 水 (9:1:0.2) 为展开剂, 展开, 取出, 晾干, 喷以 10% 磷钼酸乙醇溶液, 在 105℃ 加热至斑点显色清晰。供试品色谱中, 在与对照药材色谱和对照色谱相应的位置上, 显相同颜色的斑点。

【药理作用】①镇静与抗惊厥作用。②对心血管系统作用: 能增加心肌营养性血流量, 改善心肌循环, 增加心肌供氧, 对心肌缺血产生保护作用, 缩小心肌梗死面积。③免疫增强作用。④益智与抗衰老作用。

【功效与主治】性平, 味甘。能息风止痉, 平抑肝阴, 祛风通络。用于小儿惊风, 癫痫抽搐, 破伤风, 头痛, 眩晕, 肢体麻木, 风湿麻痹。常用量 3 ~ 10g。中成药天麻首乌片, 滋阴补肾, 养血息风。用于肝肾阴虚所致的头晕目眩、头痛耳鸣、口苦咽干、腰膝酸软、脱发、白发; 血管神经性头痛、脂溢性脱发见上述证候者。

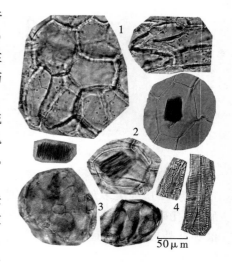

图 6 – 106 天麻粉末图
1. 厚壁细胞　2. 草酸钙针晶
3. 含多糖团块的薄壁细胞　4. 导管

 课堂讨论

天麻常见的伪品有哪些? 如何鉴别?

【附注】天麻伪品较多, 常见的有:

①紫茉莉: 为紫茉莉科紫茉莉 *Mirabilis jalapa* L. 的根, 有些地区称其为天麻或洋天麻。其根圆锥形, 灰黄白色或灰棕黄色, 顶端有茎基痕, 半透明, 有纵沟或须根痕; 质硬, 不易折断, 断面不平坦, 黄白色或黄棕色, 可见同心环纹; 味淡, 有刺辣味。②大理菊: 为菊科植物大理菊 *Dahlia pinnata* Cav. 的干燥块根。呈长纺锤形, 微弯, 表面有明显不规则的纵纹, 两端呈纤维样, 质硬, 断面类白色, 角质样。③羽裂蟹甲草: 为菊科植物羽裂蟹甲草 *Cacalia tangutica* (Franch.) Hand. – Mazz. 的块根, 习称"羊角天麻"。呈长椭圆形, 表面灰棕色, 环节明显, 并有须根痕; 顶端有残留的茎基; 质硬, 断面角质样, 灰白色或黄白色, 味微甜。④马铃薯: 为茄科植物马铃薯 *Solanum tuberosum* L. 的干燥块茎。经去皮加工后形状似天麻, 顶端留有茎基痕, 底部无圆形瘢痕, 表面亦无点状环纹; 味甜, 嚼之有马铃薯味。⑤芭蕉芋: 为美人蕉科植物芭蕉芋 *Canna edulis* Ker. 的干燥块茎。呈扁圆形或长椭圆形, 未去皮者有 3 ~ 8 个环节, 去皮者不明显; 顶端可见茎基痕, 下端钝圆, 无脐点状瘢痕; 质坚, 不易折断, 断面有白点; 气微, 嚼之黏牙。

 考点提示

A 型题

天麻的加工方法是

A. 晒至六七成干, 捶扁, 切长段, 晒干　　B. 去皮或不去皮, 晒干

C. 蒸或在沸水中烫至无白心, 晒干

D. 撞去表皮, 加热石灰或贝壳粉, 吸去浆汁, 晒干或烘干

E. 去粗皮,清水漂洗,蒸透心,低温干燥

标准答案:E

X型题

天麻的性状特征有

A. 呈长椭圆形,扁缩而稍弯曲

B. 顶端有红棕色干枯芽苞或残留茎基

C. 底部有点状须根痕

D. 表面有多轮排列成环的点状突起

E. 断面黄白色,粉性

标准答案:ABD

白及　　*Bletillae Rhizoma*

为兰科植物白及 *Bletilla striata*（Thunb.）Reichb. f. 的干燥块茎。主产于安徽、江西、浙江、贵州等地。夏、秋二季采挖,除去须根,洗净,置沸水中煮或蒸至无白心,晒至半干,除去外皮,晒干。呈不规则扁圆形,多有 2~3 个爪状分枝,长 1.5~5cm,厚 0.5~1.5cm。表面灰白色或黄白色,有数圈同心环节和棕色点状须根痕,上面有突起的茎痕,下面有连接另一块茎的痕迹。质坚硬,不易折断,断面类白色,角质样。气微,味苦,嚼之有黏性。性微寒,味苦、甘、涩。收敛止血,消肿生肌。用量 6~15g;研末吞服 3~6g,外用适量。不宜与川乌、制川乌、草乌、制草乌、附子同用。

 综合测试

A型题

1. 含有细胞间隙腺毛的药材是

A. 大黄　　　　　B. 绵马贯众　　　C. 狗脊　　　D. 牛膝　　　E. 黄连

2. 生狗脊片近外皮 1~4mm 处有一条凸起的棕黄色环纹是

A. 石细胞环带　　B. 纤维层　　　　C. 形成层　　D. 木质部　　E. 韧皮部

3.《中国药典》2015 年版规定何首乌的含量测定方法及被测成分是

A. 高效液相色谱法,大黄素、大黄素甲醚

B. 高效液相色谱法,大黄素、大黄素甲醚、2,3,5,4′-四羟基二苯乙烯-2-O-β-D-葡萄糖苷

C. 高效液相色谱法,卵磷脂　　　　　D. 气相色谱法,大黄酚

E. 薄层扫描法,大黄素、大黄素甲醚、2,3,5,4′-四羟基二苯乙烯-2-O-β-D-葡萄糖苷

4. 牛膝横切面的异常维管束排列成

A.5~8 轮　　　　B.5~13 轮　　　C.6~9 轮　　D.2~4 轮　　E.4~11 轮

5. 味连的特征不包括

A. 气微,味极苦　　B. 有"过桥"　　　C. 皮层有石细胞

D. 中柱鞘纤维木化　　　　　E. 髓部有石细胞

6. 除哪项外均为板蓝根的性状特征

A. 根头部略膨大,可见轮状排列的暗绿色叶柄残基和密集的疣状突起

B. 质坚实,不易折断　　　　　C. 断面皮部黄白色

D. 木部黄色　　　　　　　　E. 气微,味微甜而后苦涩

7. 葛根的正品原植物为豆科

A. 峨眉葛藤　　　　　　　　　B. 甘葛藤　　　　　　　　　C. 三裂叶葛藤

D. 野葛　　　　　　　　　　　E. 野葛或甘葛藤

8. 气微,味微甜,嚼之有豆腥味的药材是

A. 甘草　　　　　B. 黄芪　　　　　C. 山豆根　　　D. 苦参　　　E. 远志

9. 根呈圆柱形,横断面皮部白色,内心淡黄色,俗称"金井玉栏"的是

A. 防己　　　　　B. 肉桂　　　　　C. 白芍　　　　D. 黄芪　　　E. 何首乌

10. 白芷与杭白芷横切面的主要区别点为

A. 木栓层的厚度　　　　　　　　B. 断面的颜色　　　　　　　C. 分泌组织的类型

D. 射线的宽狭　　　　　　　　　E. 形成层的形状及皮部与木部的比例

11."芋"是人参的

A. 支根　　　　　B. 根茎　　　　　C. 主根　　　　D. 芦头上的不定根　　　E. 须根

12. 以"铜皮铁骨"为主要性状特征的药材为

A. 党参　　　　　B. 玄参　　　　　C. 三七　　　　D. 白术　　　E. 川乌

13. 加工过程中,使玄参内部变成乌黑色的成分属于

A. 环烯醚萜苷类　　B. 生物碱类　　　C. 黄酮类　　　D. 蒽醌类　　　E. 香豆素类

14. 当归的气味是

A. 有浓郁的香气,味苦,麻舌　　　　　B. 有浓郁的香气,味苦

C. 气微,味甘、辛、微苦　　　　　　　D. 气微,味苦,麻舌

E. 有浓郁的香气,味甘、辛、微苦

15. 川芎的形成层环纹呈

A. 类圆形　　　　B. 近方形　　　　C. 波状或不规则多角形

D."U"字形　　　　　　　　　　　　E. 管状

16. 表面有"砂眼",根头具"珍珠盘"的药材是

A. 玉竹　　　　　B. 地黄　　　　　C. 柴胡　　　　D. 银柴胡　　　E. 西洋参

17. 银柴胡的原植物属于

A. 蓼科　　　　　B. 毛茛科　　　　C. 苋科　　　　D. 十字花科　　　E. 石竹科

18. 横切面淡棕色至暗棕色,木部有 4～10 个类白色小点排列成环,中央灰黑色的中药材是

A. 知母　　　　　B. 续断　　　　　C. 胡黄连　　　D. 射干　　　E. 川木香

19. 有"蚯蚓头",味微甘的药材是

A. 川芎　　　　　B. 羌活　　　　　C. 前胡　　　　D. 白芷　　　E. 防风

20. 紫草粉末放于试管中加热,管壁上产生

A. 紫色针状结晶　　　　　　　　　B. 白色羽毛状结晶　　　　　C. 白色簇状结晶

D. 红褐色油滴　　　　　　　　　　E. 紫色方晶

21. 党参的根头部有多数疣状突起的茎痕习称

A. 如意头　　　　B. 疙瘩头　　　　C. 狮子盘头　　D. 蚯蚓头　　　E. 珍珠盘

22. 药材外层所谓二枚鳞叶习称"怀中抱月",底部平坦,该商品药材习称

A. 松贝　　　　　B. 青贝　　　　　C. 炉贝　　　　D. 珠贝　　　E. 以上都不是

23. 天南星、半夏黏液细胞中含有的草酸钙晶体是

A. 方晶　　　　　　B. 针晶　　　　　C. 柱晶　　　　D. 砂晶　　　　E. 簇晶

24. 水半夏区别于半夏的主要特征是

A. 表面白色或浅黄色　　　　　　　　B. 有多数点状根痕

C. 上端有凸起的芽痕,下端略尖　　　D. 质坚实,断面白色、粉性

E. 味辛辣,麻舌而刺喉

25. 半夏粉末的显微特征中有

A. 草酸钙柱晶　　　　　　　　B. 草酸钙簇晶　　　　　　　C. 草酸钙针晶束

D. 草酸钙方晶　　　　　　　　E. 草酸钙砂晶

26. 鲜地黄的性状描述中,哪一项不正确

A. 表面浅红黄色　　B. 肉质、易断　　C. 断面棕黑色或乌黑色

D. 味微甜、微苦　　　　　　　E. 外形纺锤形

27. 某生药根茎顶端有残留的茎基或有顶芽,末端有圆盘状瘢痕,表面有点状突起的多轮横环纹,该生药为

A. 半夏　　　　　　B. 干姜　　　　　C. 天南星　　　D. 天麻　　　E. 白及

28. 断面纤维性,类白色或微红色,有一明显内皮层环纹,并可见多数棕色油点散在的中药材是

A. 半夏　　　　　　B. 山药　　　　　C. 郁金　　　D. 百部　　　E. 石菖蒲

29. 川贝母的功效是

A. 清热润肺、化痰止咳　　　　　　　B. 养阴生津、润肺清火

C. 平喘镇咳、镇痛解痉　　　　　　　D. 温中散寒、回阳通脉　　　E. 以上都是

30. 茅苍术区别于北苍术的主要特征是

A. 呈连珠状或结节状　　　　　　　　B. 断面有"朱砂点"

C. 断面暴露稍久,可析出白色的毛状结晶

D. 香气特异　　　　　　　　　　　　E. 以上都是

X 型题

1. 分泌组织包括

A. 树脂道　　　　　B. 油室　　　　　C. 乳管　　　D. 筛管　　　E. 分泌腔

2. 草酸钙结晶的类型有

A. 方晶　　　　　　B. 钟乳体　　　　C. 簇晶　　　D. 砂晶　　　E. 针晶

3. 大黄的正品原植物为蓼科

A. 天山大黄　　　　B. 掌叶大黄　　　C. 土大黄

D. 唐古特大黄　　　E. 药用大黄

4. 大黄的特征是

A. 断面淡红棕色至黄棕色,显颗粒性　B. 根茎髓部有星点(异型维管束)环列或散在

C. 黏液细胞含大型草酸钙簇晶　　　　D. 韧皮部中有大型黏液腔

E. 主含蒽醌类物质

5. 生晒参的性状特征为

A. 圆柱形或纺锤形　　　　　　　　　B. 顶有"芦头""芦碗"　　　C. 断面纤维性

D. 形成层环棕黄色　　　　　　　　　E. 香气特异,味微苦、甘

6.《中国药典》2015 年版规定细辛的植物来源是

A. 北细辛　　　　　B. 汉城细辛　　　　　C. 华细辛　　　　D. 花脸细辛　　　E. 南坪细辛

7. 威灵仙的原植物有

A. 铁线莲　　　　　B. 威灵仙　　　　　　C. 东北铁线莲

D. 柱果铁线莲　　　　　　　　　　　　　E. 棉团铁线莲

8. 羌活具有下面哪些特征

A. 药用部分为根和根茎　　　　　　B. 浓郁香气,味甘、辛　　　　C. 主含生物碱

D. β－罗勒烯、γ－萜品烯、柠檬烯等主要成分的挥发油　　　　E. 伞形科植物

9. 附子的来源和成分为

A. 为毛茛科植物草乌的侧根　　　B. 主产于四川、陕西等　　　　C. 含剧毒生物碱

D. 经加工炮制,乌头碱分解成乌头胺　　E. 为毛茛科植物乌头的子根的加工品

10. 盐附子的性状特征为

A. 圆锥形　　　　　　　　　　　B. 表面灰黑色,有盐霜

C. 顶端中央有凹陷的芽痕　　　　D. 周围有瘤状突起的支根或支根痕

E. 气微,味辛辣麻舌

11. 黄连的特征为

A. 药用部分为根茎　　　　　B. 含草酸钙簇晶　　　　　C. 含有生物碱化学成分

D. 药用部分为根　　　　　　E. 毛茛科植物

12. 川贝的商品规格有

A. 青贝　　　　　　B. 松贝　　　　　C. 浙贝母　　　D. 炉贝　　　E. 元宝贝

13. 白术的功效有

A. 健脾益气　　　　B. 燥湿利水　　　　C. 泻下止汗　　D. 安胎　　　E. 明目

14. 丹参的药理作用有

A. 扩张冠状动脉,增加血流量　　　　B. 抗凝血作用

C. 对抗组织胺及抗炎作用　　　　　　D. 用于治疗冠心病、心绞痛

E. 抗肿瘤作用

15. 天麻的常见伪品有

A. 紫茉莉根　　　　　　　　　B. 羽裂蟹甲草块茎　　　　　C. 马铃薯块茎

D. 芭蕉芋块茎　　　　　　　　E. 大理菊块根

（魏庆华　孙兴力）

第七章　茎木类生药

学习目标

【掌握】木通、大血藤、鸡血藤、沉香、苏木、钩藤的性状鉴定、显微鉴定。

【熟悉】上述生药的来源、产地、采收加工及功效。

【了解】上述生药的化学成分、理化鉴定及药理作用,降香、通草等。

第一节　茎木类生药概述

　　茎木类生药是茎类和木类生药的总称。茎类(caulis)生药是指以植物的地上茎或茎的一部分入药,包括木本植物的茎藤,如海风藤、木通、川木通、大血藤、鸡血藤等;茎枝(ramulus),如桂枝、桑枝、桑寄生等;茎刺(spina),如皂角刺;茎髓(medulla),如小通草、通草、灯心草等;茎的翅状附属物,如鬼箭羽;草本类植物的茎则列入全草类中药,如麻黄、紫苏梗、石斛等。

　　木类(lignum)生药,指木本植物茎形成层以内的部分,通称木材。木材分为边材和心材,边材形成较晚,颜色较浅,位于木质部外方;心材形成较早,颜色较深,质地致密而重,位于木质部内方,蓄积了较多特殊成分,如树脂、树胶、挥发油等。木类生药多采用心材部分,如降香、苏木、沉香等。

一、性状鉴定

　　茎类生药多呈圆柱形,也有呈扁圆柱形或类方柱形。大多具明显的节和节间,有的节膨大,具叶痕、枝痕或芽痕,若叶痕显著可供观察叶序。木质茎外表粗糙,呈黄棕色或灰棕色,具裂纹及皮孔。质地坚实。在横切面上,木质部发达,呈放射状排列;有的小孔(导管)明显可见,如青风藤、川木通;有的可见特殊的环纹,如鸡血藤。草质茎较细长,表面多呈浅黄绿色,并可见数条纵向隆起的棱线及凹沟。质脆,易折断。髓部疏松,有的呈空洞状。

　　木类生药多呈不规则的块状、厚片状或长条状。表面颜色不一,如降香紫红色,苏木红棕色,而沉香具有棕褐色树脂状条纹或斑块。表面纹理与斑块、质地和气味也可以帮助鉴别。

二、显微鉴定

（一）茎类生药的组织构造

　　茎类生药以双子叶植物茎为多,通常制成横切片、纵切片、解离组织片、粉末制片等进行观察。观察时应注意以下特征:

1. 周皮或表皮

应注意观察有无落皮层,木栓细胞的形状、层数、增厚情况等;幼嫩茎常可见到表皮。草质茎及单子叶植物茎最外层为表皮,应注意细胞形状、外壁增厚、气孔及有无毛茸等。

2. 皮层

注意皮层存在与否及在横切面所占比例。木质茎皮层多为次生皮层,草质茎皮层为初生皮层。注意观察细胞的形态及后含物等。

3. 维管束韧皮部

应注意观察韧皮薄壁组织、韧皮射线的形态及排列情况,有无厚壁组织等。形成层多成环状。木质部应注意观察导管、管胞、木纤维、木薄壁细胞、木射线细胞的形态和排列情况。

4. 髓部

多由薄壁细胞构成,具明显的细胞间隙,有的细胞可见圆形单纹孔;有的髓周围具厚壁细胞,散在或形成环髓纤维或环髓石细胞。草质茎髓部较发达,木质茎髓部较小。

双子叶植物木质茎藤,有的为异常构造,其韧皮部和木质部层状排列成数轮,如鸡血藤;有的具内生韧皮部,如络石藤;有的髓部具数个维管束,如海风藤。

茎类生药的粉末观察中,除了无叶肉组织外,其他组织一般都可能存在。

(二)木类生药的组织构造

通常制作三个方向的切片,即横切片、径向纵切片、切向纵切片。还可配合制作解离组织片和粉末片。观察时应注意以下特征:

1. 导管

导管分子的长短、直径,导管壁上纹孔的类型,有无侵填体及其形状和颜色。木类生药的导管大多为具缘纹孔及网纹导管,注意具缘纹孔的大小及排列方式。

2. 木纤维

占木材的大部分。横切面观呈多角形,具胞腔。纵切面观为狭长的厚壁细胞,长度为宽度的 30 ~ 50 倍,细胞腔狭小,壁厚,有斜裂隙状的单纹孔;少数细胞腔较宽。有些纤维胞腔中具有中隔,称为分隔纤维。

3. 木薄壁细胞

木薄壁细胞是贮藏养料的生活细胞,有时内含淀粉粒或草酸钙结晶。一般木化,具纹孔。

4. 木射线细胞

形状与木薄壁细胞相似,但切面上的位置和排列形式则不同。射线在不同的切面上表现形式不一。横切面上射线是从中心向四周发射的辐射状线条,显示射线的宽度和长度。切向切面上射线略呈纺锤形,显示射线的宽度和高度,是射线的横切(其他组成细胞均是纵切)。径向切面上木射线呈横带状,显示射线的高度和长度。射线细胞腔内常见淀粉粒或草酸钙结晶(图 7 – 1)。

此外,注意木类生药有时可见到木间韧皮部,如沉香。

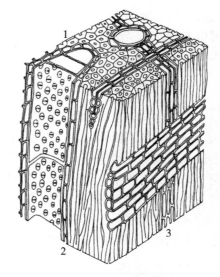

图 7 – 1　木材三切面详图
1. 横切面　2. 切向纵切面　3. 径向纵切面

粉末特征主要鉴别导管、木纤维、木薄壁细胞、木射线细胞的形态以及细胞后含物。

第二节　常用茎木类生药

＊木通　Akebia Caulis

【来源】为木通科植物木通 *Akebia quinata* (Thunb.) Decne.、三叶木通 *Akebia trifoliata* (Thunb.)Koidz. 或白木通 *Akebia trifoliate* (Thunb.)Koidz. var. *australis*(Diels) Rehd. 的干燥藤茎。

【产地】木通主产于江苏、浙江、安徽、江西、广西等地,三叶木通主产于浙江、陕西、山西、河南等地,白木通主产于四川、河南、山西等地。

【采制】秋季采收,截取茎部,除去细枝,阴干。

【性状鉴定】呈圆柱形,稍扭曲,长 30~70cm,直径 0.5~2cm。表面灰棕色至灰褐色,外皮粗糙,有许多不规则纵列及横裂纹,具突起的圆形或横向长圆形皮孔。节膨大或不明显,有侧枝断痕。体轻,质坚实,不易折断,断面不整齐,皮部易与木部分离,皮部较厚,黄棕色,可见淡黄色颗粒状小点。木部黄白色,导管孔排列紧密而无规则,射线浅黄色至淡棕色呈放射状排列,髓小或有时中空,黄白色或黄棕色。气微,味微苦而涩(图 7-2)。以茎条均匀,断面黄白色,无黑心者为佳。

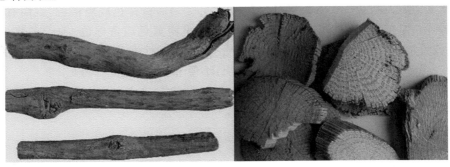

图 7-2　木通药材及饮片

【显微鉴定】**藤茎横切面**　木栓细胞数层,常含有褐色内含物;栓内层细胞含草酸钙小棱晶,含晶细胞壁不规则加厚,弱木化。皮层细胞6~10列,有的含小棱晶。中柱鞘由含晶纤维束与含晶石细胞群交替排列成连续的浅波浪形环带。维管束 16~26 个。韧皮部狭窄。束内形成层明显。木质部由导管、木纤维及木薄壁细胞组成,细胞壁均木化。射线均为初生射线。髓部细胞明显(图 7-3)。

【化学成分】含木通皂苷以及以齐墩果酸、去甲齐墩果酸、常春藤皂苷元、去甲常春藤皂苷元等为苷元的三萜皂苷。此外,尚含 β-谷甾醇、豆甾醇、胡萝卜苷、肌醇、蔗糖及钾盐。按照《中国

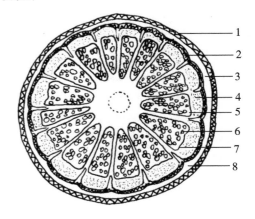

图 7-3　木通横切面简图
1. 木栓层　2. 含晶石细胞群　3. 纤维群
4. 韧皮部　5. 髓　6. 木质部　7. 射线　8. 皮层

生药学

药典》2015年版高效液相法(通则0512)测定,本品按干燥品计算,含木通苯乙醇苷B不得少于0.15%。

【药理作用】①本品水煎剂、水提醇沉剂、灰分对大鼠、家兔具有较显著的利尿作用,促进其电解质排泄。②本品醇浸液在体外对革兰阳性菌、阴性菌如痢疾杆菌、伤寒杆菌均具有抑制作用。③本品水煎剂对毛癣菌有不同程度的抑制作用。

【功效与主治】性寒,味苦。能利尿通淋,清心除烦,通经下乳。用于淋证,水肿,心烦,尿赤,口舌生疮,经闭乳少,湿热痹痛。常用量3~6g。

【附】

川木通 Clematidis Armandii Caulis　为毛莨科植物绣球藤 *Clematis Montana* Buch - Ham. 或小木通 *Clematis armandii* Franch. 的干燥藤茎。产于四川、云南、陕西、贵州、湖南等地。本品呈圆柱形,略扭曲,长短不一,直径2~3.5cm;表面黄棕色或黄褐色,有纵沟及棱线;节多膨大,有叶痕及侧枝痕;残存皮部易撕裂;质坚硬,不易折断。切片厚2~4mm,边缘不整齐,残存皮部黄棕色,木部浅黄色,有黄白色放射状纹理及裂隙,其间布满导管孔,髓部小,黄白色,偶有空腔。气微,味淡;性寒,味苦;利尿通淋,清心除烦,通经下乳。用于淋证,水肿,心烦尿赤,口舌生疮,经闭乳少,湿热痹痛。用量3~6g。

预知子 Akebiae Fructus　为木通科植物木通、三叶木通或白木通的干燥近成熟果实。本品呈长椭圆形,稍弯曲,长3~9cm,直径1.5~3.5cm。表面黄棕色或黑褐色,表面有不规则深皱纹,顶端钝圆,基部有果梗痕。质硬,裂开后,果瓤呈淡黄色或黄棕色;种子多数,呈扁长卵形,黄棕色或紫褐色,具光泽,有条状纹理。气微香,味苦。性寒,味苦。疏肝理气、活血止痛、散结、利尿。用于脘胁胀痛、痛经经闭、痰核痞块、小便不利。用量3~9g。

 课堂互动

木通、川木通在来源、功效、性状鉴定等方面的异同。

 案例分析

2003年,我国媒体报道,被称为"清火良药"的传统中成药——龙胆泻肝丸,患者服用后导致肾损伤甚至致癌。为什么会出现这一现象?

分析:龙胆泻肝丸中含有一味叫"关木通"的中药。关木通:为马兜铃科植物东北马兜铃 *AristolochiaemanshuriensisKom.* 的干燥茎藤。马兜铃科关木通在古书中未见描述,至《东北药用植物志》一书有记载,故关木通是近代医药应用的木通之一。现代研究发现其含的马兜铃酸可引起急性肾功能衰竭,国家食品药品监督管理局已经于2003年4月1日向全国发出通知,取消关木通药用标准。为保证用药安全,《中国药典》2005年版删去关木通、广防己、青木香三个品种(均含马兜铃酸)。目前,该中成药中的"关木通"已被替换成不含马兜铃酸成分的"木通"。

* 大血藤　Sargentodoxae Caulis

【来源】为木通科植物大血藤 *Sargentodoxa cuneata*(Oliv.)Rehd. et Wils. 的干燥藤茎。

【产地】主产于湖北、四川、江西、河南。江苏、安徽、浙江、贵州亦产。

【采制】秋、冬二季采收,除去侧枝,切成小段或厚片,晒干。

【性状鉴定】呈圆柱形,略弯曲,直径 1~3cm。表面灰棕色,粗糙,栓皮常呈鳞片状剥落而露出暗红棕色皮层,部分可见膨大的节及略凹陷的枝痕或叶痕。质硬,断面皮部红棕色,有六处向内嵌入木部。木部黄白色,有多数细孔(导管)及红棕色放射状纹理(射线)。气微,味微涩(图 7-4)。以条匀,粗如拇指,断面纹理明显者为佳。

【显微鉴定】横切面木栓层为多层细胞,内含红棕色物质。皮层散有石细胞群,有的含草酸钙方晶。维管束外韧型,射线宽广。韧皮部的分泌细胞较多,内含黄棕色物质,常切向排列,与筛管群相间隔,有少数石细胞。束内形成层明显。木质部导管多单个散在,周围有木纤维。髓部较小,可见石细胞群。薄壁细胞含棕色或红棕色物质(图 7-5)。

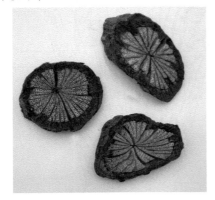

图 7-4　大血藤

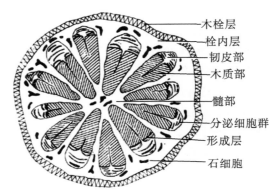

木栓层
栓内层
韧皮部
木质部
髓部
分泌细胞群
形成层
石细胞

图 7-5　大血藤横切面简图

【化学成分】含三萜皂苷类成分,如野蔷薇苷和刺梨苷 F1 等;双环氧木脂素苷类成分,如五加苷 E1、鹅掌楸苷和无梗五加苷 D 等;小分子酚类及其苷类成分,如罗布麻宁、香草酸、原儿茶酸、丁香酸、红景天苷元、红景天苷、毛柳苷、红藤苷等。

【药理作用】所含化学成分具有抑菌、抗炎、抗病毒、抗过敏、抗氧化、抗肿瘤、耐缺氧、防辐射等作用,对心血管系统有较好的保护作用。

【功效与主治】性平,味苦。清热解毒,活血,祛风止痛。用于肠痈腹痛,热毒疮疡,经闭,痛经,跌扑肿痛,风湿痹痛。常用量 9~15g。

【附注】应注意本品在全国不少地区做"鸡血藤"入药。

＊鸡血藤　Spatholobi Caulis

【来源】为豆科植物密花豆 *Spatholobus suberectus* Dunn 的干燥藤茎。

【产地】主产于广东、广西、云南等地。

【采制】秋冬两季采收,除去枝叶,切片或切段,晒干。

【性状鉴定】呈扁圆柱形,通常多切成椭圆形、长矩圆形或不规则的斜切片。栓皮灰棕色,脱落处显红棕色,有纵沟。质坚硬,难折断。横切面木部红棕色或棕色,多数导管,不规则排列;韧皮部有树脂状分泌物,呈红棕色或黑棕色,与木部相间排列呈数个偏心性半圆形或同心性椭圆形的环。髓小,偏向一侧。气微,味涩(图 7-6)。以树脂状分泌

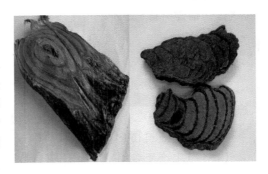

图 7-6　鸡血藤及饮片

物多者为佳。

【显微鉴定】横切面木栓细胞数层,含红棕色物质。皮层窄,散有石细胞群,胞腔内充满红棕色物质,薄壁细胞含草酸钙方晶。维管束异型,由韧皮部与木质部相间排列成数轮。韧皮部最外侧为石细胞群与纤维束组成的厚壁细胞层;射线多被挤压;分泌细胞较多,充满红棕色物质,常数个至十多个切向排列成带状;纤维束较多,非木化至微木化,周围细胞含草酸钙方晶,形成晶纤维,含晶细胞壁木化增厚;石细胞群散在。木质部射线有的含红棕色物;导管多单个散在,类圆形,木纤维束亦形成晶纤维,木薄壁细胞含少数棕红色物质(图7-7)。

【化学成分】含黄酮类成分,如刺芒柄花素、芒柄花苷、樱黄素、大豆苷元、阿夫罗摩辛、表儿茶精、异甘草苷元等;拟雌内酯类成分,如表首宿内酯和9-甲氧基香豆雌酚;蒽醌类成分,如大黄素甲醚和大黄酚;三萜类成分,如表无羁萜醇、羽扇豆醇等。

【药理作用】本品煎剂对实验性家兔贫血有补血作用,能使血细胞增加,血红蛋白升高。还具有抗癌、抑制心脏和降压等作用对造血系统的作用。

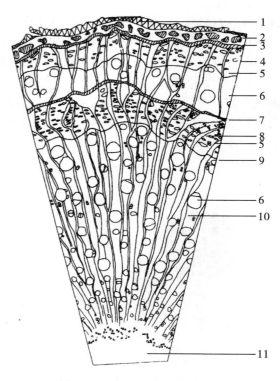

图7-7 鸡血藤横切面简图
1. 木栓层 2. 石细胞群 3. 皮层 4. 分泌细胞
5. 韧皮部 6. 木质部 7. 厚壁细胞层 8. 韧皮射线
9. 形成层 10. 木射线 11. 髓

【功效与主治】性温,味苦、甘。活血补血、调经止痛、舒筋活络。用于月经不调、痛经、经闭、风湿痹痛、麻木瘫痪、血虚萎黄。常用量9~15g。

【附注】鸡血藤同名品种甚多,药材来源不一,疗效也不一致,主要有以下几种:

大血藤 为木通科植物大血藤的藤茎,在东北、西北、中南各省也混做鸡血藤使用。

丰城鸡血藤 为豆科崖豆藤属植物香花崖豆藤 *Millietia dielsiana* Harms ex Diels 的茎藤。

常春油麻藤(牛马藤) 为豆科常春油麻藤属植物常绿油麻藤 *Mucuna sempervirens* Hemsl. 的茎藤。福建有做鸡血藤用者。

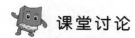 **课堂讨论**

比较鸡血藤、大血藤有何异同。

* 苏木 Sappan Lignum

【来源】为豆科植物苏木 *Caesalpinia sappan* L. 的干燥心材。

【产地】主产于台湾、广东、广西、云南等省区。

【采制】多于秋季采伐,除去白色边材,干燥。

【性状鉴定】呈圆柱形或对剖半圆柱形,有的连结根部则呈不规则稍弯曲的长条状或疙瘩状,长短不一,直径 3~12cm。表面黄红色至棕红色,具刀削痕和枝痕,常见纵向裂缝。横断面略具光泽,年轮明显,有的可见暗棕色带亮星的髓。质坚硬,致密(图 7-8)。

【显微鉴定】

横切面 射线宽 1~2 列细胞。导管类圆形,直径约至 160μm,常含黄棕色或红棕色物质。木纤维多角形,壁极厚。木薄壁细胞壁厚,木化,有的含草酸钙方晶。髓部薄壁细胞不规则多角形,大小不一,壁微木化,具纹孔(图 7-9)。

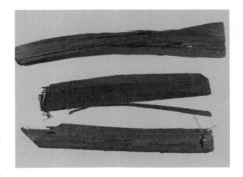

图 7-8 苏木

粉末 黄红色。①木纤维及晶纤维极多,成束,橙黄色或无色,细长,可见单斜孔。②木射线径向纵断面碎片较易见,细胞呈长方形,细胞壁连珠状增厚,木化,具单纹孔,纹孔较密,孔沟明显;切向纵断面射线宽 1~2 列细胞,细胞类圆形。③具缘纹孔导管大小不一,多破碎,具缘纹孔排列紧密,导管中常含棕色块状物。④木薄壁细胞长方形或狭长,壁稍厚,木化,纹孔明显。⑤草酸钙方晶较少,呈板状、类方形、长方形或类双锥形(图 7-10)。

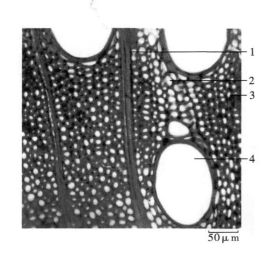

图 7-9 苏木横切面图

1. 木射线 2. 木薄壁细胞 3. 木纤维 4. 导管

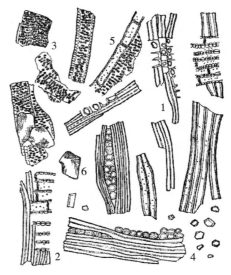

图 7-10 苏木粉末图

1. 木纤维及晶纤维 2. 射线细胞 3. 导管
4. 草酸钙方晶 5. 木薄壁细胞 6. 棕色块

【化学成分】含苏木素类成分,如木部含巴西苏木素,其遇空气后即氧化为巴西苏木红素、3-甲基巴西素等;原苏木素类成分,如原苏木素 A、原苏木素 B、异原苏木素 B 等;黄酮类成分,如苏木黄素、表苏木黄素、苏木酮 A 等;色原酮类成分,如苏木查尔酮、紫铆花素、异甘草素、槲皮素、商陆精等;二苯类成分,如苏朽木酚、云实品 P 等。此外,还含有三萜类、挥发油和鞣质等。

【药理作用】具有明显的镇静止痛等中枢抑制作用、药物浓度依赖性抑制肿瘤细胞生长活性、抗氧化活性、降血糖作用,其煎液对金黄色葡萄球菌和伤寒杆菌作用较强,对多种革兰阳性或阴性菌亦有作用。热水提取物具有抗血小板聚集的作用。

【功效】性平，味甘、咸。活血祛瘀，消肿止痛。用于跌打损伤、骨折筋伤、瘀滞肿痛、经闭痛经、产后瘀阻、胸腹刺痛、痈疽肿痛。常用量3～9g。

【附注】市场上发现用木材染色伪制苏木，该品置热水中，水显浅黄色、黄色、橙黄色等，应注意鉴别。正品苏木投入热水，水染成红色，加酸变成黄色，再加碱，又变为红色。

*沉香 Aquilariae Lignum Resinatum

【来源】为瑞香科植物白木香 *Aquilaria sinensis*（Lour.）Gilg 含有树脂的木材。习称国产沉香、土沉香。

【产地】国产沉香（白木香）主产于广东、海南，主要为栽培品。

【采制】全年均可采收，将采下的沉香木除去黄白色不含树脂的部分，阴干。

【性状鉴定】呈不规则块片、片状或盔帽状，有的为小碎块。表面凹凸不平，有刀痕，偶见孔洞。可见黑褐色树脂和黄白色木部（不含树脂部分）相间形成的斑纹。质较坚实，大多不沉于水。断面刺状。有特异香气，味苦。燃烧时有浓烟及强烈香气，并有黑色油状物渗出（图7-11）。以色黑又质坚硬、油性足、香气浓而久、能沉水者为佳。

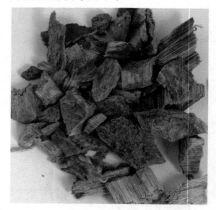

图7-11 白木香

【显微鉴定】

横切面 木射线宽1～2列细胞，呈径向延长，含棕色树脂。导管呈圆形、多角形，常2～10个成群存在，有的含棕色树脂。木纤维多角形，占大部分。木间韧皮部长椭圆形或条带状，常与射线相交，内含棕色树脂（图7-12）。

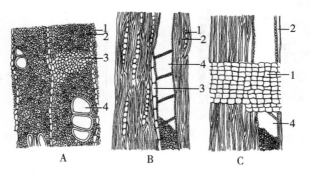

图7-12 沉香三切面详图 （A. 横切面；B. 切向切面；C. 径向切面）
1. 射线 2. 木纤维 3. 木间韧皮部薄壁细胞 4. 导管

切向纵切面 木射线宽1～2列细胞，高4～20个细胞。导管节短，两端平截，具缘纹孔排列紧密，内含黄棕色树脂团块。纤维细长，壁较薄，有单纹孔。木间韧皮部细胞长方形。

径向纵切面 木射线排列成横向带状，细胞为方形或略长方形。余同切向纵切面。

粉末 黑棕色。①木纤维长梭形,多成束,直径 $20 \sim 30\mu m$,壁较薄,径向壁上有具缘纹孔。②韧型纤维直径 $25 \sim 30\mu m$,径向壁上有单纹孔。③具缘纹孔导管多见,直径约至 $130\mu m$,内含黄棕色树脂块。④木射线碎片宽 $1 \sim 2$ 列细胞,壁连珠状增厚。⑤木间韧皮薄壁细胞内含黄棕色物质,壁非木化,可见菌丝及纵横交错的纹理。另可见草酸钙柱晶(图 $7 - 13$)。

【化学成分】本品含挥发油约 0.8%,其主要成分为白木香酸、白木香醛、白木香醇、异白木香醇、沉香螺萜醇等。此外还含有色酮类化合物及呋喃白木香醇等倍半萜类化合物。按照《中国药典》2015 年版高效液相法(通则 0512)测定,本品按干燥品计算,含沉香四醇不得少于 0.10%。

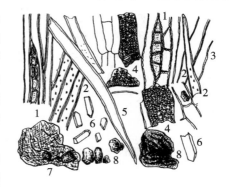

图 7 - 13 沉香粉末图
1. 木射线 2. 木纤维 3. 木间韧皮部
4. 导管 5. 韧型纤维 6. 草酸钙柱晶
7. 木间韧皮薄壁细胞 8. 树脂棕色块

【理化鉴定】

1. 定性鉴别

取本品乙醇浸出物,进行微量升华,得黄褐色油状物,香气浓郁,于油状物上加盐酸 1 滴与香草醛颗粒少量,再滴加乙醇 $1 \sim 2$ 滴,渐显樱红色,放置后颜色加深(检查萜类成分)。

2. 薄层色谱法

按照《中国药典》2015 年版薄层色谱法(通则 0502)测定,取本品粉末 $0.5g$,制作为供试品溶液。另取沉香对照药材 $0.5g$,同法制成对照药材溶液。吸取上述两种溶液各 $10\mu l$,分别点于同一硅胶 G 薄层板上,以三氯甲烷 - 乙醚($10:1$)为展开剂,展开,取出,晾干,置紫外光灯($365nm$)下检视。供试品色谱中,在与对照药材色谱相应的位置上,显相同颜色的荧光斑点。

【药理作用】水煎液对离体小鼠回肠的自主收缩具有抑制作用;其醇提取物能促进体外豚鼠气管抗组胺作用,从而发挥止喘效果。本品还具有麻醉、镇痛及抗菌等作用。

【功效与主治】性微温,味辛、苦。行气止痛,温中止呕,纳气平喘。用于治疗胸腹胀闷疼痛,胃寒呕吐呃逆,肾虚气逆喘急。常用量 $1 \sim 5g$,后下。

【附】**进口沉香** 为瑞香科植物沉香 *Aquilaria agallocha* Roxb. 含有树脂的木材。主产于印度尼西亚、马来西亚、柬埔寨及越南等国。呈圆柱形或不规则块状、棒状。表面黄棕色或灰黑色,有刀劈痕,密布断续的棕黑色细纵纹(系含树脂的木射线);有时可见黑棕色树脂斑痕。质坚硬而重,能沉或半沉于水。气味同国产沉香,但较浓烈。含油树脂,挥发油含量约 13%,其主要成分为苄基丙酮、对甲基苄基丙酮、倍半萜醇。

课堂讨论

国产沉香和进口沉香的来源、性状有何异同?

【附注】沉香伪品较多,常见的有:①劣沉香:为瑞香科植物白木香 *Aquilaria sinensis* (Lour.) Gilg 不含树脂的木材。呈不规则块状;表面凹凸不平,无或少有黑褐色树脂与黄白色木部相间的斑纹,孔洞及凹窝表面多呈朽木状;气芳香,味淡。②甲沉香:为樟科植物樟树 *Cin-*

namomum camphora（L.）presl 经多年水浸腐朽船底板的残木。呈不规则块状或朽木；表面粗糙，黑褐色，有纤维散在；质轻，易折断，断面常枯朽，有朽木气味。③用其他木材加工而成的伪制品：表面黄色，无树脂状物，可见刀痕，有伪造的网状纹理及细小的孔洞；气微，味淡。④劣质白木香：为不含树脂的瑞香科植物白木香 *Aquilaria sinensis*（Lour.）Gilg 木材喷油漆后的伪制品。呈不规则块片状或长条状，表面可见喷涂油漆的斑点或斑痕，剖开后木部色浅，无深色与浅色相间的斑纹。本品含树脂少，不符合规定。

 知识拓展

沉香的采收方法

1. 砍伤法（俗称"开香门"）：用刀在树干上横砍至木质部 3~5cm，一至数个伤口，让其结香，数年后能产生 3~4 级沉香，把香取下后，以后又可以继续结香。

2. 凿洞法：在距地面约 1m 处的树干上，凿成一至数个长方形或圆形洞，用泥土封好，让其结香，数年后取。

3. 人工结香法：在白木香树上锯或凿数个开口，将真菌塞入其中，用塑料薄膜包扎封口。采用此法，一般三年左右即可达到二级、三级品的沉香。

＊钩藤　Uncariae Ramulus Cum Uncis

【来源】为茜草科植物钩藤 *Uncariarhynchophylla*（Miq.）Miq. ex Havil.、大叶钩藤 *Uncaria macrophylla* Wall.、毛钩藤 *Uncaria hirsuta* Havil.、华钩藤 *Uncaria sinensis*（Oliv.）Havil. 或无柄果钩藤 *Uncaria sessilifructus* Roxb. 的干燥带钩茎枝。

【产地】主产于广西、江西、湖南等省，以广西产量大。

【采制】秋、冬两季采收带钩的嫩枝，去叶，切段，晒干。

【性状鉴定】为带单钩、双钩的茎枝小段。茎枝呈圆柱形或类方柱形，表面红棕色至紫红色，具细纵纹，光滑无毛；黄绿色至灰褐色者有的可见白色点状皮孔，被黄褐色柔毛。多数枝节上对生两个向下弯曲的钩，或仅一侧有钩，另一侧为凸起的疤痕；钩略扁或稍圆，先端细尖，基部较阔；钩基部的枝上可见叶柄脱落后的窝点状痕迹和环状托叶痕。质轻而坚韧，断面皮部纤维性，髓部黄白色或中空。气微，味淡（图 7-14）。以双钩、茎细、钩结实、光滑、色紫红、无枯枝钩者为佳。

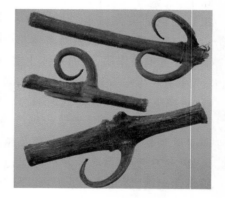

图 7-14　钩藤

【化学成分】主要有效成分为生物碱，包括钩藤碱、异钩藤碱、柯诺辛碱、异柯诺辛碱、柯楠因碱、二氢柯楠因碱、硬毛帽柱木碱、硬毛帽柱木因碱等，另外还含有安枯斯特林碱、安枯斯特定碱、卡丹宾碱等。此外，还含黄酮类、三萜类成分。

【药理活性】具有降压作用，且降压主要成分为钩藤碱和异钩藤碱。还具有抗心律失常、镇静、抗惊厥、抗血小板聚集、抗血栓形成、抗癌活性等。

【功效与主治】性凉，味甘。能息风定惊，清热平肝。用于肝风内动，惊痫抽搐，高热惊厥，感冒夹惊，小儿惊啼，妊娠子痫，头痛眩晕。常用量 3~12g，后下。

案例分析

某患者患高血压,到医生处看病后,医生给开具了含钩藤的处方,患者将处方中的药材一起煎服服用,但是效果不明显,请问可能是什么原因造成的?

分析:可能是因为钩藤的煎服方法不对。钩藤在煎煮时宜后下,现代研究表明钩藤中的主要有效成分钩藤碱和异钩藤碱长时间加热后易被破坏,不宜久煎。钩藤的煎煮时间超过20分钟,其降压的作用明显降低。

 考点提示

A 型题

1. 平整的横断面皮部呈红棕色环状,有六处向内嵌入木部,木部黄白色的药材是

1. 川木通　　　B. 鸡血藤　　　C. 粉防己　　　D. 大血藤　　　E. 桂枝

2. 主含生物碱成分的药材是

A. 关木通　　　B. 苏木　　　C. 大血藤　　　D. 鸡血藤　　　E. 钩藤

标准答案:1. D　2. E

降香　Dalbergiae Odoriferae Lignum

为豆科植物降香檀 *Dalbergia odorifera* T. Chen 树干和根的干燥心材。主产海南、广东等地。全年可采收,除去边材,阴干。本品呈类圆柱形或不规则块状,表面紫红色或红褐色,切面有致密的纹理;质硬,有油性。气微香,味微苦。火烧有黑烟及油冒出,残留白色灰烬。以色红、质坚实、富油性、入水下沉、香气浓者为佳。性温,味辛;化瘀止血,理气止痛;用于吐血,衄血,外伤出血,肝郁胁痛,胸痹刺痛,跌扑伤痛,呕吐腹痛。常用量 9 ~ 15g,后下。外用适量,碾细末敷患处。

通草　Tetrapanacis Medulla

为五加科植物通脱木 *Tetrapanaxpapyriferus*(Hook.) K. Koch 的干燥茎髓。产于贵州、云南、四川、湖北等地。秋季割取 2 ~ 3 年的茎干,截段,趁鲜用细木棍顶出茎髓,理直,晒干。本品呈圆柱形,一般长 20 ~ 40cm,直径 1 ~ 2.5cm;表面白色或淡黄色,有浅纵沟纹;体轻,质松软,稍有弹性,易折断,断面平坦,有银白色光泽,中央有直径为 0.3 ~ 1.5cm 的空洞或半透明圆形的薄膜,纵剖面薄膜呈梯状排列。气微,味淡。含肌醇,并含多聚戊糖(约 14.3%)、多聚甲基戊糖(约 3%)以及阿拉伯糖、果糖、乳糖、果胶、半乳糖醛酸等。性微寒,味甘、淡;清热利尿,通气下乳;用于湿热淋证,水肿尿少,乳汁不下。常用量 3 ~ 5g。

 综合测试

A 型题

1. 下列不属于茎木类药材的是

A. 沉香　　　B. 木通　　　C. 槲寄生　　　D. 鸡血藤　　　E. 通草

2. 横切面韧皮部有红棕色或黑棕色分泌物,与木部相同排列,呈 3 ~ 8 个偏心性半圆形环,髓部偏向一侧的中药材是

A. 大血藤　　　B. 鸡血藤　　　C. 川木通　　　D. 牛膝　　　E. 降香

3. 苏木的红色成分是

A. 巴西苏木色素　　　　　B. 巴西苏木素　　　　　C. 菲兰烃

D. 苏木酚　　　　　E. 罗勒烯

4. 呈圆柱状或不规则状,有刀劈痕,表面黄棕色或灰黑色,密布棕黑色细纵纹,有黑棕色斑块,沉或半沉水。此药材为

A. 降香　　　B. 川木通　　　C. 沉香　　　D. 苏木　　　E. 檀香

5. 呈圆柱形或方柱形。表面红棕色或紫红色,多数枝节上有单钩或对生双钩,枝节上钩的基部有环状叶痕。质轻而坚韧,断面皮部纤维性,髓部海绵状或萎缩成空洞。无臭,味淡的药材是

A. 钩藤　　　B. 大血藤　　　C. 苏木　　　D. 川木通　　　E. 鸡血藤

6. 药材鸡血藤横切面的特征之一是

A. 髓部呈类方形　　　　　B. 髓部红色　　　　　C. 髓部位于中央

D. 髓部有石细胞　　　　　E. 髓部偏于一侧

7. 下列药材中以黄酮类为主要成分的是

A. 川木通　　　B. 鸡血藤　　　C. 苏木　　　D. 沉香　　　E. 降香

8. 木类中药径向纵切面的组织观察主要应注意射线的

A. 宽度　　　　　B. 高度和射线细胞类型　　　　　C. 宽度和高度

D. 宽度和射线细胞类型　　　E. 宽度、高度和射线细胞类型

9. 具有平肝息风作用的生药是

A. 降香　　　B. 沉香　　　C. 苏木　　　D. 钩藤　　　E. 关木通

B 型题

A. 川木通　　　B. 沉香　　　C. 鸡血藤　　　D. 钩藤　　　E. 通草

1. 优质药材入水下沉的是

2. 小形的髓偏向一侧的是

3. 韧皮部与木部相间排列的是

4. 主含皂苷的是

A. 干燥茎髓　　　　　B. 干燥茎藤　　　　　C. 鸡血藤

D. 干燥带钩茎枝　　　E. 含树脂的心材

5. 沉香的药用部位为

6. 鸡血藤的药用部位为

7. 通草的药用部位为

8. 钩藤的药用部位为

A. 干燥心材　　　　　B. 含树脂的心材　　　　　C. 毛茛科

D. 豆科　　　E. 茜草科

9. 苏木的药用部位为

10. 鸡血藤来源于

11. 川木通来源于

12. 钩藤来源于

X 型题

1. 茎类生药包括

A. 茎藤　　　　B. 茎髓　　　　C. 茎枝　　　　D. 茎刺　　　　E. 心材

2. 观察木类生药的组织构造时,应注意下列哪些特征

A. 木纤维　　　　　　　B. 木薄壁细胞　　　　　　C. 韧皮纤维

D. 导管　　　　　　　　E. 木射线

3. 正品木通的原植物有

A. 白木通　　B. 小木通　　C. 绣球藤　　　D. 三叶木通　　E. 木通

4. 钩藤的性状鉴定特征有

A. 呈圆柱形或方柱形

B. 表面红棕色或紫红色,多数枝节上有单钩或对生双钩,枝节上钩的基部有环状叶痕

C. 质轻而坚韧,断面皮部纤维性

D. 髓部海绵状或萎缩成空洞

E. 气微,味甜

5. 鸡血藤的组织显微特征有

A. 有分泌细胞　　　　　B. 髓部不明显,压缩成条状　　　　C. 有晶纤维

D. 有菊糖　　　　　　　E. 有异常维管束

（王青青）

第八章 皮类生药

学习目标

【掌握】厚朴、肉桂、黄柏、杜仲、牡丹皮的性状鉴定、显微鉴定。

【熟悉】上述生药的来源、产地、加工及功效。

【了解】上述生药的化学成分、理化鉴定及药理作用,地骨皮、合欢皮、苦楝皮、香加皮、五加皮、白鲜皮等。

第一节 皮类生药概述

皮类生药——通常是指以裸子植物或被子(cortex)植物(其中主要是双子叶植物)的茎干、枝和根的形成层以外的部分入药的药材总称。它由外向内依次为周皮、皮层、初生韧皮部和次生韧皮部等部分。其中大多为木本植物茎干的皮,少数为根皮和枝皮。

一、性状鉴定

皮类生药因植物来源、取皮部位、采集加工和干燥程度不同,外表形态特征也有不同(图8-1)。

(一)形状

1. 平坦状

由粗大老树上剥的皮,大多粗大而厚,常呈板片状,较平整,如杜仲、黄柏。

2. 弯曲状

多向内弯曲,通常为取自枝干或较小茎干的皮,易收缩而成弯曲状。

3. 反曲状

皮片向外表面略弯曲,皮的外层在凹的一面,如石榴树皮。

4. 槽状

皮片两边向内弯曲成半管状,如合欢皮。

5. 管状(筒状)

皮片两边向内弯曲至两侧相接,呈管状,如牡丹皮。

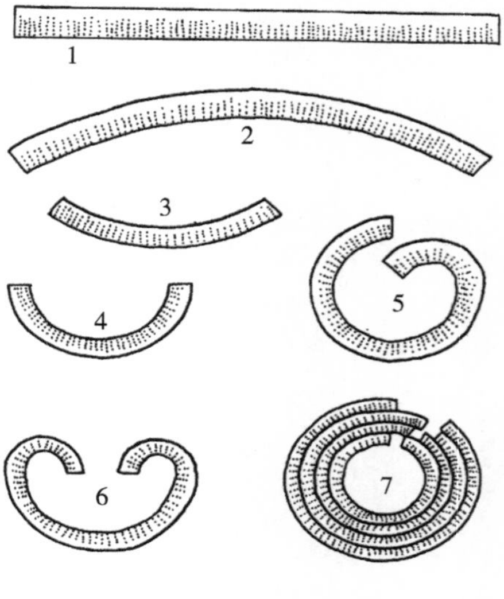

图8-1 皮类生药的各种形状

1. 平坦 2. 弯曲 3. 反曲 4. 槽状
5. 单卷状 6. 双卷状 7. 复卷状

6. **单卷状**

皮片向一面卷曲,以至两侧重叠,如肉桂。

7. **双卷筒状**

皮片两侧各自向内卷成筒状,如厚朴。

8. **复卷筒状**

几个单卷或双卷的皮重叠在一起呈筒状,如锡兰桂皮。

(二)外表面

通常为木栓层,颜色多为灰黑色、灰褐色、棕褐色或棕黄色等,有的树皮外表面常有斑片状的地衣、苔藓等物附生。有的常有片状剥离的落皮层和纵横深浅不同的裂纹。有时亦有各种形状的突起物而使树皮表面显示不同程度的粗糙。

1. **皮孔**

多数树皮尚可见到皮孔,常为横向的,也有纵向的,皮孔的边缘略突起,中央略向下凹,皮孔的形状、大小、颜色及分布的密度,常是鉴别皮类生药的特征之一。

2. **刺和钉状物**

少数有刺毛,如红毛五加皮;或有钉状物,如海桐皮等。

3. 部分皮类生药,木栓层已除去或部分除去而较光滑,如桑白皮、黄柏等。

(三)内表面

一般为平滑或具有粗细不同的纵向皱纹,有的显网状纹理,如椿皮。颜色各不相同,如肉桂呈棕红色,杜仲呈紫褐色,黄柏呈黄色,苦楝皮呈黄白色。有些含油脂的皮类中药,经指甲刻划出现油痕,可根据油痕的情况并结合气味等判断该药材的质量,如肉桂、厚朴等。

(四)折断面

皮类生药横向折断面的特征和皮的组织组成和排列方式有密切关系,因此是皮类生药的重要鉴别特征,折断面的性状主要有:①组织中富有薄壁细胞而无石细胞群或纤维束的皮,折断面较平坦,无显著突起物,如牡丹皮、五加皮。②组织构造中的纤维束和薄壁组织成环带状间隔排列,折断时形成明显的层片状,如苦楝皮、黄柏等。③富含纤维的皮,折断面多呈纤维状或刺状突出,如桑白皮、合欢皮。④组织中富有石细胞群的皮,折断面常呈颗粒状突起,如肉桂。⑤有的皮类生药在折断时有胶质丝状物相连,如杜仲。

(五)气味

各种皮的外形有时候很相似,但其气味却完全不同。如香加皮和地骨皮,前者有特殊香气,味苦而有刺激感,后者气微,味微甘而后苦。肉桂和桂皮外形亦较相似,但肉桂味甜而微辛,桂皮则味辣而凉。

二、显微鉴定

皮类生药的构造一般可分为周皮、皮层、韧皮部来进行观察。首先观察横切面各部分组织的界限和厚度,然后再进行各部分组织的详细观察和描述。

1. **周皮**

周皮包括木栓层、木栓形成层和栓内层三个部分。木栓层细胞大多整齐排列成行,细胞扁平形,切线延长,壁薄,栓化或木化,黄棕色或含红棕色物质。木栓形成层细胞常为扁平的薄壁细胞,在一般的皮类药材中不易区别。栓内层存在于木栓形成层的内侧,细胞壁不栓化,亦不含红棕色物质,少数含叶绿体而显绿色,又称绿皮层。

2. 皮层

皮层细胞多数是薄壁型的,略切线延长,常可见细胞间隙,靠近周皮部分长分化厚角组织,皮层中常可见纤维、石细胞和各种分泌组织,如油细胞、乳汁管、黏液细胞等,常见细胞内含物有淀粉粒和草酸钙结晶。

3. 韧皮部

占皮的绝大部分。包括韧皮部束和射线两部分。

韧皮部束外方为初生韧皮部,其筛管群常呈颓废状而皱缩,最外方常有厚壁组织如纤维束、石细胞群形成环带或断续的环带(过去也称之为中柱鞘纤维)。次生韧皮部占断面的大部分,除了筛管和伴胞之外,常有厚壁组织、分泌组织等,应注意其分布位置、分布特点和细胞特征。有些薄壁细胞内常可见到各种结晶体或淀粉粒。还应注意有无分泌组织等。

射线可分为髓射线和韧皮射线两种。髓射线较长,常弯曲状,外侧渐宽成喇叭口状;韧皮射线较短,两者都由薄壁细胞构成,不木化,细胞中常含有淀粉粒和草酸钙结晶。

4. 粉末的显微鉴定

在鉴别皮类生药时经常应用,如各种细胞的形状、长度、宽度,细胞壁的性质、厚度、壁孔和壁沟的情况及层纹清楚是否,都是鉴定的重要依据。

第二节　常用皮类生药

＊杜仲　Eucommiae Cortex

【来源】为杜仲科 Eucommiaceae 植物杜仲 Eucommia ulmoides Oliv. 的干燥树皮。

【产地】主产于湖北、四川、贵州、陕西等地。多为栽培。

【加收加工】选择栽培 10～20 年的老树,4～6 月剥取树皮,刮去粗皮,堆置"发汗"至内皮呈紫褐色,晒干。

【性状鉴定】呈扁平状或两边稍向内卷,厚 3～7mm,大小不一。外表面淡灰棕色或灰褐色,有明显的纵沟或裂纹,具斜方形皮孔,有时可见地衣斑,刮去粗皮者呈淡棕色而平滑。内表面红紫色或紫褐色,光滑。质脆,易折断。断面有细密银白色富弹性的胶丝相连,一般可拉至 1cm 以上才断。气微,味稍苦,嚼之有胶状感。以皮厚、快大、去净粗皮,内表皮暗紫色,断面丝多者为佳(图 8－2)。

【显微鉴定】

横切面　木栓组织成 2～7 个层带,每层带由 2～5 层木栓细胞组成,细胞内壁增厚木化,在木栓层之间有颓废皮层和韧皮部组织,散有石细胞群。次生韧皮部有

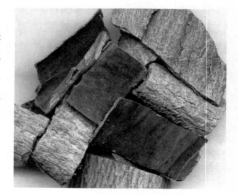

图 8－2　杜仲

5～7 条石细胞环带,每环带有 3 层石细胞,并伴有少数纤维,近石细胞环处可见胶丝团块;射线 2～3 列细胞,穿过石细胞环向外辐射(图 8－3)。

粉末　棕色。石细胞众多,成群或单个散在,单个呈类长方形、类圆形、长条形或不规则形,直径 20~40μm,长约 180μm,壁厚,孔沟明显,有的胞腔中含有胶丝团块。木栓细胞成群,表面观呈多角形,直径 15~40μm,壁不均匀增厚,木化;侧面观呈长方形,细胞壁三面增厚,孔沟明显。胶丝条状或扭曲成团,表面颗粒状。淀粉粒极少,类球形(图8-4)。

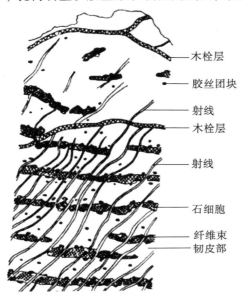

图8-3　杜仲横切面详图

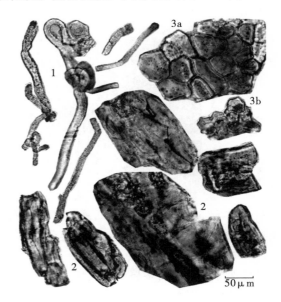

图8-4　杜仲粉末特征图

1. 橡胶丝　2. 橡胶丝团块及石细胞　3. 木栓细胞

【化学成分】含杜仲胶约 20%;含木脂素类,如右旋丁香树脂素及其苷、松脂醇二葡萄糖苷(降压有效成分)、杜仲素 A 等;环烯醚萜类如桃叶珊瑚苷、杜仲苷、京尼平等;有机酸如咖啡酸、绿原酸等。此外,还有氨基酸、鞣质、多糖。按《中国药典》2015 年版高效液相法(通则0512)测定,本品含松脂醇二葡萄糖苷不得少于 0.10%。

【药理作用】杜仲皮、叶水提物、醇提物及制剂对狗、猫、兔等均有降压作用。但炒用比生用作用更强,水煎剂比酊剂作用强。并有镇静、镇痛、抗炎、抗肿瘤、利尿、增强机体免疫功能等作用。

【功效与主治】性温,味甘。补肝肾,强筋骨,安胎。用于肝肾不足,腰膝酸痛,筋骨无力,头晕目眩,妊娠漏血,胎动不安,高血压。

【附注】**杜仲叶** Eucommiae Folium　为杜仲科植物杜仲 *Eucommia ulmoides Oliv.* 的干燥叶。夏、秋二季枝叶茂盛时采收,晒干或低温烘干。本品多破碎,表面呈黄绿色至黄褐色,微有光泽。完整叶片展平后呈椭圆形或卵形,长 7~15cm,宽 3.5~7cm,基部广卵形,边缘有锯齿,具短叶柄。质脆,搓之易碎,折断面有少量银白色橡胶丝。气微,味微苦。性温,味微辛;能补肝肾、强筋骨;用于肝肾不足,头晕目眩,腰膝酸痛,筋骨痿软。

＊牡丹皮　Moutan Cortex

【来源】为毛莨科 *Ranunculaceae* 植物牡丹 *Paeonia suffruticosa Andr.* 的干燥根皮。

【产地】主产于安徽、四川、河南、山东等地,以产自安徽铜陵凤凰山的质量最好。

【加收加工】秋季采挖根部,除去细根和泥沙,剥取根皮,晒干或刮去粗皮,除去木心,晒干。前者习称连丹皮,后者习称刮丹皮。

143

【性状鉴定】

连丹皮 呈筒状或半筒状,有纵剖开的裂缝,向内卷曲或略外翻,通常长 5~20cm,直径 0.5~1.2cm,皮厚 1~4mm。外表面灰褐色或黄褐色,有多数横长略凹陷的皮孔及细根痕。内表面淡灰黄色或浅棕色,有明显的细纵纹理,常见发亮的结晶(丹皮酚)。质硬脆,易折断,断面较平坦,粉性,灰白色至粉红色。有特殊香气,味微苦而涩(图 8-5)。

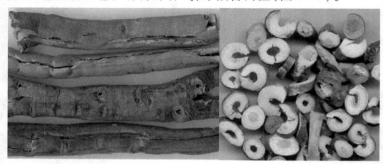

图 8-5 丹皮药材及饮片

刮丹皮 外表面有刮刀削痕,外表红棕色或灰黄色,有时可见灰褐色斑点状残存外皮。以条粗长、皮厚、无木心、断面白色、粉性足、结晶多、香气浓者为佳。

【显微鉴定】

横切面 栓内层由多层细胞组成,壁棕色。皮层菲薄,为数层切向延长的薄壁细胞。韧皮部占大部分。射线宽 1~3 列细胞。韧皮部、皮层薄壁细胞以及细胞间隙中含草酸钙簇晶。薄壁细胞中含色素及淀粉粒(图 8-6)。

粉末特征 淡红棕色。淀粉粒众多,单粒呈类球形、半球形或多面形,直径 3~16μm,脐点点状、裂缝状、三叉状或星状;复粒由 2~6 分粒组成。草酸钙簇晶甚多,直径 9~30~45μm,在薄壁细胞中排列成行;常有 1 个薄壁细胞中含有数个簇晶,或于 1 个细胞间隙中充塞数个簇晶。木栓细胞壁稍厚,浅红色(图 8-7)。

【化学成分】鲜皮中含丹皮酚原苷 5%~6%,但易被本身存在的酶水解成丹皮酚苷及一分子 L-阿拉伯糖;根皮含丹皮酚、芍药苷、挥发油及苯甲酸、植物甾醇、苯甲酰芍药苷和苯甲酰氧化芍药苷。按《中国药典》2015 年版高效液相法(通则 0512)测定,本品含丹皮酚不得少于 1.2%。

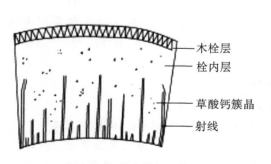

图 8-6 丹皮横切面简图

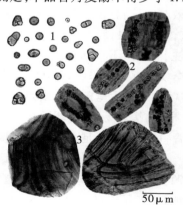

图 8-7 牡丹皮粉末图

1. 淀粉粒 2. 草酸钙簇晶 3. 木栓细胞

【理化鉴定】

1. 取粉末 0.15g,加无水乙醇 25ml,振摇数分钟,滤过。取滤液 1ml,用无水乙醇稀释至 25ml,在 274nm 波长处,有最大吸收。

2. 取粉末进行微量升华,升华物在显微镜下呈长柱形、针状、羽状结晶,于结晶上滴加三氯化醇溶液,则结晶溶解而显暗红色(检查丹皮酚)。

3. **薄层色谱法**

按照薄层色谱法(通则 0502)试验,取粉末 1g 制作为供试品溶液。另取丹皮酚对照品制作为对照品溶液,吸取上述两种溶液各 10μl,分别点于同一硅胶 G 薄层板上,以环己烷 - 醋酸乙酯 - 冰醋酸(4:1:0.1)为展开剂,取出晾干。喷以 2% 香草醛硫酸乙醇溶液在 105℃ 加热至斑点显色清晰。供试品色谱中,在与对照品色谱相应的位置上,显相同颜色的斑点。

【药理作用】丹皮酚具有镇痛、解痉作用,也有一定的抑菌作用。

【功效与主治】性微寒,味苦、辛。清热凉血,活血化瘀。用于热入营血,温毒发斑,吐血衄血,夜热早凉,无汗骨蒸,经闭痛经,痈肿疮毒,跌扑伤痛。常用量 6～12g。

＊厚朴 Magnoliae Cortex

【来源】为木兰科植物厚朴 *Magnolia officinalis* Rehd. et Wils. 或凹叶厚朴 *Magnolia officinalis* Rehd. et Wils. var. *biloba* Rehd. et Wils. 的干燥干皮、枝皮和根皮。

【产地】主产于四川、湖北、浙江、福建、湖南等地,多为栽培品。以四川、湖北所产质量最佳,称"紫油厚朴";浙江产者质量亦好,称"温朴"。

【采收加工】4～6 月剥取,根皮和枝皮直接阴干;干皮置沸水中微煮后,堆置阴湿处"发汗",带水分自内部渗出后,至内表面变紫褐色或棕褐色,再蒸软,取出,卷成筒状,晒干或炕干。

【性状鉴定】

干皮 呈卷筒状或双卷筒状,长 30～35cm,厚 2～7mm,习称"筒朴";近根部一端展开如喇叭口,长 13～25cm,厚 3～8mm,习称"靴筒朴"。外表面灰棕色或灰褐色,粗糙,有时栓皮呈鳞片状,易剥落,有明显的椭圆形皮孔和纵皱纹;刮去栓皮者显黄棕色。内表面紫棕色或深紫褐色,具细密纵纹,划之显油痕。质坚硬,不易折断。断面外部灰棕色,颗粒性,内部紫褐色或棕色,纤维性,富油性,有时可见多数发亮的细小结晶(图 8 - 8)。气香,味辛辣、微苦。

根皮(根朴) 呈单筒状或不规则块片,有的弯曲似鸡肠,习称"鸡肠朴",长 8～32cm,厚 1～3mm。表面灰棕色,有横纹及纵皱纹,皮破处呈纤维状。质硬,较易折断,断面呈纤维状。余同干皮。

枝皮(枝朴)皮薄呈单筒状,长 10～20cm,厚 1～2mm。表面灰棕色,具纵皱纹。质脆,易折断,断面呈纤维性。嚼后残渣亦较多。余同干皮。

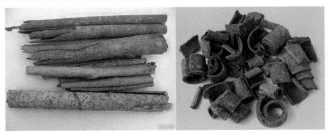

图 8 - 8 厚朴药材及饮片

以皮厚、肉细、油性足、内表面紫棕色、有发亮结晶物、香气浓者为佳。

【显微鉴定】

干皮横切面 木栓细胞多层，木栓形成层细胞含黄棕色物质，栓内层为石细胞环层。皮层较宽厚，散有多数石细胞群，纤维束少见；靠内层有切向延长的椭圆形油细胞散在，壁稍厚。韧皮部占极大部分，射线宽1~3列细胞，向外渐宽；纤维束众多，壁极厚。油细胞颇多，单个散在或2~5个相连。薄壁细胞含淀粉粒，多已糊化，另含少数草酸钙方晶（图8-9）。

厚朴粉末 棕色。①石细胞众多，呈长圆形、类方形或不规则分支状，直径11~65μm，有时可见层纹，木化。②纤维直径15~32μm，壁甚厚，有时呈波浪形或一边呈锯齿状，孔沟不明显，木化。③油细胞呈椭圆形，直径50~85μm，含黄棕色油滴状物。④木栓细胞呈多角形，壁薄微弯曲。⑤筛管分子复筛域较大，筛孔明显。⑥草酸钙方晶及棱晶少见（图8-10）。

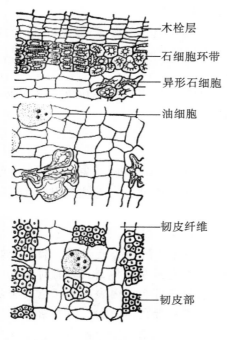

图8-9 厚朴干皮横切面详图

（图8-9标注：木栓层、石细胞环带、异形石细胞、油细胞、韧皮纤维、韧皮部）

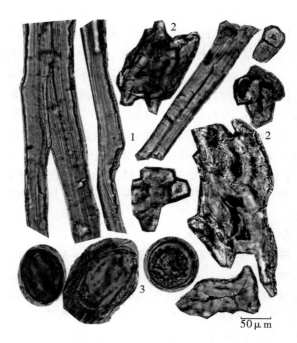

图8-10 厚朴粉末图

1. 纤维 2. 石细胞 3. 油细胞

【化学成分】含木脂素类化合物厚朴酚和厚朴酚、四氢厚朴酚及异厚朴酚等；挥发油约1%，主含β-桉油醇；此外，尚含木兰箭毒碱等生物碱及鞣质等。按《中国药典》2010年版高效液相法（附录ⅥD）测定，本品以干燥品计，含厚朴酚不得少于2.0%。

【理化鉴定】薄层色谱法 按照薄层色谱法（通则0502）试验，取粉末0.5g制作为供试品溶液。另取厚朴酚与厚朴酚对照品制作为对照品溶液。吸取上述两种溶液各5μl分别点于同一硅胶G薄层板上，以甲苯-甲醇（17∶1）为展开剂展开，取出晾干，喷以1%香草醛的硫酸溶液，在100℃烘至斑点显色清晰。供试品色谱中，在与对照品色谱相应的位置上，显相同颜色的斑点。

【药理作用】①抗菌作用：厚朴煎剂有广谱抗菌作用，对多处革兰阳性及阴性菌及常见致病性皮肤真菌有抑菌作用。②肌肉松弛作用：厚朴酚与异厚朴酚具有特殊而持久的肌肉松弛活性。③抗溃疡作用：厚朴酚对应激性溃疡、组胺所致十二指肠痉挛有抑制作用。还有中枢抑制、调节平滑肌作用。

此外，还有抑制血小板聚集、降压作用。

【功效与主治】性温，味苦、辛。燥湿消痰，下气除满。用于湿滞伤中，脘痞吐泻，食积气滞，痰饮喘咳。常用量 3～10g。

【附】**厚朴花** Magnoliae Officinalis Flos　为木兰科植物厚朴 *Magnolia officinalis* Rehd. et Wils. 或凹叶厚朴 *Magnolia officinalis* Rehd. et Wils. var. *biloba* Rehd. et Wils. 的干燥花蕾。药材呈长圆锥形，长 4～7cm，基部直径 1.5～2.5cm。表面红棕色至棕褐色，顶尖或钝圆，底部带有花柄，花柄具棕色短细茸毛；花瓣未开者层层覆盖；已开者，花瓣多为 12 片，花瓣肉质肥厚，呈匙形；花蕊外露，棕黄色；花药条形；心皮多数，分离，螺旋状排列于圆锥形的花托上（图 8-11），质脆，易碎。气香，味淡。性微温，味苦；理气，化湿；用于胸脘痞闷胀满，纳谷不香。常用量 3～9g。

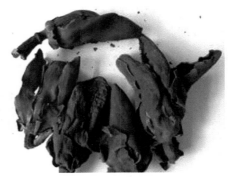

图 8-11　厚朴花

＊肉桂　Cinnamomi Cortex

【来源】为樟科植物肉桂 *Cinnamomum cassia* Presl. 的干燥树皮。

【产地】主产于广东、广西等省区，云南、福建亦产，多为栽培。

【加收加工】每年分两期采收，第一期于 4—5 月，第二期于 9—10 月，以第二期产量大，香气浓，质量佳。采收时选取适龄肉桂树，按一定长度、阔度剥下树皮。放于阴凉处，按各种规格修整，或置于木质的"桂夹"内压制成型，阴干或先放置于阴凉处 2～3 天后，于弱光下晒干。根据采收加工方法不同，有如下加工品：

桂通（官桂）　为剥取栽培 5～6 年生幼树的干皮和粗枝皮、老树枝皮，不经压制，自然卷成筒状，长约 30cm，直径 2～3cm。

企边桂　为剥取 10 年生以上肉桂树的干皮，将两端削成斜面，突出桂心，夹在木制的凹凸板中间，压成两侧向内卷曲的浅槽状。长约 40cm，宽 6～10cm。

板桂　剥取 30～40 年生老树最下部近地面的干皮，夹在木制的桂夹内，晒至九成干，经纵横堆叠，加压，约一个月完全干燥，成为扁平板状。

桂碎　在肉桂加工过程中的碎块。

【性状鉴定】"企边桂"呈浅槽状，"官桂"多呈卷筒状，长 30～40cm，宽或直径为 3～10cm，厚 2～8mm。外表面灰棕色，有不规则的细皱纹和横向突起的皮孔，有时可见灰色地衣斑块；内表面红棕色，较平滑，有细纵纹，指甲刻划显油痕。质硬而脆，易折断。折断面不平坦，外层棕色而较粗糙，内层红棕色而油润，近外层有一条淡黄色切向线纹（石细胞环带）（图 8-12）。气香浓烈，味甜、辣。以不破碎、体重、外皮细、肉厚、断面色紫、油性大、香气浓厚、味甜辣之渣少者为佳。

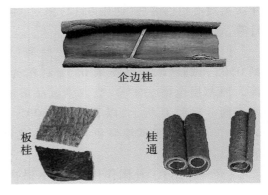

企边桂

板桂

桂通

图 8-12　肉桂

【显微鉴定】

横切面 木栓细胞数层,最内层细胞外壁特厚,木化。皮层散有石细胞、油细胞及黏液细胞。韧皮部约占皮的 1/2 厚度,最外石细胞群排列成近于连续的环层,石细胞外侧有纤维束存在;射线细胞 1～2 列,细胞内长散在多数细小柱晶或针晶;厚壁纤维常单个稀疏散在或 2～3 个成群;油细胞随处可见,黏液细胞亦较多。在较厚的树皮中,韧皮部的石细胞较多,较薄的皮中,石细胞较少。薄壁细胞中充满淀粉粒,直径 10～20μm(图 8-13)。

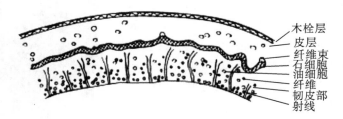

木栓层
皮层
纤维束
石细胞
油细胞
纤维
韧皮部
射线

图 8-13 肉桂横切面简图

粉末 红棕色。①纤维多单个散在,少数 2～3 个并列,长梭形,平直或波状弯曲,长 195～920μm,直径至 25～50μm,壁极厚,纹孔不明显,木化。②石细胞类圆形、类方形或多角形,直径 32～88μm,壁常三面增厚,一面菲薄,木化。③油细胞类圆形或长圆形,直径 45～108μm,含淡黄色滴状物。④草酸钙针晶或柱晶较细小,成束或零星散在,在射线细胞中尤多。⑤木栓细胞呈多角形,含红棕色物质。还有淀粉粒(图 8-14)。

【化学成分】含挥发油不得少于 1.2%(ml/g),并含鞣质、黏液质等。油中主成分为桂皮醛,占 50%～95%,并含少量醋酸桂皮酯、桂皮酸等。按照《中国药典》2015 年版挥发油测定法(通则 0512)测定,本品含挥发油不得少于 1.2%(ml/g);按照《中国药典》2015 年版高效液相色谱法(通则 0512)测定,本品按干燥品计算,含桂皮醛不得少于 1.5%。

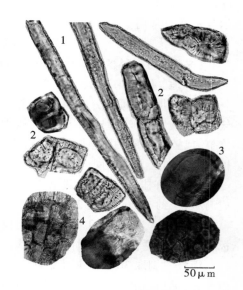

50μm

图 8-14 肉桂粉末特征图
1. 纤维 2. 石细胞 3. 油细胞
4. 草酸钙针晶 5. 木栓细胞

【理化鉴定】**薄层色谱法** 按照薄层色谱法(通则 0502)试验,取本品粉末 0.5g 制作为供试品。另取桂皮醛为对照品制作为对照品溶液。照薄层色谱法实验,吸取供试品溶液 2～5μl、对照品溶液 2μl,分别吸取上述溶液点样于同一硅胶 G 板上,以石油醚(60℃～90℃)-乙酸乙酯(17:3)展开,晾干,喷以 2% 2,4-二硝基苯肼试液显色。供试品色谱中,在与对照品色谱相应的位置上显相同颜色的斑点。

【药理作用】①补阳作用:肉桂水提物及挥发油具有改善阳虚模型动物阳虚证的作用。②对中枢神经系统的作用:桂皮醛有解热、镇静、镇痛等作用。③降压作用:桂皮醛具有中枢性及末梢性扩张血管作用。④抗溃疡作用:肉桂水提物具有显著的抗胃溃疡作用。还有增强消化功能、抑菌作用。

【功效与主治】性大热,味辛、甘。补火助阳,引火归元,散寒止痛,温通经脉。用于阳痿宫冷,腰膝冷痛,肾虚作喘,虚阳上浮,眩晕目赤,心腹冷痛,虚寒吐泻,寒疝腹痛,痛经闭经。

【附】**桂枝** Cinnamomi Ramulus　为肉桂 *Cinnamomum cassia* Presl. 的干燥嫩枝。呈长圆柱形,多分枝,长 30 ~ 75cm,粗端直径 0.3 ~ 1cm。表面红棕色或棕色,有纵皱纹,并可见枝痕、叶痕、芽痕及细点状皮孔。质硬而脆,易折断。切片厚 2 ~ 4mm,切面皮部薄,红棕色,木部黄白色或浅黄棕色,髓部略呈方形。有特异香气,味甜、微辛,皮部味较浓。主含挥发油,油中主含桂皮醛。性温,味辛、甘;发汗解肌,温经通脉,助阳化气,平冲降气;用于风寒感冒,脘腹冷痛,血寒经闭,关节痹痛,痰饮,水肿,心悸,奔豚。常用量 3 ~ 10g。

 考点提示

A 型题

1. 剥取 10 余年生的肉桂树干皮,将其两端削成斜面,夹在特制的凹凸板中晒干。用此法加工成的肉桂称为

A. 油筒桂　　　　B. 企边桂　　　　C. 板桂　　　　D. 桂碎　　　　E. 官桂

2. 粉末中有"纤维鲜黄色,常成束,周围细胞含草酸钙方晶形成晶纤维;石细胞鲜黄色,有的分枝状,壁厚,层纹明显"等显微特征的药材是

A. 牡丹皮　　　　B. 杜仲　　　　C. 肉桂　　　　D. 厚朴　　　　E. 黄柏

标准答案:1. B　2. D

 知识拓展

桂皮

桂皮,学名柴桂,又称香桂,为樟科植物天竺桂、阴香、细叶香桂或川桂等的树皮,通常在冬季进行采收。本品为食品香料或烹饪调料。商品桂皮的原植物比较复杂,约有十余种,均为樟科樟属植物,中国广东、福建、浙江、四川等省均产。同时桂皮还有药用功效,中医认为,桂皮性热,味甘辛、气芳香、无毒,具有暖胃祛寒、活血舒筋、通脉止痛和止泻的功能。主治腹冷胸满、呕吐嗳膈、风湿痹痛、跌损瘀滞、血痢肠风等疾病。桂皮用作芳香调味品,此外还可提取桂皮油,为食品工业之重要香料,亦入药(非正品)。

＊**黄柏**　Phellodendri Chinensis Cortex

【来源】为芸香科植物黄皮树 *Phellodendron chinense* Schneid. 的干燥树皮。习称"川黄柏"。

【产地】黄柏主产于四川、贵州、云南,陕西、湖南、湖北、甘肃、广西等地亦产。

【采收加工】3 ~ 6 月间采收,选 10 年以上的树,剥取树皮,晒至半干,压平,刮净粗皮至显黄色,不可伤及内皮,刷净晒干。置于干燥通风处,防止发霉变色。

【性状鉴定】川黄柏呈板片状或浅槽状,长宽不等,厚 3 ~ 7mm。外表面黄褐或黄褐色,较平坦,皮孔横生,嫩皮较明显,有不规则的纵向浅裂纹,偶有残存的灰褐色粗皮;内表面暗黄色或棕黄色,具细密的纵棱纹。体轻质较硬。断面鲜黄色,纤维性,呈裂片状分层。气微,味极苦,嚼之有黏性,可将唾液染成黄色(图 8 - 15)。以皮厚、色黄、无栓皮者为佳。

【显微鉴定】

川黄柏横切面 未去净外皮者,木栓层由多层长方形细胞组成,内含棕色物质,栓内层细胞中含草酸钙方晶。皮层比较狭窄,散有纤维群及石细胞群,石细胞大多分支状,壁极厚,层纹明显。韧皮部占树皮的极大部分,外侧有少数石细胞,纤维束切向排列呈断续的层带(又称硬韧部),纤维束周围薄壁细胞中常含草酸钙方晶。射线宽2～4列细胞,常弯曲而细长。薄壁细胞中含有细小的淀粉粒和草酸钙方晶,黏液细胞随处可见(图8－16)。

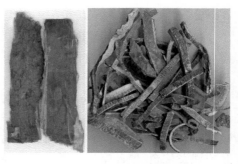

图8－15 黄柏药材及饮片

川黄柏粉末 黄色。①石细胞鲜黄色,单个或成群,多呈不规则分支状,长约至240μm,也有类圆形、类多角形,壁极厚,层纹细密,孔沟不明显;少数壁稍薄胞腔较大。②纤维及晶纤维较多,鲜黄色,多成束,壁极厚胞腔线形;晶纤维的含晶细胞壁不均匀增厚,木化,方晶密集。③黄色黏液细胞多单个散在,遇水膨胀呈圆形或矩圆形,直径40～70μm,壁薄,内含无定形黏液汁。④草酸钙方晶较多,呈正方形、多面形或双锥形。⑤筛管端壁倾斜,有复筛板,常由6～7个筛域组成(图8－17)。

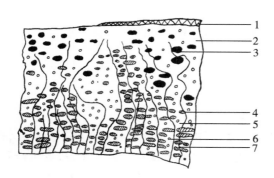

图8－16 川黄柏横切面简图

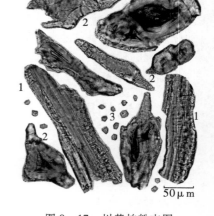

图8－17 川黄柏粉末图

1. 木栓层 2. 皮层 3. 石细胞 4. 纤维束 5. 韧皮部 6. 黏液细胞 7. 射线　　1. 石细胞 2. 黏液细胞 3. 木栓细胞

【化学成分】含多种生物碱,主要为小檗碱,并含黄柏碱、木兰碱、掌叶防己碱等。另含黄柏酮、黄柏内酯(柠檬苦素)、豆甾醇等。按照《中国药典》2015年版高效液相色谱法(通则0512)测定,本品按干燥品计算,含小檗碱以盐酸小檗碱计,不得少于3.0%,黄柏碱以盐酸黄柏碱计,不得少于0.34%。

【理化鉴定】

1. 取黄柏断面,置紫外光灯下观察,显亮黄色荧光。

2. 取粉末约1g,加乙醚10ml,振摇后滤过,滤液挥干,残渣加冰醋酸1ml使溶解,再加硫酸1滴,放置,溶液显紫棕色(检查黄柏酮及植物甾醇)。

3. 取粉末约0.1g,加乙醇10ml,振摇数分钟,滤过。滤液蒸去乙醇,加硫酸1ml,沿管壁加氯气饱和的水溶液(临时配制)1ml,在两液交界面显红色环(小檗碱反应)。

4. 薄层色谱法

按照薄层色谱法(通则0502)试验,取本品粉末约0.2g制作为供试品溶液。另取黄柏对照药材同法制成对照药材溶液。再取盐酸黄柏碱对照品,加甲醇制成每1ml含0.5mg的溶液,作为对照品溶液。吸取上述三种溶液各3~5μl,分别点于同一硅胶G薄层板上,以三氯甲烷-甲醇-水(30:15:4)的下层溶液为展开剂,置氨蒸气饱和的展开缸内,展开,取出,晾干,喷以稀碘化铋钾试液,供试品色谱中,在与对照药材色谱相应的位置上,显相同颜色的荧光斑点。

【药理作用】①抗菌作用:黄柏煎剂或醇提取物体外试验对金黄色葡萄球菌、肺炎球菌、白喉杆菌、草绿色链球菌、痢疾杆菌、人型结核杆菌等均有较强的抑制作用。对多种致病性皮肤真菌亦有抑制作用。②降压作用:黄柏对麻醉动物静脉或腹腔注射,可产生显著而持久的降压作用。此外,还有利胆、抗炎、抗溃疡等作用。

【功效与主治】味苦,性寒。清热燥湿,泻火除蒸,解毒疗疮。用于湿热泻痢、黄疸尿赤、带下阴痒、热淋涩痛、脚气痿躄、骨蒸劳热、盗汗、遗精,疮疡肿毒,湿疹湿疮。盐黄柏滋阴降火,用于阴虚火旺,盗汗骨蒸。常用量3~12g。外用适量。中成药知柏地黄丸,滋阴降火;用于阴虚火旺,潮热盗汗,口干咽痛,耳鸣遗精,小便短赤。

 知识拓展

川黄柏与关黄柏

川黄柏含小檗碱为1.4%~5.8%,关黄柏含小檗碱为0.6%~2.5%。由于川黄柏与关黄柏不仅其主要有效成分小檗碱含量有明显差异,而且辅助成分黄柏碱、黄柏酮等也存在较大差异,故2010年版《中国药典》中规定,关黄柏已不再作为黄柏药材使用。

＊秦皮　Fraxini Cortex

【来源】为木犀科植物苦枥白蜡树 *Fraxinus rhynchophylla* Hance、白蜡树 *Fraxinus chinensis* Roxb.、尖叶白蜡树 *Fraxinus szaboana* Lingelsh. 或宿柱白蜡树 *Fraxinus stylosa* Lingelsh. 的干燥枝皮或干皮。

【产地】苦枥白蜡树主产于东北三省,商品称"东北秦皮"。白蜡树主产于四川、陕西,商品称"四川秦皮"。尖叶白蜡树、宿柱白蜡树主产于陕西,商品分别称"陕西秦皮""陕西白点秦皮"。

【采收加工】春季或秋季整枝时,剥下干皮或枝皮,晒干。

【性状鉴定】

枝皮　卷筒状或槽状,皮厚1.5~3mm。外表面灰白色、灰棕色至黑棕色或相间呈斑状,平坦或稍粗糙,密布圆点灰白色状皮孔,并可见马蹄形或新月形叶痕;内表面较平滑,黄白色或黄棕色。质硬而脆,折断面纤维性,黄白色。气微,味苦(图8-18)。

干皮　长条状块片,厚3~6mm。外表面灰棕色,具龟裂状沟纹及红棕色圆形或横长的皮孔。质坚硬,断面纤维性较强,易成层剥离呈裂片。

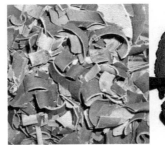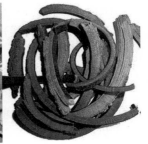

图8-18　秦皮

以条长、外皮薄而光滑者为佳。枝皮优于干皮。

【显微鉴定】

苦枥白蜡树树皮横切面　木栓细胞为 5～10 余层细胞,部分内壁增厚,木栓化。栓内层为数层多角形厚角细胞,内含黄棕色物质。皮层较宽,有纤维及石细胞单个散在或成群。皮层较宽,有纤维及石细胞单个散在或成群。韧皮部外侧有石细胞及纤维束组成的切向排列的断续环带,内方纤维束及少数石细胞成层状排列,被射线分隔形成井字形。射线宽 1～3 列细胞。薄壁细胞中含多数淀粉粒、草酸钙砂晶(图 8－19)。

粉末特征　淡黄白色。纤维较多,成束或散离,甚长,多碎断,平直或稍弯曲,边缘微波状或凹凸。直径 15～40μm,壁极厚,木化,表面有时可见不规则斜向或横向纹理,纹孔不明显,胞腔线形。石细胞较多,呈类圆形、类长方形、椭圆形、类纺锤形,并做不规则分枝。直径 24～72μm,长约至 158μm。壁厚,孔沟明显。草酸钙砂晶充塞于皮层、韧皮薄壁细胞及射线细胞中,呈微细梭状、颗粒状,长约至 3μm。淀粉粒稀少、单粒类球形、卵形,直径 3～6μm(图 8－20)。

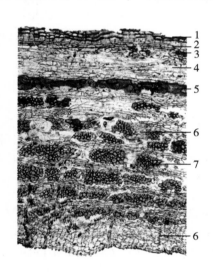

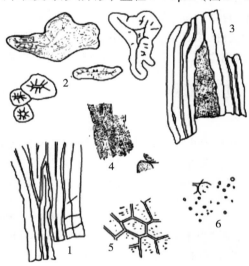

图 8－19　苦枥白蜡树树皮横切面详图
1. 木栓层　2. 栓内层　3. 纤维　4. 皮层
5. 厚壁细胞环带　6. 韧皮射线　7. 韧皮纤维

图 8－20　苦枥白蜡树树皮粉末图
1. 纤维　2. 石细胞　3. 射线　4. 草酸钙砂晶
5. 木栓细胞　6. 淀粉粒

【化学成分】主要含秦皮甲素(七叶树苷)、秦皮乙素(七叶树素)、秦皮苷、秦皮素、丁香苷等香豆素类成分,其中秦皮甲素和秦皮乙素为其主要活性成分。尚含鞣质、树脂及生物碱。宿柱白蜡树尚含宿柱白蜡苷。按照《中国药典》2015 年版高效液相色谱法(通则 0512)测定,本品按干燥品计算,含秦皮甲素和秦皮乙素的总量,不得少于 1.0%。

【理化鉴定】

1. 取秦皮水浸液置于日光灯下可见碧蓝色荧光。

2. 取粉末 1g,加乙醇 10ml,85℃水浴回流 1 小时,放冷,滤过。取滤液 1ml,加石灰水 5ml,呈黄色。振摇,静置,滤过,滤液加三氯化铁试液 1 滴,呈红色,再加稀盐酸 3 滴,转为绿色(检查秦皮乙素)。

3. 薄层色谱法

按照《中国药典》2015 年版薄层色谱法(通则 0512)测定,取粉末 1g,制作为供试品溶液。以秦皮甲素、秦皮乙素及秦皮素标准品溶液做对照,分别点于同一硅胶 G 薄层板上,用三氯甲

烷 – 甲醛 – 甲酸(6∶1∶0.5)展开,取出,晾干,在紫外光灯(254nm)下检视,供试品色谱中,在与对照品色谱相应的位置上,显相同颜色的荧光斑点。

【药理作用】①抗菌作用:秦皮煎剂及秦皮甲素、秦皮乙素对金黄色葡萄球菌、大肠杆菌、痢疾杆菌、伤寒杆菌、肺炎双球菌及浅部真菌等有抑制作用。②抗炎镇痛作用:秦皮甲素、秦皮乙素、秦皮苷和秦皮素均有明显的抗炎镇痛作用。此外,还有镇咳、祛痰、平喘、利尿、抗氧化、抗肿瘤等作用。

【功效与主治】性寒,味苦、涩。清热燥湿,收涩止痢,止带,明目。用于湿热泻痢,赤白带下,目赤肿痛,目生翳膜。常用量 6 ~ 12g。外用适量,煎洗患处。

 考点提示

A 型题

水浸液在日光下即可显碧蓝色荧光的药材是

A. 秦皮　　　B. 香加皮　　　C. 合欢皮　　　D. 桑白皮　　　E. 地骨皮

标准答案:A

地骨皮　Lycii Cortex

为茄科植物枸杞 *Lycium chinensis* Mill. 或宁夏枸杞 *L. barbarum* L. 的干燥根皮。枸杞主产于河北、河南、山西、陕西等地,以河南、山西产量较大,江苏、浙江地骨皮品质较好。宁夏枸杞主产于宁夏、甘肃等地区。全年可挖,采挖根部,洗净,剥取根皮,晒干。清明节前采的质量较好,皮厚且易剥取。呈筒状、槽状或不规则卷片,长 3 ~ 10cm,直径 0.5 ~ 1.5cm,厚 1 ~ 3mm;外表面灰黄色至棕黄色,粗糙,具有纵皱纹或裂纹,易成鳞片状剥落。内表面黄白色或灰黄色,有细纵纹;体轻,质脆,易折断;断面不平坦,外层黄棕色,内层灰白色;气微,味微甘而后苦(图 8 – 21)。性寒,味甘;凉血除蒸,清肺降火;用于阴虚潮热,骨蒸盗汗,肺热咳嗽,咯血,衄血,内热消渴。常用量 9 ~ 15g。

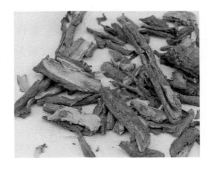

图 8 – 21　地骨皮

合欢皮　Albiziae Cortex

为豆科(Leguminosae)植物合欢 *Albizzia julibrissin* Durazz. 的干燥树皮。主产于湖北、江苏、安徽、浙江等地。夏、秋二季剥取,晒干。呈卷曲筒状或半筒状,长 40 ~ 80cm,厚 1 ~ 3mm。外表面灰棕色至灰褐色,稍有纵皱纹,有的成浅裂纹,密生明显的椭圆形横向皮孔,棕色或红棕色;偶有突起的横棱或较大的圆形枝痕,常附有地衣斑;内表面淡黄棕色或黄白色,平滑,有细密纵纹;质硬而脆,易折断,断面呈纤维性片状,淡黄棕色或黄白色;气微香,味淡、微涩、稍刺舌,而后喉头有不适感(图 8 –22)。性平,味甘;解郁安神,活血消肿;用于心神不安、忧郁失眠、肺痈疮肿、跌扑伤痛。常用量 6 ~ 12g。外用适量,研末调敷。

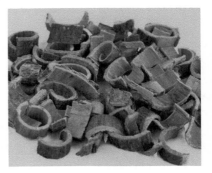

图 8 – 22　合欢皮

桑白皮　Mori Cortex

为桑科 Moraceae 植物桑 *Morus alba* L. 的干燥根皮。全国各地大都有野生或栽培。秋末

生药学

叶落时至次春季发芽前采取根部，趁新鲜时除去泥土及须根，刮去黄棕色粗皮，纵向剖开皮部，剥取根皮晒干。呈扭曲的卷筒状、槽状或板片状，长短宽窄不一，厚1~4mm。外表面白色或淡黄白色，较平坦，有的残留橙黄色或棕黄色鳞片状粗皮；内表面黄白色或灰黄色，有细纵纹。体轻，质韧，纤维性强，难折断，易纵向撕裂，撕裂时有粉尘飞扬。气微，味微甘（图8-23）。性寒，味甘。泻肺平喘，利水消肿。用于肺热喘咳，水肿胀满，尿少，面目肌肤浮肿。

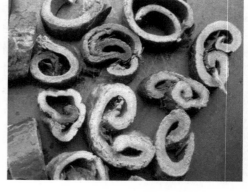

图8-23 桑白皮

【附】

桑枝 Mori Ramulus 为桑科植物 *Morus alba* L. 的干燥嫩枝。长圆柱形，少有分枝，长短不一，直径0.5~1.5cm。表面灰黄色或黄褐色，有多数黄褐色点状皮孔及细纵纹，并有灰白色略呈半圆形的叶痕和黄棕色的腋芽。质坚韧，不易折断，断面纤维性。切片厚0.2~0.5cm，皮部较薄，木部黄白色，射线放射状，髓部白色或黄白色。气微，味淡。常用量9~15g。

桑叶 Mori Folium 为桑科植物 *Morus alba* L. 的干燥叶。初霜后采收，除去杂质，晒干。本品多皱缩、破碎。完整者有柄，叶片展平后呈卵形或宽卵形，长8~15cm，宽7~13cm；先端渐尖，基部截形、圆形或心形，边缘有锯齿或钝锯齿，有的不规则分裂。上表面黄绿色或浅黄棕色，有的有小疣状突起；下表面颜色稍浅，叶脉突出，小脉网状，叶脉上被疏毛，叶脉基具毛绒。质脆。气微，味淡、微苦涩。疏散风热，清肺润燥，清肝明目。用于风热感冒，肺热燥咳，头晕头痛，目赤昏花。常用量5~10g。

桑椹 Mori Fructus 为桑科植物 *Morus alba* L. 的干燥果穗。呈长圆形，长1~2cm，直径6~10mm。基部具柄，长1~1.5cm。表面紫红色或紫黑色。果穗由30~60个瘦果聚合而成；瘦果卵圆形，稍扁，长2~5mm，外具膜质苞片4枚。胚乳白色。质油润，富有弹性。气微，味微酸而甜。性温，味甘、酸。能补血滋阴，生津润燥。用于治疗眩晕耳鸣，心悸失眠，须发早白，津伤口渴，内热消渴，血虚便秘。常用量9~15g。

苦楝皮 Meliae Cortex

为楝科植物川楝 *Melia toosendan* Sieb. et Zucc. 和楝 *M. azedarach* L. 的干燥树皮和根皮。川楝主产于四川、云南、贵州、甘肃等地。楝主产于山西、甘肃、山东、江苏等地。野生或栽培。春、秋二季剥取，晒干，或除去粗皮，晒干。其中，川楝以冬季采者最好（川楝素含量最高），楝以春、夏季采为宜（川楝素含量较高）。干皮呈不规则块片、槽状或半卷筒状，厚2~6mm；未除去粗皮者，外表面粗糙，灰棕色或灰褐色，有交织的纵裂纹，并有点状灰棕色椭圆形横长皮孔，栓皮常呈鳞片状剥离；除去粗皮者，表面淡黄色；内表面类白色或淡黄色；质韧，难折断，断面纤维性，呈层片状，易剥离；气微，味苦。根皮呈不规则片状或卷片，厚1~5mm；外表面灰棕色或棕紫色，微有光泽，粗糙，多裂纹。根皮呈不规则片状或卷状，厚1~5mm。外表面灰棕色或棕紫色，微有光泽，粗糙多裂纹。性寒，味苦；有小毒。杀虫，疗癣；用于蛔虫病，蛲虫病，虫积腹痛；外治疥癣瘙痒。常用量3~6g。外用适量，研末，用猪脂调敷患处。

【附】川楝子 Toosendan Fructus 为楝科植物川楝 *Melia toosendan* Sieb. et Zucc. 的干燥成熟果实。冬季果实成熟时采收，除去杂质，干燥。果实呈类球形，直径2~3.2cm。表面金黄色至棕黄色,微有光泽,少数凹陷或皱缩,具深棕色小点。顶端有花柱残痕,基部凹陷,有果梗痕。外果皮革质,与果肉间常成空隙,果肉松软,淡黄色,遇水润湿显黏性。果核球形或卵圆形,质坚硬,两端平截,有 6~8 条纵棱,内分 6~8 室,每室含黑棕色长圆形的种子 1 粒。气特异,味酸、苦。性寒,味苦;有小毒。舒肝行气止痛,驱虫;用于胸胁、脘腹胀痛,疝痛,虫积腹痛。常用量 5~10g。外用适量,研末调涂。

香加皮　Periplocae Cortex

为萝摩科植物杠柳 *Periploca sepium* Bge. 的干燥根皮。主产于山西、河南、河北、山东等地。此外江苏、四川等地有栽培。春、秋二季采挖,趁鲜时以木棒敲打,使根皮和木部分离,抽去木心,将皮阴干或晒干。本品呈卷筒状或槽状,少数呈不规则片状,长 3~10cm,直径 1~2cm,厚 2~4mm;外表面灰棕色或黄棕色,栓皮常呈鳞片状脱落;内表面黄白色或淡黄棕色,较平滑,有细纵纹;体轻,质地疏松而脆,易折断。断面黄白色,不整齐;有浓郁香气,味苦,稍有麻舌感。性温,味辛、苦。有毒。祛风湿,壮筋骨,强腰膝。常用量 3~6g。

五加皮　Acanthopanacis Cortex

为五加科植物细柱五加 *Acanthopanax gracilistylus* W. W. Smith. 的干燥根皮。主产于湖北、河南、安徽等地。夏、秋二季采挖,洗净,剥取根皮,晒干。根皮呈不规则卷筒状,长 5~15cm,直径 0.4~1.4cm,厚约 2mm。外表面灰褐色,有稍扭曲的纵皱纹及横长皮孔,内表面淡黄色或灰黄色,有细纵纹。体轻,质脆,易折断。断面不整齐,灰白色。气微香,味微辣而苦。性温,味辛、苦;祛风湿,补益肝肾,强筋壮骨,利水消肿;用于风湿痹痛,筋骨痿软,小儿行迟,体虚乏力,水肿,脚气。常用量 5~10g。

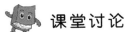 **课堂讨论**

　　五加皮又名南五加皮,香加皮又名北五加皮,二者外形相似,且均具有祛风湿、强筋骨的功效。某些临床医师常常不加区别地使用或调配,有些药店也常将二者混淆使用,此种做法是否恰当? 如不恰当,请说明理由。

白鲜皮　Dictamni Cortex

为芸香科植物白鲜 *Dictamnus dasycarpus* Turcz. 的干燥根皮。主产于辽宁、河北、山东等省。春秋季将根挖出后,洗净泥土,除去细根及粗皮,纵向剖开,抽去木心,晒干。根皮呈卷筒状,长 5~15 cm,直径 1~2cm,厚 2~5mm;外表面灰白色或淡灰黄色,具细皱纹及细根痕,常有突起的颗粒状小点;内表面类白色,有细纵纹;质脆,折断时有白粉飞扬,断面不平坦,乳白色,略带层片状,剥去外皮,迎光可见闪烁的小亮点;有羊膻气,味微苦。性寒,味苦;清热燥湿,祛风解毒;用于湿热疮毒,黄水淋漓,湿疹,风疹,疥癣疮癞,风湿热痹,黄疸尿赤。常用量 5~10g。外用适量,煎汤洗或研粉敷。

 综合测试

A 型题

1. 以皮厚、肉细、油性足、内表面色紫棕而有发亮结晶状物、香气浓、渣少者为佳的药材是

A. 牡丹皮　　　B. 肉桂　　　C. 香加皮　　　D. 秦皮　　　E. 厚朴

2. 迎光检视有闪烁的小亮点,并有羊膻气的中药材是

生药学

A. 秦皮　　　　B. 厚朴　　　　C. 牡丹皮　　　　D. 合欢皮　　　　E. 白鲜皮

3. 以根皮入药的中药材是

A. 桑白皮　　　B. 肉桂　　　C. 黄柏　　　D. 杜仲　　　E. 秦皮

4. 外表粗糙,易成鳞片状剥落,体轻、质脆、易折断,断面不平坦,外层黄棕色,内层灰白色的药材是

A. 桑白皮　　　B. 秦皮　　　C. 地骨皮　　　D. 黄柏　　　E. 杜仲

5. 厚朴的产地加工是

A. 切片　　　B. 揉搓　　　C. 硫熏　　　D. 烫　　　E. 发汗

6. 主要成分是小檗碱的药材是

A. 黄柏　　　B. 杜仲　　　C. 肉桂　　　D. 厚朴　　　E. 五加皮

7. 石细胞胞腔中含胶丝团块的是

A. 肉桂　　　B. 秦皮　　　C. 厚朴　　　D. 黄柏　　　E. 杜仲

8. 厚朴酚具有哪种作用

A. 镇静　　　B. 抗菌　　　C. 解痉　　　D. 退热　　　E. 镇痛

9. 秦皮的来源是

A. 木犀科　　　B. 芸香科　　　C. 茄科　　　D. 五加科　　　E. 木兰科

10. 木栓细胞数列,最内层一层木栓细胞外壁特厚、木化,是

A. 杜仲　　　B. 肉桂　　　C. 秦皮　　　D. 黄柏　　　E. 厚朴

X型题

1. 厚朴的横切面显微特征是

A. 栓内层为石细胞环带　　　B. 皮层中有多数石细胞群　　　C. 射线细胞内有小针晶

D. 皮层内侧有多数椭圆形油细胞散在

E. 石细胞众多,呈长圆形、类方形或不规则分枝状

2. 地骨皮的来源及性状特征是

A. 茄科植物枸杞或宁夏枸杞的干燥根皮

B. 呈筒状、槽状或不规则卷片

C. 外表面灰黄色至棕黄色,粗糙易成鳞片状脱落

D. 体轻,质脆,断面外层黄棕色,内层灰白色

E. 有特异香气,味微苦

3. 对皮类中药的显微鉴定叙述正确的是

A. 周皮包括木栓层、木栓形成层和栓内层,肉桂的木栓细胞内壁特别厚

B. 皮层中常可见到纤维、石细胞和各种分泌细胞,如秦皮皮层可见纤维、石细胞

C. 韧皮部包括韧皮部束和射线两部分,射线又可分为髓射线和韧皮射线两种

D. 皮类中药的粉末特征不应观察到木质部的组织和细胞,如导管、管胞、木纤维等

E. 木栓细胞表面观察常为多角形,侧面观常切向延长,呈类方形

4. 肉桂的性状特征是

A. 均呈卷筒状或复卷筒状　　　B. 外表面灰黑色

C. 内表面红棕色、指甲刻划可见油痕

D. 断面外侧棕色而较粗糙,内面红棕色而油润,中间有一条黄棕色线纹

E. 有浓烈的特殊香气,味甜,辣

（弓迎宾）

第九章 叶类生药

学习目标

【掌握】侧柏叶、番泻叶、大青叶、石韦的性状鉴定、显微鉴定。

【熟悉】上述生药的来源、产地、采收加工及功效。

【了解】上述生药的化学成分、理化鉴定及药理作用,侧枇杷叶、罗布麻叶、桑叶、紫苏叶等。

第一节 叶类生药概述

叶类(folium)生药多采用植物完整且成熟的干燥叶,大多为单叶,如枇杷叶、大青叶;也有复叶的小叶,如番泻叶;带叶的枝梢,如侧柏叶;叶鞘纤维,如棕榈等。

一、性状鉴定

叶类生药多质地较薄,常皱缩卷曲或破碎。在性状观察时,可将叶片用水浸泡后展开,必要时可借助解剖镜或放大镜,也可透光观察。主要注意以下几点:①叶片的类型:单叶或复叶。②形状:如披针形、卵形等,需要注意叶片的外形、叶缘、叶基、叶端、叶脉、叶片的分裂情况,还需要注意是否存在叶柄、托叶、叶鞘等特征。③大小:叶片的长度和宽度。④表面特征:如有无角质层;是否光滑无毛;毛茸如何分布;放大镜下是否有凹陷的点状腺鳞;对光透视是否有深色的条纹、透明腺点(油点)或灰色斑点(草酸钙结晶)等。⑤色泽:一般呈暗绿色、灰绿色或者黄绿色等。⑥质地:一般为草纸、革质、纸质或肉质。⑦气味:可直接嗅闻,也可在揉搓或热水浸泡后嗅闻与口尝。

二、显微鉴定

主要观察叶的表皮、叶肉及叶片中脉的特征。通常做叶片的表面制片、叶片中脉部分横切片或叶片粉末制片进行观察。

(一)叶表面制片或横切片

1. 表皮

分上下表皮,多为1层排列整齐的细胞,亦有多层细胞的,称复表皮,如夹竹桃叶。表皮细胞的形状、排列情况,垂周壁和表面角质层纹理,以及所含后含物,如薄荷叶表皮细胞内有橙皮苷结晶,均有一定的鉴定意义。表皮上常可见腺毛、非腺毛和气孔等。

2. 叶肉

主要通过观察栅栏组织和海绵组织的特点进行鉴定。

（1）栅栏组织　一般位于上表皮细胞之下，一至数列细胞紧密排列组成栅栏状，细胞呈长圆柱形，内含大量叶绿体。栅栏组织只分布于上表皮的下方，称"异面叶"，如薄荷叶；若上下表皮细胞内方均有栅栏组织，称"等面叶"，如番泻叶。栅栏细胞一般不通过主脉，有些叶类生药的栅栏组织通过主脉，如穿心莲叶等。

（2）海绵组织　位于栅栏组织下方，细胞形状多样，排列疏松，胞间隙发达，呈海绵状。该组织中有无结晶体（如钟乳体、草酸钙结晶）、分泌组织（如油细胞、黏液细胞、油室、间隙腺毛）及异型细胞的存在，其形状及分布等都具有重要的鉴别意义。

2. 中脉

叶片中脉横切面上、下表皮的凹凸程度、维管束的数目及排列方式在叶类的鉴定上有其特殊性。中脉维管束通常为外韧型维管束，即木质部位于上方，排列呈槽状或新月形至半月形；韧皮部在木质部的下方。有的为双韧维管束，如罗布麻叶。有的叶中脉维管束分裂成 2~3 个或更多个，维管束的外围有时有纤维等厚壁组织包围，如蓼大青叶、臭梧桐叶。

（二）粉末特征

叶类生药的粉末鉴别应注意以下几点：①表皮：细胞的形状、大小、垂周壁的弯曲程度、增厚情况、角质层厚度等。②气孔：类型、大小及保卫细胞等。③毛茸：非腺毛的细胞数目、形状、细胞壁的厚薄及疣状突起等。④厚壁组织：纤维常存在于叶脉碎片中，有的为晶纤维，如番泻叶。⑤分泌组织：有无及类型。

第二节　常用叶类生药

＊侧柏叶　Platycladi Cacumen

【来源】为柏科植物侧柏 *Platycladusorientalis*（L.）Franco 的干燥枝梢及叶。

【产地】全国大部分地区均产，多为栽培，主产于河北、山东。

【采制】全年均可采收，多于夏秋二季采收嫩枝叶，阴干。

【性状鉴定】多分枝，小枝扁平。叶细小鳞片状，交互对生，贴伏于小枝上，侧面叶龙骨状，覆盖于正面叶上，深绿色或黄绿色。质脆，易折断，断面黄白色。气清香，味苦涩、微辛（图 9-1）。以枝嫩、色深绿、无碎末者为佳。

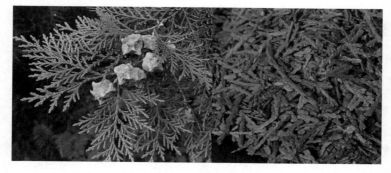

图 9-1　侧柏叶

【显微鉴定】**粉末**　黄绿色。叶上表皮细胞长方形,壁略厚。下表皮细胞类方形;气孔甚多,凹陷型,保卫细胞较大。侧面观呈哑铃状。薄壁细胞含油滴。纤维细长,直径约 18μm。具缘纹孔管胞有时可见。

【化学成分】含有挥发油和黄酮类化合物。挥发油中主要为 α - 侧柏酮、侧柏烯等。黄酮类化合物有扁柏双黄酮、槲皮素等。按照《中国药典》2015 年版高效液相法(通则 0512)测定,本品按干燥品计算,含槲皮苷不得少于 0.10% 。

【理化鉴定】**薄层色谱法**　按照《中国药典》2015 年版薄层色谱法(通则 0502)测定,取本品粉末 3g 制作为供试品溶液。另取槲皮素对照品制作为对照品溶液。吸取上述供试品溶液和对照品溶液各 3μl,分别点于同一高效硅胶薄层板上,以甲苯 - 乙酸乙酯 - 甲酸(5:2:1)的上层溶液为展开剂,展开,取出,晾干,喷以 1% 三氯化铝乙醇溶液,置紫外光灯(365nm)下检视。供试品色谱中,在与对照品色谱相应的位置上,显相同颜色的荧光斑点。

【药理活性】本品煎剂体外对肺炎双球菌、金黄色葡萄球菌、痢疾杆菌等有抑制作用,还能明显缩短出血时间及凝血时间。所含黄酮成分具有镇咳、祛痰、平喘和镇静作用。

【功效与主治】性寒,味苦、涩。凉血止血,化痰止咳,生发乌发。用于治疗吐血,咯血,衄血,便血,崩漏下血,肺热咳嗽,血热脱发,须发早白。常用量 6 ~ 12g。

【附】**柏子仁** Platycladi Semen　为侧柏 *Platycladus orientalis*(L.)Franco 的干燥成熟种仁。呈长卵形或长椭圆形,长 4 ~ 7mm,直径 1.5 ~ 3mm。表面淡黄白色或淡黄棕色,外包膜质的内种皮,顶端略尖,有深褐色的小点,基部钝圆;质软,油润,断面乳白色至黄白色,胚乳较发达,富油性;气微香,味淡有油性。久贮泛油者呈棕色或棕褐色。性平,味甘;养心安神,润肠通便,止汗;用于阴血不足,虚烦失眠,心悸怔忡,肠燥便秘,阴虚盗汗。常用量 3 ~ 10g。

*　大青叶　Isatidis Folium

【来源】为十字花科植物菘蓝 *Isatis indigotica* Fort. 的干燥叶。

【产地】各地有栽培。主产于河北、江苏、甘肃等地。

【采制】夏、秋季分 2 ~ 3 次采收,除去杂质,晒干。

【性状鉴定】叶片极皱缩卷曲,有的破碎仅剩叶柄。完整的叶片展开呈长椭圆形至长圆状倒披针形,长 5 ~ 20cm,宽 2 ~ 6cm;叶片上表面暗灰绿色,有的可见色较深稍突起的小点;先端钝,全缘或微波状,基部渐狭下延至叶柄成翼状,叶柄长 4 ~ 10cm,淡棕黄色,质脆。气微,味微酸、苦、涩(图 9 - 2)。以叶片完整、色暗灰绿色者为佳。

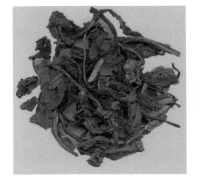

图 9 - 2　大青叶

【显微鉴定】

横切面　上、下表皮细胞各 1 层。叶中脉上表面微凸或近平坦,下表面突出,上、下表皮内侧各有 1 ~ 2 层厚角细胞。中脉有维管束 4 ~ 9 个,外韧型,中间 1 个形状较大,在维管束上下两侧均可见到厚壁组织。叶肉组织分化不甚明显,栅栏组织由 3 ~ 4 层细胞组成,细胞近长方形,不通过中脉(图 9 - 3)。

粉末　绿褐色。①靛蓝结晶,蓝色,呈细小颗粒状或片状,常聚集成堆。存在于叶肉细胞中,有的表皮细胞亦含有。②橙皮苷样结晶,淡黄绿色或无色,类圆形或不规则形,有的呈针簇状。③下表皮细胞垂周壁稍弯曲,略成连珠状增厚,下表皮气孔不等式,副卫细胞 3~4 个。④厚角细胞纵断面观呈长条形,角隅处壁厚 14μm。⑤网纹及螺纹导管(图 9-4)。

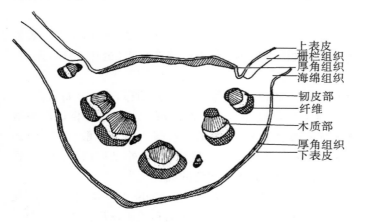

图 9-3 大青叶横切面简图

上表皮
栅栏组织
厚角组织
海绵组织
韧皮部
纤维
木质部
厚角组织
下表皮

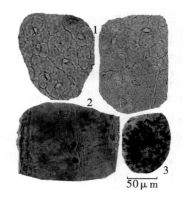

50μm

图 9-4 大青叶粉末图
1. 下表皮细胞 2. 叶肉组织断面观
3. 靛蓝结晶及陈皮苷结晶

【化学成分】鲜叶含菘蓝苷,菘蓝苷易水解生成吲哚醇,继而氧化成靛蓝、靛玉红。干叶含靛蓝、靛玉红、芥子苷、苯甲酸、邻氨基苯甲酸等。按照《中国药典》2015 年版高效液相法(通则 0512)测定,本品按干燥品计算,含靛玉红不得少于 0.020%。

【理化鉴定】薄层色谱法 按照《中国药典》2015 年版薄层色谱法(通则 0502)测定,取本品粉末 0.5g 制作为供试品溶液。另取靛蓝照品、靛玉红对照品制作为对照品溶液。照薄层色谱法(通则 0502)试验,吸取上述供试品溶液和对照品溶液各 5μl,分别点于同一硅胶 G 薄层板上,以环己烷-三氯甲烷-丙酮(5:4:2)为展开剂,展开,取出,晾干。供试品色谱中,在与对照品色谱相应的位置上,分别显相同的蓝色斑点和浅紫红色斑点。

【药理作用】本品的提取物对金黄色葡萄球菌、肠炎杆菌和大肠杆菌分别有不同程度的抑菌作用,其中对金黄色葡萄球菌的抑菌作用最为明显。还具有抗病毒、抗内毒素及免疫抑制作用等。

【功效与主治】性寒,味苦。清热解毒,凉血消斑。用于温病高热,神昏,发斑发疹,痄腮,喉痹,丹毒,痈肿。常用量 9~15g。

【附】

蓼大青叶 Polygoni Tinctorii Folium 为蓼科植物蓼蓝 *Polygonum tinctorium* Ait. 的干燥叶。主产于河北、山东、辽宁。本品叶多皱缩、破碎;完整叶展平后呈椭圆形或卵圆形,长 3~8cm,宽 2~5cm;表面蓝绿色或黑蓝色,先端钝,基部渐狭,全缘;叶脉浅黄棕色,于下表面略突起;叶柄扁平,偶带膜质托叶鞘;质脆。气微,味微涩而稍苦。含靛青苷,酸水解后生成吲哚醇,在空气中被氧化成靛蓝。性寒,味苦。清热解毒,凉血消斑。用于温病高热,发斑发疹,肺热咳喘,喉痹,痄腮,丹毒,痈肿。常用量 9~15g。

青黛(见第十五章)

【附注】各地使用的"大青叶"还包括马蓝叶和马大青叶:

马蓝叶 为爵床科植物马蓝 *Baphicacanthus cusia*(Nees)Bremek. 的干燥叶。主产于福建、四川、广西等地。夏、秋两季均可采收,晒干。本品多皱缩成不规则团块状,有时带小枝,黑绿色或灰绿色;完整叶片呈椭圆形或倒卵状长圆形,长 5~15cm,宽 3~5cm;叶缘有细小钝锯齿,先端渐尖,基部楔形,中脉明显;纸质,质脆易碎。气微弱,味淡。马蓝叶主要抗癌成分为靛玉红及靛苷(即吲哚苷),另含异靛蓝等。性寒,味苦,清热解毒,凉血,定惊。主治流行性感冒,急性传染性肝炎,胸痛咳血,口疮,小儿惊痫等症。

马大青叶 为马鞭草科路边青 *Clerodendroncyrtophyllum* Turcz. 的干燥叶。主产于广东、浙江、福建等省区。叶棕黄绿色,卵形或椭圆形,叶端尖或渐尖,基部钝圆,全缘,有的边缘有微波状刺;上表面棕黄色或棕黄绿色,下表面较浅,网状脉明显,脉上有疏毛。气微,味稍苦而微涩。清热解毒,凉血止血。用于外感热盛烦渴,咽喉肿痛,口疮,黄疸,热毒痢,急性肠炎,痈疽肿毒,衄血,血淋,外伤出血。

枇杷叶 Eriobotryae Folium

为蔷薇科植物枇杷 *Eriobotrya japonica* (Thunb.) Lindl. 的干燥叶。主产于华东、中南、西南地区。以江苏产量为大,广东质量为佳全年均可采收,晒至七八成干时,扎成小把,再晒干。呈长椭圆形或倒卵形,长 12~30cm,宽 4~9cm。先端尖,基部楔形,边缘上部有疏锯齿,基部全缘。上表面灰绿色、黄棕色或红棕色,较光滑;下表面密被黄色绒毛,主脉于下表面显著突起,侧脉羽状;叶柄极短,被棕黄色绒毛。革质而脆,易折断。气微,味微苦(图 9-5)。性微寒,味苦。清肺止咳,降逆止呕。用于肺热咳嗽,气逆喘急,胃热呕逆,烦热口渴。常用量 6~10g。

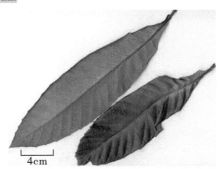

图 9-5 枇杷叶

*番泻叶 Sennae Folium

【来源】为豆科植物狭叶番泻 *Cassia angustifolia* Vahl 及尖叶番泻 *Cassia acutifolia* Delile 的干燥小叶。

【产地】狭叶番泻叶主产于印度、埃及和苏丹,尖叶番泻叶主产于埃及,我国广东、海南及云南等地有栽培。

【采收加工】狭叶番泻在开花前摘下叶片,阴干后用水压机打包。尖叶番泻在 9 月间果实将成熟时,剪下枝条,摘取叶片,晒干。

【性状鉴定】

狭叶番泻叶 呈长卵形或卵状披针形,长 1.5~5cm,宽 0.4~2cm,全缘,叶端急尖,叶基稍不对称。上表面黄绿色,下表面颜色稍浅,无毛或近无毛,叶脉稍隆起,有叶脉及叶片压叠线纹(加压打包所成),革质。气微弱而特异,味微苦,稍有黏性(图 9-6)。

尖叶番泻叶 呈披针形或长卵形,长 1.5~4cm,宽 0.5~1.2cm,略卷曲,叶端短尖或微凸,叶基不对称,两面均有细短毛茸。无叶脉压叠线纹,质地较薄脆。无特殊气味,微涩略苦,开水浸泡为茶色。

以叶片大,完整,色绿,梗少,无泥沙杂质者为佳。

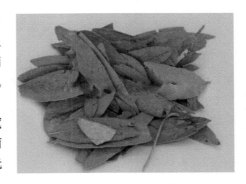

图 9-6 番泻叶

【显微鉴定】

横切面 上表皮细胞中含黏液质;上下表皮均有气孔;单细胞非腺毛壁厚,基部稍弯曲,多疣状突起。等面型叶肉组织,上下均有1列栅栏细胞;上面栅栏组织通过主脉,细胞较长,垂周壁较平直;下面栅栏组织不通过主脉,细胞较短,垂周壁波状弯曲;细胞中可见棕色物。海绵组织细胞中含有草酸钙簇晶。主脉维管束外韧型,上下两侧均有纤维束,外有含草酸钙棱晶的薄壁细胞,形成晶纤维,木薄壁细胞中偶可见草酸钙簇晶(图9-7)。两种叶片横切面结构基本相似。

粉末 呈淡绿色或黄绿色。①表皮细胞表面观呈多角形,垂周壁平直;上下表皮均有气孔,主为平轴式,副卫细胞大多为2个,也有3个的(狭叶番泻叶)。②非腺毛单细胞,长100~350μm,直径12~25μm,壁厚,有疣状突起。③晶纤维多,草酸钙方晶直径12~15μm。④草酸钙簇晶存在于叶肉薄壁细胞中,直径9~20μm(图9-8)。

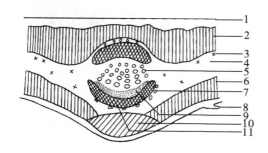

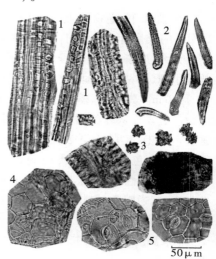

图9-7 番泻叶(主脉)横切面简图

1. 表皮 2. 栅栏组织 3. 草酸钙簇晶 4. 海绵组织 5. 导管
7. 草酸钙棱晶 8. 非腺毛 9. 韧皮部 10. 厚角组织 11. 中柱鞘纤维

图9-8 番泻叶粉末图

1. 晶纤维 2. 非腺毛
3. 草酸钙簇晶 4. 表皮细胞及气孔

 课堂讨论

狭叶番泻叶和尖叶番泻叶在性状上有何异同?

【化学成分】主要含蒽醌类化合物,如番泻苷A、番泻苷B、番泻苷C、番泻苷D、芦荟大黄素二蒽酮苷、大黄酚、芦荟大黄素、大黄酸等及黄酮类化合物,如山奈素、番泻叶山奈苷等。按照《中国药典》2015年版高效液相法(通则0512)测定,本品以干燥品计,含番泻苷A和番泻苷B的总量,不得少于1.1%。

【理化鉴定】

1. 定性鉴别

本品粉末遇碱液呈红色(检查蒽醌衍生物);取本品粉末25mg,加水50ml及盐酸2ml,置水浴中加热15分钟,放冷,加乙醚40ml,振摇提取,分取醚层,通过无水硫酸钠层脱水,滤过,取滤液5ml,蒸干,放冷,加氨试液5ml,溶液显黄色或橙色,置水浴中加热2分钟后,变为紫红色(检查蒽苷类成分)。

2. **薄层色谱法**

按照《中国药典》2015 年版薄层色谱法(通则 0502)测定,取本品粉末 1g 制作为供试品溶液。另取番泻叶对照药材 1g,同法制成对照药材溶液。吸取上述两种溶液各 3μl,分别点于同一硅胶 G 薄层板上,使成条状,以乙酸乙酯－正丙醇－水(4∶4∶3)为展开剂,展开缸预平衡 15 分钟,展开,取出,晾干,置紫外光灯(365nm)下检视。供试品色谱中,在与对照药材色谱相应的位置上,显相同颜色的荧光斑点;喷以 20% 硝酸溶液,在 120℃加热约 10 分钟,放冷,再喷以 5% 氢氧化钾的稀乙醇溶液,供试品色谱中,在与对照药材色谱相应的位置上,显相同颜色的斑点。

【药理作用】①泻下作用:对小鼠、大鼠、家兔等多种动物及人均有显著的泻下作用,致泻有效成分主要为番泻苷 A 和番泻苷 B,尤其是番泻苷 A。但可能伴有腹痛。②抗菌作用:番泻叶浸液对多种细菌有抑制作用,如大肠杆菌、变形杆菌、痢疾杆菌、甲型链球菌以及白色念珠和某些致病性皮肤真菌。③止血作用:可增加血小板和纤维蛋白原,能缩短凝血时间、复钙时间、凝血活酶时间,而有助于止血。还具有肌肉松弛和解痉作用。

【功效与主治】性寒,味甘、苦。泻热行滞,通便,利水。用于热结积滞,便秘腹痛,水肿胀满。常用量 2~6g,后下,或开水泡服。

石韦　Pyrrosiae Folium

为水龙骨科植物庐山石韦 *Pyrrosia sheareri*(Bak.)Ching、石韦 *Pyrrossia lingua*(Thunb.)Farwell 或有柄石韦 *Pyrrossia petiolosa*(Christ)Ching 的干燥叶。庐山石韦主产于江西、湖南、贵州、河南、四川等地;石韦及有柄石韦主产于东北、华北。全年可采收。除去根茎及根,晒干或阴干。

庐山石韦　叶皱缩,展开呈披针形,长 10~25cm,宽 3~5cm。先端渐尖,基部耳状偏斜,全缘,边缘常向内卷。上表面黄绿色或灰绿色,散布有黑色圆形小凹点;下表面密生红棕色星状毛,有圆点状孢子囊群散布在侧脉间。叶柄具四棱,近方形,长 10~20cm,直径 1.5~3mm,略扭曲,有纵槽。叶片革质。气微,味微涩、苦。

石韦　叶片披针形或长圆披针形,长 8~12cm,宽 1~3cm。基部楔形,对称。孢子囊群在侧脉间,排列紧密而整齐。叶柄长 5~10cm,直径约 1.5mm。

有柄石韦　叶片多卷曲呈筒状,展开后呈长圆形或卵状长圆形,长 3~8cm,宽 1~2.5cm。基部楔形,对称。下表面侧脉不明显,布满孢子囊群。叶柄长 3~12cm,直径约 1mm。

均以叶厚,完整者为佳(图 9－9)。

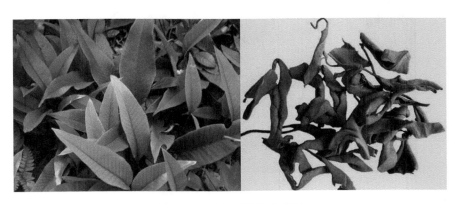

图 9－9　石韦原植物及药材

性寒,味甘苦。利尿通淋,清肺止咳,凉血止血。用于热淋,血淋,石淋,小便不通,淋漓涩痛,肺热喘咳,吐血,衄血,尿血,崩漏。常用量6~12g。

罗布麻叶　Apocyni Veneti Folium

为夹竹桃科植物罗布麻 *Apocynum venetum* L. 的干燥叶。主产于西北、华北及东北各地。夏季采收,除去杂质,干燥。叶片大多皱缩卷曲,有的破碎,完整叶片展平后呈椭圆状披针形或卵圆状披针形,长2~5cm,宽0.5~2cm;淡绿色或灰绿色,先端钝,有小芒尖,基部钝圆或楔形,边缘具细齿,常反卷,两面无毛,叶脉于下表面突起;叶柄细,长约4mm;质脆。气微,味淡(图9-10)。性凉,味甘、苦;平肝安神,清热利水;用于肝阳眩晕,心悸失眠,浮肿尿少。常用量6~12g。

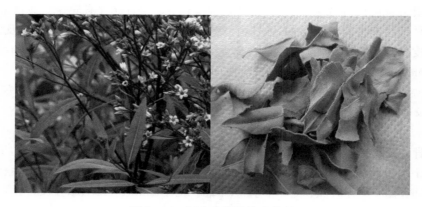

图9-10　罗布麻原植物及药材

艾叶　Artemisiae Argyi Folium

为菊科植物艾 *Artemisia argyi* Levl. et Vant. 的干燥叶。主产于湖北、安徽、山东、河北等地。夏季花未开时采摘,除去杂质,晒干。叶片多皱缩、破碎,有短柄。完整叶片展开后呈卵状椭圆形,羽状深裂,裂片椭圆状披针形,边缘有不规则粗锯齿;上表面灰绿色或深黄绿色,有稀疏的柔毛和腺点;下表面密生灰白色绒毛。质柔软。气清香,味苦(图9-11)。性温,味辛、苦。温经止血,散寒止痛,外用祛湿止痒。用于吐血、衄血、崩漏、月经过多、胎漏下血、少腹冷痛、经寒不调、宫冷不孕,外治皮肤瘙痒。常用量3~9g。外用适量,供灸治或熏洗用。

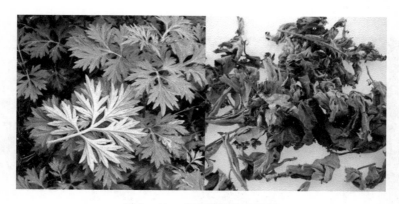

图9-11　艾叶原植物及药材

考点链接

A 型题

1. 番泻叶粉末遇碱试液显

A. 红色　　　　　　B. 黄色　　　C. 蓝色　　　D. 绿色　　　E. 黑色

2. 罗布麻叶主含的化学成分为

A. 黄酮类化合物　　　B. 生物碱　　　C. 挥发油　　　D. 皂苷　　　E. 橡胶

X 型题

3. 狭叶番泻叶的性状特征有

A. 卵状披针形至线状披针形　　　　　B. 全缘

C. 基部对称　　　　　　　　　　　D. 叶片草质　　　　　　E. 叶片有压迭线纹

标准答案:1. A　2. A　3. ABDE

桑叶　Mori Folium

为桑科植物桑 *Morus alba* L. 的干燥叶。全国各地均产。初霜后采收,除去杂质,晒干。叶片多皱缩、破碎,完整者有柄,叶片展平后呈卵形或宽卵形,长 8 ~ 15cm,宽 7 ~ 13cm;先端渐尖,基部截形、圆形或心形,边缘有锯齿或钝锯齿,有的不规则分裂;上表面黄绿色或浅黄棕色,有的有小疣状突起;下表面颜色稍浅,叶脉突出,小脉网状,脉上被疏毛,脉基具簇毛。质脆,气微,味淡、微苦涩。性寒,味甘、苦;疏散风热,清肺润燥,清肝明目;用于风热感冒,肺热燥咳,头晕头痛,目赤昏花。常用量 5 ~ 10g。

紫苏叶　Perillae Folium

为唇形科植物紫苏 *Perilla frutescens*(L.)Britt. 的干燥叶(或带嫩枝)。主产于江苏、浙江、河北等地,各地均产。夏季枝叶茂盛时采收,除去杂质,晒干。叶片多皱缩卷曲、破碎,完整者展开后叶片呈卵圆形,长 4 ~ 11cm,宽 2.5 ~ 9cm;先端长尖或急尖,基部圆形或宽楔形,边缘有圆锯齿;两面紫色或上表面绿色,下表面紫色,疏生灰白色毛,有多数凹点状的腺鳞;叶柄长 2 ~ 7cm,紫色或紫绿色。质脆。带嫩枝者,枝的直径 8 ~ 15mm,紫绿色,断面中部有髓。气清香,味微辛(图 9 - 13)。性温,味辛;解表散寒,行气和胃;用于风寒感冒,咳嗽呕恶,妊娠呕吐,鱼蟹中毒。用量 5 ~ 10g。

荷叶　Nelumbo Folium

为睡莲科植物莲 *Nelumbo nucifera* Gaertn. 的干燥叶。主产于湖南、福建、江苏、浙江、南方各地。夏、秋二季采收,晒至七、八成干时,除去叶柄,折成半圆形或折扇形,干燥。夏季,亦用鲜叶或初生嫩叶。本品呈半圆形或折扇形,展开后呈类圆形,全缘或稍呈波状。上表面深绿色或黄绿色,较粗糙;下表面淡灰棕色,较光滑,有粗脉自中心向四周射出;中心有突起的叶柄残基。质脆,易破碎。气清香,味微苦。性平,味苦。清热解暑,升发清阳,凉血止血。用于暑热烦渴,暑湿泄泻,脾虚泄泻,血热吐衄,便血崩漏。常用量 3 ~ 10g,鲜品 15 ~ 30g。

银杏叶　Ginkgo Folium

为银杏科植物银杏 *Ginkgo biloba* L. 的干燥叶。主产于辽宁、广东、浙江、陕西、甘肃、四川、贵州、云南等地。一般为人工栽培。秋季叶尚绿时采收,及时干燥。叶多皱折或破碎,完整者呈扇形。黄绿色或浅棕黄色,上缘呈不规则的波状弯曲,有的中间凹入,深者可达叶长的4/5。具二叉状平行叶脉,细而密,光滑无毛,易纵向撕裂。叶基楔形,叶柄较长。体轻,气微,味微苦。性平,味甘、苦、涩。活血化瘀,通络止痛,敛肺平喘,化浊降脂。用于瘀血阻络,胸痹

生药学

心痛,中风偏瘫,肺虚咳喘,高脂血症。常用量9~12g。

 综合测试

A 型题

1. 侧柏叶的药用部位是

A. 嫩枝条　　　B. 枝梢及叶　　　C. 地上部分　　　D. 复叶　　　E. 单叶

2. 下列哪种药材粉末水浸液在紫外灯下有蓝色荧光

A. 蓼大青叶　　B. 大青叶　　　C. 番泻叶　　　D. 枇杷叶　　E. 侧柏叶

3. 大青叶来源于

A. 豆科　　　　B. 蔷薇科　　　C. 唇形科　　　D. 菊科　　　E. 十字花科

4. 番泻叶来源于

A. 豆科　　　　B. 蔷薇科　　　C. 唇形科　　　D. 菊科　　　E. 十字花科

5.《中国药典》2015 年版在番泻叶的含量测定中,规定

A. 番泻苷 A 和番泻苷 B 的总量　　　　　　　　B. 番泻苷 A 的含量

C. 番泻苷 B 的含量　　　　D. 总蒽醌的含量　　　　E. 总番泻苷的含量

X 型题

1. 叶类药材的药用部位包括

A. 带有根的全草　　　　　B. 复叶的小叶　　　　　C. 单叶

D. 带有花和果实的枝　　　E. 带有嫩枝的叶

2. 大青叶的特征是

A. 为蓼科植物蓼蓝的干燥叶　　B. 叶缘处可见多列式锥状多细胞非腺毛

C. 叶肉中栅栏组织细胞不显著　　　D. 气孔不等式气孔　　　E. 细胞内含草酸钙针晶

（赵　欣）

166

第十章　花类生药

学习目标

【掌握】丁香、金银花、红花、西红花、槐花、洋金花、菊花的性状鉴定、显微鉴定。

【熟悉】上述生药的来源、产地、采收加工及功效。

【了解】上述生药的化学成分、理化鉴定及药理作用,款冬花、野菊花、密蒙花、辛夷、蒲黄。

第一节　花类生药概述

花类(flos)生药是以植物的花入药的药材总称。通常采用完整的花、花序或花的一部分入药。完整的花有的是已开放的,如洋金花、红花;有的是尚未开放的花蕾,如辛夷、丁香、槐米、金银花;药用花序亦有的是未开放的,如款冬花;有的是已开放的,如菊花、旋覆花。药用仅为花的某一部分的,如西红花的柱头、莲须的雄蕊、玉米须的花柱、蒲黄的花粉粒等。

一、性状鉴定

花类生药大多有鲜艳的颜色和香气,观察时注意花的全形、花各部分的形状、颜色、数目、排列方式、有无被毛等特征。以完整的花入药者,注意观察花托、萼片、花瓣、雄蕊和雌蕊的数目及着生位置、形状、颜色等;以花序入药者,除观察单朵花以外,还需注意苞片的数目、形状、花序类型,小花的数目和形状等。以花的一部分入药者,应分述其药用部位的特征。花类生药常干缩、破碎而改变了原来的形状,有时需要将药材浸入水中,展开后再观察。

二、显微鉴定

花类生药的显微鉴定除膨大的花托、花梗做横切片外,一般只做表面、粉末制片观察。

1. 花萼

构造与叶片相似。注意观察表皮细胞的形状,有无气孔、茸毛,以及它们的类型、形状、分布情况等。还要观察有无草酸钙结晶、分泌组织及其分布和类型等。

2. 花冠

构造与叶片相似,但变异较大。上表皮细胞常呈乳头状或绒毛状突起,无气孔;下表皮细胞垂周壁常波状弯曲,有时有毛茸、气孔分布。在相当于叶肉的部分,由数层排列疏松的薄壁细胞组成,分布有细小维管束、少数螺纹导管。有的花冠有油室(如丁香),也有管状分泌细胞。

3. 雄蕊

雄蕊包括花丝和花药两部分。花丝构造简单,表皮细胞大多呈纵向延长的长方形,有的表皮被毛茸。花药的内壁纤维层(花粉囊内壁细胞)、花粉粒在生药鉴定上有重要意义。花粉囊内壁细胞常不均匀增厚,呈网状、螺旋状、点状或环状,且大多木化,数量不多,但可指示花类的存在。花粉粒的形状、大小、外壁上的突起或雕纹、萌发孔类型或数目常因植物品种不同而异,对花类生药鉴别有重要作用。

4. 雌蕊

由子房、花柱和柱头组成。柱头表皮细胞常突起呈乳头状,如红花;或分化呈绒毛状,如西红花;但也有不突起的,如金银花。子房壁的表皮细胞多为薄壁细胞,常有毛茸和突起,有的分化成多细胞束状毛,如闹羊花;有的含有草酸钙结晶,如旋覆花。

5. 花梗和花托

有些花类生药常带有花梗和花托,其横切面构造与茎相似,应注意表皮、皮层、内皮层、维管束及髓部的特征,有无厚壁组织、分泌组织及草酸钙结晶等。

花类粉末生药重点观察花粉粒、花粉囊内壁细胞、腺毛、非腺毛、分泌组织及草酸钙结晶的特征。

第二节　常用花类生药

＊丁香　Caryophylli Flos

【来源】为桃金娘科植物丁香 *Eugenia caryo-phyllata* Thunb. 的干燥花蕾。

【产地】主产于坦桑尼亚、马来西亚、印度尼西亚等地,我国海南、广东有引种栽培。

【采制】花蕾由绿色转红色时采摘,除去花柄,晒干。

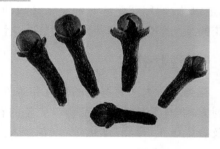

图 10 - 1　丁香

【性状鉴定】花蕾呈研棒状,长 1~2cm。花冠圆球形,直径 0.3~0.5cm,花瓣4,覆瓦状抱合,表面棕褐色或褐黄色,花瓣内有圆柱形花柱、雄蕊多数,搓碎后可见众多黄白色细粒状花药(图 10 - 2)。萼筒圆柱状,略扁,有的稍弯曲,长 0.7~1.4cm,直径 0.3~0.6cm,红棕色或棕褐色,上部有 4 枚三角状的萼片,肥厚,十字状分开。质坚实,富油性。气芳香浓烈,味辛辣、有麻舌感(图 10 - 1,10 - 2)。以完整、个大、油性足、颜色深红、香气浓郁、入水下沉者为佳。

【显微鉴定】

萼筒中部横切面　表皮细胞 1 层,有较厚角质层。皮层外侧散有 2~3 层径向延长的椭圆形油室,长 150~200μm;其下有20~50 个小型双韧维管束,断续排列成环,维管束外围有少数中柱鞘纤维,壁厚,木化。内侧为数列薄壁细胞组成的通气组织,有大形腔隙。中心轴柱薄壁组织间散有多数细小维管束,薄壁细胞含众

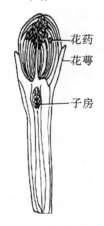

图 10 - 2　花蕾构造

花药
花萼
子房

多细小草酸钙簇晶(图 10 - 3)。

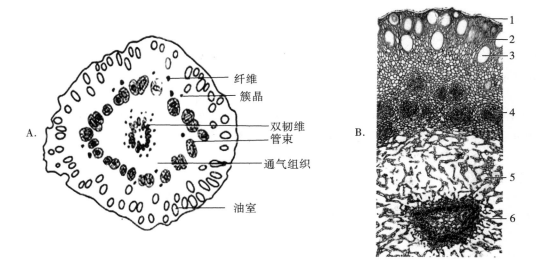

图 10 - 3　丁香萼筒中部横切面(A. 简图；B. 详图)

1. 表皮　2. 皮层　3. 油室　4. 双韧维管束　5. 通气组织　6. 中心轴柱维管束

粉末　暗红棕色。①纤维梭形，顶端钝圆，壁较厚。②花粉粒众多，极面观三角形，赤道表面观双凸镜形，具 3 副合沟。③草酸钙簇晶众多，直径 4 ~ 26μm，存在于较小的薄壁细胞中。④油室多破碎，分泌细胞界限不清，含黄色油状物。还有花粉囊内壁细胞(图 10 - 4)。

【化学成分】含挥发油 14% ~ 21%，油中含丁香酚 80% ~ 87%、β - 丁香烯 9% ~ 12%、乙酰丁香酚 7.3%、α - 丁香烯以及苯甲醇、乙酸苯甲酯、胡椒酚等。按《中国药典》2015 年版气相色谱法测定(通则 0521)，本品含丁香酚不得少于 11.0%。

【理化鉴定】

1. 取粉末少许于载玻片上，滴加氯

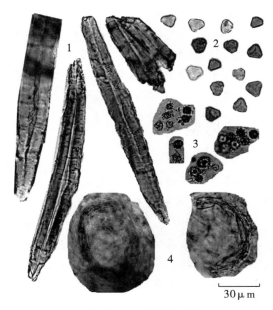

图 10 - 4　丁香粉末图

1. 纤维　2. 油室　3. 花粉粒　4. 草酸钙簇晶

仿混匀，再加 3% 的氢氧化钠的氯化钠饱和液 1 滴，加盖玻片镜检，有针状丁香酚钠结晶析出。直接加氢氧化钠醇溶液也可形成结晶。

169

2. 薄层色谱法

按照《中国药典》2015 年版薄层色谱法（通则 0502）测定，取本品粉末 0.5g 制作为供试品溶液。另取丁香酚对照品制作为对照品溶液。吸取上述两种溶液各 5μl，分别点于同一硅胶 G 薄层板上，以石油醚（60℃~90℃）－乙酸乙酯（9∶1）为展开剂，展开，取出，晾干，喷以 5% 香草醛硫酸溶液，在 105℃ 加热至斑点显色清晰。供试品色谱中，在与对照品色谱相应的位置上，显相同颜色的斑点。

【药理作用】①止泻作用：丁香提取物能显著减少番泻叶引起的小鼠腹泻次数。②抗菌作用：丁香醇浸液和醚浸液对白色念珠菌等多种致病菌真菌有抑制作用；对鼠疫杆菌、白喉杆菌、大肠杆菌及金黄色葡萄球菌等也有抑制作用。③健脾作用。还有驱虫、抗缺氧、抗炎、镇痛、预防血栓形成等作用。

【功效与主治】性温，味辛。温中降逆，补肾助阳。用于脾胃虚寒，呃逆呕吐，食少吐泻，心腹冷痛，肾虚阳痿。用量 1~3g，内服或研末外敷。不宜与郁金同用。中成药十香止痛丸，疏气解郁，散寒止痛；用于气滞胃寒，两胁胀满，胃脘刺痛，腹部隐痛。口服。一次 1 丸，一日 2 次。

【附】母丁香 Caryophylli Fructus　为桃金娘科植物丁香 *Eugenia caryophyllata* Thunb. 的干燥近成熟果实。呈长倒卵形至长圆形，长 2~2.5cm，直径 0.6~1cm。表面黄棕色或褐棕色，有细皱纹；顶端有四个宿存萼片向内弯曲成钩状；基部有果梗痕；果皮与种仁可剥离，种仁由两片子叶合抱而成，棕色或暗棕色，显油性，中央具一明显的纵沟；内有胚，呈细杆状。质较硬，难折断。气香，味麻辣（图 10-5）。性温，味辛。温中降逆，补肾助阳。用于脾胃虚寒，呃逆呕吐，食少吐泻，心腹冷痛，肾虚阳痿。常用量 1~3g。内服或研末外敷。不宜与郁金同用。

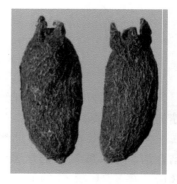

图 10-5　母丁香

 知识拓展

丁香油

丁香经水蒸气蒸馏所得的挥发油，无色或淡黄色液体，具特异香气，用作香料、防腐剂，以及龋齿局部镇痛剂，有时会引起过敏反应。

丁香花

为木犀科丁香属落叶灌木或小乔木开的花，又名紫丁香、白结花等。该品种与药用丁香是两种截然不同的植物。本品原产于中国华北地区，在中国已有 1000 多年的栽培历史，是中国的名贵花卉。生长习性喜阳，喜土壤湿润而排水良好，适合庭院栽培，春季盛开时硕大而艳丽的花序布满全株，芳香四溢，观赏效果甚佳。其吸收 SO_2 的能力较强，对 SO_2 污染具有一定的净化作用；花可提制芳香油；嫩叶可代茶。

＊金银花 Lonicerae Japonicae Flos

【来源】为忍冬科植物忍冬 *Lonicera japonica* Thunb. 的干燥花蕾或带初开的花。

【产地】主产于山东、河南，多为栽培，河南密县产的称"密银花"，山东产称"东银花"或"济银花"。

【采制】夏初花开前采摘,置通风处阴干或摊成薄层晒干,忌在烈日下曝晒,在晾晒过程中忌直接用手翻动,否则容易变黑。

【性状鉴定】呈棒状,上粗下细,略弯曲,长 2~3cm,上部直径约 3mm,下部直径约 1.5mm。表面黄白色或绿白色(贮久色渐深),密被短柔毛。偶见叶状苞片。花萼绿色,萼筒类球形,先端 5 裂,萼齿卵状三角形,裂片有毛,长约 2mm。开放者花冠筒状,先端稍开裂,上部开裂二唇形,全长约至 5cm;雄蕊 5 枚附于筒壁,黄色;雌蕊 1,子房无毛。气清香,味淡、微苦(图 10 - 6)。以花未开放、色淡、质柔软、气清香者为佳。

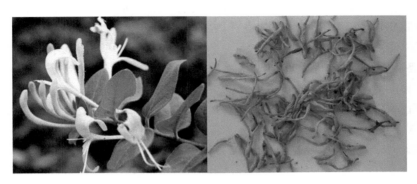

图 10 - 6　金银花原植物及药材

【显微鉴定】**粉末**　黄白色。①腺毛有两种,一种头部呈倒圆锥形,顶端平坦,侧面观10~30 个细胞,排成 2~4 层,直径 40~108μm,柄 1~5 个细胞,长 70~700μm;另一种头部类圆形或扁圆形,6~20 个细胞,直径 30~64μm,柄 2~4 个细胞,长 24~800μm。②非腺毛为单细胞,有两种,一种长而弯曲,壁薄,有微细疣状突起;另一种非腺毛较短,壁稍厚,具壁疣,有的具单或双螺纹。③花粉粒众多,黄色,球形,外壁具细密短刺及颗粒状雕纹,萌发孔 3 个。④薄壁细胞中含棱角尖细的草酸钙簇晶(图 10 - 7)。

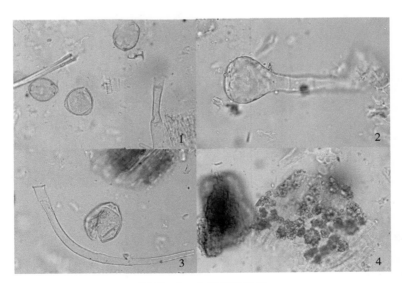

图 10 - 7　金银花粉末图
1. 花粉粒　2. 腺毛　3. 非腺毛　4. 草酸钙簇晶

【化学成分】主含绿原酸,还有三萜皂苷类、黄酮类、挥发油类等成分,按《中国药典》2015年版高效液相色谱法测定(通则0512),本品按干燥品计算,含绿原酸不得少于1.5%,含木犀草苷不得少于0.050%。

【药理作用】①抗菌抗病毒作用:金银花煎剂对金多种革兰阳性和阴性菌、流感病毒、疱疹病毒、钩端螺旋体及部分真菌均有一定的抑制作用。抑菌主要成分为绿原酸。②免疫增强作用:金银花煎剂能促进淋巴细胞转化,促进白细胞的吞噬功能。③抗炎作用。还有保肝、利胆、解热、止血、降血脂、中枢兴奋等。

【功效与主治】性寒,味甘。清热解毒,疏散风热。用于痈肿疔疮,喉痹,丹毒,热毒血痢,风热感冒,温病发热。用量6~15g。中成药双黄连口服液,疏风解表,清热解毒;用于外感风热所致的感冒,症见发热、咳嗽、咽痛。口服。一次20ml,一日3次;小儿酌减。

【附】**忍冬藤** Lonicerae Japonicae Caulis　为忍冬科植物忍冬 *Lonicera Japonica* Thunb. 的干燥茎枝,常卷扎成把。呈细长圆柱形,多分枝,常缠绕成束,直径1.5~6mm,节明显,节部有对生叶痕。表面棕红色至暗棕色,有细纵纹,幼枝被淡黄色细柔毛,外皮易剥落,可撕裂成纤维状。质脆,易折断,折断面纤维性,黄白色,中空。性寒,味甘,清热解毒,疏风通络。常用于温病发热、热毒血痢、痈肿疮疡、风湿热痹、关节红肿热痛等症。常用量9~30g。

＊红花 Carthami Flos

【来源】为菊科植物红花 *Carthamus tinctorius* L. 的干燥管状花。

【产地】主产于新疆、河南、河北、云南等地,均为栽培。

【采制】夏季花冠由黄变红时采摘,阴干、烘干或晒干。

【性状鉴定】为不带子房的管状花,长1~2cm,表面红黄色。花冠筒细长,先端5裂,裂片狭条形,长5~8mm;雄蕊5,花药聚合成筒状,黄白色;柱头长圆柱形,微露出花药筒外,顶端微分叉。质轻,柔软。气微香,味微苦。花浸入水中,水染成金黄色,而花不褪色(图10-8)。以色红而鲜艳,无枝刺,质柔软者为佳。

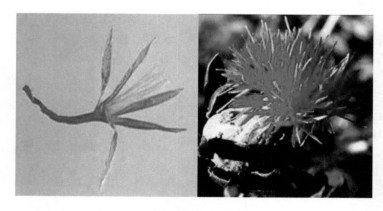

图10-8　红花

【显微鉴定】**粉末**　橙黄色。①柱头及花柱表皮细胞分化成圆锥形单细胞毛,先端尖或稍钝。②花粉粒圆球形、椭圆形或橄榄形,直径约至60μm,外壁有短刺或疣状雕纹,具3个萌发孔。③花各部均有长管道状分泌细胞,位于导管旁,充满黄色至红棕色分泌物,分泌细胞直径66μm。④花瓣顶端表皮细胞分化成乳头状绒毛(图10-9)。

【化学成分】主含黄酮类成分,其中以红花查尔酮为主,还含二氢黄酮类,如红花醌苷、新红花苷、红花素、红花黄色素 A、红花黄色素 B、红花黄色素 C,还含生物碱、倍半萜、木脂素类、多糖、挥发油、脂肪油和有机酸等。按《中国药典》2015 年版高效液相色谱法测定(通则 0512),本品按干燥品计算,含羟基红花黄色素 A 不得少于 1.0%,含山奈素不得少于 0.050%。

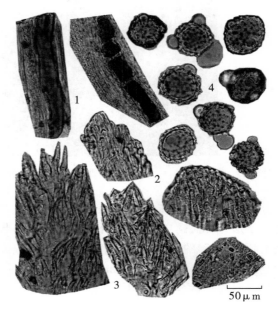

图 10-9　红花粉末图

1. 分泌管　2. 花瓣顶端细胞　3. 花柱表皮细胞　4. 花粉粒

【药理作用】①对心血管作用:红花黄色素可抗心肌缺血,改善心肌能量代谢,缓解心肌缺氧损伤;能扩张血管而降血压。②抗炎作用:红花水提取物能抑制角叉菜胶所致的足肿胀。③镇痛作用:在热板法和甩尾法中,红花提取物能够提高小鼠痛阈,具有明显的镇痛活性。还有抗肿瘤、抗菌、抗疲劳、抗凝血、收缩子宫平滑肌、免疫抑制等作用。

【功效与主治】性温,味辛。活血通经、散瘀止痛。用于经闭,痛经,恶露不行,癥瘕痞块,胸痹心痛,瘀滞腹痛,胸胁刺痛,跌扑损伤,疮疡肿痛。常用量 3～10g。

 知识拓展

白平子

为红花的果实,主产江苏、浙江、四川等地。果壳坚脆,里面黑褐色而有光泽。种子淡黄白色,充满胚乳;切面白色,角质状,无甚气味,嚼之略有油样感。瘦果,长 7～8mm,宽 6～7mm,厚 4～5mm,呈倒卵圆形,外面白色而光滑,具 4 条肋,前端截形,四角鼓起,中央微凸,基脚钝而狭,侧面有一凹点。主含脂肪油,常称为红花子油。油中不饱和脂肪酸含量的可达 15%,尚含人体必需的脂肪酸以及磷脂、维生素、甾醇类等成分。红花子油具有降低人体血胆固醇和高血脂、软化和扩张血管、增加血液循环、防衰老及调节内分泌等作用,有良好的食用价值。性热,味甘。用于活血解毒,生干生热,清除异常黏液质,化痰止咳,通利肠道,除郁养心,祛风止痒等。

＊ 西红花 Croci Stigma

【来源】为鸢尾科植物番红花 *Crocus Sativus* L. 的干燥柱头。

【产地】主产于西班牙、希腊、法国。我国浙江、江苏、北京等地有少量栽培。

【采制】开花期晴天采花,摘取柱头,摊放在竹匾内,上盖一张薄吸水纸后晒干,或 40℃～50℃烘干,或在通风处晾干。

【性状鉴定】柱头呈线形,三分枝,长约 3cm。暗红色,上部较宽而略扁平,顶端边缘显不整齐的齿状,内侧有一短裂隙,下端有时残留一小段黄色花柱。体轻,质松软,无油润光泽,干燥后质脆易断。气特异,微有刺激性,味微苦(图 10-10)。以身长,色暗红或紫红、黄色花柱少者为佳。

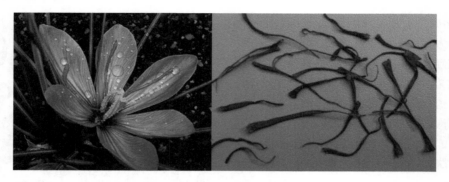

图 10-10 西红花原植物及药材

【显微鉴定】粉末 橙红色。①表皮细胞表面观长条形,壁薄,微弯曲,有的外壁凸出呈乳头状或绒毛状,表面隐约可见纤细纹理。②柱头顶端表皮细胞绒毛状,直径 26～56μm,表面有稀疏纹理。③导管多为环纹导管,细小,直径 75～15μm,存在于花柱或柱头组织碎片内,少见螺纹导管。④草酸钙结晶聚集于薄壁细胞中,呈颗粒状、圆簇状、梭形或类方形,直径2～14μm(图 10-11)。

【化学成分】含胡萝卜素类化合物约2%,其中主为西红花苷Ⅰ、Ⅱ、Ⅲ、Ⅳ,西红花二甲酯、α-胡萝卜素、β-胡萝卜素,α-西红花酸,玉米黄素,西红花苦苷;此外含挥发油0.4%～1.3%。避光操作,按《中国药典》2015年版高效液相色谱法测定(通则0512),本品按干燥品计算,含西红花苷Ⅰ和西红花苷Ⅱ的总量不得少于10.0%。

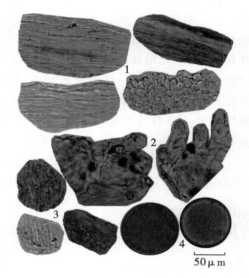

图 10-11 西红花粉末图
1. 表皮细胞 2. 柱头顶端细胞
3. 草酸钙结晶 4. 花粉粒

【药理作用】①对血小板的作用:西红花水提取物具有显著的抗血凝作用,能延长血浆凝血酶原时间,抑制血小板血栓的形成。②对平滑肌的作用:西红花水提取液对小鼠的在体和离体子宫平滑肌有明显的兴奋作用。③对脑血管疾病的作用:西红花乙醇提取物能明显缩小脑梗死灶,减轻脑梗死动物的活动行为障碍。④对经前综合征的作用:西红花80%醇提取物(30mg/d),结果在第3、4个生理周期就显著改善了经期综合征的症状且无明显副作用。还有降血脂、利胆、抗炎、镇痛及免疫调节作用。

【功效与主治】性平,味甘。活血化瘀,凉血解毒,解郁安神。用于经闭癥瘕,产后瘀阻,温毒发斑,忧郁痞闷,惊悸发狂。常用量3～10g。煎服或沸水泡服,孕妇慎用。

【附注】本品因价格昂贵,来源稀少,常有伪品和掺假品出现,常见伪品有以下几种。

①玉米须:为禾本科玉米雌蕊的花柱和柱头染色而成。呈线形,无分枝,长3～5cm,红色,上部颜色较深,而略扁平,下端颜色较浅,质柔韧;气微,味淡。取本品浸水中,水被染成黄色,无沉淀,30分钟后变色。②菊科植物红花:为菊科植物红花的管状花,长1～2cm;表面红黄色或红色,花冠筒细长,先端5裂,裂片呈狭条形,雄蕊5,花药聚合成筒状,黄白色;柱头长圆柱形,顶端微分叉,质柔软。③莲须:为睡莲科植物莲的干燥雄蕊。呈线形,花药扭转,纵裂,长

1.2～1.5cm,直径约0.1cm,淡黄色或棕黄色;花丝纤细,稍弯曲,长1.5～1.8cm,淡紫色;气微香,味涩。④胡萝卜丝:为伞形科植物胡萝卜的肉质根切成的丝状物。呈线形,两分枝,长约3cm;暗红色,较扁平,顶端边缘无不整齐的齿状,多破碎;气微,味微甜。取本品浸水中,可见水被迅速染成橘黄色,有沉淀。⑤纸张与淀粉的加工品:为化学纸浆做成丝状,外面包以淀粉,经染色并加少许油质而成。水试水面出现油花,水被染成红棕色。

 课堂讨论

如何区别红花和西红花?

 知识拓展

如何鉴别掺杂了其他物品的西红花

1. 水试法:取样品少许,浸入水中,可见橙黄色呈直线下降,水染成金黄色,若现红色,即掺有合成染料或其他色素充伪;若有粉状沉淀,即掺有石灰粉或其他不挥发性盐类。柱头呈喇叭状,有短缝,在短时间内用针拨之不破碎。滴加碘试液,不应变蓝,变蓝则掺有淀粉和糊精。

2. 用滤纸或者吸水纸挤压,纸上不应留有油痕,否则掺杂了矿物质或植物油。

＊槐花　Sophorae Flos

【来源】为豆科植物槐 *Sophora japonica* L. 的干燥花及花蕾。

【产地】主产于辽宁、河南、河北、山东等地。

【采制】夏季花开放或花蕾形成时采收,及时干燥,除去枝、梗及杂质。前者习称"槐花",后者习称"槐米"。

【性状鉴定】

槐花　皱缩而卷曲,花瓣多散落。完整者花萼钟状,黄绿色,先端5浅裂;花瓣5,黄色或黄白色,1片较大,近圆形,先端微凹,其余4片长圆形。雄蕊10,其中9个基部连合,花丝细长。雌蕊圆柱形,弯曲。体轻,气微清香,味微苦(图10-12)。

槐米　呈卵形或椭圆形,长2～6mm,直径约2mm。花萼下部有数条纵纹。萼的上方为黄白色未开放的花瓣。花梗细小。体轻,手捻即碎。气微,味微苦涩(图10-13)。

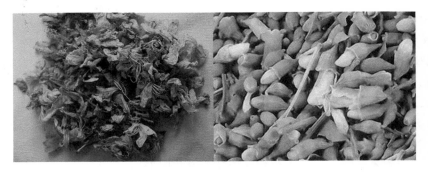

图10-12　槐花及槐米

【显微鉴定】粉末　黄绿色。①花粉粒类球形或钝三角形,直径14～19μm。具3个萌发孔。②萼片表皮表面观呈多角形;非腺毛1～3细胞,长86～660μm。气孔不定式,副卫细胞

175

4～8个。③草酸钙方晶较多。

【化学成分】槐花和槐米所含化学成分基本相同,除芦丁外还含三萜皂苷类,含三萜皂苷、黄酮类。按照《中国药典》2015年版紫外-可见分光光度法(通则0401)测定,本品按干燥品计算,含总黄酮以芦丁计,槐花不得少于8.0%,槐米不得少于20.0%;按高效液相色谱法测定(通则0512),本品按干燥品计算,槐花含芦丁不得少于6.0%,槐米不得少于15.0%。

【药理作用】具有抗炎作用、抗菌作用;具有减慢心率、降低血压、减弱心肌收缩力、降低心肌耗氧量的作用;以及抗癌作用。

【功效与主治】性微寒,味苦。凉血止血,清肝泻火。用于便血,痔血,血痢,崩漏,吐血,衄血,肝热目赤,头痛眩晕。常用量5～10g。

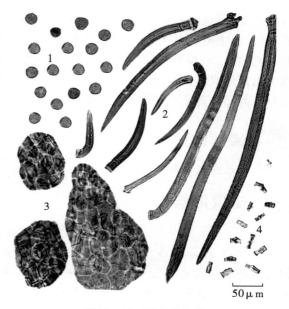

图10-13 槐花粉末图

1. 花粉粒 2. 非腺毛 3. 萼片表皮细胞 4. 草酸钙方晶

【附】**槐角** Sophorae Fructus 为豆科植物槐 Sophora japonica L. 的干燥成熟果实。呈连珠状,长1～6cm,直径0.6～1cm。表面黄绿色或黄褐色,皱缩而粗糙,背缝线一侧有一黄褐色带。质柔润,干燥皱缩,易在收缩处折断,断面黄绿色,有黏性。种子1～6粒,肾形,长约8mm,表面光滑,棕黑色,一侧有灰白色圆形种脐;质坚硬,子叶2,黄绿色。果肉气微,味苦,种子嚼之有豆腥气。性寒、味苦;清热泻火,凉血止血;用于肠热便血,痔肿出血,肝热头痛,眩晕目赤。

* 洋金花 Daturae Flos

【来源】为茄科植物白花曼陀罗 Datura metel L. 的干燥花。习称"南洋金花"。

【产地】主产于江苏、广东、浙江、安徽等地。以江苏产洋金花质佳。

【采制】4～11月花初开时采收,晒干或低温干燥。

【性状鉴定】多皱缩成条状,完整者长9～15cm。花萼呈筒状,长为花冠的2/5,灰绿色或灰黄色,先端5裂,基部具纵脉纹5条,表面微有茸毛;花冠呈喇叭状,淡黄色或黄棕色,先端5浅裂,裂片有短尖,短尖下有明显的纵脉纹3条,两裂片之间微凹;雄蕊5,花丝贴生于花冠筒内,

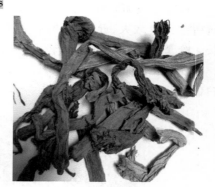

图10-14 洋金花

长为花冠的3/4;雌蕊1,柱头棒状。烘干品质柔韧,气特异;晒干品质脆,气微,味微苦(图10-14)。以朵大、不破碎、花冠肥厚者为佳。

【显微鉴定】**粉末** 淡黄色。①花粉粒类球形或长圆形,直径42～65μm,表面有条纹状雕纹,具3孔沟。②花萼腺毛头部1～5个细胞,柄1～5个细胞。③不同部位非腺毛形态不同。花萼非腺毛1～3个细胞,壁具疣状突起;花冠裂片边缘非腺毛1～10个细胞,壁微具疣状突起;花丝基部非腺毛粗大,1～5个细胞,基部直径约至128μm,顶端钝圆。花冠表皮气孔不定

式,副卫细胞 3 ~ 8 个。③花萼、花冠薄壁细胞中有草酸钙砂晶、方晶及簇晶(图 10 - 15)。

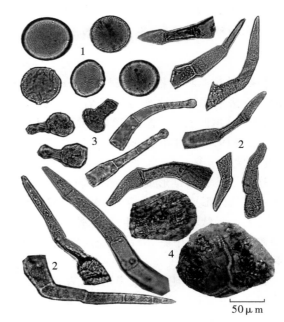

图 10 - 15 洋金花粉末图
1. 花粉粒 2. 腺毛 3. 非腺毛 4. 薄壁细胞

【化学成分】本品主要含莨菪烷类生物碱,如东莨菪碱、莨菪碱、阿托品、曼陀罗碱、去甲莨菪碱等。按《中国药典》2015 年版高效液相色谱法测定(通则 0512),本品按干燥品计算,含东莨菪碱不得少于 0.15% 。

【药理作用】①对中枢神经系统的作用:人肌注或静脉滴注洋金花总生物碱后会出现头昏、眼重、无力、瞌睡等现象,继而兴奋,然后进入麻醉状态。②对循环系统的作用:阿托品或东莨菪碱对正常兔及麻醉犬具有拮抗肾上腺素或去甲肾上腺素引起的心律不齐。③对平滑肌器官的作用:小剂量洋金花注射液可拮抗离体豚鼠气管平滑肌的收缩作用。④对体温的影响:洋金花总碱或东莨菪碱在中药麻醉时,患者周围血管扩张,使体温下降,但手术后可能出现高热。还具有镇痛、镇咳、散瞳及抗休克作用。

【功效与主治】性温,味辛。有毒。平喘止咳,解痉定痛。用于哮喘咳嗽,脘腹冷痛,风湿痹痛,小儿慢惊;外科麻醉。常用量 0.3 ~ 0.6g,宜入丸散。

【附注】北洋金花亦作为洋金花使用,非正品。

北洋金花 为毛曼陀罗 *Darurainnoxia* Mill. 的干燥花,主产于河北、山东。本品多具花萼,长约为花冠的 1/2,顶端 5 裂,外表灰黄色,多短柔毛;花冠裂片先端丝状,裂片间有三角形突起。气味同洋金花。北洋金花花冠非腺毛光滑或微具疣点;花丝基部非腺毛 1 ~ 4 个细胞,基部直径约 220μm,花粉粒两极为网纹。总生物碱含量为 0.65% ~ 0.87%。主含东莨菪碱和莨菪碱,另含去甲基莨菪碱。功效同洋金花。

 课堂讨论

三国时代华佗长采用"麻沸散"对患者施行全身麻醉,成功地进行了各种高难度的外科手术。经考证,"麻沸散"中起麻醉作用的主要为洋金花。洋金花中到底含有哪些成分起作用?使用时应注意些什么?

 知识拓展

木曼陀罗花

为木本曼陀罗 *Daruraarborea* L. 的干燥花,主产于云南,北京、青岛等地有栽培。本品花萼筒状,长 12cm,表面黄绿色,被毛茸;花冠漏斗状,长约 23cm;雄蕊长 18 ~ 20cm,花丝约 2/3 贴生于花冠筒上;花药扁平,花蕾期花药联合,开放后分离,长 3～4cm;柱头高出花药 1～3cm。其中总生物碱含量较高,其中主要为东莨菪碱,可被开发为东莨菪碱的新资源。

菊花　Chrysanthemi Flos

【来源】为菊科植物菊花 *Chrysanthemum morifolium* Ramat. 的干燥头状花序。药材按产地和加工方法不同,分为"亳菊""滁菊""贡菊""杭菊"。

【产地】主产安徽(亳菊、滁菊、贡菊)、浙江(杭菊)等地。

【采制】9～11 月花盛开时分批采收,阴干或焙干,或熏、蒸后晒干。

【性状鉴定】

亳菊　呈倒圆锥形或圆筒形,有时稍压扁呈扁形,直径 1.5～3cm,离散。总苞碟状;总苞片 3～4 层,卵形或椭圆形,草质,黄绿色或褐绿色,外面被柔毛,边缘革质。花托半球形,无托片或托毛。舌状花数层,雌性,位于外围,类白色,劲直,上举,纵向折缩,散生金黄色腺点;管状花多数,两性,位于中央,为舌状花所隐藏,黄色,顶端 5 齿裂。瘦果不发育,无冠毛。体轻,质柔润,干时松脆。

滁菊　呈不规则球形或扁球形,直径 1.5～2.5cm。舌状花类白色,不规则扭曲,内卷,边缘皱缩,有时可见淡褐色腺点;管状花大多隐藏。

贡菊　呈扁球形或不规则球形,直径 1.5～2.5cm。舌状花白色或类白色,斜升,上部反折,边缘稍内卷而皱缩,通常无腺点;管状花少,外露。朵大色白者为佳。

杭菊　呈碟形或扁球形,直径 2.5～4cm,常数个相连成片。舌状花类白色或黄色,平展或微折叠,彼此粘连,通常无腺点;管状花多数,外露(图 10－16)。

气清香,味甘、微苦。以朵大、色白者为佳。

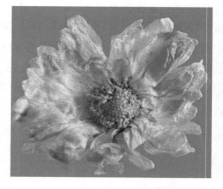

图 10－16　杭菊

【功效与主治】性微寒,味甘、苦;散风清热、平肝明目、清热解毒。用于风热感冒、头痛眩晕、目赤肿痛、眼目昏花、疮痈肿毒。常用量 5～10g。

野菊花　Chrysanthemi Indici Flos

为菊科植物野菊 *Chrysanthemum indicum* L. 的干燥头状花序。全国各地均有分布,野生。秋、冬二季花初开放时采摘,晒干,或蒸后晒干。本品呈类球形,直径 0.3～1cm,棕黄色。总苞由 4～5 层苞片组成,外层苞片卵形或条形,外表面中部灰绿色或浅棕色,通常被白毛,边缘膜质;内层苞片长椭圆形,膜质,外表面无毛;总苞基部有的残留总花梗,舌状花 1 轮,黄色至棕黄色,皱缩卷曲;管状花多数,深黄色。体轻,气芳香。性寒、味苦、辛;清热解毒,泻火平肝;用于疔疮痈肿,目赤肿痛,头痛眩晕。常用量 9～15g。外用适量,煎汤外洗,或制膏外涂。

 知识拓展

菊花和野菊花

菊花和野菊花为同属近缘植物,他们的区别在于:

1. 生长环境不同:菊花均系栽培植物,野菊花为野生,多长于路边、丘陵、荒地、山坡等,全国大部分地区都有分布。

2. 形色差异:菊花呈圆锥形或扁球形,花直径 1.5～3cm。花色多样,有黄色、棕色、白色等;野菊花呈类球形,花直径0.3~1cm,花色为棕黄色,少量为褐色。

3. 功效差异:菊花,味甘、苦,性微寒,归肺、肝经;能散风清热,平肝明目。野菊花,味苦、辛,性微寒,归肝、心经,主要功效为清热解毒;主治痈肿、疔疮、目赤、天疱疮、湿疹等。由于清热解毒之力胜于菊花,它擅长治疗各类疔疮痈肿之疾。

菊花既是中药,也能当保健食品食用,毒副作用极小。而野菊花性苦寒,长期服用或大量服用会伤及脾胃阳气,出现胃部不适、胃纳欠佳、大便稀溏等不良反应,脾胃虚寒及孕妇不宜用。所以菊花和野菊花在临床应用时不能混淆和相互替代。

款冬花　Farfarae Flos

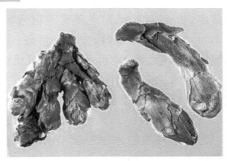

为菊科植物款冬 *Tussilago farfara* L. 的干燥花蕾。主产于河南、甘肃、山西、陕西等地。12月或地冻前当花尚未出土时采挖,除去花梗和泥沙,阴干。本品呈长圆棒状。单生或2~3个基部连生,习称"连三朵"。长1~2.5cm,直径0.5~1cm。上端较粗,下端渐细或带有短梗,外面被有多数鱼鳞状苞片。苞片外表面紫红色或淡红色,内表面密被白色絮状茸毛。体轻,撕开后可见白色茸毛。气香,味微苦而辛(图10-17)。性温,味辛、微苦;润肺下气,止咳化痰;用于新旧咳嗽,喘咳痰多,劳嗽咳血。常用量5~10g。

图10-17　款冬花

 考点提示

A型题

1. 金银花抗菌的有效成分主要是

A. 木犀草素　　　　　　　　B. 肌醇　　　　　　　　　　C. 木犀草素-7-葡萄糖苷

D. 绿原酸和异绿原酸　　　E. 皂苷

2. 取药材少许,浸入水中,可见橙黄色成直线下降,逐渐扩散,水被染成黄色的是

A. 红花　　　　　　　　　　B. 西红花　　　　　　　　　C. 菊花

D. 槐花　　　　　　　　　　E. 蒲黄

3. 习称"连三朵"的药材是指

A. 菊花开放的头状花序3个连在一起　　　B. 菊花未开放的头状花序3个连在一起

C. 款冬花未开放的头状花序3个连在一起　D. 西红花的柱头3个连在一起

E. 丁香三朵花蕾连在一起

标准答案:1. D　2. B　3. C

辛夷　Magnoliae Flos

为木兰科植物望春花 *Magnolia biondii* Pama.、玉兰 *Magnolia denudata* Desr. 或武当玉兰 *Magnolia sprengeri* Pama. 的干燥花蕾。望春花主产于河南、安徽、湖北、四川等地;玉兰主产于江西、浙江、湖南、贵州等地;武当玉兰分布在甘肃、湖南、河南、四川等地。冬末春初花未开放时采收,除去枝梗,阴干。本品呈长卵形,似毛笔头,长1.2~2.5cm,直径0.8~1.5cm,基部常

生药学

具短梗,长约5mm,梗上有类白色点状皮孔;苞片2~3层,每层2片,两层苞片间有小鳞芽,苞片外表面密被灰白色或灰绿色茸毛,内表面类棕色,无毛;花被片9,棕色,外轮花被片3,条形,约为内两轮长的1/4,呈萼片状,内两轮花被片6,每轮3,轮状排列;雄蕊和雌蕊多数,螺旋状排列;体轻,质脆;气芳香,味辛凉,稍苦。性温,味辛、苦;散风寒,通鼻窍;用于风寒头痛,鼻塞流涕,鼻渊。常用量3~10g,包煎。外用适量。

旋覆花　Inulae Flos

为菊科植物 *Inula japonica* Thunb. 或欧亚旋覆花 *Inula Britannica* L. 的干燥头状花序。分布于东北、华北、华东、华中及广西等地。夏、秋二季花开放时采收,除去杂质,阴干或晒干。本品呈扁球形或类球形,直径1~2cm;总苞由多数苞片组成,呈覆瓦状排列,苞片披针形或条状,灰黄色,长4~11cm;总苞基部有时残留花梗,苞片及花梗表面被白色茸毛,舌状花一列,黄色,约1cm,多卷曲,常脱落,先端3齿裂;管状花多数,棕黄色,长约5mm,先端5齿裂;子房顶端有多数白色冠毛,长5~6mm。有的可见椭圆形小瘦果。体轻,易散碎。气微,味微苦。性微温,味苦、辛、咸。降气,消痰,行水,止呕。用于风寒咳嗽,痰饮蓄结,胸膈痞闷,喘咳痰多,呕吐噫气,心下痞硬。常用量3~6g,包煎。

蒲黄　Typhae Pollen

为香蒲科植物水烛香蒲 *Typha angustifolia* L.、东方香蒲 *Typha orientalis* Presl 或同属植物的干燥花粉。水烛香蒲主产于江苏、浙江、山东、安徽等地。东方香蒲产于贵州、山东、山西及东北各地。夏季采收蒲棒上部的黄色雄花序,晒干后碾轧,筛取花粉。剪取雄花后,晒干,成为带有雄花的花粉,即为草蒲黄。本品为黄色粉末;体轻,放水中则漂浮水面,手捻有滑腻感,易附着手指上;气微,味淡。性平、味甘;止血,化瘀,通淋;用于吐血、衄血、咯血、崩漏,外伤出血,经闭通经,胸腹刺痛,跌扑肿痛,血淋涩痛。常用量5~10g,包煎。外用适量,敷患处。

 综合测试

A型题

1. 款冬花为菊科植物款冬的干燥

A. 花蕾　　　　　　　　B. 花　　　　　　　　C. 头状花序

D. 未开放的头状花序　　E. 花冠

2. 下列哪种花类药材具油室

A. 丁香　　　　　　　　B. 西红花　　　　　　C. 红花

D. 菊花　　　　　　　　E. 洋金花

3. 丁香粉末加氢氧化钠醇溶液,可形成

A. 方晶　　　　　　　　B. 针状结晶　　　　　C. 簇晶

D. 圆形结晶　　　　　　E. 片状结晶

4. 2015版《中国药典》作为洋金花含量测定的指标性成分是

A. 莨菪碱　　　　　　　B. 颠茄碱　　　　　　C. 东莨菪碱

D. L-莨菪碱　　　　　　E. 山莨菪碱

5. 槐花来源于豆科植物槐的干燥

A. 花　　　　　　　　　B. 花蕾　　　　　　　C. 花蕾及花

D. 花冠　　　　　　　　E. 花序

6. 金银花主产于

A. 湖北及湖南　　　　　　B. 山东及河南　　　　　　C. 四川及安徽

D. 四川及湖北　　　　　　E. 江苏及浙江

7. 下列花类药材中以植物花粉入药的是

A. 密蒙花　　　　　　　　B. 蒲黄　　　　　　　　　C. 菊花

D. 丁香　　　　　　　　　E. 洋金花

8. 西红花药材的入药部位是

A. 雄蕊　　　　　　　　　B. 花蕾　　　　　　　　　C. 花蕾及花

D. 花序　　　　　　　　　E. 柱头

9. 菊花药材的入药部位是

A. 管状花　　　　　　　　B. 花蕾　　　　　　　　　C. 不带子房的管状花

D. 头状花序　　　　　　　E. 柱头

X 型题

1. 金银花的粉末可见

A. 花粉粒球形,外壁见细刺状突起　　　　B. 腺毛

C. 非腺毛　　　　　　　　　　　　　　　D. 草酸钙小方晶

E. 薄壁细胞含草酸钙簇晶

2. 红花粉末中可以看到

A. 分泌细胞呈长管状,含黄色或红棕色分泌物

B. 花粉粒具 3 个萌发孔,外壁有齿状突起

C. 花柱表皮细胞分化成圆锥形单细胞毛

D. 花冠顶端表皮细胞外壁突起呈短柔毛状

E. 薄壁细胞菊糖多见,扇形或不规则形

3. 菊科植物的特征是

A. 头状花序,外有由一至数层苞片组成的总苞

B. 花冠管状、舌状或假舌状

C. 花药合生成筒(聚药雄蕊)

D. 瘦果,顶端常有刺状、羽状冠毛或鳞片

E. 常见的活性成分有倍半萜内酯、黄酮类、生物碱等

4. 辛夷来源于木兰科哪些植物

A. 望春花　　　　　　　　B. 武当玉兰　　　　　　　C. 玉兰

D. 凹叶木兰　　　　　　　E. 中华玉兰

5. 西红花主产于

A. 希腊　　　　　　　　　B. 埃及　　　　　　　　　C. 印度

D. 西班牙　　　　　　　　E. 法国

(朱志凯)

第十一章　果实和种子类生药

学习目标

【掌握】五味子、山楂、苦杏仁、桃仁、陈皮、枳壳、吴茱萸、小茴香、连翘、马钱子、枸杞子、瓜蒌、槟榔、砂仁的来源、性状鉴定、显微鉴定。

【熟悉】上述各重点生药的产地、采制及功效。

【了解】上述各重点生药的化学成分、理化鉴定及药理作用,其他果实种子类生药。

果实(fructus)及种子(semen)类生药是指以植物的果实或种子为药用部位的一类生药。果实和种子是植物体中两种不同器官,但是在商品药材中并未严格区分,二者常一起入药,如枸杞、五味子、乌梅、吴茱萸、金樱子等;少数以种子入药,但以果实形式销售、运输、贮藏,临用时再剥去果皮,如砂仁、巴豆等;亦有单独以种子入药,如马钱子、牛蒡子、决明子、沙苑子等;还有以果肉单独入药,如山萸肉。虽然果实及种子类生药的外形和组织构造不同,但关系密切,故列入一章,并分别加以叙述。

第一节　果实类生药概述

果实类生药是以完整的果实、果实(除种子外)的某一部分或其加工品入药的生药。多数为完整的果实,如五味子、女贞子、栀子;少数为完整的果穗,如桑椹、荜茇;有的为果实的一部分,如山茱萸为果肉,大腹皮为果皮,陈皮为外果皮和中果皮,橘络、丝瓜络为中果皮的维管束组织,甜瓜蒂为带部分果皮的果柄,柿蒂为果实的宿萼。绝大多数果实类生药采用完全成熟的果实或将近成熟的果实,少数为幼果,如枳实、枳壳。

一、性状鉴定

果实类生药在进行性状鉴定时首先应观察是完整的果实还是果实的一部分,其次注意观察其形状、大小、颜色、顶端、基部、表面、质地、断面及气味等特征。果实类药材形状各异,完整的果实一般呈类球形或椭圆形,如五味子、山楂等;有的呈半球形或半椭圆形,如枳壳、木瓜等;有的呈类圆柱形,如小茴香;有的呈不规则多角形,如八角茴香。果实类生药表面多带有附属物,如顶端有花柱基,基部有果柄,有的带有宿存的花被。果实类生药的表面大多干缩而有皱纹,肉质果尤为明显;果皮表面常稍有光泽,有的具毛茸;有的外果皮可见凹下的油点。伞形科植物的果实,表面具有隆起的肋线。对于完整的果实,观察外形后,还应剖开果实观察内部种子的性状特征,注意其数目和生长部位(胎座)。气味也是鉴别果实及种子类生药的重要特征,可作为鉴别真伪及品质优劣的依据。剧毒生药,如巴豆、马钱子、天仙子等,口尝时应特别注意安全。

二、显微鉴定

完整的果实由果皮及种子组成,根据果皮与种子是否容易分离分为两类,一类是果皮与种子容易分离的,可将种子取出分别鉴别;一类是果皮与种子不易分离的,此类果实的种皮通常很薄,只有几层薄壁细胞,因此主要鉴别果皮特征。

1. 组织特征

果皮的构造包括外果皮、中果皮及内果皮三部分。

(1)外果皮　为果皮的最外层,相当于叶的下表皮。通常为一列表皮细胞,外被角质层,偶有气孔。有时具毛茸等附属物,多数为非腺毛,少数为腺毛、腺鳞。

(2)中果皮　位于外果皮与内果皮之间,相当于叶肉组织,通常较厚。多由薄壁细胞组成,细胞中有的含淀粉粒、草酸钙结晶。在中部有细小的维管束散在,有时有油管、油室、油细胞或石细胞等存在。

(3)内果皮　为果皮的最内层组织,相当于叶的上表皮。大多由一列薄壁细胞组成。有的内果皮细胞全为石细胞,有的有散在石细胞,有些核果的内果皮,则由多层石细胞组成;有的由 5~8 个狭长的薄壁细胞互相并列为一群,各群以斜角联合呈镶嵌状,称为"镶嵌细胞",如小茴香。

2. 粉末特征

主要观察果皮表皮碎片、中果皮薄壁细胞、纤维、石细胞、结晶、种皮、胚乳及胚的组织碎片。无木栓组织、叶片碎片、花粉粒和大型导管。

第二节　种子类生药概述

种子类生药指药用部位为种子、种子的一部分或其加工品的生药。这类生药大多用完整的干燥成熟种子,包括种皮和种仁两部分,种仁又包括胚乳和胚,如槟榔、沙苑子、决明子、马钱子。少数是用种子的一部分,有的用假种皮,如肉豆蔻衣、龙眼肉;有的用种皮,如绿豆衣;有的用除去种皮的种仁,如肉豆蔻;有的用去掉子叶的胚,如莲子芯。也有用种子的加工品入药,如淡豆豉是用种子的发酵加工品入药,大豆黄卷是用发了芽的种子。

一、性状鉴定

种子类生药在进行性状鉴定时,应注意观察其形状、大小、颜色、表面纹理、种脐、合点和种脊的位置及形态、质地、纵横剖面及气味等特征。种子的形状大多呈类球形或扁球形,少数呈线形、纺锤形、心形或肾形。种皮的表面通常有各种各样的纹理,有的表面有毛茸,有的有光泽。种子表面除常有的种脐、合点和种脊等特征外,少数有种阜存在。剥去种皮可见种仁部分,有的种子具发达的胚乳,如马钱子;无胚乳的种子则子叶常特别肥厚,如苦杏仁。胚大多直立,少数弯曲,如王不留行、菟丝子、青葙子等。

有的种子浸入水中显黏性,如车前子、葶苈子;有的种子水浸后种皮呈龟裂状,如牵牛子。另外,还可以取厚切片加化学试剂观察有无淀粉粒、糊粉粒、脂肪油或特殊成分。

二、显微鉴定

1. 组织特征

种子的构造包括种皮、胚乳和胚三个部分,其中种皮为主要鉴别特征,因为种皮的构造因植物的种类而异,最富有鉴定意义;发达的种子其胚乳细胞的形状和内含物种类也可以作为鉴定依据。

(1)种皮　种皮通常只有一层,但有的种子有两层种皮,即有内外种皮的区分。种皮常由下列一种或数种组织组成。

①表皮层:多数种子的种皮表皮细胞由1列薄壁细胞组成。有的表皮细胞充满黏液质,有的含有色素,有的分化成非腺毛;有的表皮中单独或成群地散列着石细胞。

②油细胞层:有的种子的表皮层下有1层含挥发油的油细胞层,如白豆蔻、砂仁等。

③栅状细胞层:有些种子的表皮下方,有1~3列狭长细胞排列而成的栅状细胞层,壁多木化增厚,如决明子;有的内壁和侧壁增厚,而外壁菲薄,如白芥子、莱菔子。

④色素层:具有颜色的种子,除表皮层含色素物质外,内层细胞或者内种皮细胞中也含色素物质,如白豆蔻、车前子等。

⑤石细胞:种子的表皮有时为石细胞,有的表皮层以内几乎全由石细胞组成,如瓜蒌子。

⑥营养层:多数种子的种皮中,常有数列贮有淀粉粒的薄壁细胞,称为营养层。成熟种子的营养层往往因为种子发育过程中淀粉的消耗而成为扁缩颓废的薄壁细胞层。有的营养层中还有一层含糊粉粒的细胞。

(2)胚乳　分为外胚乳和内胚乳,通常由贮藏大量糊粉粒和脂肪油的薄壁细胞组成,有时细胞中含淀粉粒。大多数种子具有内胚乳,即使在无胚乳的种子中,也可见到1~2列残存的内胚乳细胞。少数种子具有发达的外胚乳,或外胚乳成颓废组织而残留。也有少数种子的种皮内层与外胚乳的折合层不规则地伸入于内胚乳中,形成错入组织,如槟榔。

(3)胚　胚是种子未发育的幼体,包括胚根、胚茎、胚芽及子叶四部分。子叶在无胚乳种子中通常占胚的较大部分,子叶的构造与叶大致相似,其表皮下方常可看到明显的栅栏组织,胚的其他部分一般全由薄壁细胞组成。

2. 粉末特征

在植物器官中,糊粉粒是种子贮藏蛋白质的特殊形式,为种子所特有,是种子类生药粉末鉴定的主要标志。糊粉粒存在于胚乳薄壁组织中,一般较细小,其形状、大小及构造通常因植物的种类而异。种皮表皮碎片的表面观及断面观均可见,应注意细胞的形态特征。淀粉粒较少见,一般细小,偶见较大的。

第三节　常用果实和种子类生药

＊五味子 Schisandrae Chinensis Fructus

【来源】为木兰科植物五味子 *Schisandra chinensis*(Turcz.) Baill. 的干燥成熟果实。习称"北五味子"。

【产地】主产于吉林、辽宁、黑龙江等地,河北、内蒙古等省亦产。

【采制】秋季果实成熟时采摘,晒干或蒸后晒干,除去果梗及杂质。

【性状鉴定】果实呈不规则的球形或扁球形，直径5～8mm。表面红色、紫红色或暗红色，皱缩，显油润；有的表面呈黑红色或出现"白霜"。果肉柔软，内含种子1～2枚，种子呈肾形，表面棕黄色，有光泽，种皮薄而脆，较易破碎，种仁呈钩状，黄白色，半透明，富有油性。果肉气微，味酸；种子破碎后，有香气，味辛、微苦（图11-1）。以粒大、果皮紫红、肉厚、柔润、杂质少者为佳。

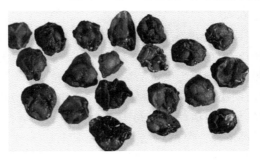

图11-1　五味子

【显微鉴定】

果皮横切面　外果皮为1层方形或长方形细胞，壁稍厚，外被角质层，散有油细胞。中果皮为10余层薄壁细胞，细胞切向延长，内含淀粉粒，散有小型外韧型维管束10余个。内果皮为1层小方形薄壁细胞。

种子横切面　种皮最外层为1层径向延长的石细胞，呈栅栏状，壁厚，纹孔和孔沟极其细密；其下为数列类圆形、三角形或多角形石细胞，壁厚，孔沟及纹孔较大而疏，最内侧的石细胞形状不规则，壁较薄。石细胞层下为数列较小的薄壁细胞，种脊部位有维管束，并有纤维束。油细胞层为1层径向延长的长方形细胞，含棕黄色挥发油滴；下方为3～5层小形细胞。种皮内表皮为1层小细胞，壁稍厚，胚乳细胞呈多角形，内含脂肪油滴及糊粉粒（图11-2）。

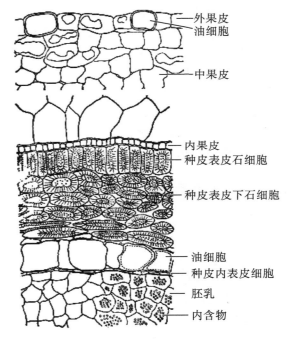

图11-2　五味子果实横切面详图

粉末　暗紫色。①果皮：表皮细胞表面观呈类多角形，排列紧密整齐，垂周壁略呈连珠状增厚，表面有角质线纹；表皮中随处可见类圆形或多角形的油细胞，其四周有6～7个细胞围绕。②种皮外层：石细胞表面观呈多角形或长多角形，大小颇均匀，直径18～50μm，壁厚，孔沟极细密，胞腔小，内含深棕色物质。③种皮内层：石细胞呈多角形、类圆形或不规则形，直径约至83μm，壁稍厚，胞腔及纹孔较大。④胚乳细胞：呈多角形，壁薄，内含脂肪油滴和糊粉粒。⑤淀粉粒：类圆形或多角形，可见脐点，偶有复粒。⑥中果皮细胞皱缩，含暗棕色物，并含淀粉粒（图11-3）。

【化学成分】含木质素类约5%，主要为联苯环辛烯型木质素，包括五味子醇甲（即五味子素）、五味子醇乙、五味子甲素（去氧五味子素）、五味子乙素、新五味子素、五味子酚等。果皮完全成熟后，种皮中木质素的含量最高。种子含挥发油约2%，果肉中挥发油含量少。按照《中国药典》2015年版高效液相法（通则0512）测定，本品按干燥品计算，含五味子醇甲不得少于 0.40%。

【理化鉴定】薄层色谱法 按照《中国药典》2015 年版薄层色谱法(通则 0502)测定,取五味子粉末 1g 制作为供试品溶液。另取五味子对照药材 1g,同法制成对照药材溶液。再取五味子醇甲对照品,加三氯甲烷制成每 1ml 含 1mg 的溶液,作为对照品溶液。照薄层色谱法,吸取上述 3 种溶液各 2μl,分别点于同一硅胶 G F$_{254}$ 薄层板上,以石油醚(30℃~60℃)–甲酸乙酯–甲酸(15:5:1)的上层溶液为展开剂,展开,晾干,置紫外光灯(254nm)下检视。供试品色谱中,在与对照药材和对照色谱相应的位置上,显相同颜色的斑点。

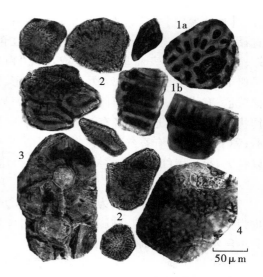

图 11-3 五味子粉末图
1. 种皮表皮石细胞(a. 表面观;B. 断面观) 2. 种皮内层石细胞 3. 果皮表皮石细胞 4. 中果皮细胞

【药理作用】①适应原样作用:能增强机体对非特异性刺激的抵抗能力,延长烫伤小鼠和大鼠的存活时间。②保肝:五味子乙醇提取物对化学物质引起的动物肝损伤有明显保护作用,可抑制转氨酶的释放,使 ALT 活性降低。③抗氧化作用:对氧自由基引起的损伤有明显的保护作用。④呼吸兴奋作用:静脉注射对正常兔、麻醉兔和犬都有明显的呼吸兴奋作用,能对抗吗啡的呼吸抑制作用。⑤对心血管系统的作用:可改善心脏功能,对蛙心有强心作用;浸出物静注,对猫、兔等有降压作用,对去甲肾上腺素引起的血管收缩具有抑制作用。

 考点提示

X 型题

北五味子果实横切面的特征是

A. 外果皮被角质层,散有油细胞　　　　　　B. 种皮最外层为一列径向延长的石细胞

C. 种皮的油细胞层为一列径向延长的油细胞　D. 种皮内表皮为一列小细胞,壁特厚

E. 胚乳细胞中含多数淀粉粒

标准答案:ABC

【功效与主治】性温,味酸、甘。收敛固涩,益气生津,补肾宁心。用于久嗽虚喘,梦遗滑精,遗尿尿频,久泻不止,自汗盗汗,津伤口渴,内热消渴,心悸失眠。常用量 2~6g。中成药五味子糖浆,益气生津,补肾宁心;用于心肾不足所致的失眠、多梦、头晕,神经衰弱症。

【附】南五味子 Schisandrae sphenantherae Fructus 为木兰科植物华中五味子 *Schisandra sphenanthera* Rehd. et Wils. 的干燥成熟果实。主产河南、江苏、浙江、江西、湖北、四川等地。呈球形或扁球形,直径 4~6mm,表面棕色至暗棕色,无光泽,干瘪、皱缩、油性小,果肉常紧贴于种子上。种子 1~2 枚,肾形,表面棕黄色,有光泽,种皮薄而脆。果肉气微,味微酸。果实横切面种皮内层石细胞长圆形或类圆形,孔沟明显。功效、用法与用量同五味子。临床较多认为,南五味子的品质较北五味子品质差,可以作为地区习用品或其他应用为宜,不宜与北五味子混用。

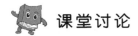

课堂讨论

北五味子与南五味子的来源与性状有何差异？

＊ 山楂 Crataegi Fructus

【来源】为蔷薇科植物山里红 *Crataegus pinnatifida* Bge. var. major N. E. Br. 或山楂 *Crataegus pinnatifida* Bge. 的干燥成熟果实。习称"北山楂"。

【产地】主产于山东、河北、河南、辽宁等省。

【采制】秋季果实成熟时采收，切片，干燥。

【性状鉴定】为圆形片，多卷边，皱缩不平，直径 1～2.5cm，厚 0.2～0.4cm。外皮红色，具细皱纹及灰白色小斑点。果肉深黄色至浅棕色。中部横切片具 5 粒浅黄色果核，但核多脱落而中空。有的切片上可见短而细的果梗或凹陷的花萼残迹。气微清香，味酸、微甜（图 11－4）。以片大、皮红、肉厚、核少、干燥者为佳。

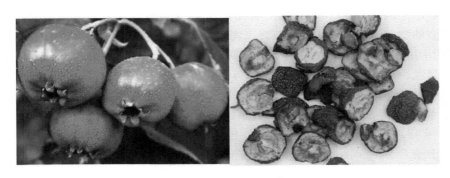

图 11－4　山楂果实及药材

【显微鉴定】**果实横切面**　外果皮细胞 1 层，类方形，排列整齐，细胞内含棕红色色素，外被角质层。中果皮极厚，全部为薄壁组织，外侧（外果皮下）有 1～2 层含有棕色色素的薄壁细胞，内侧中果皮薄壁细胞中含多数淀粉粒、少数草酸钙簇晶，维管束纵横散在。淀粉粒细小，类圆形、类三角形，直径 4～8μm，脐点多呈"一"字形，多为单粒，也有复粒。草酸钙簇晶直径 20～28μm（图 11－5）。

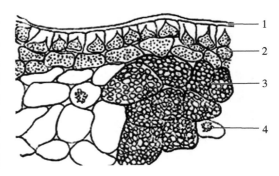

图 11－5　山楂横切面详图
1. 角质层　2. 表皮细胞
3. 中果皮（含淀粉粒）　4. 草酸钙簇晶

【化学成分】主要含黄酮类：金丝桃苷、芦丁、牡荆素、表儿茶素、槲皮素等；有机酸类：山楂酸、熊果酸、枸橼酸、柠檬酸等。按照《中国药典》2015 年版高效液相法（通则 0512）测定，本品按干燥品计算，含有机酸以枸橼酸计，不得少于 5.0%。

【理化鉴定】

1. 显色反应

盐酸－镁粉反应显桃红色，三氯化铝纸片反应显黄绿色荧光。

2. 薄层色谱法

按照《中国药典》2015年版薄层色谱法(通则0502)测定,取山楂粉末1g制作为供试品溶液。另取熊果酸对照品,加甲醇制成每1ml含1mg的溶液,作为对照品溶液。照薄层色谱法,吸取上述2种溶液各4μl,分别点样于同一硅胶板上,以甲苯-乙酸乙酯-甲酸(20:4:0.5)为展开剂,展开,晾干,喷以硫酸乙醇溶液(3→10),在80℃加热至斑点显色清晰。供试品色谱中,在与对照品色谱相应的位置上,显相同的紫红色斑点;置紫外光灯(365nm)下检视,显相同的橙黄色荧光斑点。

【药理作用】①促进消化作用:含有脂肪酶能促进脂肪消化,并能增加胃消化酶的分泌,促进消化。②对心血管系统作用:提取物有一定的强心和降压作用;总黄酮有增加冠脉流量、抗实验性心肌缺氧、抗心律不齐等作用。③降血脂、抗动脉粥样硬化:能抑制内源性胆固醇的合成降低血脂。此外,还有降血糖、抗肿瘤、抗菌、抗骨质疏松等作用。

【功效与主治】性微温,味酸,甘。消食健胃,行气散瘀,化浊降脂。用于肉食积滞,胃脘胀满,泻痢腹痛,瘀血经闭,产后瘀阻,心腹刺痛,胸痹心痛,疝气疼痛,高脂血症。焦山楂消食导滞作用增强。用于肉食积滞,泻痢不爽。常用量9~12g。中成药大山楂丸,开胃消食。用于食积内停所致的食欲不振、消化不良、脘腹胀闷。

【附】①南山楂 Crataegi Cuneatae:本品为同属植物野山楂 Crataegus cuneata Sieb. et Zucc. 的干燥成熟果实,习称"南山楂"。主产于江苏、浙江、广东、广西等省区。均为野生。果实较小,类球形,直径0.8~1.4cm,有的压成饼状,常有种子露出;表面棕色至棕红色,有细密皱纹和灰白色小点,有宿萼痕迹。质坚硬,核大,果肉薄,棕红色,气微,味酸、微涩。功效与主治同山楂。②山楂叶 Crataegi Folium:为蔷薇科植物山里红 Crataegus pinnatifida Bge. var. *major* N. E. Br. 或山楂 Crataegus pinnatifida Bge. 的干燥叶。夏、秋二季采收,晾干。多易破碎,完整者展开后呈宽卵形,长6~12cm,宽5~8cm,绿色至棕黄色,先端渐尖,基部宽楔形,具2~6羽状裂片,边缘具尖锐重锯齿;叶柄长2~6cm,托叶卵圆形至卵状披针形。气微,味涩、微苦。性平,味酸。活血化瘀,理气通脉,化浊降脂。用于气滞血瘀,胸痹心痛,胸闷憋气,心悸健忘,眩晕耳鸣,高脂血症。常用量3~10g;或泡茶饮。

* 苦杏仁 Armeniacae Semen Amarum

【来源】为蔷薇科植物山杏 Prunus armeiaca L. var. *ansu* Maxim.、西伯利亚杏 Prunus sibirica L.、东北杏 Prunus mandshurica(Maxim.)Koehne 或杏 Prunus armeniaca L. 的干燥成熟种子。

【产地】我国北方大部分地区均产,以内蒙古、辽宁、河北、吉林产量最大,销往各地并出口。

【采制】夏季采收成熟果实,除去果肉及核壳,取出种子,晒干。

【性状鉴定】种子呈扁心形,长1~1.9cm,宽0.8~1.5cm,厚0.5~0.8cm。表面黄棕色至深棕色。一端尖,另一端钝圆,肥厚,左右不对称。尖端一侧有一短线形种脐,圆端有椭圆形合点,种脐与合点间有深色的线性痕(种脊)。从合点处向上具有多数深棕色的脉纹。种皮薄,子叶2枚,乳白色,富油性,尖端可见小型胚,子叶结合面稍有空隙。气微,味苦(图11-6)。以

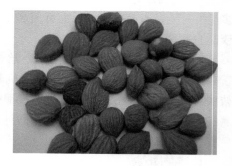

图11-6 苦杏仁

颗粒饱满、完整、味苦者为佳。

【显微鉴定】

种子横切面　种皮表皮细胞1列，间有近圆形橙黄色石细胞，常单个散在或者3～5成群，突出表皮外，埋于表皮的部分有较大的纹孔。表皮下为数层薄壁细胞，有小型维管束。外胚乳为一层颓废组织。内胚乳细胞1至数列方形细胞，内含糊粉粒及脂肪油。子叶为多角形薄壁细胞，含有脂肪油和糊粉粒（图11－7）。

粉末　黄白色。①种皮石细胞：单个散在或成群，淡黄色或黄棕色，表面观类圆形、类多角形，纹孔大而密；侧面观贝壳形、类圆形，底部较宽，层纹无或少见，孔沟甚密，层纹明显，孔沟少。②种皮外表：皮薄壁细胞黄棕色或棕色，多皱缩，细胞界限不清，常与石细胞相连。③子叶细胞：含糊粉粒和脂肪油滴，较大的糊粉粒中有细小的草酸钙簇晶。④内胚乳细胞：多角形，含糊粉粒（图11－8）。

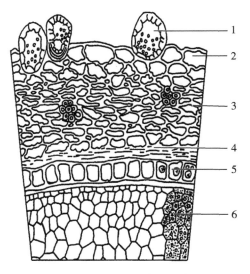

图11－7　苦杏仁横切面详图

1. 石细胞　2. 种皮外层表皮细胞　3. 薄壁细胞

4. 外胚乳　5. 内胚乳　6. 子叶细胞

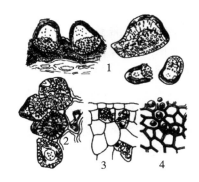

图11－8　苦杏仁粉末图

1. 石细胞　2. 种皮外表皮细胞及石细胞

3. 子叶细胞　4. 内胚乳细胞

【化学成分】含苦杏仁苷约3%、脂肪油约50%，并含苦杏仁酶。种子研碎后加水放置，苦杏仁苷受苦杏仁酶的作用水解后生成氢氰酸、苯甲醛及葡萄糖。按照《中国药典》2015年版高效液相法（通则0512）测定，本品按干燥品计算，含杏仁苷不得少于3.0%。

【理化鉴定】

1. 取药材数粒，加水共研，即产生苯甲醛的特殊香气。

2. 取药材数粒，捣碎，置试管中，加水数滴使湿润，试管顶端悬挂一条三硝基苯酚钠（苦味酸钠）试纸条，用软木塞塞紧，置温水浴中，10分钟后，试纸显砖红色。

3. **薄层色谱法**

按照《中国药典》2015年版薄层色谱法（通则0502）测定，取苦杏仁粉末2g制作为供试品溶液。另苦杏仁苷对照品，加甲醇制成每1ml含2mg的溶液，作为对照品溶液，照薄层色谱法,吸取上述 2 种溶液各 3μl,分别点于同一硅胶 G 薄层板上,以三氯甲烷 – 乙酸乙酯 – 甲醇 – 水(15:40:22:10)于 5℃ ~10℃ 放置 12 小时的下层溶液为展开剂,展开,取出,立即用 0.8% 磷钼酸的 15% 硫酸乙醇溶液浸板,在 105℃ 加热至斑点显色清晰。供试品色谱中,在与对照品色谱相应的位置上,显相同颜色的斑点。

【药理作用】①止咳平喘作用:苦杏仁苷分解产物氢氰酸能轻度抑制呼吸中枢,起到止咳、平喘作用。②对消化系统作用:苦杏仁苷的分解产物苯甲醛能抑制胃蛋白酶的消化功能。③抗肿瘤作用:热水提取物粗制剂对人子宫颈癌有抑制作用。④毒副作用:由于苦杏仁苷在体内可分解产生氢氰酸,口服大量苦杏仁易产生氰化物中毒。

【功效与主治】性微温,味苦;有小毒。降气止咳平喘,润肠通便。用于咳嗽气喘,胸满痰多,肠燥便秘。常用量 5 ~10g,生品入煎剂后下。中成药杏仁止咳糖浆,化痰止咳;用于痰浊阻肺,咳嗽痰多;急、慢性支气管炎见上述症候者。

【附注】甜杏仁 为杏的栽培品种味淡的成熟种子。扁心形,长 1.2 ~2.1cm,宽 0.9 ~1.6cm,基部略对称,子叶接合面无空隙。含苦杏仁苷约 0.17%,脂肪油 40% ~60%。能润肺止咳,润肠通便。用于肺虚咳嗽,大便燥结,多做食品。

知识拓展

燀苦杏仁

取净杏仁置 10 倍量沸水中略煮,加热约 5 分钟,至种皮微膨起即捞出,用凉水浸泡,取出,搓开种皮与种仁,干燥,筛去种皮。呈扁心形,形如杏苦仁,或分离为单瓣。无种皮,表面乳白色至黄白色,平滑,一端尖,另端钝圆,肥厚,左右不对称。质硬,富油性。有特异香气,味苦。燀去皮,除去非药用部位,便于有效成分煎出,提高药效。

炒苦杏仁

取燀杏仁,置锅内用文火炒至微黄色,略带焦斑,有香气,味苦。炒制后可去小毒,并具有温肺散寒作用,多用于肺寒咳嗽、久患肺咳。

* 桃仁 Persicae Semen

【来源】为蔷薇科植物桃 *Prunus persica*(L.)Batsch 或山桃 *Prunus davidiana*(Carr.)Franch. 的干燥成熟种子。

【产地】全国大部分地区均产,主产于四川、陕西、河北、山东等地。

【采制】果实成熟后采收,除去果肉和核壳,取出种子,晒干。

【性状鉴定】

桃仁 呈扁长卵形,长 1.2 ~1.8cm,宽 0.8 ~1.2cm,厚 0.2 ~0.4cm。表面黄棕色至红棕色,密布颗粒状突起。一端尖,中部膨大,另端钝圆稍偏斜,边缘较薄。尖端一侧有短线形种脐,圆端有颜色略深不甚明显的合点,自合点处散出多数纵向维管束。种皮薄,子叶 2 枚,类白色,富油性。气微,味微苦(图 11 –9)。

山桃仁 呈类卵圆形,较小而肥厚,长约 0.9cm,宽约

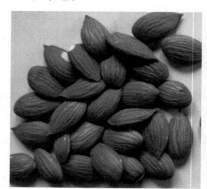

图 11 –9 桃仁

0.7cm,厚约 0.5cm。

以颗粒饱满、均匀、完整者为佳。

【显微鉴定】

桃仁种皮粉末(或解离)片　石细胞黄色或黄棕色,侧面观贝壳形、盔帽形、弓形或椭圆形,高 54～153μm,底部宽约至 180μm,壁一边较厚,层纹细密;表面观类圆形、圆多角形或类方形,底部壁纹孔大而细密(图 11－10)。

山桃仁种皮粉末(或解离)片　石细胞淡黄色、橙黄色或橙红色,侧面观贝壳形、矩圆形、椭圆形或长条形,高 81～198(279)μm,宽约 128(198)μm;表面观类圆形、类六角形、长多角形或类方形,底部壁厚薄不匀,纹孔较小(图 11－10)。

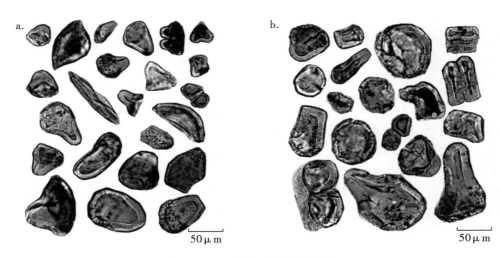

图 11－10　桃仁、山桃仁粉末图

石细胞(a. 桃仁　b. 山桃仁)

【化学成分】主要含苦杏仁苷及脂肪油。苦杏仁苷含量约为苦杏仁的 1/2,并含苦杏仁酶、尿囊素酶、乳糖酶、维生素 B_1 等。按照《中国药典》2015 年版高效液相法(通则 0512)测定,本品按干燥品计算,含杏仁苷($C_{20}H_{27}O_{11}$)不得少于 2.0%。

【理化鉴定】薄层色谱法　按照《中国药典》2015 年版薄层色谱法(通则 0502)测定,取桃仁粉末 2g 制作为供试品溶液。另取苦杏仁苷做对照,加甲醇制成每 1ml 含 2mg 的溶液,作为对照品溶液。照薄层色谱法,吸取上述 2 种溶液各 5μl,分别点样于同一硅胶板上,以三氯甲烷－乙酸乙酯－甲醇－水(15:40:22:10)于 5℃～10℃放置 12 小时的下层溶液为展开剂,展开,取出,立即喷以磷钼酸硫酸溶液,在 105℃加热至斑点显色清晰。供试品色谱中,在与对照品色谱相应的位置上,显相同颜色的斑点。

【药理作用】①抗凝血作用:有抑制血小板聚集和抗血栓作用,其醇提取物有抗凝血作用和弱的溶血作用。②对心血管系统的作用:有舒张血管作用,能改善微循环,对心肌缺血损伤也有改善作用。此外,还有抗炎、抗过敏、抗肿瘤、驱虫作用。

【功效与主治】性平,味苦、甘。活血祛瘀,润肠通便,止咳平喘作用;用于经闭痛经,癥瘕痞块,肺痈肠痈,跌扑损伤,肠燥便秘,咳嗽气喘。常用量 5～10g。孕妇慎用。

【附】**桃枝** Persicae Ramulus　为蔷薇科植物桃 *Prunus persica*(L.)Batsch 的干燥枝条。夏季采

生药学

收,切段,晒干。呈圆柱形,长短不一,直径 0.2～1cm,表面红褐色,较光滑,有类白色点状皮孔。质脆,易折断,切面黄白色,木部占大部分,髓部白色。气微,味微苦、涩。性平,味苦。活血通络,解毒杀虫。用于心腹刺痛,风湿痹痛,跌打损伤,疮癣。常用量 9～15g;外用适量,煎汤洗浴。

 课堂讨论

1. 杏仁与桃仁有何处不同?
2. 苦杏仁的主要化学成分有哪些,产生毒性的原因是什么?

 知识拓展

瘪桃干

瘪桃干,又名"碧桃干",是桃未成熟的干燥的果实。呈长卵形,先端尖,基部钝圆,左右不对称;表面黄绿色至棕色,具有网状皱缩的纹理,密被黄白色柔毛。质坚实,击开后内果皮厚且光滑,种子 1 枚;气微,味微酸。功能止汗、止血,还可用于治疗幼儿缺铁性贫血。

木瓜 Chaenomelis Fructus

为蔷薇科植物贴梗海棠 Chaenomeles speciosa（Sweet）Nakai 的干燥近成熟果实。主产于安徽、湖北、四川、浙江等地,以安徽宣城的木瓜质量最好,称宣木瓜。夏、秋二季果实绿黄时采收,置沸水中烫至外皮灰白色,对半纵向剖开,晒干。果实呈长圆形,多纵剖成两半,长 4～9cm,宽 2～5cm,厚 1～2.5cm。外表面紫红色或红棕色,有多数不规则的深皱纹;剖面边缘向内卷曲,果肉红棕色,中心部分凹陷,棕黄色;种子扁长三角形,多脱落,脱落处平滑并且光亮。质坚硬。气微清香,味酸。性温,味酸。具有舒筋活络,和胃化湿作用。用于湿痹拘挛,腰膝关节酸重疼痛,暑湿吐泻,转筋挛痛,脚气水肿。常用量 6～9g。

金樱子 Rosae Laevigatae Fructus

为蔷薇科植物金樱子 Rosa laevigata Michx. 的干燥成熟果实。主产于广东、江西、浙江、广西等地。10～11 月果实成熟变红时采收,干燥,除去毛刺。本品为花托发育而成的假果,呈倒卵形,长 2～3.5cm,直径 1～2cm。表面红黄色或红棕色,略具光泽,有凸起的棕色小点,系毛刺脱落后的残基。顶端有盘状花萼残基,中部膨大,有黄色花柱基,下部渐尖。质硬。切开后,花托壁厚 1～2mm,内壁呈淡红黄色,内有多数坚硬的小瘦果,内壁及瘦果均有淡黄色绒毛。气微,味甘、微涩。性平,味酸、甘、涩。固精缩尿,固崩止带,涩肠止泻。用于遗精滑精,遗尿尿频,崩漏带下,久泻久痢。常用量 6～12g。

决明子 Cassiae Semen

为豆科植物决明 Cassia obtusifolia L. 或小决明 Cassia tora L. 的干燥成熟种子。主产于河北、河南、江苏、四川、安徽等省。秋季采收成熟果实,晒干,打下种子,除去杂质。决明略呈菱方形或短圆柱形,两端平行倾斜,形似马蹄,长 3～7mm,宽 2～4mm。表面绿棕色或暗棕色,平滑有光泽。一端较平坦,另端斜尖,背腹面各有 1 条突起的棱线,棱线两侧各有 1 条斜向对称而色较浅的线形凹纹。坚硬,不易破碎。种皮薄,中间有"S"形折曲的黄色子叶,2 片重叠。气微,味微苦。小决明呈短圆柱形,较小,长 3～5mm,宽 2～3mm。表面棱线两侧各有 1 片宽广的浅黄棕色带。性微寒,味甘、苦、咸。清热明目,润肠通便。用于目赤涩痛,羞明多泪,头痛眩晕,目暗不明,大便秘结。常用量 9～15g。

补骨脂　Psoraleae Fructus

为豆科植物补骨脂 *Psoralea corylifolia* L. 的干燥成熟果实。秋季果实成熟时采收果序,晒干,搓出果实,除去杂质。主产于四川、河南、安徽、陕西等地。呈肾形,略扁,长 3~5mm,宽 2~4mm,厚约 1.5mm。表现黑褐色、灰褐色或黑色,具细微的网状皱纹。放大镜下观察,果实表面凹凸不平。顶端钝圆,有一小突起,凹侧有果梗痕。质坚硬。果皮薄,与种子不易分离;种子 1 枚,子叶 2,黄白色,有油性。气香,味辛、微苦。性温,味辛、苦。温肾助阳,纳气平喘,温脾止泻;外用消风祛斑。用于肾阳不足,阳痿遗精,遗尿尿频,腰膝冷痛,肾虚作喘,五更泄泻;外用治白癜风,斑秃。常用量 6~10g。外用 20%~30% 酊剂涂患处。

*陈皮　Citri Reticulatae Pericarpium

【来源】为芸香科植物橘 *Citrus reticulata* Blanco 及其栽培变种的干燥成熟果皮。药材分为"陈皮"和"广陈皮"。

【产地】主产于广东、福建、四川、江苏等省,均为栽培。产于广东,称为"广陈皮",品质最佳。

【采制】采摘成熟果实,剥取果皮,晒干或低温干燥。广陈皮多割成 3~4 瓣。

【性状鉴定】

陈皮　常剥成数瓣,基部相连,有的呈不规则的片状,厚 1~4mm。外表面橙红色或红棕色,久贮颜色加深,有细皱纹及凹下的点状油室;内表面浅黄白色,粗糙,且有黄白色或黄棕色筋络状维管束(橘络)。质稍硬而脆。气香,味辛、苦(图 11–11)。

广陈皮　常 3 瓣相连,形状整齐,裂片向外反卷,厚度均匀,约 1mm。点状油室较大,对光照视,透明清晰。质较柔软,气香浓郁(图 11–11)。

以瓣大、完整、颜色鲜、油润、质柔软、香浓、辛香、味稍甜后感苦辛者为佳。

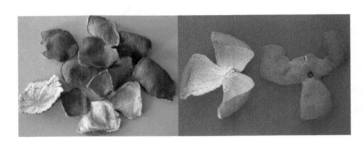

陈皮　　　　　　　广陈皮

图 11–11　陈皮

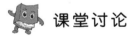 课堂讨论

陈皮和广陈皮的主要区别是什么?

【显微鉴定】

横切面　外果皮为 1 层细小的类方形表皮细胞,外被角质层,有气孔。中果皮为薄壁细胞,靠近表皮的 3~5 层细胞长方形,切向延长挤缩;内侧细胞依次增大,类圆形,径向延长,排列紧密,壁不均匀增厚,其中散生大型油室,卵圆形,与表皮细胞垂直的直径为 410~630~1850μm,与表皮平行的直径为 500~1000μm。维管束细小,纵横散布。薄壁细胞中散在草酸钙方晶或棱晶。切片用乙醇处理,可见橙皮苷针簇状结晶(图 11–12)。

粉末 黄白色至黄棕色。①中果皮薄壁组织众多,细胞形状不规则,壁不均匀增厚,有的成连珠状。②果皮表皮细胞表面观多角形、类方形或长方形,垂周壁稍厚,气孔类圆形,直径 18~26μm,副卫细胞不清晰;侧面观外被角质层,靠外方的径向壁增厚。③草酸钙方晶成片存在于中果皮薄壁细胞中,呈多面形、菱形或双锥形,直径 3~34μm,长 5~53μm,有的一个细胞内含有由两个多面体构成的平行双晶或 3~5 个方晶。④橙皮苷结晶大多存在于薄壁细胞中,黄色或无色,呈圆形或无定形团块,有的可见放射状条纹。⑤油室较大,多已破碎,分泌细胞扁长,挥发油滴随处散在。⑥螺纹导管、孔纹导管和网纹导管及管胞较小(图 11-13)。

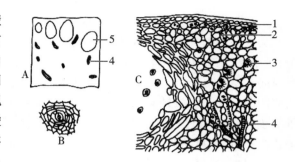

图 11-12 陈皮横切面图(A. 横切面简图; B. 表皮表面观;C. 横切面详图)

1. 表皮 2. 草酸钙方晶 3. 橙皮苷结晶 4. 维管束 5. 油室

【化学成分】含挥发油 2%~4%。油中主要成分为右旋柠檬烯、柠檬醛、β-月桂烯等。此外尚含黄酮类如橙皮苷、新橙皮苷等。橙皮苷为生药质量评价的主要指标性成分。按照《中国药典》2015 年版高效液相法(通则 0512)测定,本品按干燥品计算,含橙皮苷($C_{28}H_{34}O_{15}$)不得少于 3.5%。

【理化鉴定】

1. 盐酸-镁粉反应

取粉末 0.3g,加甲醇 10ml,加热回流 20分钟,滤过,取滤液 1ml,加镁粉少量与盐酸 1ml,溶液渐显红色(检验橙皮苷)。

2. 薄层色谱法

按照《中国药典》2015 年版薄层色谱法

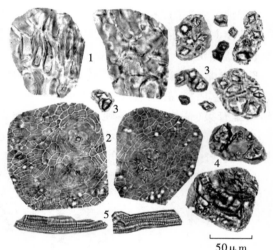

图 11-13 陈皮粉末图

1. 中果皮细胞 2. 果皮表皮细胞 3. 草酸钙方晶
4. 橙皮苷结晶 5. 导管

(通则 0502)测定,取陈皮粉末 0.3g 制作为供试品溶液。另取橙皮苷对照品,加甲醇制成饱和溶液,作为对照品溶液。照薄层色谱法,吸取上述 2 种溶液各 2μl,分别点于同一用 0.5% 氢氧化钠溶液制备的硅胶 G 薄层板上,以乙酸乙酯-甲醇-水(100:17:13)为展开剂,展至约 3cm,取出,晾干,再以甲苯-乙酸乙酯-甲酸-水(20:10:1:1)的上层溶液为展开剂,展至约 8cm,取出,晾干,喷以三氯化铝试液,置紫外光灯(365nm)下检视。供试品色谱中,在与对照品色谱相应的位置上,显相同颜色的荧光斑点。

【药理作用】①对消化系统作用:挥发油对胃肠道有温和的刺激作用,能促进消化液分泌和排除肠内积气。②祛痰平喘作用:能松弛支气管平滑肌,呈现平喘作用。挥发油有刺激性祛痰作用。③松弛子宫平滑肌。还有兴奋心脏、增加冠脉流量、升高血压、抑制血小板聚集、降血脂等作用。

【功效与主治】性温,味苦、辛。理气健脾,燥湿化痰。用于脘腹胀满,食少吐泻,咳嗽痰多。常用量3~10g。中成药二陈丸,燥湿化痰,理气和胃。用于痰湿停滞导致的咳嗽痰多,胸脘胀满,恶心呕吐。

青皮　Citri Reticulatae Pericarpium Viride

为芸香科植物橘 *Citrus reticulata* Blanco 及其栽培变种的干燥幼果或未成熟果实的果皮。5~6月收集自落的幼果,晒干,习称"个青皮";7~8月采收未成熟的果实,纵剖成四瓣至基部,除尽瓤瓣,晒干,习称"四花青皮"。主产于福建、四川、广东等省。

个青皮　呈类球形,直径0.5~2cm。表面灰绿色或黑绿色,微粗糙,细密凹下的油室,顶端有突起的柱基,基部有圆形果梗痕。质硬,断面果皮黄白色或淡黄棕色,厚1~2mm,外缘有油室1~2列。瓤8~10瓣,淡棕色。气清香,味酸、苦、辛。

四花青皮　皮果皮剖成4裂片,裂片长椭圆形,长4~6cm,厚1~2mm。外表面灰绿色或黑绿色,密生多数油室;内表面类白色或黄白色,粗糙,附黄白色或黄棕色小筋络。质稍硬,易折断,断面外缘有油室1~2列。气香,味苦、辛。性温。

知识拓展

橘核、橘红

1. 橘红 Citri Exocarpium Rubrum:为芸香科植物橘 *Citrus reticulata* Blanco 及其栽培变种的干燥成熟外层果皮。秋末冬初果实成熟后采收,用刀削下外果皮,晒干或阴干。气芳香,味微苦、麻。性温,味辛、苦。理气宽中,燥湿化痰。用于咳嗽痰多,食积伤酒,呕恶痞闷。常用量3~10g。

2. 橘核 Citri Reticulatae Semen:为芸香科植物橘 *Citrus reticulata* Blanco 及其栽培变种的干燥成熟种子。果实成熟后收集,洗净,晒干。性平,味苦。理气、散结、止痛。用于疝气疼痛,睾丸肿痛,乳痈乳癖。常用量3~9g。性温,味苦、辛。疏肝破气,消积化滞。用于胸胁胀痛,疝气疼痛,乳癖,乳痈,食积气滞,脘腹胀痛。常用量3~10g。

＊枳壳 Aurantii Fructus

【来源】为芸香科植物酸橙 *Citrus aurantium* L. 及其栽培变种的干燥未成熟果实。

【产地】主产于江西、四川、湖北贵州等地。多为栽培品。以江西清江、新干最为闻名,商品习称"江枳壳"。

【采制】7月果皮尚绿时采收,自中部横切为两半,晒干或低温干燥。

【性状鉴定】呈半球形,翻口似盆状。直径3~5cm。外果皮棕褐色至绿褐色,有颗粒状突起,突起的顶端有凹点状油室。顶端有明显的花柱残迹,基部有果梗痕。切面中果皮黄白色,光滑而稍隆起,厚0.4~1.3cm,外侧边缘散有1~2列油室,瓤囊7~12瓣,少数至15瓣,汁囊干缩呈棕色至棕褐色,内藏种子。质坚硬,不易折断。气清香,味苦、微酸(图11-14)。以外皮色棕褐、果肉厚、质坚硬、香气浓者为佳。

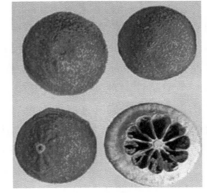

图11-14　枳壳

【显微鉴定】**粉末** 黄白色或棕黄色。①果皮表皮细胞多角形、方形或狭长；气孔环式，副卫细胞5～9个，侧面观外被角质层。②中果皮细胞类圆形或形状不规则，壁大多不均匀增厚。③汁囊组织淡黄色或无色，细胞多皱缩，并与下层细胞交错排列。④草酸钙方晶存在于果皮和汁囊细胞中，呈斜方形、多面体形或双锥形。⑤螺纹导管、网纹导管及管胞细小（图11－15）。

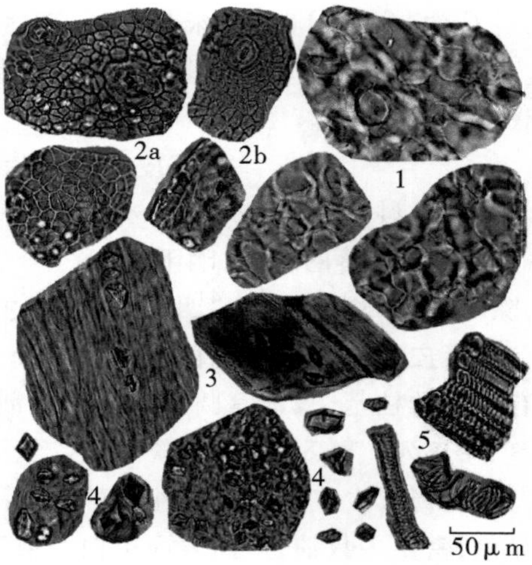

【化学成分】含挥发油及黄酮类成分。油中主要为右旋柠檬烯、枸橼醛、右旋芳樟醇和邻氨基苯甲酸甲酯等；黄酮类成分有橙皮苷、新橙皮苷、柚皮苷等。按照《中国药典》2015年版高效液相法（通则0512）测定，本品按干燥品计算，含柚皮苷（$C_{27}H_{32}O_{14}$）不得少于4.0%，新橙皮苷（$C_{28}H_{34}O_{15}$）不得少于3.0%。

图11－15 枳壳粉末图

1. 中果皮细胞 2. 表皮表皮细胞（a. 表面观；b. 断面观） 3. 汁囊组织 4. 草酸钙方晶 5. 导管

【理化鉴定】

1. 取粉末0.5g，加甲醇10ml，加热回流10分钟，滤过，取滤液1ml，加四氢硼钾约5mg，摇匀，加盐酸数滴，溶液显樱红色至紫红色（检查黄酮类）。

2. **薄层色谱法**

按照《中国药典》2015年版薄层色谱法（通则0502）测定，取枳壳粉末0.2g制作为供试品溶液。另取柚皮苷对照品、新橙皮苷对照片，加甲醇制成每1ml各含0.5mg的混合溶液，作为对照品溶液。照薄层色谱法，吸取上述供试品溶液10µl，对照品溶液20µl，分别点样于同一硅胶板上，以三氯甲烷－甲醇－水（13:6:2）下层溶液为展开剂，展开，取出，晾干，喷以3%三氯化铝乙醇溶液，在105℃加热5分钟，置紫外光灯（365nm）下检视。供试品色谱中，在与对照品色谱相应的位置上，显相同颜色的荧光斑点。

【药理作用】①对胃肠作用：煎剂对在体胃肠平滑肌主要呈兴奋作用，对离体平滑肌主要呈抑制作用。②对子宫平滑肌作用：可兴奋子宫，使肌张力增高，收缩节律加快，收缩幅度增加，甚至出现强直性收缩。对离体子宫则表现为抑制作用。③升高血压。此外，尚有抗菌、镇痛、降血糖、抗血栓、降血脂等作用。

【功效与主治】性微寒，味苦、辛、酸。理气宽中，行滞消胀。用于胸胁气滞，胀满疼痛，食积不化，痰饮内停，脏器下垂。常用量3～10g。

【附】枳实 Aurantii Immaturus Fructus 为芸香科植物酸橙 *Citrus aurantium* L. 及其栽培变种或甜橙 *Citrus sinensis* Osbeck 的干燥幼果。呈半球形，少数为球形，直径0.5～2.5cm。外果皮黑绿色或暗棕绿色，具颗粒状突起和皱纹，有明显的花柱残基或果梗痕。切面中果皮略隆起，厚0.3～1.2cm，黄白色或黄褐色，边缘有1～2列油室，瓤囊棕褐色。质坚硬。气清香，味苦、微酸。性微寒，味苦、辛、酸。破气消积，化痰散痞。用于积滞内停，痞满胀痛，泻痢后重，大便不通，痰滞气阻，胸痹，结胸，脏器下垂。常用量3～10g。

＊吴茱萸 Euodiae Fructus

【来源】为芸香科植物吴茱萸 *Euodia rutaecarpa*（Juss.）Benth.、石虎 *Euodia rutaecarpa*（Juss.）Benth. var. officinalis（Dode）Huang 或疏毛吴茱萸 *Euodia rutaecarpa*（Juss.）

Benth. var. bodinieri（Dode）Huang 的干燥近成熟果实。

【产地】主产于贵州、广西、湖南、云南等省，多为栽培。以贵州、广西产量大，湖南常德产者质量最好。

【采制】8～11 月果实呈茶绿色尚未开裂时，剪下果枝，晒干或低温干燥，除去枝、叶、果梗等杂质。

【性状鉴定】呈球形或略呈五角状扁球形，直径 2～5mm。表面暗黄绿色至褐色，粗糙，有多数点状突起或凹下的油点。顶端有五角星状的裂隙，基部残留被有黄色茸毛的果梗。质硬而脆，破开后内部黑色，用放大镜观察，边缘显黑色油质麻点（油室），横切面可见子房 5 室，每室有淡黄色种子 1 粒。气芳香浓郁，味辛辣而苦（图 11－16）。以粒小、饱满坚实、色绿、香气浓烈者为佳。

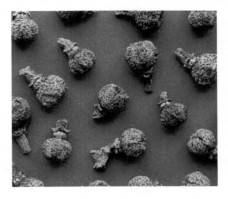

图 11－16　吴茱萸

【显微鉴定】粉末　褐色。①非腺毛 2～6 个细胞，长 140～350μm，壁疣明显，有的胞腔内含棕黄色至棕红色物。②腺毛头部 7～14 细胞，椭圆形，常含黄棕色内含物；柄 2～5 细胞。③草酸钙簇晶较多，直径 10～25μm；偶有方晶。④石细胞类圆形或长方形，直径 35～70μm，胞腔大，孔沟与壁孔明显。⑤油室及油管碎片有时可见，淡黄色（图 11－17）。

【化学成分】含挥发油，油中主要成分为吴茱萸烯，为油的香气成分；并含罗勒烯、吴茱萸内酯等。尚含生物碱，如吴茱萸碱、吴茱萸次碱等。按照《中国药典》2015 年版高效液相法（通则 0512）测定，本品按干燥品计算，含吴茱萸碱和吴茱萸次碱的总量不得少于 0.15%，柠檬苦素不得少于 0.20%。

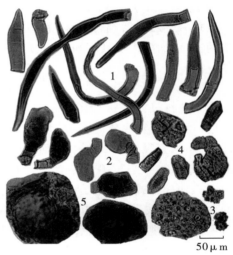

图 11－17　吴茱萸粉末图
1. 非腺毛　2. 腺毛　3. 草酸钙簇晶
4. 石细胞　5. 油室碎片

【理化鉴定】

1. 生物碱类反应

取粉末 0.5g，加 1% 盐酸溶液 10ml，用力振摇数分钟，滤过。取滤液 2ml，加碘化汞钾试液 1 滴，振摇后生成黄白色沉淀。另取滤液 1ml，缓缓加入对二甲氨基苯甲醛试液 2ml，置水浴加热，二液界面显红褐色环。

2. 薄层色谱法

按照《中国药典》2015 年版薄层色谱法（通则 0502）测定，取吴茱萸粉末 0.4g 制作为供试品溶液。另取吴茱萸次碱对照品，吴茱萸碱对照品，加乙醇分别制成每 1ml 含 0.2mg 和 1.5mg 的溶液，作为对照品溶液。照薄层色谱法，吸取上述 3 种溶液各 2μl，分别点样于同一硅胶板上，以石油醚（60℃～90℃）－乙酸乙酯－三乙胺（7：3：0.1）为展开剂，展开，取出，晾干，置紫外光灯（365nm）下检视。供试品色谱中，在与对照品色谱相应的位置上，显相同颜色的荧光斑点。

考点提示

X 型题

吴茱萸的粉末特征中有

A. 油室及油室碎片　　　　B. 多数草酸钙簇晶　　　　C. 类圆形石细胞和少数纤维

D. 多细胞非腺毛,具壁疣　　E. 单细胞头的腺毛,细胞内含棕色物质

标准答案:ABD

【药理作用】①镇痛作用:煎剂与生物碱等有显著的镇痛作用。②对消化系统的作用:提取液对硫酸铜诱导家鸽呕吐有显著的抑制作用。吴茱萸苦味素有健胃作用。③对心血管系统的作用:吴茱萸次碱具有扩张血管及降血压作用。此外,尚有抗炎、抗菌、镇吐、止泻、兴奋子宫、抗血栓等作用。

【功效与主治】性热,味辛、苦。有小毒。散寒止痛,降逆止呕,助阳止泻。用于厥阴头痛,寒疝腹痛,寒湿脚气,经行腹痛,脘腹胀痛,呕吐吞酸,五更泄泻。常用量 2～5g。外用适量。中成药左金丸,泻火、疏肝、和胃、止痛。用于肝火犯胃,脘胁疼痛,口苦嘈杂,呕吐酸水,不喜热饮。

巴豆　Crotonis Fructus

为大戟科植物巴豆 *Croton tiglium* L. 的干燥成熟果实。主产于四川、云南、广西、广东、福建等地。秋季果实成熟时采收,堆置 2～3 天发汗,摊开,干燥。呈卵圆形,一般具三棱,长 1.8～2.2cm,直径 1.4～2cm。表面灰黄色或稍深,粗糙,有纵线 6 条,顶端平截,基部有果梗痕。破开果壳,可见 3 室,每室含种子 1 粒。种子呈略扁的椭圆形,长 1.2～1.5cm,直径 0.7～0.9cm,表面棕色或灰棕色,一端有小点状的种脐和种阜的疤痕,另端有微凹的合点,其间有隆起的种脊;外种皮薄而脆,内种皮呈白色薄膜;剥去种皮可见种仁外被一层银白色的薄膜,种仁黄白色,内胚乳肥厚,浅黄色,油质,子叶 2 片,菲薄。气微,味辛辣。有毒,不宜口尝。性热,味辛;有大毒。外用蚀疮。用于恶疮疥癣,疣痣。外用适量研末涂患处,或捣烂以纱布包擦患处。常用量 0.1～0.3g,多入丸散用,外用适量。孕妇禁用。不宜与牵牛子同用。

酸枣仁　Ziziphi Spinosae Semen

为鼠李科植物酸枣 *Ziziphus jujuba* Mill. var. spinosa (Bunge) Hu ex H. F. Chou 的干燥成熟种子。主产于河南、河北、陕西、辽宁等地。秋末冬初采收成熟果实,除去果肉和核壳,收集种子,晒干。呈扁圆形或扁椭圆形,长 5～9mm,宽 5～7mm,厚约 3mm。表面紫红色或紫褐色,平滑有光泽,有的具裂纹。有的两面均呈圆隆状突起,有的一面较平坦,中间或有 1 条隆起的纵线纹;另一面稍突起,边缘略薄。一端凹陷,可见线形种脐;另端有细小突起的合点。种皮较脆,胚乳白色,子叶 2 枚,浅黄色,富油性。气微,味淡。性平,味甘、酸。养心补肝,宁心安神,敛汗,生津。用于虚烦不眠,惊悸多梦,体虚多汗,津伤口渴。常用量 10～15g。

＊小茴香　Foeniculi Fructus

【来源】为伞形科植物茴香 *Foeniculum vulgare* Mill. 的干燥成熟果实。

【产地】主产于内蒙古及山西、黑龙江等省,以山西产量较大,内蒙古产者质佳。全国各地均有栽培。

【采制】秋季果实初熟时采割植株,晒干,打下果实,除去杂质。

【性状鉴定】为双悬果,呈圆柱形,有的稍弯曲,长4~
8mm,直径1.5~2.5mm。表面黄绿色或淡黄色,两端略尖,顶
端残留有黄棕色突起的花柱基,基部有时有细小的果梗。果实
极易分离成两个小分果。分果呈长椭圆形,背面有纵棱5条,
接合面平坦而较宽,中心灰白色,有油性。横切面略呈五边形,
背面的四边约等长。有特异香气,味微甜、辛(图11-18)。

以粒大、均匀、饱满、色黄绿、香气浓烈者为佳。

【显微鉴定】

分果横切面　外果皮为1层呈切向延长的扁平细胞,外
被角质层。中果皮纵棱处有维管束,韧皮部位于木质部的两

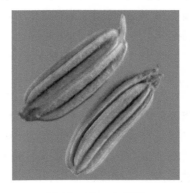

图11-18　小茴香

侧,维管束周围有多数大而特异的木化网纹细胞。背面纵棱间各有大的椭圆形棕色油管1个,
接合面有油管2个,共6个。内果皮为1层扁平薄壁细胞,细胞长短不一。种皮细胞扁长,含
棕色物质。胚乳细胞多角形,含多数糊粉粒,每个糊粉粒中含有细小草酸钙簇晶(图11-19)。

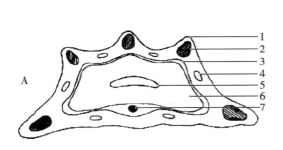
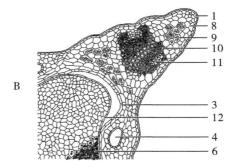

图11-19　小茴香分果面简图与详图(A. 简图;B. 详图)

1. 外果皮　2. 维管束　3. 内果皮　4. 油管　5. 胚　6. 内胚乳　7. 种脊维管束　8. 中果皮
9. 网纹细胞　10. 木质部　11. 韧皮部　12. 种皮

粉末　绿黄色或黄棕色。①内果皮细
胞镶嵌状,由5~8个狭长细胞为1组,以其
长轴相互做不规则方向镶嵌状排列。②油
管黄棕色至深红棕色,常已破碎。分泌细胞
呈扁平多角形,含棕色分泌物。③内胚乳细
胞多角形,无色,壁厚,含多数直径约10μm
的糊粉粒,每个糊粉粒中含细小簇晶1个,
直径约7μm。④网纹细胞类长方形或类圆
形,壁厚,木化,具大形网状纹孔。此外,尚
有外果皮细胞、木薄壁细胞、导管等(图
11-20)。

【化学成分】含挥发油,油中主要成分
为反式茴香脑、α-小茴香酮、甲基胡椒酚、

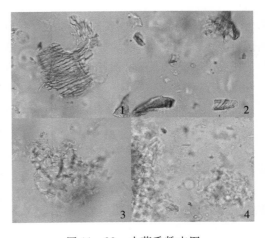

图11-20　小茴香粉末图

1. 镶嵌状细胞　2. 油管碎片　3. 网纹细胞　4. 内胚乳细胞

199

茴香醛、柠檬烯等;黄酮类化合物,如槲皮素;尚含甾类化合物、香豆素类及脂肪油。按照《中国药典》2015 年版挥发油测定法(通则 2204)测定,本品按干燥品计算,含挥发油不得少于1.5%(ml/g);按照《中国药典》2015 年版高效液相法(通则 0512)测定,本品按干燥品计算,含反式茴香脑不得少于 1.4%。

【理化鉴定】薄层色谱法 按照《中国药典》2015 年版薄层色谱法(通则 0502)测定,取小茴香粉末 2g 制作为供试品溶液。另取茴香醛对照品,加乙醇制成每 1ml 含 1μl 的溶液,作为对照品溶液。照薄层色谱法,吸取供试品溶液 5μl,对照品溶液 1μl,分别点于同一硅胶板上,以石油醚(60℃~90℃)- 乙酸乙酯(17:2.5)为展开剂,展至 8cm,取出,晾干,喷以二硝基苯肼试液。供试品色谱中,在与对照品色谱相应的位置上,显相同的橙红色斑点。

【药理作用】①对胃肠运动的影响:挥发油能促进胃肠道蠕动和分泌,能促进肠内气体排出,有助于缓解痉挛、减轻疼痛。②抑菌作用:挥发油对金黄色葡萄球菌、枯草芽孢杆菌、变形杆菌、黑曲霉、真菌等均有较好的抑菌效果。此外,还有抗溃疡、利胆、保肝、利尿、抗癌、抗突变及性激素样等作用。

【功效与主治】性温,味辛。散寒止痛,理气和胃。用于寒疝腹痛,睾丸偏坠,痛经,少腹冷痛,脘腹胀痛,食少吐泻。盐小茴香暖肾散寒止痛。用于寒疝腹痛,睾丸偏坠,经寒腹痛。常用量 3~6g。中成药茴香橘核丸,散寒行气,消肿止痛;用于寒凝气滞所致的寒疝,症见睾丸坠胀疼痛。

【附注】小茴香伪品常见:①同科莳萝 Anethum graveolens L. 的果实误作小茴香用,应予以纠正。莳萝果实较小而圆,分果呈广椭圆形,扁平,背棱稍突起,侧棱延展成翅。有芳香性气味。②同科葛缕子 Carum carvi L. 的果实亦误作药用,常称野茴香。果实细圆柱形,微弯曲,表面黄绿色或灰绿色,顶端残留柱基,基部有细果柄,分果长椭圆形,背面纵棱 5 条,棱线色浅。另外,同科植物孜然芹 Cuminum cyminum L. 及毒芹子 Cicuta virosa L. 的果实在有些地区亦药用。应注意鉴别。

蛇床子 Cnidii Fructus

为伞形科植物蛇床 Cnidium monnieri(L.) Cuss. 的干燥成熟果实。主产于河北、山东、广西、浙江、江苏、四川等省。夏、秋二季果实成熟时采收,除去杂质,晒干。药材为双悬果,呈椭圆形,由两个分果合抱而成,长 2~4mm,直径约 2mm。表面灰黄色或灰褐色,顶端有 2 枚向外弯曲的柱基,基部偶有细梗。分果的背面有薄而突起的纵棱 5 条,接合面平坦,有 2 条棕色略突起的纵棱线。果皮松脆,揉搓后易脱落,种子细小,灰棕色,显油性。气香,味辛凉,有麻舌感。性温,味辛、苦,有小毒。燥湿祛风,杀虫止痒,温肾壮阳。用于阴痒带下,湿疹瘙痒,湿痹腰痛,肾虚阳痿,宫冷不孕。常用量 3~10g。外用适量,多煎汤熏洗,或研磨调敷。

女贞子 Ligustri Lucidi Fructus

为木犀科植物女贞 Ligustrum lucidum Ait. 干燥成熟果实。主产于浙江、江苏、湖南、福建等地。冬季果实成熟时采收,除去枝叶,稍蒸或置沸水中略烫后,干燥或直接干燥。呈卵形、椭圆形或肾形,长 6~8.5mm,直径 3.5~5.5mm。表面灰黑色或黑紫色,皱缩不平,有不规则网状皱纹,基部有果梗痕或具宿萼及短梗。体轻。外果皮薄,中果皮较松软,容易剥离,内果皮木质化,黄棕色,具纵棱,破开后种子通常为 1 粒,肾形,紫黑色,富油性。气微,味甘、微苦涩。性凉,味甘、苦。滋补肝肾,明目乌发。用于肝肾阴虚,眩晕耳鸣,腰膝酸软,须发早白,目暗不明,内热消渴,骨蒸潮热。常用量 3~9g。

＊连翘　Forsythiae Fructus

【来源】为木犀科植物连翘 *Forsythia suspense*（Thunb.）Vahl 的干燥果实。

【产地】主产河南、山西、陕西等地，多为栽培。

【采制】秋季果实初熟尚带绿色时采收，除去杂质，蒸熟，晒干，习称"青翘"；果实熟透时采收，晒干，除去杂质，习称"老翘"。

【性状鉴定】呈长卵形至卵形，稍扁，长 1.5～2.5cm，直径 0.5～1.3cm。表面有不规则的纵皱纹和多数突起的小斑点，两面各有 1 条明显的纵沟。顶端锐尖，基部有小果梗或已脱落。青翘多不开裂，表面绿褐色，凸起的灰白色小斑点较少；质硬；种子多数，黄绿色，细长，一侧有翅。老翘自顶端开裂或裂成两瓣，表面黄棕色或红棕色，内表面多为浅黄棕色，平滑，具一纵隔；质脆；种子棕色，多已脱落。气微香，味苦（图 11－21）。

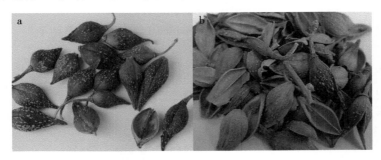

青翘　　　　　　　老翘

图 11－21　连翘

"青翘"以身干、完整、色较绿、不开裂者为佳；"老翘"以身干、色较黄、瓣大、壳厚者为佳。

【显微鉴定】**果皮粉末**　浅黄棕色。①纤维呈短梭状，壁不均匀增厚，具壁沟，稍弯曲或不规则状，纤维束上下层纵横排列。②石细胞甚多，长方形至多角形，直径 35～50μm，有的三面壁较厚，一面壁较薄，层纹及纹孔明显。③外果皮细胞表面观呈多角形，有不规则或网状角质纹理，断面观呈类方形，直径 24～30μm，有角质层，厚 8～14μm。④中果皮细胞类圆形，壁略念珠状增厚（图 11－22）。

【化学成分】含连翘酚、连翘苷、连翘苷元、连翘酯苷、牛蒡子苷元、罗汉松脂苷、连翘脂素、齐墩果酸等成分。按照《中国药典》2015 年版高效液相法（通则 0512）测定，本品按干燥品计算，含连翘苷不得少于 0.15%，含连翘苷 A（$C_{29}H_{36}O_{15}$）不得少于 0.25%。

【理化鉴定】**薄层色谱法**　按照《中国药典》2015 年版薄层色谱法（通则 0502）测定，取连翘粉

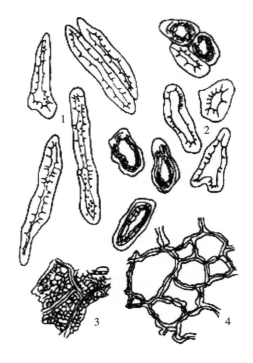

图 11－22　连翘（果皮）粉末图
1. 纤维　2. 石细胞　3. 外果皮细胞　4. 中果皮细胞

末 1g 制作为供试品溶液。另取连翘对照药材 1g,同法制成对照药材溶液。再取连翘苷对照品,加甲醇制成每 1ml 含 0.25mg 的溶液,作为对照品溶液。照薄层色谱法,吸取上述 3 种溶液各 3μl,分别点样于同一硅胶板上,以三氯甲烷 – 甲醇(8:1)为展开剂,展开,取出,晾干,喷以10% 硫酸乙醇溶液,在 105℃ 加热至斑点显色清晰。供试品色谱中,在与对照药材色谱和对照品色谱相应的位置上,显相同颜色的斑点。

【药理作用】连翘及连翘酚及挥发油对多种革兰阳性与阴性菌均有显著的抑制作用,对流感病毒、鼻病毒亦有抑制作用,并有显著的解毒、抗炎、利尿、保护肝脏和镇吐等作用。

【功效与主治】性微寒,味苦。清热解毒,消肿散结,疏散风热。用于痈疽,瘰疬,乳痈,丹毒,风热感冒,温病初起,温热入营,高热烦渴,神昏发斑,热淋涩痛。常用量 6 ~ 15g。中成药银翘解毒片,疏风解表,清热解毒。用于风热感冒,症见发热头痛、咳嗽口干、咽喉疼痛。

*马钱子 Strychni Semen

【来源】为马钱科植物马钱 *Strychnos nux – vomica* L. 的干燥成熟种子。

【产地】主产于印度、越南、缅甸、泰国等地。

【采制】冬季采收成熟果实,取出种子,洗净附着的果肉,晒干。

【性状鉴定】呈纽扣状扁圆形,通常一面隆起,一面微凹,直径 1.5 ~ 3cm,厚 3 ~ 6mm。表面密被灰棕色或灰绿色绢状绒毛,自中央向四周呈辐射状排列,有丝样光泽。边缘稍隆起,较厚,有突起的珠孔,底面中心有突起的圆点状种脐。有时种脐与珠孔间隐约可见 1 条隆起的线条。质坚硬,沿边缘剖开,平行剖面可见淡黄白色胚乳,角质状,子叶心形,有掌状叶脉 5 ~ 7 条及短小的胚根。气微,味极苦。有剧毒,口尝慎重(图 11 – 23)。

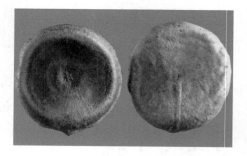

图 11 – 23 马钱子

以个大、肉厚饱满、色灰棕色微带绿、有细密毛茸、质坚硬无破碎者为佳。

【显微鉴定】

种子横切面 种皮表皮细胞均向外延长,并向一方倾斜形成单细胞非腺毛,长500 ~ 1100μm,宽约 25μm,细胞壁增厚,强烈木化,有纵条纹约 10 条,基部膨大略似石细胞样,有纹孔及孔沟。种皮内层为数列棕色颓废的薄壁细胞。胚乳细胞多角形,壁厚,隐约可见胞间连丝,用碘液封藏较明显,细胞中含有脂肪油和少量糊粉粒,糊粉粒直径 15 ~ 30μm,有时可达 50μm,内含数个拟球体(图 11 – 24)。

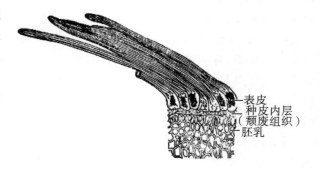

图 11 – 24 马钱子横切面详图

粉末 灰黄色。①非腺毛单细胞,基部膨大似石细胞,壁极厚,多碎断,木化。②胚乳细胞多角形,壁厚,内含脂肪油及糊粉粒,隐约可见胞间连丝,此外,有种皮内层色素层细胞(图 11 – 25)。

【化学成分】主要含生物碱,如士的宁(番木鳖碱)、马钱子碱,番木鳖次碱、伪番木鳖碱、伪马钱子碱、奴伐新碱等。按照《中国药典》2015 年版高效液相法(通则 0512)测定,本品按干燥品计算,含士的宁应为 1.20% ~ 2.20% ,马钱子碱不得少于 0.80% 。

【理化鉴定】

1. 马钱子碱反应

取胚乳部分切片,加 1% 钒酸铵的硫酸溶液 1滴,胚乳即显紫色;胚乳切片,加发烟硝酸 1 滴,即显橙红色(检查马钱子碱,以胚乳外层含量较多)。

2. 薄层色谱法

按照《中国药典》2015 年版薄层色谱法(通则0502)测定,取马钱子粉末 0.5g 制作为供试品溶液。另取士的宁对照品、马钱子碱对照品,加三氯甲烷制成每1ml 各含 2mg 的混合溶液,作为对照品溶液。照薄层色谱法,吸取上述 2 种溶液各 10μl,分别点样于同一硅胶板上,以甲苯 - 丙酮 - 乙醇 - 浓氨试液(4:5:0.6:0.4)为展开剂,展开,取出,晾干,喷以稀碘化铋钾试液。供试品色谱中,在与对照品色谱相应的位置上,显相同颜色的斑点。

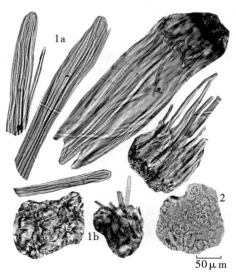

图 11 - 25　马钱子粉末图
1. 非腺毛基部(a. 上部;b. 基部)　2. 胚乳细胞

【药理作用】①兴奋中枢神经系统作用:士的宁对整个中枢神经系统都有兴奋作用,并能提高大脑皮质的感觉中枢功能。②抗炎作用:马钱子总生物碱(除去部分士的宁)部分能明显地抑制大鼠足肿胀,并且还可明显抑制大鼠肉芽组织增生。③镇痛作用:马钱子碱有显著的镇痛作用,使痛阈值显著升高,持续时间延长。④抗肿瘤作用。⑤保护心肌细胞、改善微循环作用。⑥毒性:士的宁和马钱子碱均有毒性,成人一次服 5 ~ 10mg 的士的宁可致中毒,30mg 可致死亡,死亡原因是强直性惊厥反复发作造成衰竭及窒息。

 考点提示

X 型题

马钱子的性状特征有

A. 扁圆形纽扣状或扁长圆形　　　　　B. 表面灰绿色或灰黄色

C. 外表光滑无毛　　　　　　　　　　D. 底面中心有圆点状突起的种脐

E. 边缘有微凸起的珠孔

标准答案:ABDE

A 型题

呈纽扣状扁圆形,表面密被灰棕色或灰绿色绢状茸毛,自中间向四周呈辐射状排列的药材是

A. 马钱子　　　　　　　B. 栀子　　　　　　　　C. 牛蒡子

D. 沙苑子　　　　　　　E. 金樱子

标准答案:A

【功效与主治】性温,味苦;有大毒。通络止痛,散结消肿。用于跌打损伤,骨折肿痛,风湿顽痹,麻木瘫痪,痈疽疮毒,咽喉肿痛。常用量 0.3 ~ 0.6g,炮制后入丸散用。中成药

马钱子散,祛风湿,通经络;用于风湿闭阻所致的痹病,症见关节疼痛、臂痛腰痛、肢体肌肉萎缩。

【附注】同属植物云南马钱 *Strychnos pierriana* A. W. Hill 的干燥成熟种子,曾被 1995 年版《中国药典》收载做马钱子药用。呈扁椭圆形或扁圆形,边缘较薄而微翘,子叶卵形,叶脉 3 条。种子表皮毛茸平直或多少扭曲,毛肋常分散。种子含总生物碱 2.18%,番木鳖碱 1.33%,亦含马钱子碱等。

牵牛子　Pharbitidis Semen

为旋花科植物裂叶牵牛 *Pharbitis nil*（L.）Choisy 或圆叶牵牛 *Pharbitis purpurea*（L.）Voigt 的干燥成熟种子。主产于辽宁,全国各地均有野生或栽培。秋末果实成熟、果壳未开裂时采割植株,晒干,打下种子,除去杂质。呈橘瓣状,长 4～8mm,宽 3～5mm。表面灰黑色(黑丑)或淡黄白色(白丑),背面有一条浅纵沟,腹面呈棱线状,棱线的下端有一类圆形浅色种脐,微凹。质硬,横切面可见淡黄色或黄绿色皱缩折叠的子叶,微显油性。水浸泡后种皮呈龟裂状,以手捻之,有明显的黏滑感。气微,味辛、苦,有麻舌感。性寒,味苦,有毒。泄水通便,消痰涤饮,杀虫攻积;用于水肿胀满,二便不通,痰饮积聚,气逆喘咳,虫积腹痛。常用量 3～6g;入丸散服,每次 1.5～3g。孕妇禁用,不宜与巴豆、巴豆霜同用。

菟丝子　Cuscutae Semen

为旋花科植物南方菟丝子 *Cuscuta australis* R. Br. 或菟丝子 *Cuscuta chinensis* Lam. 的干燥成熟种子。主产于江苏、辽宁、吉林、河北等地。秋季果实成熟时采收植株,晒干,打下种子,除去杂质。呈类球形,直径 1～2mm;表面灰棕色至棕褐色,稍粗糙,具细密突起的小点,一端有微凹的线形或扁圆形种脐。质坚实,不易以指甲压碎。用开水浸泡,表面有黏性,加热煮至种皮破裂使露出白色卷旋状的胚,形如吐丝。气微,味淡。性平,味辛、甘;补益肝肾,固精缩尿,安胎,明目,止泻;外用消风祛斑。用于肝肾不足,腰膝酸软,阳痿遗精,遗尿尿频,肾虚胎漏,胎动不安,目昏耳鸣,脾肾虚泻;外治白癜风。常用量 6～12g;外用适量。

＊枸杞子　Lycii Fructus

【来源】为茄科植物宁夏枸杞 *Lycium barbarum* L. 的干燥成熟果实。

【产地】主产于宁夏、新疆、陕西等地,以宁夏中宁县和中卫县的枸杞子量大质优。

【采制】夏、秋二季果实呈红色时采收,热风烘干,除去果梗,或晾至皮皱后,晒干,除去果梗。晾晒时,不宜用手翻动,以免变黑。

【性状鉴定】呈类纺锤形或椭圆形,长 6～20mm,直径 3～10mm。表面红色或暗红色,陈久者紫红色,略有光泽,顶端有小突起状的花柱痕,基部有白色的果梗痕。果皮柔韧,皱缩;果肉肉质,柔润。种子 20～50 粒,类肾形,扁而翘,长 1.5～1.9mm,宽 1～1.7mm,表面浅黄色或棕黄色。气微,味甜苦。嚼之唾液呈红黄色(图 11－26)。以粒大、肉厚、籽小、色红、质柔、味甜者为佳。

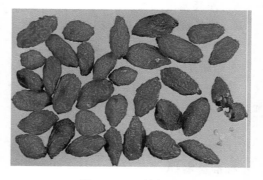

图 11－26　枸杞子

【显微鉴定】粉末　黄橙色或红棕色。①外果皮表皮细胞多角形,垂周壁平直或细波状弯曲,外平周壁表面有平行的角质条纹。②中果皮薄壁细胞呈类多角形,壁薄,胞腔内含橙红色或红棕色球形颗粒。③种皮石细胞表面观不规则多角形,壁厚,波状弯曲,层纹清晰(图 11 - 27)。

【化学成分】含枸杞多糖、甜菜碱、胡萝卜素、烟碱、维生素 B_1、维生素 B_2、维生素 C、硫胺素、玉蜀黍黄素等。按照《中国药典》2015 年版高效液相法(通则 0512)测定,本品按干燥品计算,含枸杞多糖以葡萄糖计不得少于 1.8%,含甜菜碱不得少于 0.30%。

【理化鉴定】**薄层色谱法** 按照《中国药典》2015 年版薄层色谱法(通则 0502)测定,取枸杞子粉末 0.5g 制作为供试品溶液。另取枸杞子对照药材 0.5g 同法制成对照药材溶液。照薄层色谱法,吸取上述 2 种溶液各 5μl,分别点于同一硅胶板上,以乙酸乙酯 - 三氯甲烷 - 甲酸(3:2:1)为展开剂,展开,取出,晾干,置紫外光灯(365nm)下检视。供试品色谱中,在与对照药材色谱相应的位置上,显相同颜色的荧光斑点。

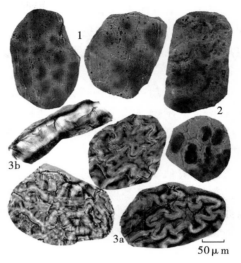

图 11 - 27 枸杞子粉末图
1. 外果皮表皮细胞 2. 中果皮薄壁细胞
3. 种皮石细胞(a. 表面观;b. 断面观)

【药理作用】①促进和调节免疫功能:枸杞子水提物、枸杞子多糖能增强小鼠腹腔吞噬细胞的吞噬功能;枸杞子多糖有增强和调节免疫功能,抗肿瘤及促进脾细胞增殖作用。②保肝作用:枸杞子水提物对肝损害有保护作用,降低转氨酶及肝中的脂质变化。此外,有降血糖、延缓衰老、增加耐缺氧、抗疲劳等作用。

【功效与主治】性平,味甘。滋补肝肾,益精明目。用于虚劳精亏,腰膝酸痛,眩晕耳鸣,阳痿遗精,内热消渴,血虚萎黄,目昏不明。常用量 6 ~ 12g。中成药杞菊地黄丸,滋肾养肝,用于肝肾阴亏、眩晕耳鸣、羞明畏光、迎风流泪、视物昏花。

【附注】枸杞子伪品:①茄科植物枸杞 *Lycium chinensis* Mill. 的干燥果实,习称土枸杞。与正品相似,较宁夏枸杞略瘦小,呈椭圆形或类球形,长在 1cm 以下。果皮薄而少,隔皮可见种子,30 粒左右,稍小。味微甜、苦。功效同宁夏枸杞,质次。②茄科植物新疆枸杞 *Lycium dasystemum* Pojark. 的干燥果实。与正品相似。果实椭圆形或类球形,长在 1cm 以下。隔皮不可见种子,肉少,种子在 20 粒以下或更少。味微甜。功效同宁夏枸杞,质次。③茄科植物北方枸杞 *Lycium Chinense* Mill. Var. *potaninii* (Pojark.) A. M. Lu 的干燥果实。与正品相似。果实条状椭圆形,长在 2cm 以下。果皮薄而少,隔皮可见种子,种子较大,在 20 粒以下,味微苦。功效同宁夏枸杞,质次。

栀子 Gardeniae Fructus

为茜草科植物栀子 *Gardenia jasminoides* Ellis. 的干燥成熟果实。主产于湖南、湖北、江西、浙江等地,以湖南产量大,浙江质量佳。9 ~ 11 月果实成熟呈红黄色时采收,除去果梗和杂质,蒸至上气或置沸水中略烫,取出,干燥。呈长卵圆形或椭圆形,长 1.5 ~ 3.5cm,直径 1 ~ 1.5cm。表面红黄色或棕红色,具 6 条翅状纵棱,棱间常有 1 条明显的纵脉纹,并有分枝。顶端残存萼片,基部稍尖,有残留果梗痕。果皮薄而脆,略有光泽;内表面色较浅,有光泽,具 2 ~ 3 条隆起的假隔膜。种子多数,扁卵圆形,集结成团,深红色或红黄色,表面密具细小疣状突起。浸入水中可使水染成鲜黄色。气微,味微酸而苦。性寒,味苦。泻火除烦,清热利湿,凉血解毒;外用消肿止痛;用于热病心烦,湿热黄疸,淋证涩痛,血热吐衄,目赤肿痛,火毒疮疡;外治扭挫伤痛。常用量6~10。外用生品适量,研磨调敷。

* 瓜蒌 Trichosanthis Fructus

【来源】为葫芦科植物栝楼 *Trichosanthes kirilowii* Maxim. 或双边栝楼 *Trichosanthes rosthornii* Harms 的干燥成熟果实。商品药材分为"糖瓜蒌"和"仁瓜蒌",其中以"仁瓜蒌"质量最好。

【产地】栝楼主产于山东长清、肥城等地。河北、山西、陕西等地亦产。双边瓜蒌主产于江西、湖北、湖南等省。

【采制】秋季果实成熟时,连果梗剪下,置通风处阴干。

【性状鉴定】呈类球形或宽椭圆形,长7~15cm,直径6~10cm。表面橙红色或橙黄色,皱缩或较光滑,顶端有圆形花柱残基,基部略尖,具残存的果梗。体轻重不一。质脆,易破开,内表面黄白色,有红黄色丝络,果瓤橙黄色,黏稠,与多数种子黏结成团。具焦糖气,味微酸、甜(图 11 – 28)。

以个大、完整不破、果皮厚、体重、糖分足者为佳。

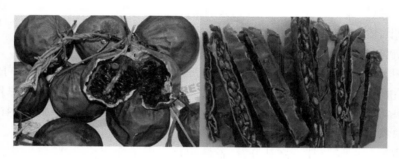

图 11 – 28 瓜蒌药材及饮片

【化学成分】主要含三萜皂苷、有机酸及其盐类、树脂、糖类和色素等。按照《中国药典》2015 年版水溶性浸出物测定法(通则 2201)项下的热浸法测定,不得少于 31.0%。

【理化鉴定】**薄层色谱法** 按照《中国药典》2015 年版薄层色谱法(通则 0502)测定,取瓜蒌粉末 2g 制作为供试品溶液。另取瓜蒌对照药材 2g,同法制成对照药材溶液。照薄层色谱法,吸取上述 2 种溶液各 4μl,分别点于同一硅胶 G 薄层板上,以乙酸乙酯 – 甲醇 – 甲酸 – 水(12:1:0.1:0.1)为展开剂,展开,取出,晾干,喷以 10% 硫酸乙醇溶液,在 105℃ 加热至斑点显色清晰。分别置日光和紫外光灯(365nm)下检视。供试品色谱中,在与对照药材色谱相应的位置上,显相颜色的斑点或荧光斑点。

【功效与主治】性寒,味甘、微苦。清热涤痰,宽胸散结,润燥滑肠。用于肺热咳嗽,痰浊黄稠,胸痹心痛,结胸痞满,乳痈,肺痈,肠痈,大便秘结。常用量 9~15g。不宜与川乌、制川乌、草乌、制草乌、附子同用。

【附】①瓜蒌子 Trichosanthis Semen :为葫芦科植物栝楼 *Trichosanthes kirilowii* Maxim. 或双边栝楼 *Trichosanthes rosthornii* Harms 的干燥成熟种子。秋季采摘成熟果实,剖开,取出种子,洗净,晒干。性寒,味甘;润肺化痰,滑肠通便。常用量 9~15g。②瓜蒌皮 Trichosanthis Pericarpium:为葫芦科植物栝楼 *Trichosanthes kirilowii* Maxim. 或双边栝楼 *Trichosanthes ros-thornii* Harms 的干燥成熟果皮。秋季采摘成熟果实,剖开,除去果瓤及种子,阴干。性寒,味

甘；清热化痰，利气宽胸；用于痰热咳嗽，胸闷胁痛。③天花粉（栝楼根）：见第六章根和根茎类生药。

 考点提示

X 型题

瓜蒌的性状特征是

A. 呈类球形或长椭圆形

B. 表面橙红色或浅棕色，皱缩或较光滑

C. 基部有残存的果柄

D. 剖开后，内部无瓢

E. 具焦糖气，味微酸甜

标准答案：ABCE

牛蒡子　Arctii Fructus

为菊科植物牛蒡 *Arctium lappa* L. 的干燥成熟果实。主产于东北及浙江等地。以东北产量最大，称作"关力子"；浙江桐乡产者质佳，称作"杜大力"。秋季果实成熟时采收果序，晒干，打下果实，除去杂质，再晒干。呈长倒卵形，稍扁，略弯曲，长 5～7mm，宽 2～3mm。表面灰褐色，散有不规则紫黑色斑点，有数条纵棱，通常中间 1～2 条较明显。顶端钝圆，稍宽，顶面有圆环，中间为点状花柱残迹；基部略窄，着生面色较淡；果皮较硬，子叶 2，淡黄白色，富油性。气微，味苦后微辛而稍麻舌。性寒，味辛、苦。疏散风热，宣肺透疹，解毒利咽；用于风热感冒，咳嗽痰多，麻疹，风疹，咽喉肿痛，痄腮，丹毒，痈肿疮毒。常用量 6～12g。

薏苡仁　Coicis Semen

为禾本科植物薏苡 *Coix lacrymajobi* L. var. mayuen（Roman. ）Stapf 的干燥成熟种仁。主产于福建、江苏、河北、辽宁等地。秋季果实成熟时采割植株，晒干，打下果实，再晒干，除去外壳、黄褐色种皮和杂质，收集种仁。呈宽卵形或长椭圆形，长 4～8mm，宽 3～6mm。表面乳白色，光滑，偶有残存的黄褐色种皮。一端钝圆，另端较宽而微凹，有一淡棕色点状种脐；背面圆凸，腹面有 1 条较宽而深的纵沟。质坚实，断面白色，粉性。气微，味微甜。性凉，味甘、淡。利水渗透湿，健脾止泻，除痹，排脓，解毒散结；用于水肿，脚气，小便不利，脾虚泄泻，湿痹拘挛，肠痈，赘疣，癌肿。常用量 9～30g。

＊槟榔　Arecae Semen

【来源】为棕榈科植物槟榔 *Areca catechu* L. 的干燥成熟种子。

【产地】主产于海南、云南、广东等省。福建、广西、台湾南部亦有栽培。国外以印度尼西亚、印度、菲律宾等地产量大。

【采制】春末至秋初采收成熟果实，用水煮后，干燥，除去果皮，取出种子，干燥。

【性状鉴定】呈扁球形或圆锥形，高 1.5～3.5cm，底部直径 1.5～3cm。表面淡黄棕色或淡红棕色，具稍凹下的网状沟纹，常附着少量灰白色内果皮碎片。底部中心有圆形凹陷的珠孔，其旁有一明显疤痕状种脐。质坚硬，不易破碎，断面可见棕色种皮与白色胚乳相间的大理石样花纹，称"槟榔纹"。气微，味涩、微苦（图 11－29）。

以个大、体重、坚实、断面颜色鲜艳、无破裂者为佳。

饮片为类圆形薄片，切面呈棕白相间的大理石样花纹；周围淡黄棕色或红棕色。质坚脆易碎。气微，味涩、微苦。

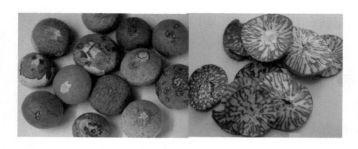

图 11 - 29 槟榔种子及饮片

【显微鉴定】

种子横切面 种皮组织分内、外两层,外层为数列切向延长的扁平石细胞,内含红棕色物,石细胞形状、大小不一,常有细胞间隙;内层为数列薄壁细胞,内含棕红色物,并散有少数维管束。外胚乳较狭窄,细胞含黑棕色物;种皮内层与外胚乳的折合层常不规则地插入到内胚乳中,形成错入组织。内胚乳细胞类白色,多角形,壁厚,纹孔大,含油滴及糊粉粒(图 11 - 30)。

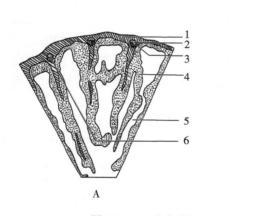
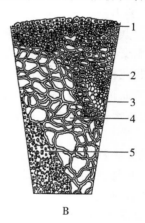

图 11 - 30 槟榔横切面图(A. 简图;B. 详图)

1. 种皮外层　2. 韧皮部　3. 木质部　4. 种皮内层与外胚乳的折合层(错入组织)　5. 内胚乳　6. 种皮维管束

粉末 红棕色至淡棕色。①内胚乳碎片近无色,细胞呈多角形或类方形,壁厚 $6 \sim 11\mu m$,有类圆形大纹孔。②种皮石细胞纺锤形、长方形或多角形,直径 $24 \sim 64\mu m$,壁不甚厚。③外胚乳细胞长方形、类三角形,内含红棕色或深棕色物(图 11 - 31)。

【化学成分】主含生物碱类成分,以槟榔碱含量最高,其次为槟榔次碱、去甲基槟榔碱、去甲基槟榔次碱。尚含鞣质、脂肪油及氨基酸等。按照《中国药典》2015 年版高效液相法(通则0512)测定,本品按干燥品计算,含槟榔碱不得少于 0.20% 。

【理化鉴定】

1. **槟榔碱反应**

取粉末 0.5g,加水 $3 \sim 4ml$,再加 5% 硫酸溶液 1 滴,微热数分钟,滤过。取滤液 1 滴于玻片上,加碘化铋钾试液 1 滴,即显混浊,放置后,置显微镜下观察,有石榴红色球晶或方晶产生。

2. **薄层色谱法**

按照《中国药典》2015 年版薄层色谱法(通则 0502)测定,取槟榔粉末 1g 制作为供试品溶液。

另取槟榔对照药材 1g,同法制成对照药材溶液。再取氢溴酸槟榔碱对照品,加甲醇制成每 1ml 含 1.5mg 的溶液,作为对照品溶液。照薄层色谱法,吸取上述 3 种溶液各 5μl,分别点样于同一硅胶板上,以环己烷 – 醋酸乙酯 – 浓氨试液 (7.5∶7.5∶0.2) 为展开剂,置氨蒸汽与饱和的层析缸内,展开,取出,晾干,置碘蒸气中熏至斑点清晰。供试品色谱中,在与对照药材色谱和对照品色谱相应的位置上,显相同颜色的斑点。

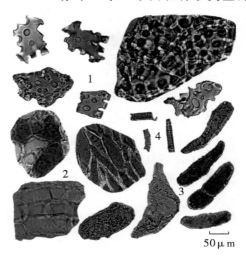

图 11 – 31　槟榔粉末图
1. 内胚乳细胞　2. 外胚乳细胞　3. 石细胞　4. 导管

【功效与主治】性温,味苦、辛。杀虫,消积,行气,利水,截疟。用于绦虫病、蛔虫病、姜片虫病,虫积腹痛,积滞泻痢,里急后重,水肿脚气,疟疾。常用量 3 ~ 10g;驱绦虫、姜片虫 30 ~ 60g。中成药槟榔四消丸,消食导滞,行气泄水。用于食积痰饮,消化不良,脘腹胀满,嗳气吞酸,大便秘结。

【附】**大腹皮** Arecae Pericarpium　为槟榔 *Areca catechu* L. 的干燥果皮。冬季至次春采收未成熟的果实,煮后干燥,纵剖两瓣,剥取果皮,习称"大腹皮";春末至秋初采收成熟果实,煮后干燥,剥取果皮,打松,晒干,习称"大腹毛"。大腹皮略呈椭圆形或长卵形瓢状,长 4 ~ 7cm,宽 2 ~ 3.5cm,厚 0.2 ~ 0.5cm。外果皮深棕色至近黑色,具不规则纵皱纹及隆起的横纹,顶端有花柱基,基部有果梗及残存萼片。内果皮凹陷,褐色或深棕色,光滑呈硬壳状。体轻,质硬,纵向撕裂可见中果皮纤维。气微,味微涩。大腹毛略呈椭圆形或瓢状。外果皮多已脱落或残存。中果皮棕毛状,黄白色或淡棕色,疏松质柔。内果皮硬壳状,黄棕色至棕色,内表面光滑,有时纵向破裂。气微,味淡。性微温,味辛。行气宽中,行水消肿;用于湿阻气滞,脘腹胀闷,大便不爽,水肿胀满,脚气浮肿,小便不利。常用量 5 ~ 10g。

 考点提示

A 型题

槟榔的错入组织为

A. 种皮外层错入内胚乳

B. 种皮内层和外胚乳的折合层不规则错入内胚乳

C. 种皮细胞错入外胚乳

D. 外胚乳细胞白色,错入含棕色物质的内胚乳

E. 含黑棕色物质的外胚乳错入白色的内胚乳

标准答案:B

∗ 砂仁 Amomi Fructus

【来源】为姜科植物阳春砂 *Amomum villosum* Lour.、绿壳砂 *Amomum villosum* Lour. var. *xanthioides* T. L. Wu et Senjen 或海南砂 *Amomum longiligulare* T. L. Wu 的干燥成熟果实。

【产地】阳春砂主产于广东省,以阳春、阳江出产最为有名,广西地区亦产,多为栽培。绿

壳砂主要产于云南南部的临沧、文山、景洪等地。海南砂主要产于海南等省。

【采制】夏、秋二季果实成熟时采收,阳春砂、还南砂连壳低温干燥。绿壳砂(缩砂)连壳晒干,称"壳砂";剥去果皮,将种子团晒干,并上白粉,即为"砂仁"。

【性状鉴定】

阳春砂、绿壳砂 呈椭圆形或卵圆形,有不明显的三棱,长1.5~2cm,直径1~1.5cm。表面棕褐色,密生刺状突起,顶端有花被残基,基部常有果梗。果皮薄而软。种子集结成团,具三钝棱,中有白色隔膜,将种子团分成3瓣,每瓣有种子5~26粒。种子为不规则多面体,直径2~3mm;表面棕红色或暗褐色,有细皱纹,外被淡棕色膜质假种皮;质硬,胚乳灰白色(图11-32)。气芳香而浓烈,味辛凉、微苦。

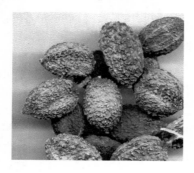 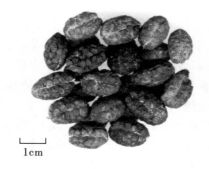

果实　　　　　　　　　　种子团

图11-32　阳春砂果实及种子团

海南砂 呈长椭圆形或卵圆形,有明显的三棱,长1.5~2cm,直径0.8~1.2cm。表面被片状、分枝状的软刺,基部有果梗痕迹。果皮厚而硬。种子团较小,每瓣有种子3~24粒,直径1.5~2mm。气味稍淡。

【显微鉴定】

阳春砂种子横切面 假种皮有时残存。种皮表皮细胞1层,径向延长,壁稍厚;下皮细胞1层,含棕色或红棕色物;油细胞层为1层油细胞,长76~106μm,宽16~25μm,含黄色油滴。色素层为数层棕色细胞,细胞多角形,排列不规则。内种皮为1层栅状厚壁细胞,黄棕色,内壁及侧壁极厚,细胞小,内含硅质块。外胚乳细胞含淀粉粒,并有少数细小草酸钙方晶。内胚乳细胞含细小糊粉粒和脂肪油滴(图11-33)。

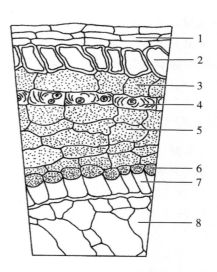

图11-33　砂仁(阳春砂)种子横切面图

1. 假种皮　2. 表皮细胞　3. 下皮细胞　4. 油细胞层
5. 色素层　6. 硅质块　7. 内种皮　8. 外胚乳

粉末 灰棕色。①下皮细胞类长方形,含棕色或红棕色物。②种皮表皮细胞淡黄色,表面观长条形,常与下皮细胞上下层垂直排列。③油细胞无色,壁薄,偶见油滴散在。④色素层细胞皱缩,界限不清楚,含红棕色或深棕色物。⑤外胚乳细胞类长方形或不规则形,充满细小淀粉粒集结成的淀粉团,有的包埋有细小草酸钙方晶。内胚乳细胞含细小糊粉粒和脂肪油滴。⑥假种皮细胞狭长,壁薄,有的含草酸钙方晶或簇晶。⑦内种皮厚壁细胞红棕色或黄棕色,表面观多角形,壁厚,非木化,胞腔内含硅质块;断面观为 1 列栅状细胞,内壁及侧壁极厚,胞腔偏外侧,内含硅质块(图 11 - 34)。

【化学成分】砂仁种子含挥发油主要为乙酸龙脑酯、芳樟醇、橙花叔醇、龙脑、樟脑、柠檬烯等。果实含皂苷及锌、铁、锰、铜等微量元素。绿壳砂还含豆蔻苷等。海南砂挥发油组分与阳春砂相似,但含量较低。按照《中国药典》2015 年版挥发油测定法(通则 2204)测定,本品按干燥品计算,阳春砂绿壳砂种子团含挥发油不得少于 3.0%(ml/g);海南砂种子团含挥发油不得少于1.0%(ml/g)。按照《中国药典》2015 年版高效液相法(通则 0512)测定,本品按干燥品计算,含乙酸龙脑酯不得少于 0.90%。

【理化鉴定】**薄层色谱法**　按照《中国药典》2015 年版薄层色谱法(通则 0502)测定,取砂仁挥发油,加乙醇制成每 1ml 含

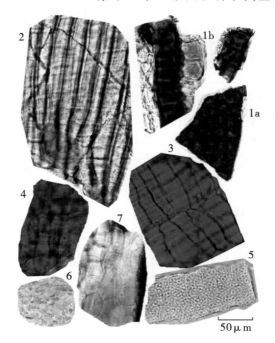

图 11 - 34　砂仁(阳春砂)粉末图
1. 内种皮厚壁细胞(a. 表面观;b. 断面观)　2. 种皮表皮细胞
3. 下皮细胞　4. 色素层细胞　5. 外胚乳细胞
6. 内胚乳细胞　7. 油细胞

20μl 的溶液,作为供试品溶液。另取乙酸龙脑酯对照品,加乙醇制成每 1ml 含 10μl 的溶液,作为对照品溶液。照薄层色谱法,吸取上述 2 种溶液各 1μl,分别点于同一硅胶 G 薄层板上,以环己烷 - 乙酸乙酯(22:1)为展开剂,展开,取出,晾干,喷以 5% 香草醛硫酸溶液,加热至斑点显色清晰。供试品色谱中,在与对照品色谱相应位置,出现斑点。

【药理作用】①对胃肠平滑肌的作用:能促进肠道运动,增进胃肠运输功能。②抗溃疡作用:水煎剂对幽门结扎及应激性溃疡有极好的预防溃疡形成的作用。③抗凝作用:能明显抑制血小板聚集。此外,还有显著的抗氧化和镇痛作用。

【功效与主治】性温,味辛。化湿开胃,温脾止泻,理气安胎。用于湿浊中阻,脘痞不饥,脾胃虚寒,呕吐泄泻,妊娠恶阻,胎动不安。常用量 3～6g,入煎剂宜后下。中成药香砂养胃丸,温中和胃。用于胃阳不足、湿阻气滞所致的胃痛、痞满,症见胃痛隐隐、脘闷不舒、呕吐酸水、嘈杂不适、不思饮食、四肢倦怠。

 课堂讨论

如何从性状上区分阳春砂和海南砂?

【附】**缩砂**(进口砂仁)　为姜科植物绿壳砂仁 *Amomum xanthiodes* T. L. Wu et W Senjen 的干燥成熟种子团或种子,又名"西砂仁"。产于越南、缅甸、泰国和印度尼西亚及东南亚等地,我国云南亦产。一般为除去果皮的种子团或种子,性状特征与阳春砂等正品的种子团或种子类似。

生药学

益智 Alpiniae Oxyphyllae Fructus

为姜科植物益智 *Alpiniae oxyphylla* Miq. 的干燥成熟果实。主产于广东、海南等地,广西、福建及浙江亦有栽培。夏、秋间果实由绿变红时采收,晒干或低温干燥。果实呈纺锤形或椭圆形,两端略尖,长 1.2~2cm,直径 1~1.3cm。表面棕色或灰棕色,有纵向凹凸不平的突起棱线 13~20 条,顶端有花被残基,基部常残存果梗。果皮薄而稍韧,与种子紧贴。种子集结成团,中央有隔膜将种子团分为 3 瓣,每瓣有 6~11 粒种子。种子呈不规则扁圆形,略有钝棱,直径约 3mm,表面灰褐色或灰黄色,外被淡棕色膜质的假种皮;质硬,胚乳白色。具特异香气,味辛、微苦。暖肾固精缩尿,温脾止泻摄唾。用于肾虚遗尿,小便频数,遗精白浊,脾寒泄泻,腹中冷痛,口多唾涎。常用量 3~10g。

 综合测试

A 型题

1. 下列药材药用部位为种子的是

A. 马钱子　　　B. 五味子　　　C. 枸杞子　　　D. 草果　　　E. 小茴香

2. 下列种子类药材不含有苦杏仁苷的是

A. 桃仁　　　B. 苦杏仁　　　C. 郁李仁　　　D. 甜杏仁　　　E. 马钱子

3. 枸杞子的道地产区是

A. 新疆　　　B. 宁夏　　　C. 天津　　　D. 甘肃　　　E. 江苏

4. 砂仁横切面显微鉴定的主要部位在

A. 假种皮　　　　　　B. 种皮及内种皮　　　　　　C. 外胚乳

D. 内胚乳　　　　　　E. 胚

5. 以木兰科植物的果实入药的药材是

A. 五味子　　　B. 小茴香　　　C. 马钱子　　　D. 苦杏仁　　　E. 吴茱萸

6. 马钱子的胚乳切片,加发烟硝酸,呈现

A. 蓝紫色　　　B. 橙红色　　　C. 棕褐色　　　D. 樱红色　　　E. 棕黄色

7. 益智的种子集结成团,中有隔膜将种子团分为

A. 2 瓣　　　B. 3 瓣　　　C. 4 瓣　　　D. 5 瓣　　　E. 6 瓣

8. 枳壳含有的成分是

A. 含草酸钙簇晶　　　　　　B. 含草酸钙砂晶　　　　　　C. 含草酸钙针晶

D. 含草酸钙方晶　　　　　　E. 不含草酸钙晶体

9. 在植物器官中,只有种子含有

A. 脂肪油　　　　　　B. 挥发油　　　　　　C. 淀粉粒

D. 菊糖　　　　　　E. 糊粉粒

10. 呈扁长卵形、边缘薄、基部钝圆而偏斜,表面黄棕色至红棕色、密布颗粒状突起的药材是

A. 枸杞子　　　　　　B. 连翘　　　　　　C. 桃仁

D. 苦杏仁　　　　　　E. 酸枣仁

11. 与水共研则产生苯甲醛特殊香气的药材是

A. 葶苈子　　　　　　B. 补骨脂　　　　　　C. 巴豆

212

D. 苦杏仁　　　　　　　　　　E. 马钱子

12. 粉末显微特征中有镶嵌状细胞的药材是

A. 吴茱萸　　　　　　　　B. 砂仁　　　　　　　　　C. 小茴香

D. 五味子　　　　　　　　E. 补骨脂

13. 横切呈半圆球形,翻口似盆状,外表绿褐色或棕绿色,密被凹点状油室,中央褐色,有中心柱及 7~15 瓣瓤囊,有此特征的果实种子类中药材是

A. 木瓜　　　　　　　　　B. 瓜蒌　　　　　　　　　C. 枳壳

D. 乌梅　　　　　　　　　E. 金樱子

14. 呈肾形,略扁,表面黑褐色,具细微网状皱纹的药材是

A. 地肤子　　　　　　　　B. 决明子　　　　　　　　C. 补骨脂

D. 沙苑子　　　　　　　　E. 五味子

B 型题

A. 木质素类,有机酸　　　B. 苦杏仁苷,脂肪油　　　C. 挥发油,强心苷类

D. 黄酮类,脂肪油　　　　E. 蒽醌类衍生物

1. 沙苑子的成分是

2. 决明子含有的成分是

3. 桃仁含有的成分是

4. 五味子含有的成分是

5. 葶苈子含有的成分是

A. 薏苡仁　　　　B. 砂仁　　　　C. 酸枣仁　　　D. 豆蔻　　　　E. 益智

6. 呈广卵形,表面乳白色,光滑,侧面有一条深而宽的腹沟的中药材是

7. 呈纺锤形,表面棕色或灰棕色,具纵向断续状棱线的中药材是

8. 近球形,略具钝三棱,表面白色或淡黄棕色的中药材是

9. 呈扁圆形或扁椭圆形,表面紫红色,平滑有光泽的中药材是

10. 呈卵圆形或椭圆形,表面类棕色,具短钝软刺的中药材是

A. 五味子　　　　　　　　B. 苦杏仁　　　　　　　　C. 马钱子

D. 小茴香　　　　　　　　E. 槟榔

11. 内果皮细胞呈镶嵌状

12. 种皮表皮细胞为栅状细胞组成

13. 种皮的表皮全部由细胞分化为厚壁木化的非腺毛组成

14. 种皮的表皮为薄壁细胞与石细胞组成

X 型题

1. 下列生药来源于蔷薇科植物的是

A. 山楂　　　　　　　　　B. 苦杏仁　　　　　　　　C. 桃仁

D. 陈皮　　　　　　　　　E. 金樱子

2. 五味子主产地是

A. 黑龙江　　　　　　　　B. 吉林　　　　　　　　　C. 辽宁

D. 河南　　　　　　　　　　E. 陕西

3. 可以作为苦杏仁入药的是

A. 山杏　　　　　　　　B. 西伯利亚杏　　　　　C. 东北杏

D. 甜杏　　　　　　　　E. 杏

4. 下列生药为芸香科植物的是

A. 陈皮　　　　　　　　B. 金樱子　　　　　　　C. 吴茱萸

D. 枳壳　　　　　　　　E. 酸枣仁

5. 来源于蔷薇科的植物是

A. 葶苈子　　　　　　　B. 金樱子　　　　　　　C. 山楂

D. 木瓜　　　　　　　　E. 苦杏仁

6. 以种子药用的药材有

A. 女贞子　　　　　　　B. 枸杞子　　　　　　　C. 蛇床子

D. 菟丝子　　　　　　　E. 牵牛子

7. 药用部位为果实的药材有

A. 决明子　　　　　　　B. 五味子　　　　　　　C. 蛇床子

D. 马钱子　　　　　　　E. 女贞子

8. 下列属于小茴香粉末特征的有

A. 油管碎片　　　　　　B. 草酸钙针晶　　　　　C. 内皮层镶嵌细胞

D. 石细胞　　　　　　　E. 木化网纹细胞

9. 山楂的植物来源是

A. 山里红　　　　　　　B. 山楂　　　　　　　　C. 野山楂

D. 楂楂　　　　　　　　E. 湖北山楂

10. 2015 版《中国药典》收载砂仁的原植物有

A. 阳春砂　　　　　　　B. 绿壳砂　　　　　　　C. 海南砂

D. 红壳砂仁　　　　　　E. 海南假砂仁

（赫媛媛）

第十二章　全草类生药

学习目标

【掌握】麻黄、广藿香、淫羊藿、金钱草、益母草、薄荷、肉苁蓉、锁阳、穿心莲、青蒿、茵陈、板蓝根、石斛等重点生药的性状鉴定、显微鉴定。

【熟悉】上述生药的来源、产地、加工及功效。

【了解】上述生药的化学成分、理化鉴定及药理作用,其他全草类生药。

第一节　全草类生药概述

全草类生药(herba)又称草类生药,该类生药药用部分多为草本植物的地上部分或全株,个别为小灌木的草质幼茎。草本植物全株入药的如紫花地丁、蒲公英、仙鹤草等,地上部分入药的如藿香、薄荷、益母草等,以小灌木的草质茎入药的如麻黄等。

一、性状鉴定

全草类生药为多器官生药,涉及的器官都在两个以上,有些甚至涉及根、茎、叶、花、果实、种子六大器官。因此在鉴别时,应按前述各章对所涉器官一一进行处理鉴定。需强调的是,全草类生药除极少数鲜用外,多为干燥药材,经过包装、运输、贮藏等环节往往皱缩破碎,许多特征不宜直接观察,需湿润展平后,再进行鉴定。这类药材主要是由草本植物的全株或地上的某些器官直接干燥而成的,因此,依靠原植物分类的鉴定更为重要,原植物的特征一般反映了药材性状的特征。

二、显微鉴定

除了草质茎,其余器官显微鉴定见前述各章。

(一)双子叶植物草质茎横切构造

从外向内依次分为表皮、皮层、维管束、髓四部分。

1. 表皮

多为一层细胞,长方形、扁平、排列整齐、无细胞间隙。少数表皮下方有 1~2 层木栓细胞,如广藿香。观察表皮上毛茸、气孔、角质层、蜡被等附属物的有无特征。

2. 皮层

主要由薄壁细胞组成,细胞形大,壁薄,排列疏松。靠近表皮部分的细胞常具叶绿体,故嫩茎呈绿色。有的具厚角组织(排列成环形,亦有分布在茎的棱角处)。观察时应注意有无纤维、石细胞、分泌组织等。

3. 维管束

环状排列,多为无限外韧型,多数维管束之间距离较大,髓射线较宽。

4. 髓

髓部发达,由大的薄壁细胞组成,有时中间破裂呈空洞状或消失。

(二)单子叶植物草质(地上)茎横切构造

最外层为一列细胞构成表皮,表皮以内是基本薄壁组织,其中散布多数有限外韧型维管束,表皮下方和薄壁组织中有时分布有厚壁组织,以增强支持作用。观察时应注意有无厚壁组织、草酸钙晶体及分泌组织等。

第二节　常用全草类生药

＊麻黄　Ephedrae Herba

【来源】为麻黄科植物草麻黄 *Ephedra sinica* Stapf、中麻黄 *E. intermedia* Schrenk et C. A. Mey. 或木贼麻黄 *E. equisetina* Bge. 的干燥草质茎。

【产地】主产于山西、河北、甘肃、辽宁、内蒙古、新疆、陕西、青海、吉林等地。

【采制】秋季采割绿色的草质茎,晒干。

【性状鉴定】

草麻黄　茎细长圆柱形,少分枝,直径 1～2mm。有的带少量棕色木质茎。表面淡绿色至黄绿色,有细的纵脊线,触之微有粗糙感。节明显,节间长 2～6cm。节上有膜质鳞叶,长 3～4mm;裂片 2(稀 3),锐三角形,先端灰白色,反曲,基部联合成筒状。体轻脆,易折断,断面略呈纤维性,周边黄绿色,中央髓部红棕色,近圆形(图 12 - 1)。气微香,味涩、微苦。

中麻黄　茎多分枝,直径 1.5～3mm,棱线 18～28 条。节间长 2～6cm,膜质鳞叶长 2～3mm;裂片 3(稀 2),先端锐尖,断面髓部呈三角状圆形。

木贼麻黄　较多分枝,直径 1～1.5mm,棱线 13～14 条。无粗糙感。节间长 1.5～3cm,膜质鳞叶长 1～2mm;裂片 2(稀 3),上部约 1/4 分离,呈短三角形,先端多不反曲。

均以色淡绿、内心色红棕而充实、手拉不脱节、味苦涩者为佳。

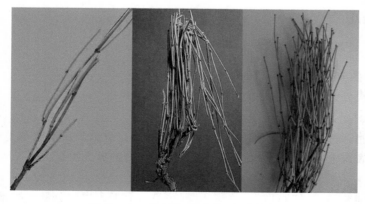

图 12 - 1　草麻黄、中麻黄、木贼麻黄

【显微鉴定】

草麻黄茎横切面　类圆形稍扁,棱脊线呈波状凸起。表皮细胞外被厚的角质层,两脊线间有下陷气孔。皮层较宽,含叶绿体,脊线处有下皮纤维束,还有纤维束散在于皮层中。维管束外韧型,8～10 个;韧皮部外侧有新月形中柱鞘纤维束;形成层环类圆形;木质部呈三角状连接成环。髓部薄壁细胞含棕色块,偶有环髓纤维。表皮细胞外壁、皮层薄壁细胞及纤维均有多数微小草酸钙砂晶或方晶(图 12 – 2,12 – 3)。

中麻黄　维管束 12～15 个。形成层环类三角形。环髓纤维成束或单个散在。

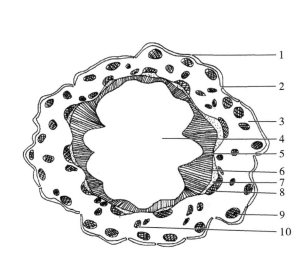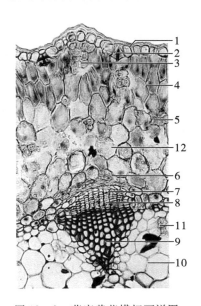

图 12 – 2　草麻黄茎横切面简图

1. 表皮　2. 气孔　3. 皮层　4. 髓　5. 形成层

6. 木质部　7. 韧皮部　8. 中柱鞘纤维

9. 下皮纤维　10. 皮层纤维

图 12 – 3　草麻黄茎横切面详图

1. 表皮　2. 气孔　3. 下皮纤维　4. 皮层

5. 皮层纤维　6. 中柱鞘纤维　7. 韧皮部

8. 形成层　9. 木质部　10. 髓　11. 环髓纤维

木贼麻黄　维管束 8～10 个。形成层环类圆形。无环髓纤维。

草麻黄粉末　①表皮组织碎片甚多,细胞呈长方形,含微小草酸钙砂晶或方晶;气孔特异,内陷,保卫细胞侧面观呈哑铃形或电话听筒形;角质层极厚,呈脊状突起,常破碎呈不规则条块状。②纤维多,壁厚腔小,壁上附有众多细小的砂晶和方晶,故名嵌晶纤维。③髓部薄壁细胞常含棕色或红棕色物质,块状散出,形状不规则(图 12 – 4)。

【化学成分】麻黄含多种生物碱,左旋麻黄碱含量最高,其次是右旋伪麻黄碱。尚含微量左旋甲基麻黄碱、右旋甲基伪麻黄碱、左旋去甲基麻黄碱、右旋去甲基伪麻黄碱等。木贼麻黄生物碱含量最高,为 1.02%～3.33%,草麻黄次之,约 1.32%,中麻黄生物碱含量最低,为 0.25%～0.89%。生物碱主要存在于麻黄草质茎的髓部,节部生物碱为节间的 1/3～1/2,但伪麻黄碱的含量高。按照《中国药典》2015 年版高效液相法(通则 0512)测定,本品以干燥品计算,含盐酸麻黄碱和盐酸伪麻黄碱的总量不得少于 0.80%。

【理化鉴定】薄层色谱法　按照《中国药典》2015 年版薄层色谱法(通则 0502)测定,取本品粉末 1g 制作为供试品溶液。另取盐酸麻黄碱对照品制成对照品溶液。吸取上述两种溶液各5μl,分别点于同一硅胶G薄层板上,以氯仿－甲醇－浓氨试液(20:5:0.5)为展开剂,展开,取出,晾干,喷以茚三酮试液,105℃加热至斑点显色清晰。供试品色谱中,在与对照品色谱相应的位置上,显相同的红色斑点。

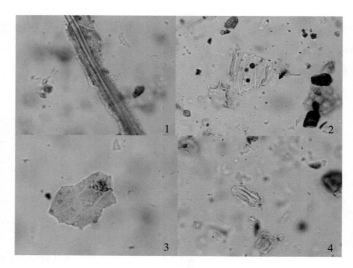

图12－4　草麻黄粉末图

1. 嵌晶纤维　2. 气孔、棕色块　3. 表皮细胞　4. 哑铃型保卫细胞

【药理作用】①平喘与止咳祛痰作用:低浓度麻黄碱及伪麻黄碱均可扩张支气管,麻黄挥发油有明显的祛痰作用。②发汗作用:麻黄碱和麻黄挥发油可以促进汗腺分泌。③抗菌、抗病毒作用:麻黄煎剂对多种细菌及亚洲甲型流感病毒有不同程度的抑制作用。此外,麻黄还有利尿、强心、升压、抗炎作用。

【功效与主治】性温,味辛、微苦。发汗散寒,宣肺平喘,利水消肿。用于外感风寒,恶寒发热,头、身疼痛,鼻塞,无汗,脉浮紧等表实证。常用量2～10g。临床含麻黄和麻黄碱的中西成药多达120余种,多为外感呼吸道用药,如急支糖浆、咳嗽痰喘丸、康泰克等;还有用于风湿关节疾患的,如麝香壮骨膏、追风透骨丸等。

【附】**麻黄根** Ephedrae Radix et Rhizoma　为草麻黄或中麻黄的干燥根及根茎。呈圆柱形,长8～25cm,略扭曲,直径0.5～1.5cm。表面红棕色或灰棕色,有纵皱纹及支根痕。栓皮易成片剥落。根茎具节,节间长0.7～2cm,表面有横长突起的皮孔。体轻,质硬而脆,断面皮部黄白色,木部浅黄色或黄色,有放射状纹理,中心有髓。无臭,味微苦(图12－5)。功效与麻黄相反,有固表止汗作用。麻黄根含具显著降压作用的麻黄根碱A、麻黄根碱B、麻黄根碱C、麻黄根碱D等成分,止汗成分尚不明晰。

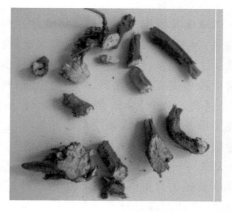

图12－5　麻黄根

考点提示

B 型题

1. 少分枝,触之微有粗糙感。节间长 2～6cm。鳞叶裂片 2(稀 3),髓部近圆形的是
2. 多分枝,无粗糙感。节间长 1.5～3cm。鳞叶裂片 2(稀 3),髓部近圆形的是
3. 多分枝,有粗糙感。节间长 2～6cm。鳞叶裂片 3(稀 2),髓部三角形的是

A. 草麻黄   B. 中麻黄   C. 木贼麻黄

D. 麻黄绒   E. 蜜炙麻黄

标准答案:1. A   2. C   3. B

 知识拓展

麻黄碱

麻黄碱是制造冰毒的前体,冰毒是国际上滥用最严重的中枢兴奋剂之一。冰毒即甲基苯丙胺,又称甲基安非他明、去氧麻黄素,为纯白色晶体,晶莹剔透,外观似冰,俗称"冰毒"。小剂量可以使精神振奋、注意力集中、工作能力(特别是技巧性工作能力)提高,消除疲劳感、饥饿感。滥用成瘾,而且会造成行为失控,出现精神亢奋、被害妄想、幻觉,现代医学称之为苯丙胺精神病。严重者惊厥、昏迷甚至死亡。

麻黄碱可以通过并不复杂的化学转化制成"冰毒",而大部分西药感冒药含有麻黄碱成分。因此 2012 年 9 月 4 日,国家食药监局发文要求销售含麻黄碱类复方制剂的药品零售企业应当查验、登记购买者身份证。对含麻黄碱超过 30mg 的药品进行说明书修订,并转为处方药管理。而单位剂量中麻黄碱含量没超过 30mg 的,每人限购 2 盒。

鱼腥草 Houttuyniae Herba

为三白草科植物蕺菜 *Houttuynia cordata* Thunb. 的新鲜全草或干燥地上部分。主产于长江以南各省。鲜鱼腥草全年均可采割;干鱼腥草夏季茎叶茂盛花穗多时采割,除去杂质,晒干。

鲜鱼腥草茎呈圆柱形,长 20～45cm,直径 0.25～0.45cm;上部绿色或紫红色,下部白色,节明显,下部节上有须根;质脆,易折断;叶互生,叶片心形,长 3～10cm,宽 3～11cm,先端渐尖,基部心形,全缘,有细腺点,下面常紫色,两面脉上被柔毛;叶柄长 1～4cm,基部与托叶合生成鞘状;穗状花序顶生,总苞片 4 枚,白色;花小而密,无花被。有鱼腥气,味涩。

干鱼腥草茎呈扁圆柱形,扭曲,表面棕黄色,具纵棱数条,质脆,易折断;叶皱缩,展平后呈心形,全缘;上表面暗黄绿色至暗棕色,下表面灰黄绿色或灰棕色。穗状花序黄棕色,搓破有鱼腥气,味涩。以叶多、色绿、有花穗、鱼腥气浓者为佳。

本品性微寒,味辛;清热解毒,消肿排脓,利尿通淋;用于肺痈吐脓,痰热喘咳,热痢,热淋,痈肿疮毒。常用量 15～25g。鱼腥草注射液,清热,解毒,利湿。临床上用于治疗肺炎、呼吸道感染、肝炎、咽炎、便秘等疾病。

 知识拓展

鱼腥草

鱼腥草别名折耳根、猪鼻孔等,分布于长江流域以南各省,早在两千多年前就被作为野菜

佐食,凉拌鱼腥草一直是当地民间的一道传统佳肴。魏晋时起,蕺菜便正式作为药用,以"鱼腥草"之名收入医药典籍。

* 淫羊藿 Epimedii Herba

【来源】为小檗科植物淫羊藿 *Epimedium brevicomu* Maxim.、箭叶淫羊藿 *E. sagittatum* (Sieb. et Zuc.) Maxim.、柔毛淫羊藿 *E. pubescens* Maxim. 或朝鲜淫羊藿 *E. koreanum* Nakai 的干燥地上部分。

【产地】主产于陕西、湖北、浙江、安徽等省。

【采制】夏秋间茎叶茂盛时采割,除去粗梗及杂质,晒干或阴干。

【性状鉴定】淫羊藿茎细圆柱形,长约20cm,表面黄绿色或淡黄色,具光泽。茎生叶对生,二回三出复叶;小叶片卵圆形,长3~8cm,宽2~6cm;先端微尖,顶生小叶,基部心形,两侧小叶较小,偏心形,外侧较大,呈耳状,边缘具黄色刺毛状细锯齿;上表面黄绿色,下表面灰绿色,主脉7~9条,基部有稀疏细长毛,细脉两面突起,网脉明显;小叶柄长1~5cm。叶片近革质。气微,味微苦。

箭叶淫羊藿 一回三出复叶,小叶片长卵形至卵状披针形,长4~12cm,宽2.5~5cm;先端渐尖,两侧小叶基部明显偏斜,外侧呈箭形。下表面疏被粗短伏毛或近无毛。叶片革质。柔毛淫羊藿叶下表面及叶柄密被绒毛状柔毛(图12-6)。

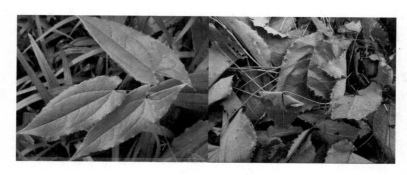

图12-6 箭叶淫羊藿

朝鲜淫羊藿 小叶较大,长4~10cm,宽3.5~7cm,先端长尖。叶片较薄。

以色青绿、无枝梗、叶整齐不碎者为佳。

【化学成分】主要含淫羊藿苷、淫羊藿次苷及淫羊藿新苷。此外,尚含挥发油、蜡醇、三十一烷、植物甾醇等。按《中国药典》2015年版分光光度法,本品叶片含总黄酮以淫羊藿苷计,不得少于5.0%。按《中国药典》2015年版高效液相法(通则0512)测定,本品叶片含淫羊藿苷不得少于0.50%。

【药理作用】淫羊藿具明显的促性腺作用,对呼吸系统具中枢镇咳、祛痰、平喘作用,对心血管系统具降压作用,亦具有降糖、抗炎、抗病原微生物作用。

【功效与主治】性温,味辛、甘。补肾阳,强筋骨,祛风湿。主治阳痿,遗精早泄,精冷不育,尿频失禁,肾虚喘咳,腰膝酸软,筋骨挛急,风湿痹痛,半身不遂,四肢不仁。

常用量3~9g。中成药如安神补脑液、调经促孕丸。调经促孕丸温肾健脾,活血调经,用于脾肾阳虚、瘀血阻滞所致的月经不调、闭经、痛经、不孕。

* 金钱草 Lysimachiae Herba

【来源】为报春花科植物过路黄 *Lysimachia christinae* Hance 的干燥全草。

【产地】主产于四川省。长江流域及山西、陕西、云南、贵州等省亦产。

【采制】夏、秋二季采收,除去杂质,晒干。

【性状鉴定】常缠结成团,无毛或被疏柔毛。茎棕色或暗棕红色,表面扭曲,有纵纹,下部茎节上有时具须根,断面实心。叶对生,多皱缩,展平后呈宽卵形或心形,长1~4cm,宽1~5cm,全缘;上表面灰绿色或棕褐色,下表面色较浅,具一条明显突起主脉;叶片用水浸后,对光透视可见黑色或褐色条纹;叶柄长1~4cm。有的叶腋带具长梗的花或果。蒴果球形。气微,味淡(图12-7)。

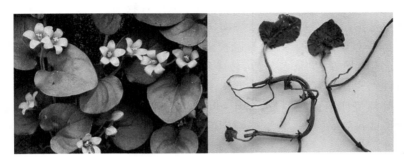

图12-7　金钱草原植物及药材

【化学成分】含酚性成分、甾醇、黄酮类、氨基酸、鞣质、挥发油、胆碱等。黄酮类有:槲皮素、槲皮素-3-O-葡萄糖苷、山柰酚等。

【功效与主治】性微寒,味甘、咸。清利湿热,通淋排石,解毒消肿。用于湿热黄疸、热淋,石淋,小便涩痛,痈肿疔疮,毒蛇咬伤,肝胆结石。常用量15~60g。

【附】各地以金钱草入药的药材种类繁多。药典还单独收录连钱草与广金钱草。

①连钱草 Glechoma Herba 为唇形科植物活血丹 Glechoma longituba(Nakai)Kupr. 的全草,又名江苏金钱草。本品疏被短柔毛,茎呈方柱形,表面黄绿色或紫红色,叶对生,展平后呈肾形或近心形,边缘具圆齿;叶柄纤细,长4~7cm。花冠二唇形。搓之气芳香,味微苦。本品性微寒,味辛、微苦;利湿通淋,清热解毒,散瘀消肿。用于热淋,石淋,湿热黄疸,疮痈肿痛,跌扑损伤。常用量15~30g;外用适量,煎汤洗或取鲜品捣烂敷患处。

②广金钱草 Desmodii styracifolii Herba 为豆科植物广金钱草 Desmodium styracifolium(Osb.)Merr. 的干燥地上部分,主产于广东。茎呈圆柱形,密被黄色伸展的短柔毛,叶互生,小叶1或3,圆形或矩圆形,直径2~4cm,先端微凹,基部心形或钝圆,全缘;上表面黄绿色或灰绿色,无毛,下表面具灰白色紧贴的绒毛,侧脉羽状;气微香,味微甘(图12-8)。性凉,味甘、淡。清热除湿,利尿通淋。用于热淋,砂淋,石淋,小便涩痛,水肿尿少,黄疸尿赤,尿路结石。常用量15~30g。

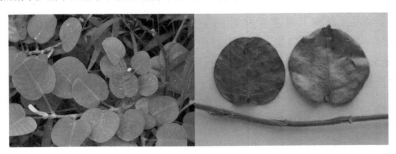

图12-8　广金钱草原植物及药材

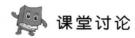 课堂讨论

某药店出售的"金钱草",其茎呈圆柱形;密被黄色伸展的短柔毛,质稍脆,断面中部有髓,小叶1或3,气微香,味微甘。请分析此药材是金钱草吗?说明理由。

*广藿香　Pogostemonis Herba

【来源】为唇形科植物广藿香 Pogostemon ablin（Blanco）Benth. 的干燥地上部分。

【产地】主产于广东及海南,台湾、广西、云南等地亦有栽培,量大。产于广东的为"石牌广藿香",质优但产量少。产于海南的为"海南广藿香"。

【采制】夏、秋季枝叶茂盛时采割,日晒夜闷,反复至干。

【性状鉴定】茎略呈方柱形,多分枝,枝条稍曲折,长 30～60cm,直径 0.2～0.7cm;表面被柔毛;质脆,易折断,断面中部有髓;老茎类圆柱形,直径 1～1.2cm,被灰褐色栓皮。叶对生,皱缩成团,展平后叶片呈卵形或椭圆形,长 4～9cm,宽 3～7cm;两面均被灰白色绒毛;先端短尖或钝圆,基部楔形或钝圆,边缘具大小不规则的钝齿;叶柄细,长 2～5cm,被柔毛。气香特异,味微苦(图 12－9)。

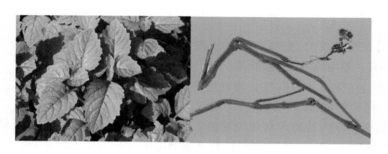

图 12－9　广藿香原植物及药材

石牌广藿香　枝条较瘦小,表面较皱缩,灰黄色或灰褐色,节间长 3～7cm,叶痕较大而凸出,中部以下被栓皮,纵皱较深。叶片较小而厚,暗绿褐色或灰棕色。

海南广藿香　枝条较粗壮,表面较平坦,灰棕色至浅紫棕色,节间长 5～13cm,叶痕较小,不明显凸出,枝条近下部始有栓皮,纵皱较浅。叶片较大而薄,浅棕褐色或浅黄棕色。

均以不带须根、叶多、茎粗壮、香气浓郁者为佳。《中国药典》规定,叶含量不得少于 20%。

【显微鉴定】

茎横切面　表皮细胞 1 层,排列不整齐,有由 1～5 个细胞组成的非腺毛;表皮下有木栓化细胞 3～5 层。皮层外层为 4～10 层厚角细胞,内层为薄壁细胞,有大形细胞间隙,内有间隙腺毛;腺头单细胞,内含黄色至黄绿色挥发油,腺柄短,1～2 个细胞。中柱鞘纤维成束。韧皮部狭窄。木质部于四角处较发达,由导管、木薄壁细胞及木纤维组成,均木化。髓部细胞微木化。皮层薄壁细胞和髓部薄壁细胞均可见含草酸钙针晶,稀有淀粉粒(图 12－10)。

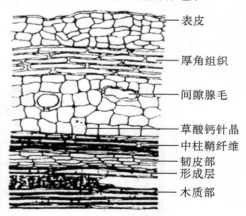

表皮
厚角组织
间隙腺毛
草酸钙针晶
中柱鞘纤维
韧皮部
形成层
木质部

图 12－10　广藿香茎横切面

叶片粉末　淡棕色。①非腺毛 1 ~ 6 细胞,平直或先端弯曲,长约至 590μm,壁具疣状突起,有的胞腔含黄棕色物质。②叶表皮细胞不规则形,气孔直轴式,副卫细胞清晰可见。③腺鳞头部扁球形,由 8 个细胞组成,直径 37 ~ 70μm,柄单细胞,极短。④小腺毛头部 2 细胞,柄 1 ~ 3 细胞,甚短。⑤草酸钙针晶细小,散在于叶肉细胞中,长约至 27μm。⑥间隙腺毛存在于栅栏组织或薄壁组织的细胞间隙中,头部单细胞,呈不规则囊状,直径 13 ~ 50μm,长约至 113μm,柄短,单细胞(图 12 - 11)。

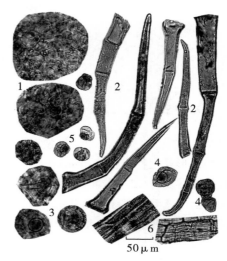

图 12 - 11　广藿香粉末图
1. 表皮细胞　2. 非腺毛　3. 腺鳞　4. 间隙腺毛
5. 小腺毛　6. 草酸钙针晶

【化学成分】全草含挥发油,油中主要成分为百秋李醇(广藿香醇),占 52% ~ 57%;油中还含广藿香酮,为抗真菌的有效成分,石牌产广藿香挥发油中广藿香酮含量高于海南产,另含少量苯甲醛、丁香酚、桂皮醛等。按《中国药典》2015 年版气相色谱法测定,本品按干燥品计算,含百秋李醇不得少于 0.10%。

【理化鉴定】

1. 取挥发油 1 滴,加氯仿 0.5ml,滴加 5% 溴的氯仿液数滴。石牌广藿香先褪色,继显绿色;海南广藿香先褪色,继显紫色。

2. **薄层色谱法**

按照《中国药典》2015 年版薄层色谱法(通则 0502)测定,取挥发油 0.5ml 制作为供试品溶液。另取百秋李醇对照品制作为对照品溶液。吸取上述两种溶液各 1 ~ 2μl,分别点于同一硅胶 G 薄层板上,以石油醚(30℃ ~ 60℃) - 乙酸乙酯 - 冰醋酸(95 : 5 : 0.2)为展开剂,展开,取出,晾干,喷以 5% 三氯化铁乙醇溶液,加热至斑点显色清晰。供试品色谱中,在与对照品色谱相应的位置上,显相同的紫蓝色斑点。

【药理作用】挥发油有促进胃液分泌、增强消化功能与解痉作用。水浸出液有抗菌作用。

【功效与主治】性微温,味辛。祛暑解表,化湿和胃止呕。用于湿浊中阻、脘痞呕吐、暑湿倦怠、胸闷不舒、寒湿闭暑、腹痛吐泻、鼻渊头痛。常用量 3 ~ 10g,不宜久煎。藿香正气水(胶囊、滴丸)为常用中成药,用于外感风寒、内伤湿滞或夏伤暑湿所致的感冒,症见头痛昏重、胸膈痞闷、脘腹胀痛、呕吐泄泻。

【附】藿香 Agastachis Herba　为唇形科植物藿香 *Agastache rugosusganzao* 的干燥的地上部分。全国多地有分布。茎方柱形,四角有棱脊,对生分枝;表面暗绿色,有纵皱纹,稀有毛茸;老茎坚硬、质脆,易折断,断面白色,髓部中空。叶对生,多皱缩或破碎,完整者展平后呈卵形至长卵形,边缘有钝锯齿,上表面深绿色,下表浅绿色,两面微具毛茸。茎顶端有时有穗状轮伞花序,花萼宿存筒状。气芳香,味淡而微凉。功效类似广藿香。

 考点提示

A 型题

1. *广藿香的加工方法是*

A. 低温干燥　　　　　B. 晒干　　　　　　C. 阴干
D. 曝晒　　　　　　　E. 日晒夜闷

2. "石牌广藿香"和"海南广藿香"的区分依据是

A. 产地不同　　　　　B. 形状不同　　　　C. 来源不同
D. 加工方法不同　　　E. 以上都不是

标准答案:1. E　2. A

半枝莲　Scutellariae Barbatae Herba

为唇形科植物半枝莲 *Scutellaria barbata* D. Don 的干燥全草。主产于江苏、江西、福建、广东、广西等地。夏、秋二季茎叶茂盛时,采全株,除去杂质,洗净,鲜用或晒干用。全长 15～35cm,无毛或花轴上被疏毛。根纤细。茎丛生,较细,四棱形,表面暗紫色或棕绿色。叶对生,有短柄或近无柄;叶片皱缩,展平后呈三角状卵形或披针形,长 1.5～3cm,宽 0.5～1cm,先端钝,基部宽楔形,全缘或有少数不明显的钝齿,上表面暗绿色,下表面灰绿色。质脆易碎。花单生于枝上端叶腋,花冠二唇形,棕黄色或浅蓝紫色;长约 1.2cm,被毛。小坚果扁球形,浅棕色。气微,味微苦。以色绿、味苦者为佳。性寒,味辛、苦。清热解毒,散瘀利尿。用于疔疮肿毒,咽喉肿痛,毒蛇咬伤,跌扑伤痛,水肿,黄疸。干品 15～30g;鲜品 30～60g。外用鲜品适量,捣敷患处。

荆芥　Schizonepetae Herba

【来源】为唇形科植物荆芥 *Schizonepeta tenuifolia* Briq. 的干燥地上部分。

【产地】主产于江苏、浙江、河南、河北等地。多为栽培。

【采制】夏、秋季花开到顶、花穗绿色时,割取地上部分,除去杂质晒,为荆芥。北方将穗与梗分开,称为荆芥穗与荆芥梗。

【性状鉴定】茎呈方柱形,长 50～80cm,直径 0.2～0.4cm,上部有分枝;表面淡紫红色或淡黄绿色,被短柔毛;体轻,质脆,断面类白色。叶对生,多已脱落,叶片 3～5 羽状分裂,裂片细长。穗状轮伞花序顶生,长 2～9cm,直径约 0.7cm。花冠多脱落,宿萼钟状,先端 5 齿裂,淡棕色或黄绿色,被短柔毛。小坚果棕黑色。气芳香,味微涩而辛凉(图 12－12)。以色淡黄绿、穗长而密、香气浓者为佳。

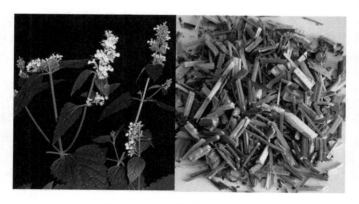

图 12－12　荆芥原植物及饮片

【化学成分】全草含挥发油1%～2%,荆芥穗含挥发油可达4.11%,油中主要成分为右旋薄荷酮、消旋薄荷酮、左旋胡薄荷酮、少量右旋柠檬烯等。

【功效与主治】性微温,味辛。解表祛风,透疹,消疮。主治感冒,头痛,风热目赤,麻疹不透,风疹瘙痒,疮疡初起。常用量 5~10g。

【附】《中国药典》2015 版将荆芥穗与荆芥炭单列。

荆芥穗　为唇形科植物荆芥 *Schizonepeta tenuifolia* Briq. 的干燥花穗。夏、秋季花开到顶、穗绿时割取花穗,除去杂质晒干。穗状轮伞花序顶生,长 2~9cm,直径约 0.7cm。花冠多脱落,宿萼钟状,先端 5 齿裂,淡棕色或黄绿色,被短柔毛。小坚果棕黑色。气芳香,味微涩而辛凉。功效及常用量同荆芥。

荆芥炭　为荆芥的炮制加工品。取荆芥段,照炒炭法炒至表面黑褐色,内部焦黄色,喷淋清水少许,熄灭火星,取出,晾干。呈不规则段,长 5mm,全体黑褐色。茎方柱型,体轻质脆,断面焦褐色。叶对生,多已脱落。花冠多脱落,宿萼钟状。略具焦香气,味苦而辛。性温,味辛、涩;收敛止血,用于便血崩漏、产后血晕。常用量 5~10g。

【附注】**裂叶荆芥**　同属植物裂叶荆芥 *Schizonepeta multifida*(L.)Briq. 在东北等地区做荆芥使用。与荆芥相似,但裂叶荆芥叶的最终裂片较宽,呈卵形或卵状披针形,花穗较大而疏,苞片卵圆形,带蓝紫色,花冠蓝紫色,比萼片长约 1/2。

＊益母草　Leonuri Herba

【来源】为唇形科植物益母草 *Leonurus japonicus* Houtt. 的新鲜或干燥地上部分。

【产地】全国各地均有野生或栽培。

【采制】鲜品春季幼苗期至初夏花前期采割;干品夏季茎叶茂盛、花未开或初开时,采割,晒干,或切段晒干。

【性状鉴定】

鲜益母草　幼苗期无茎,基生叶圆心形,边缘 5~9 浅裂,每裂片有 2~3 钝齿。花前期茎呈方柱形,上部多分枝,四面凹下成纵沟,长 30~60cm,直径 0.2~0.5cm;表面青绿色;折断面中部有髓。叶交互对生,有柄;叶片青绿色,质鲜嫩,揉之有汁;下部茎生叶掌状 3 裂,上部叶羽状深裂或浅裂成 3 片,裂片全缘或具少数锯齿。气微,味微苦。

干益母草　茎表面灰绿色或黄绿色;体轻,质韧,断面中空有白色髓。叶片灰绿色,多皱缩,破碎,易脱落。轮伞花序腋生,小花淡紫色,苞片刺状,花萼筒状,上端 5 尖齿,花冠二唇形,常脱落(图 12-13)。

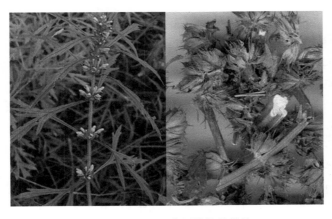

图 12-13　益母草原植物及饮片

以质嫩、叶多、色灰绿者为佳;质老、枯黄、无叶者不可供药用。

【显微鉴定】

茎横切面 表皮细胞外被角质层,有毛茸;腺鳞头部4、6或8细胞,柄单细胞;非腺毛1～4细胞。下皮厚角细胞在棱角处较多。皮层为数列薄壁细胞;内皮层明显。中柱鞘纤维束微木化。韧皮部较窄。形成层不明显。木质部在棱角处较发达。髓部薄壁细胞较大。薄壁细胞含细小草酸钙针晶及小方晶。鲜品近表皮部分皮层薄壁细胞含叶绿体(图12－14)。

叶表面制片 ①上下表皮均具与茎相同的腺毛和非腺毛。②下表皮可见小型气孔,多为直轴式,少数为不定式。③叶肉组织中亦含有小棱晶和小针晶(图12－15)。

【化学成分】全草含益母草碱(约0.05%,开花初期仅含微量,中期逐渐增高)、水苏碱、芸香苷、延胡索酸、亚麻酸、P－亚油酸、月桂酸、苯甲酸等。按《中国药典》2015年版高效液相法(通则0512)测定,本品按干燥品计算,含盐酸水苏碱不得少于0.50%,含盐酸益母草碱不得少于0.050%。

【理化鉴定】取本品粉末3g,加乙醇30ml,加热回流1小时,放冷,滤过,滤液浓缩至约5ml,加于活性炭－氧化铝柱上,用乙醇30ml洗脱,收集洗脱液,蒸干,残渣加乙醇0.5ml使溶解,作为供试品溶液。另取盐酸水苏碱对照品,加乙醇制成每1ml含5mg的溶液,作为对照品溶液。吸取上述两种溶液各10μl,分别点于同一硅胶G薄层板上,以正丁醇－盐酸－水(4:1:0.5)为展开剂,展开,取出,晾干,喷以稀碘化铋钾试液。供试品色谱中,在与对照品色谱相应的位置上,显相同颜色的斑点。

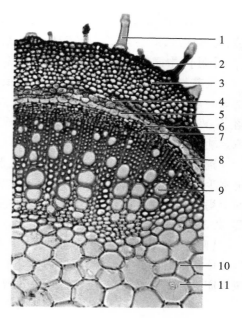

图12－14 益母草(茎)横切面详图

1. 绒茸毛 2. 表皮 3. 厚角组织 4. 皮层 5. 内皮层
髓部 6. 中柱鞘纤维 7. 韧皮部 8. 形成层
9. 木质部 10. 髓 11. 草酸钙针晶

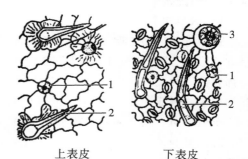

上表皮　　　　　下表皮

图12－15 益母草叶表面特征图

1. 腺毛 2. 非腺毛 3. 腺鳞

【药理作用】益母草具有明显的兴奋子宫、抗心肌缺血、抗凝血作用。此外,尚有增强细胞免疫功能、利尿、兴奋呼吸中枢、祛痰、止咳、平喘等作用。

【功效与主治】性微寒,味苦、辛。活血调经,利尿消肿,清热解毒。用于月经不调,痛经,经闭,恶露不尽,水肿尿少;急性肾炎水肿。常用量9～30g;鲜品12～40g。八珍益母丸具有益气养血,活血调经之功效。用于气血两虚兼有血瘀所致的月经不调,症见月经周期错后、行经量少、精神不振、肢体乏力。

【附】芫蔚子 Leonuri Fructus 为益母草 *Leonurus japonicus* Houtt. 干燥成熟的果实。本品矩圆形,具三棱,长2～3mm,直径1～1.5mm,上端平截,下端渐窄,有凹入的果柄痕。表面灰棕色,果皮薄,切面果皮褐色,胚乳、子叶白色。富油性,气无,味微苦。以粒大、饱满者为佳。

性微寒,味辛、甘;活血调经,清肝明目。常用量 4.5～9g。

*薄荷　Menthae Herba

【来源】为唇形科植物薄荷 *Mentha haplocalyx* Briq. 的干燥地上部分。

【产地】主产于江苏的太仓及浙江、湖南、江西等地。全国各地都有栽培,江苏省为薄荷的主产区。

【采制】夏、秋二季茎叶茂盛或花开至三轮时,选晴天,分次采割,晒干或阴干。

【性状鉴定】茎方柱形,表面紫棕色或淡绿色,棱角处具茸毛;有对生分枝,直径 0.2～0.4cm;节间长 2～5cm;质脆,断面白色,髓部中空。叶对生,有短柄;叶片皱缩卷曲或破碎,完整者展平后呈宽披针形、长椭圆形或卵形,长 2～7cm,宽 1～3cm;上表面深绿色,下表面灰绿色,稀被茸毛,有凹陷点状腺鳞。轮伞花序腋生,花萼钟状,先端 5 齿裂,花冠淡紫色,揉后有特殊的清凉香气,味辛凉(图 12－16)。

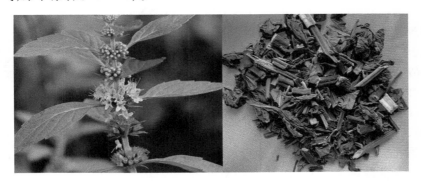

图 12－16　薄荷原植物及饮片

以叶多,色绿深,气味浓者为佳。《中国药典》2015 年版规定,叶不得少于 30%。

 课堂讨论

薄荷与益母草均来源于唇形科,二者在性状特征上有何异同?

【显微鉴定】

叶横切面　上表皮细胞长方形,下表皮细胞细小扁平,有气孔;上下表皮凹陷处有腺鳞。叶肉栅栏组织多为 1 层细胞,海绵组织 4～5 列细胞。主脉维管束外韧形,木质部导管常 2～6 个排列成行,韧皮部细胞细小。主脉上下表皮内侧有厚角组织。表皮细胞、叶肉细胞、薄壁细胞及导管中有时含有橙皮苷结晶(图 12－17)。

薄荷茎横切面　切面呈四方形。表皮为 1 层长方形细胞,外被角质层,有扁球形腺鳞、单细胞头的腺毛和非腺

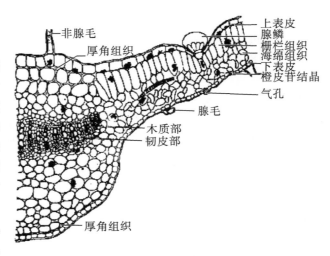

图 12－17　薄荷叶横切面详图

毛。皮层为数列薄壁细胞,排列疏松。四棱脊内侧,有 10 数列厚角细胞。内皮层 1 层,凯氏点清晰可见。维管束于四角处较发达。髓部发达,由薄壁细胞组成,中心常有空隙。薄壁细胞内含有针簇状橙皮苷结晶(图 12 - 18)。

薄荷叶粉末 ①表皮细胞垂周壁弯曲,上、下表皮有直轴式气孔。②腺鳞头部扁球形,直径至 90μm,其与角质层之间贮有浅黄色挥发油;柄短,单细胞。此外尚有头部与柄部均为单细胞的小腺毛,腺头直径为 20 ~ 25μm。③非腺毛由 1 ~ 5 ~ 8 个细胞组成,长 100 ~ 820 ~ 1300μm,细胞略弯曲,具壁疣(图 12 - 19)。

【化学成分】茎和叶含挥发油 1.3% ~ 2.0%,称薄荷油,油中主要含 l - 薄荷脑,其次为 l - 薄荷酮(约 12%)、异薄荷酮、胡薄荷酮及薄荷酯(3% ~ 6%)等。温度稍低时即析出大量无色薄荷脑结晶体。叶尚含苏氨酸、丙氨酸、谷氨酸、天冬酰胺等多种游离氨基酸。按《中国药典》2015 年版高效液相法(通则 0512)挥发油测定法测定,本品含挥发油不得少于 0.80%(ml/g)。

【理化鉴定】

1. 取本品叶粉末少量,经微量升华得油状物,加硫酸 2 滴及香草醛结晶少量,初显黄色至橙黄色,再加水 1 滴,即变紫红色。

2. **薄层色谱法**

按照《中国药典》2015 年版薄层色谱法(通则 0502)测定,本品粉末的石油醚提取液做供试品溶液,薄荷脑做对照品,分别点于同一硅胶 G 薄层板上,以甲苯 - 乙酸乙酯(19:1)为展开剂,展开,以香草醛硫酸试液 - 乙醇(1:4)的混合液为显色剂,在 100℃加热至斑点显色清晰。供试品色谱中,在与对照品色谱相应的位置上,显相同颜色的斑点。

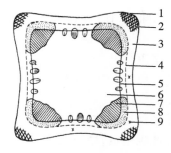

图 12 - 18　薄荷(茎)横切面简图
1. 表皮　2. 厚角组织　3. 皮层　4. 内皮层
5. 形成层　6. 髓部　7. 木质部
8. 韧皮部　9. 橙皮苷结晶

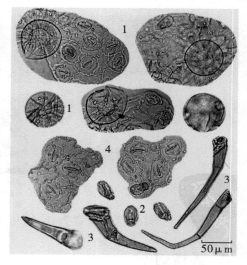

图 12 - 19　薄荷粉末图
1. 表皮细胞及腺鳞　2. 小腺毛
3. 非腺毛　4. 下表皮细胞及气孔

【药理作用】①解热作用:内服小量薄荷可通过兴奋中枢神经系统,而使皮肤毛细血管扩张,增加散热,并促进汗腺分泌,故有解热作用。②祛痰作用:薄荷醇能增加呼吸道黏液的分泌,故有明显祛痰作用。③抗病原微生物作用:薄荷煎剂对金黄色葡萄球菌等多种球菌及痢疾杆菌等多种杆菌有抑制作用。④局部应用有消炎止痛作用。⑤健胃、解痉和利胆作用:薄荷油有健胃作用,薄荷醇与薄荷酮有解除胃肠平滑肌痉挛和明显的利胆作用。

【功效与主治】性凉,味辛。散风热,清头目,利咽喉,透疹,解郁。主风热表证,头痛目赤,咽喉肿痛,麻疹不透,陷疹瘙痒,肝郁胁痛常用量 3 ~ 6g,入煎剂宜后下。常用中成药,感冒清热颗粒,功效疏风散寒、解表清热。用于风寒感冒,头痛发热,恶寒身痛,鼻流清涕,咳嗽咽干。

【附注】绿薄荷,又名留兰香 Menthae Spicatae Herba,为唇形科植物留兰香 *Mentha spicata* L. 的干燥全草。原产南欧、加那利群岛、马德拉群岛及美国。现我国河北、江苏、浙江、广东、等地都有栽培。挥发油中主要为藏茴香酮、柠檬烯等,不含薄荷醇,应与薄荷加以鉴别。

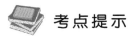 **考点提示**

A 型题

《中国药典》中,以挥发油作为质量控制指标的中药是

A. 龙胆　　　　B. 穿心莲　　　　C. 黄芪　　　　D. 薄荷　　　　E. 黄柏

标准答案:D

泽兰　Lycopi Herba

为唇形科植物毛叶地瓜儿苗 *Lycopus lucidus* Turcz. var. *hirtus* Regel 的干燥地上部分。全国大部分地区均产。夏、秋季茎叶茂盛时采割,晒干。药材茎呈方柱形,少分枝,四面均有一浅纵沟,直径 0.2 ~ 0.6cm;表面黄绿色或带紫色。节处紫色明显,有白色茸毛;质脆,断面黄白色,髓部中空。叶对生,有短柄;叶片多皱缩,展平后呈披针形或长圆形,长 5 ~ 10cm;上表面黑绿色,下表面灰绿色,密具腺点,两面均具有短毛;先端尖,边缘有锯齿。花簇生叶腋成轮状,花冠多脱落,苞片及花萼宿存,黄褐色。气微,味淡。性微温,味苦、辛;活血调经,去瘀消痛,利水消肿;用于月经不调,经闭,痛经,产后瘀血腹痛,水肿。常用量 6 ~ 12g。

香薷　Moslae Herba

为唇形科植物石香薷 *Mosla chinensis* Maxim. 或江香薷 *M. chinensis* ' JiangXiangru ' 的干燥地上部分。前者习称"青香薷",后者习称"江香薷"。青香薷主产于广东、广西、福建、湖南等地;江香薷主产于江西、浙江。夏季茎叶茂盛、花盛时择晴天采割,除去杂质阴干。

青香薷　长 30 ~ 50cm,基部紫红色,上部黄绿色或淡黄色,全体密被白色茸毛。茎方柱形,直径 1 ~ 2mm,节明显,节间长 4 ~ 7cm;质脆,易折断。叶对生,多皱缩或脱落,叶片展平后呈长卵形或披针形,暗绿色或黄绿色,边缘有 3 ~ 5 疏浅锯齿。穗状花序顶生及腋生,苞片圆卵形或圆倒卵形,脱落或残存;花萼宿存,钟状,淡紫红色或灰绿色,先端 5 裂,密被茸毛。小坚果 4,直径 0.7 ~ 1.1mm,近圆球形,具网纹,网间隙下凹呈浅凹状。

江香薷　长 55 ~ 66cm,表面黄绿色,质较柔软。叶边缘有 5 ~ 9 疏浅锯齿。果实直径 0.9 ~ 1.4mm,表面具疏网纹。气清香而浓,味微辛而凉。以枝嫩、穗多、香气浓者为佳。

性微温,味辛;发汗解表,和中化湿,行水消肿;用于暑湿感冒,恶寒发热,头痛无汗,腹痛吐泻,小便不利、水肿。

＊肉苁蓉　Cistanches Herba

【来源】为列当科植物肉苁蓉 *Cistanche deserticola* Y. C. Ma 或管花肉苁蓉 *C. tubulosa* (*Schrenk*) Wight 干燥带鳞叶的肉质茎。

【产地】肉苁蓉主产于内蒙古、新疆、陕西、甘肃、青海等省区。以内蒙古产量最大。管花肉苁蓉主产于新疆。

【采制】多于春季苗未出土或刚出土时采挖,除去花序,切段,晒干。通常将鲜品置沙土中半埋半露,较全部暴晒干得快,干后即为甜大芸(淡大芸),质佳。秋季采收者因水分大,不易干燥,故将肥大者投入盐湖中腌 1 ~ 3 年(盐大芸),质量较次,药用时须洗去盐分。

【性状鉴定】

肉苁蓉　呈扁圆柱形,稍弯曲,长 3 ~ 15 cm,直径 2 ~ 8cm。表面棕褐色或灰棕色,有纵沟,密被覆瓦状排列的肉质鳞叶,鳞叶菱形或三角形,宽 0.5 ~ 1.5cm,厚约 2mm,通常鳞片先端已

生药学

断,鳞叶脱落后可见弯月形叶痕。体重,质硬韧,不易折断。断面棕褐色,有淡棕色点状维管束,排列成波状环纹或锯齿状(图 12 - 20)。气微,味甜、微苦。

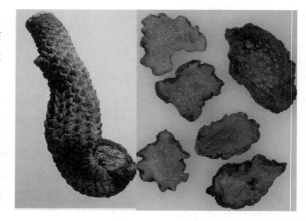

图 12 - 20 肉苁蓉及饮片

管花苁蓉 呈扁纺锤形或纺锤形,长 5 ~ 25cm,直径 2.5 ~ 9cm,茎上部鳞叶密集,鳞叶三角形,基部宽阔,多数断落后留下极密的叶基痕。质坚硬,难折断,断面棕黑色,有点状维管束散布。中心无髓。

盐大芸 形状较不整齐,黑褐色,质较软,外面带有盐霜。断面黑色,气微,味咸。

以上均以肉质、条粗长,密被鳞片,色棕褐,柔嫩滋润者为佳。

【化学成分】主要含苯乙基苷类成分肉苁蓉苷 A、肉苁蓉苷 B、肉苁蓉苷 C、肉苁蓉苷 H 和松果菊苷、多糖等。此外,按《中国药典》2015 年版高效液相法(通则 0512)测定,本品按干燥品计算,含松果菊苷和毛蕊花糖苷的总量不得少于 0.30%;管花肉苁蓉含松果菊苷和毛蕊花糖苷的总量不得少于 1.5%。

【药理作用】肉苁蓉能增强体液和细胞免疫功能,增强巨噬细胞吞噬能力。尚能调整机体内分泌、促进代谢及延缓衰老作用。此外尚可通便、降压、抗心肌缺血、抗突变等。

【功效与主治】性温,味甘、咸。补肾阳,益精血,润肠通便。用于肾虚阳痿,遗精早泄及腰膝冷痛,筋骨无力,肠燥便秘。常用量 6 ~ 9g。

【附注】下列同科植物为非正品:

①盐生肉苁蓉 Cistanche salsa(C. A. Mey.)G. Beck 的带鳞叶的肉质茎。断面黄棕色,有黄白色点状维管束,排列成深波状环纹气微,味微甜后微苦。②沙苁蓉 Cistanche sinensis G. Beck 的带鳞叶的肉质茎。茎呈圆柱形,稍扁,鳞叶窄短;花冠淡黄色,极少裂片带淡红色,干后常变黑蓝色。质硬,无韧性。③草苁蓉 Boschniakia rossica(Cham. Et Schlecht.)Fedtsch. 的带鳞叶的肉质茎。鳞叶多数,三角状或卵形,先端锐尖,花冠暗红紫色,蒴果卵球状。④新疆肉苁蓉 Cistanche tubelosa(Schrenk.)R. Wight。药材呈扁圆锥状或纺锤形,茎下部鳞叶较疏,上部密集,鳞叶基部宽阔。断面棕黑色,颗粒性,有点状维管束散布,有时中空。气微,味甜而微苦。

 课堂讨论

从以下几方面总结肉苁蓉的性状特征:外形、表面、质地、断面、气味。

* 锁阳 Cynomorii Herba

【来源】为锁阳科植物锁阳 Cynomorium songaricum Rupr. 的干燥肉质茎。

【产地】主产于内蒙古、宁夏、新疆、甘肃等地。

【采制】春季采挖,除去花序,切断,晒干。

【性状鉴定】呈扁圆柱形,一端略细而微弯曲,长 5 ~ 15cm,直径 1.5 ~ 5cm。表面棕色至棕褐色,粗糙,具明显纵沟及不规则凹陷,有的残存三角形的黑棕色鳞片。体重,质硬,难折断,断面浅棕色或棕褐色,有黄色三角状锥管束。气微,味甘而涩(图12-21)。以体肥大,色红,坚实,断面粉性,不显筋脉者为佳。

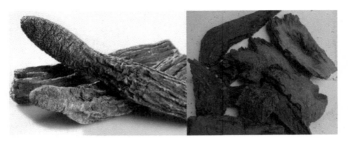

图12-21　锁阳药材及饮片

【化学成分】茎主含三萜类成分如锁阳萜、熊果酸等,挥发油,花色苷,鞣质,脯氨酸等多种氨基酸及糖类。

【药理作用】锁阳具有耐缺氧、抗疲劳、耐热、耐寒、抗应激作用,对血小板聚集有明显抑制作用。对人体肾上腺皮质分泌功能、免疫功能、肠功能等都具有促进作用。

【功效与主治】性温,味甘。补肾阳,益精血,润肠通便。用于肾阳不足,精血亏虚,腰膝痿软,阳痿滑精,肠燥便秘。

 课堂讨论

如何区别肉苁蓉与锁阳?

*穿心莲　Andrographis Herba

【来源】为爵床科植物穿心莲 *Andrographis paniculata*（Burm. f.）Nees 的干燥地上部分。

【产地】主要栽培于广东、广西、福建等省区。现云南、四川、江西、江苏等省也有栽培。

【采制】秋初茎叶茂盛时采割,晒干。

【性状鉴定】茎呈方柱形,四角茎棱明显外突,绿色,多分枝,长50~70cm,节稍膨大;质脆,易折断,断面有白色髓部。单叶对生,叶柄短或近无柄;叶片皱缩、易碎,完整者展开后呈披针形或卵状披针形,长3~12cm,宽2~5cm,先端渐尖,基部楔形下延,全缘或波状;上表面绿色,下表面灰绿色,两面光滑。气微,味极苦(图12-22)。以色绿、叶多者为佳。《中国药典》规定,叶含量不得少于30%。

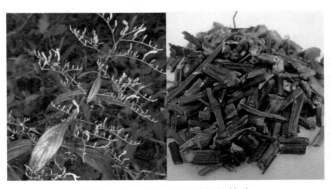

图12-22　穿心莲原植物及饮片

【显微鉴定】

叶横切面 表皮为一层薄壁细胞。上表皮细胞类方形或长方形,下表皮细胞较小,上、下表皮均含有圆形、长椭圆形或棒状钟乳体的晶细胞;并有腺鳞,有的可见非腺毛。栅栏组织为1~2列细胞,贯穿于主脉上方;海绵组织排列疏松。主脉维管束外韧型,呈凹槽状,木质部上方薄壁组织内亦有晶细胞(图12-23)。

叶粉末特征 呈鲜绿色。①含钟乳体细胞多,卵形、椭圆形、长圆形,直径约至36μm,长约至180μm,较大端有脐样点痕,层纹波状。②气孔直轴式,副卫细胞大小悬殊,少数为不定式。③腺鳞头部扁球形,4、6或8细胞,直径至40μm,柄仅3μm。④非腺毛圆锥形,1~4细胞,长至160μm,基部直径至40μm,有的具角质线纹(图12-24)。

【化学成分】全草含大量苦味素,为二萜内酯类化合物:主要为穿心莲内酯,含1.5%以上,其次为新穿心莲内酯和去氧穿心莲内酯及其苷类。此外尚含有穿心莲酮、穿心莲烷、β-谷甾醇-D-葡萄糖苷等。按照《中国药典》2015年版高效液相法(通则0512)测定,本品按干燥品计算,含脱水穿心莲内酯和穿心莲内酯的总量不得少于0.80%。

【理化鉴定】薄层色谱法 按照《中国药典》2015年版薄层色谱法(通则0502)测定,穿心莲药材粉末加乙醇超声处理,浓缩。再取脱水穿心莲内酯、穿心莲内酯对照品,作为对照品溶液。以氯仿-乙酸乙酯-甲醇(4:3:0.4)为展开剂,供试品色谱中,在与对照药材色谱和对照品色谱相应的位置上,分别显相同颜色的斑点;喷以2%3,5-二硝基苯甲酸乙醇溶液与2mol/L氢氧化钾溶液的等量混合液(临用时配制),立即在日光下观察,供试品色谱中,在与对照药材色谱和对照品色谱相应的位置上,分别显相同颜色的斑点。

【药理作用】穿心莲几种内酯类成分具不同程度的解热作用和抗炎作用。穿心莲煎剂具抑菌作用且能提高人体免疫功能。尚有中止妊娠作用,有抗蛇毒及毒蕈碱样作用和利胆作用等。

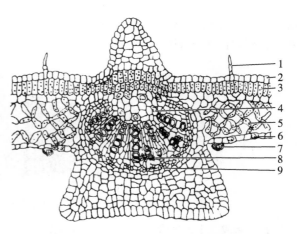

图12-23 穿心莲(叶)横切面简图
1. 非腺毛 2. 上表皮细胞 3. 栅栏组织 4、6. 钟乳体
5. 海绵组织 7. 腺鳞 8. 木质部 9. 韧皮部

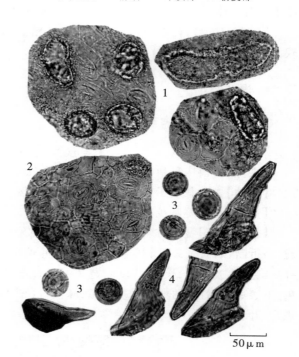

50μm

图12-24 穿心莲(叶)粉末图
1. 晶细胞 2. 下表皮细胞气孔 3. 腺鳞 4. 非腺毛

【功效与主治】性寒,味苦。清热解毒,凉血,消肿。主治咽喉肿痛,感冒发热,肺炎,百日咳,肺结核,肺脓疡,胆囊炎,痢疾泄泻,疮疖痈肿,水火烫伤,毒蛇咬伤。常用量 6～9g;中成药穿心莲片,清热解毒,凉血消肿。用于邪毒内盛,感冒发热,咽喉肿痛,口舌生疮。

 考点提示

A 型题

茎方柱型,节稍膨大,叶柄短,叶片皱缩,整理展平后呈披针或卵状披针形,上表面绿色,下表面灰绿色,二面光滑,味极苦的药材是

A. 青香薷   B. 穿心莲   C. 半枝莲

D. 广藿香   E. 绵茵陈

标准答案:B

B 型题

1. 气微,搓碎后有鱼腥气,味微涩的中药材是

2. 气微,味极苦的中药材是

3. 气香特异,味微苦的中药材是

4. 具清凉香气,味辛凉的中药材是

5.《中国药典》规定,叶不得少于20%的药材是

A. 薄荷   B. 荆芥   C. 鱼腥草

D. 广藿香   E. 穿心莲

标准答案:1. C   2. E   3. D   4. A   5. D

车前草 Plantaginis Herba

为车前科植物车前 *Plantago asiatica* L. 或平车前 *Plantago depressa* Willd. 的干燥全草。全国各地均产。夏季采挖,除去泥沙,晒干。

车前 根丛生,须状。叶基生,具长柄;叶片皱缩,展平后呈卵状椭圆形或宽卵形,长6～13cm,宽2.5～8cm;表面灰绿色或污绿色,具明显弧形脉5～7条;先端钝或短尖,基部宽楔形,全缘或有不规则波状浅齿。穗状花序数条,花茎长。蒴果盖裂,萼宿存。气微香,味微苦。

平车前 主根直而长。叶刀较狭,长椭圆形或椭圆状披针形,长5～14cm,宽2～3cm。

性寒,味甘。清热利尿,祛痰,凉血,解毒。用于水肿尿少,热淋涩痛,暑湿泻痢,痰热咳嗽,吐血衄血,痈肿疮毒。常用量9～30g;鲜品30～60g,煎服或捣汁服。外用鲜品适量,捣敷患处。

【附】车前子 *Plantaginis semen* 为车前科植物车前 *Plantago asiatica* L. 或平车前 *Plantago depressa* Will D. 的干燥成熟种子,夏、秋二季种子成熟时采收。种子呈椭圆形、不规则长圆形或三角状长圆形,略扁,长约2mm,宽约1mm;表面黄棕色至黑褐色,有细皱纹,一面有灰白色凹点状种脐;质硬,气微,味淡。性寒,味甘;清热利尿通淋,渗湿止泻,明目,祛痰;用于热淋涩痛,水肿胀满,暑湿泻痢,目赤肿痛,痰热咳嗽,常用量9～15g。

白花蛇舌草 Hedyotidis Diffusae Herba

为茜草科植物白花蛇舌草 *Hedyotis diffusa* Will D. 的干燥全草。主产于广东、广西、福建,长江以南其他各省亦产。药材全草扭缠成团状,灰绿色或灰棕色。主根1条,须根纤细。茎细而卷曲,具纵棱。叶对生,多破碎,极皱缩,易脱落,完整叶片线形;有托叶,长1～2mm,膜质,

233

下部联合,顶端有细齿。花通常单生于叶腋,多具梗。蒴果扁球形,顶端具 4 枚宿存的萼齿。气微,味淡。白花蛇舌草的多糖具有明显的增强免疫活性和抗肿瘤作用。性凉,味甘、淡;清热解毒,利尿消肿,活血止痛。

佩兰　Eupatorii Herba

为菊科植物佩兰 *Eupatorium fortunei* Turcz. 的干燥地上部分。产于河北、山东、江苏、浙江等省。夏、秋二季分两次采割,除去杂质,晒干。茎呈圆柱形,长 30 ~ 100cm,直径 0.2 ~ 0.5cm;表面黄棕色或黄绿色,有的带紫色,有明显的节及纵棱线;质脆,断面髓部白色或中空。叶对生,有柄,叶片多皱缩、破碎,绿褐色;完整叶片 3 裂或不分裂,分裂者中间裂片较大,展平后呈披针形或长圆状披针形,基部狭窄,边缘有锯齿;不分裂者展平后呈卵圆形、卵状披针形或椭圆形。气芳香,味微苦。性平,味辛。芳香化湿,醒脾开胃,发表解暑。用于湿浊中阻、脘痞呕恶、口中甜腻、口臭、多涎、暑湿表症、头胀胸闷。常用量 9 ~ 10g。

* 茵陈　Artemisiae Scopariae Herba

【来源】为菊科植物滨蒿 *Artemisia scoparia* Waldst. et Kit. 或茵陈蒿 *A. capillaries* Thunb. 的干燥地上部分。春季采收的习称"绵茵陈",秋季采收的称"花茵陈"。

【产地】滨蒿主产于东北地区及河北、山东等地,茵陈蒿主产于陕西、山西、安徽等地,以陕西产者(名西茵陈)质量最佳。

【采制】春季幼苗高 6 ~ 10cm 时采收或秋季花蕾长成至花初开时采割,除去杂质及老茎,晒干。

【性状鉴定】

绵茵陈　多卷曲成团状,灰白色或灰绿色,全体密被白色茸毛,绵软如绒。茎细小,长 1.5 ~ 2.5cm,直径 0.1 ~ 0.2cm,除去表面白色绒毛后可见明显纵纹;质脆,易折断;叶具柄,展平后叶片呈一至三回羽状分裂,叶片长 1 ~ 3cm,宽约 1cm,小裂片卵形或稍呈倒披针形、条形,先端锐尖。气清香,味微苦(图 12 - 25)。

花茵陈　茎呈圆柱形,多分枝,长 30 ~ 100cm,直径 2 ~ 8mm;表面淡紫色或紫色,有纵条纹,被短柔毛;体轻,质脆,断面类白色。叶密集或脱落,下部叶二至三回羽状深裂,裂片条形或细条形,两面密被白色柔毛;茎生叶一至二回羽状全裂,基部抱茎,裂片细丝状。头状花序卵形,多数集成圆锥状,长 1.2 ~ 1.5mm,直径 1 ~ 1.2mm,有短梗;总苞片 3 ~ 4 层,卵形,苞片 3 裂;外层雌花 6 ~ 10 个,可多达 15 个,内层两性花 2 ~ 10 个,瘦果长圆形,黄棕色。气芳香,味微苦。

以质嫩、绵软、色灰白、香气浓者为佳。

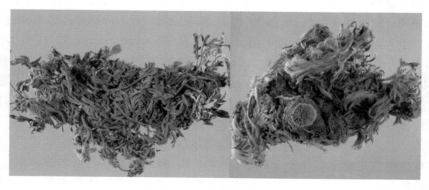

图 12 - 25　绵茵陈、花茵陈

【显微鉴定】**茵陈蒿叶粉末**　①上表皮细胞壁较平直,下表皮细胞垂周壁波状弯曲。②上、下表皮均有不定式气孔。③腺毛少,顶面观呈鞋底形,常充满淡黄色油状物质,上下表面无明显差异。④表面密布丁字形非腺毛,具柄部及单细胞臂部;臂细胞直线延伸,两臂不等长,臂全长 600 ~ 1700μm,细胞壁厚,胞腔常呈细缝状,柄 1 ~ 2 细胞,极短(图 12 – 26)。

【化学成分】滨蒿含具有利胆作用的有效成分 6,7 – 二甲氧基香豆素。挥发油在花期高达 0.95%。花头及种子含滨蒿素 0.92% ~ 2%。茵陈中 6,7 – 二甲氧基香豆素开花期含量最高,可达 1.98%,另外含绿原酸和咖啡酸。全草含挥发油约 0.27%,果穗较多,达 1%。按《中国药典》2015 年版高效液相法(通则 0512)测定,本品按干燥品计算,绵茵陈含绿原酸不得少于 0.50%。花茵陈含滨蒿内酯不得少于 0.20%。

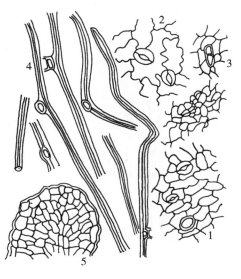

图 12 – 26　茵陈蒿(叶)图
1. 上表皮　2. 下表皮　3. 腺毛
4. 非腺毛　5. 叶裂片顶端碎片

【理化鉴定】

1. 取粗粉 1g,加乙醇 20ml,水浴回流 30 分钟,滤过,滤液呈淡黄绿色,置紫外光灯下观察,显紫红色荧光。

2. **薄层色谱法**

按照《中国药典》2015 年版薄层色谱法(通则 0502)测定,取上述黄色油状物的另一半以氯仿 0.5ml 溶解后点样,以对羟基苯乙酮、蒿属香豆素乙醇液为对照。以石油醚(60℃ ~ 90℃) – 醋酸乙酯 – 丙酮(6:3:0.5)为展开剂。

以 0.5% 2,4 – 二硝基苯肼 2mol/L 盐酸溶液显色,在紫外光灯(254nm)下观察,供试品色谱中,在与对照品色谱相应的位置上,显相同的颜色斑点。

【药理作用】茵陈煎剂具显著的利胆保肝作用。茵陈煎剂还对多种病原微生物外有不同程度的抑制作用,尤其对黄曲霉菌、钩端螺旋体有强抑制作用。此外,尚有明显的解热、镇痛、抗炎作用,并能从多方面提高机体的免疫功能 。

【功效与主治】性微寒,味苦、辛。清湿热,利胆退黄。用于黄疸尿少,湿温暑湿,湿疮瘙痒等。常用量 6 ~ 15g。护肝片疏肝理气,健脾消食。具有降低转氨酶作用,用于慢性肝炎及早期肝硬化。

＊青蒿　Artemisiae Annuae Herba

【来源】为菊科植物黄花蒿 *Artemisia annua* L. 的干燥地上部分。

【产地】分布于全国各地,以四川、云南、贵州产质佳。

【采制】夏季花盛开时割取地上部分,除去老茎,阴干。

【性状鉴定】茎呈圆柱形,上部多分枝,长 30 ~ 80cm,直径 0.2 ~ 0.6cm。表面黄绿色或棕黄色,具纵棱线。质略硬,易折断,折断面黄白色,中部有髓。叶互生,暗绿色或棕绿色,卷缩易碎,完整者展平后为三回羽状深裂,裂片及小裂片矩圆形或长椭圆形,两面被短毛。气香特异,味微苦有清凉感(图 12 - 27)。以色绿、叶多、香气浓者为佳。

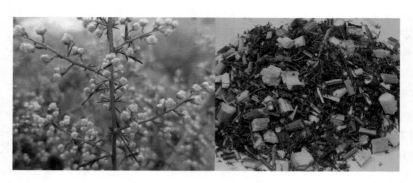

图 12 - 27 青蒿原植物及饮片

【显微鉴定】

叶表面制片　①上下表皮细胞不规则,垂周壁波状弯曲,脉脊上的表皮细胞为窄长方形。②不定式气孔微突于表面,保卫细胞肾形。③腺毛呈椭圆形,常充满黄色挥发油,其两个半圆形分泌细胞的排列方向一般与最终裂片的中脉平行。④表面密布丁字形非腺毛,其壁横向延伸或在柄部着生处折成 V 字形,长 240 ~480 ~816μm,柄细胞细小,单列,3 ~8 个,在中脉附近可见只具柄细胞的毛(图 12 - 28)。

叶横切面　表皮细胞一层,长椭圆形,排列紧密,可见有气孔、丁字毛及腺毛。叶肉组织等面型。上面栅栏组织细胞延续至中脉,下面于中脉处中断。维管束位于中心(图 12 - 29)。

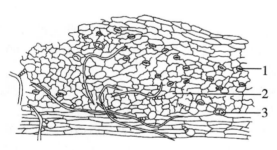

图 12 - 28 青蒿(叶)表面制片图

1. 气孔 2. 丁字毛 3. 腺毛

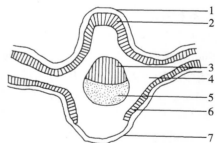

图 12 - 29 青蒿(叶)横切面简图

1. 上表皮 2、6. 栅栏组织 3. 木质部

4. 叶肉组织 5. 韧皮部 7. 下表皮

【化学成分】全草含挥发油 0.3% ~0.5%,油中主含莰烯、异蒿酮,1 - 樟脑、β - 蒎烯、β - 丁香烯等。黄花蒿中含多种倍半萜内酯,为抗疟有效成分青蒿素及青蒿甲素、乙素、丙素、丁素和戊素等。另含青蒿酸、青蒿内酯、青蒿醇、黄酮类及香豆素类化合物。研发的青蒿素系列衍生物具有高效、速效、低毒的特点,其中青蒿甲醚的抗疟效价高于青蒿素 10 倍以上,且复发率低,毒性较小,已广泛应用于临床。

【理化鉴定】**薄层色谱法**　按照《中国药典》2015 年版薄层色谱法(通则 0502)测定,取本品粉末 3g 制作为供试品溶液。另取青蒿素对照品制作为对照品溶液。吸取上述两种溶液各 5μl,分别点于同一硅胶 G 薄层板上,以石油醚(60℃ ~90℃) - 乙醚(4:5)为展开剂,展开,取出,晾干,喷以 2% 香草醛的 10% 硫酸乙醇溶液,在 105℃ 加热至斑点显色清晰,置紫外光灯(365nm)下检视。供试品色谱中,在与对照品色谱相应的位置上,显相同颜色的荧光斑点。

【药理作用】青蒿素及其衍生物具有抗疟作用,还具有增强免疫、抗血吸虫、抗流感病毒作用。挥发油有镇咳、祛痰、平喘和解热作用,并对所有皮肤癣菌有抑制和杀灭作用;水煎液有明显利胆作用,并有广谱抗菌作用。

【功效与主治】性寒,味苦、辛。清虚热,除骨蒸,解暑热,截疟,退黄。用于温病,暑热,骨蒸劳热,疟疾,痢疾,黄疸,疥疮,瘙痒。6～12g,入煎剂宜后下。

 ## 知识拓展

青蒿素

青蒿素是我国在 20 世纪 70 年代从青蒿中发现的新型抗疟药,是继喹啉类抗疟药以后的重大突破。在此之前人们一直认为,抗疟药物的结构中必须有含氮元素的杂环才能有效,但青蒿素却完全是由碳、氢、氧三种元素组成的。青蒿素及其衍生物的问世解决了长期困扰医学界对喹啉类药物产生耐药性疟疾的治疗问题,并在过去 30 年里挽救了无数疟疾患者的生命。中国中医科学院研究员屠呦呦,因在发现青蒿素研究中的卓越贡献,2011 年 9 月荣获被誉为诺贝尔奖"风向标"的美国拉斯克医学大奖;并于 2015 年 10 月荣获诺贝尔生理学或医学奖,是中国医学界迄今为止获得的最高奖项。

大蓟　Cirsii Japonici Herba

为菊科植物蓟 *Cirsium japonicum* DC. 的干燥地上部分。主产于江苏、浙江、四川等地。夏、秋二季花开时割取地上部分,除去杂质,晒干。药材茎呈圆柱形,基部直径可达 1.2cm;表面绿褐色或棕褐色,有数条纵棱,被丝状毛;断面灰白色,髓部疏松或中空。叶皱缩,多破碎,完整叶片展平后呈倒披针形或倒卵状椭圆形,羽状深裂,边缘具不等长的针刺;上表面灰绿色或黄棕色,下表面色较浅,两面均具灰白色丝状毛。头状花序顶生,球形或椭圆形,总苞黄褐色,羽状冠毛灰白色。气微,味淡。性凉,味甘、苦;凉血止血,祛瘀消肿;用于吐血、衄血、尿血、崩漏、痈肿疮毒。

＊蒲公英　Taraxaci Herba

【来源】为菊科植物蒲公英 *Taraxacum mongolicum Han D.* – Mazz.、碱地蒲公英 *T. borealisinense* Kitam. 或同属多种植物的干燥全草。

【产地】全国大部分地区均产,主产于山西、河北、山东及东北各地。

【采制】春至秋季花初开时采挖,除去杂质,洗净,晒干。药材呈皱缩卷曲的团块。

【性状鉴定】根呈圆锥状,多弯曲,长 3～7cm;表面棕褐色,抽皱;根头部有棕褐色或黄白色的茸毛,有的已脱落。叶基生,多皱缩破碎,完整叶片呈倒披针形,绿褐色或暗灰色,先端尖或钝,边缘浅裂或羽状分裂,基部渐狭,下延呈柄状,下表面主脉明显。花茎一至数条,每条顶生头状花序,总苞片多层,内面一层较长,花冠黄褐色或淡黄白色。有的可见多数具白色冠毛的长椭圆形瘦果。气微,味微苦(图 12 – 30)。以叶多、色绿、根完整者为佳。

【化学成分】全草含蒲公英甾醇、胆碱、菊糖、果胶等。根含蒲公英甾醇、蒲公英赛醇、蒲公英苦素及咖啡酸。具有抗菌、通乳、抗肿瘤、利胆作用。

【功效与主治】性寒,味苦、甘。清热解毒,消肿散结,利尿通淋。用于疔疮肿毒、乳痈、瘰疬、肺痈、肠痈、湿热黄疸、热淋涩痛、目赤、咽喉痛。常用量 9～15g。外用鲜品适量捣敷或煎

生药学

汤熏洗患处。

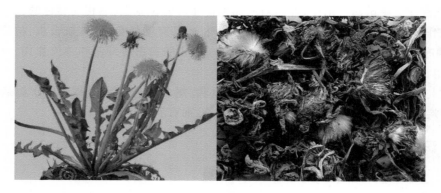

图 12 - 30　蒲公英原植物及饮片

淡竹叶　Lophatheri Herba

为禾本科植物淡竹叶 *Lophatherum gracile* Brongn. 的干燥茎叶。产于江浙、湖南、湖北等地。夏季未抽花穗前采割,晒干。带叶的茎长 25～75cm,圆柱形,有节,表面淡黄绿色,断面中空。叶鞘开裂。叶片披针形,有时皱缩卷曲,长 5～20cm,宽 1～3.5cm;表面浅绿色或黄绿色。叶脉平行,具横行小脉,形成长方形的网格状,下表面尤为明显。体轻,质柔韧。气微,味淡。性寒,味甘、淡。清热除烦,利尿通淋。用于热病烦渴,小便短赤涩痛,口舌生疮。常用量 6～9g。

 ## 知识拓展

淡竹

植物淡竹 *Phyllostachys nigra* Munro var. *henonis* 的叶不是药材淡竹叶。淡竹茎的节间部,可刮取竹茹供药用;主治肺热咳嗽、咳痰稠厚、胃热呕吐、呃逆等症,疗效与本品不同,但其叶在《本草纲目》中也称"淡竹叶",故应注意鉴别。

*石斛　Dendrobii Herba

【来源】为兰科植物金钗石斛 *Dendrobium nobile* Lindl.、鼓槌石斛 *Dendrobium chrysotoxum* Lindl. 或流苏石斛 *Dendrobium fimbriatum* Hook. 的栽培品及其同属植物近似种的新鲜或干燥茎。

【产地】以上各种石斛主产于广西、贵州、广东、云南、安徽、浙江等地。

【采制】全年均可采收,鲜用者除去根及泥沙;干用者采收后,除去杂质,用开水略烫或烘软,再边搓边烘晒,至叶鞘搓净,干燥。

【性状鉴定】

鲜石斛　呈圆柱形或扁圆柱形,长约 30cm,直径 0.4～1.2cm。表面黄绿色,光滑或有纵纹,节明显,色较深,节上有膜质叶鞘。肉质,多汁,易折断。气微,味微苦而回甜,嚼之有黏性(图 12 - 31)。

金钗石斛　呈扁圆柱形,长 20～40cm,直径 0.4～0.6cm,节间长 2.5～3cm。表面金黄色或黄中带绿色,有深纵沟。质硬而脆,断面较平坦。气微,味苦。

鼓槌石斛　呈粗纺锤形,中部直径 1～3cm,具 3～7 节。表面光滑,金黄色,有明显凸起的棱。质轻而松脆,断面海绵状。气微,味淡,嚼之有黏性。

流苏石斛等 呈长圆柱形,长 20~150cm,直径 0.4~1.2cm,节明显,节间长 2~6cm。表面黄色至暗黄色,有深纵槽。质疏松,断面平坦或呈纤维性。味淡或微苦,嚼之有黏性。

鲜品以色黄绿、肥满多汁、嚼之发黏者为佳。干品均以色金黄、有光泽、质柔切者为佳。

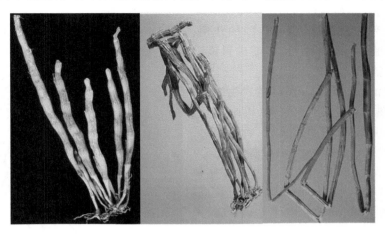

图 12-31 鲜石斛、金钗石斛及流苏石斛

 课堂讨论

某石斛基地所种植、生产的石斛呈长圆柱形,直径 0.4~1.2cm,节明显,节间长 2~6cm。表面黄色至暗黄色,有深纵槽。质疏松,断面平坦或呈纤维性。味淡或微苦,嚼之有黏性。根据以上信息判断该品种应为哪种石斛。

【显微鉴定】横切面。

金钗石斛 表皮细胞 1 层,扁平,外被鲜黄色角质层。基本组织细胞大小较悬殊,有壁孔,散在多数外韧型维管束,排成 7~8 圈。维管束外侧纤维束新月形或半圆形,其外侧薄壁细胞有的含类圆形硅质块,木质部有 1~3 个导管直径较大。含草酸钙针晶细胞多见于维管束旁(图 12-32,12-33)。

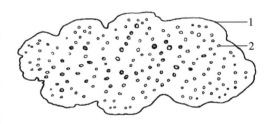

图 12-32 金钗石斛横切面
1. 表皮 2. 维管束

鼓槌石斛 表皮细胞扁平,外壁及侧壁增厚,胞腔狭长形;角质层淡黄色。基本组织细胞大小差异较显著。多数外韧型维管束略排成 10~12 圈,木质部导管大小近似。有的可见草酸钙针晶束细胞。

流苏石斛等 表皮细胞扁圆形或类方形,壁增厚或不增厚。基本组织细胞大小相近或有差异,散列多数外韧型维管束,略排成数圈。维管束外侧纤维束新月形或呈帽状,其外缘小细胞有的含硅质块;内侧纤维束无或有,有的内侧纤维束连接成鞘。有的薄壁细胞中含草酸钙针晶束和淀粉粒。

【化学成分】除鼓槌石斛外,目前已从 14 种石斛属植物中分离获得 34 个生物碱,石斛碱类生物碱 21 种。鼓槌石斛主要成分为联苄类化合物如毛兰素、菲类化合物如毛兰菲等。金钗石斛:按《中国药典》2015 年版气相色谱法测定,本品按干燥品计算,含石斛碱不得少于

0.40％。鼓槌石斛:按《中国药典》2015 年版高效液相法(通则 0512)测定,本品按干燥品计算,含毛兰素不得少 0.030％。

【药理作用】石斛所含的抗氧化类成分可以起到抗衰老、改善肝功能、延缓白内障的作用,具有降血糖、降血脂、抗炎作用,可促进胃液分泌而助消化,有清热功能。

【功效与主治】性微寒,味甘。益胃生津,滋阴清热。用于热病津伤,口干烦渴,胃阴不足,食少干呕,病后虚热不退,阴虚火旺,骨蒸劳热,目暗不明,筋骨痿软。常用量 6～12g,鲜品15～30g。入复方宜先煎,单用可久煎。复方石斛片滋养肝肾,益气明目,用于昏眇内障、视力减退、瞳神散大及圆翳内障、云雾移睛之视物昏朦、迎风流泪等症。

【附】**铁皮石斛** Dendrobii Officinalis Caulis 为兰科植物铁皮石斛 *Dendrobium Officeinale* Kimura et Migo 的干燥茎。11 月至次年 3 月采收,剪去部分须根,边炒边扭成螺旋形或弹簧状,或切成段,烘干,前者习称"铁皮枫斗"(耳环石斛);后者习称"铁皮石斛"。铁皮枫斗呈螺旋状或弹簧状,通常为 2～6 个旋纹,茎拉直后长 3.5～8cm,直径 0.2～0.4cm;表面黄绿色或略带金黄色,有细纵皱纹,节明显,节上有时可见灰白色叶鞘残留,一端可见茎基部留下的短须根。质坚实,易折断,断面平坦,灰白色至灰绿色,略显角质状(图 12－34)。耳环石斛以色黄绿、饱满、结实者为佳。气微,味淡,嚼之有黏性,无渣,味甘。

【附注】商品石斛曾多次发现有兰科金石斛属(Ephemerantha)、石仙桃属(Pholidota)、石豆兰属(Bul-bophyllum)植物的根状茎及假鳞茎混作石斛入药。

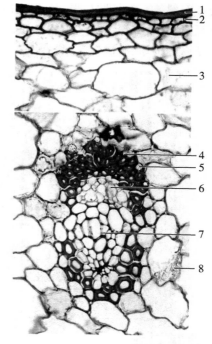

图 12－33　金钗石斛横切面详图

1. 角质层　2. 表皮　3. 薄壁细胞　4. 纤维束
5. 硅质块　6. 韧皮部　7. 木质部　8. 草酸钙针晶

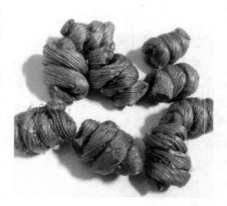

图 12－34　铁皮石斛

 知识拓展

石斛

文献记载,我国野生石斛属植物有 74 种、2 变种。近些年野生资源因过度开发,濒临枯竭。资源调查结果显示,现市售石斛以栽培品为主。我国栽培药用石斛有 30 余种,主要栽培品种有 7 个,分别是铁皮石斛 *D. officinale*、金钗石斛 *D. nobile*、流苏石斛 *D. fimbriatum*、美花石斛 *D. loddigesii*、束花石斛 *D. chrysanthum*、鼓槌石斛 *D. chrysotaxum* 和霍山石斛 *D. Huoshanense*。分布于秦岭以南诸省区。产量云南省第一,浙江省次之。

综合测试

A 型题

1. 麻黄生物碱主要存在于草质茎的

A. 表皮　　　　　　B. 皮层　　　　C. 木质部　　　D. 髓部　　　　E. 角质层

2. 薄荷叶有

A. 分泌道　　　　　　　　B. 乳管　　　　　　　C. 间隙腺毛

D. 腺鳞　　　　　　　　　E. 油细胞

3. 薄荷的最著名的产地是

A. 四川　　　　　　B. 山东　　　　C. 江苏　　　　D. 福建　　　　E. 安徽

4. 组织中有间隙腺毛的药材是

A. 蒲公英　　　B. 穿心莲　　　C. 石斛　　　　D. 广藿香　　　E. 金钱草

5. 荆芥的鉴别特征不包括

A. 茎四棱　　　　　　　　B. 叶互生　　　　　　C. 髓白色

D. 穗状轮伞花序　　　　　E. 小坚果

6. 石斛原植物的科名是

A. 唇形科　　　　B. 菊科　　　　C. 爵床科　　　D. 兰科　　　　E. 伞形科

7. 青蒿的科名和原植物是

A. 菊科植物青蒿　　　　　B. 菊科植物黄花蒿　　　　C. 菊科植物滨蒿

D. 菊科植物牡蒿　　　　　E. 菊科植物香蒿

8. 薄荷挥发油中的主要成分是

A. l - 薄荷酮　　　　　　B. d - 薄荷酮　　　　　C. l - 薄荷脑

D. d - 薄荷脑　　　　　　E. 异薄荷酮

9. 叶片用水浸泡后,透光可见黑色或棕褐色条纹的药材是

A. 广金钱草　　　　　　　B. 金钱草　　　　　　　C. 连钱草

D. 铜钱草　　　　　　　　E. 伸筋草

10. 麻黄粉末显微特征中,侧面观呈哑铃形或电话听筒状的是

A. 气孔副卫细胞　　　　　B. 表皮细胞　　　　　　C. 下皮细胞

D. 气孔保卫细胞　　　　　E. 腺毛

11. 习称"耳环石斛"的是

A. 金钗石斛　　　　　　　B. 马鞭石斛　　　　　　C. 铁皮石斛

D. 黄草石斛　　　　　　　E. 环草石斛

12. 茎与叶均密被灰白茸毛的药材是

A. 广金钱草　　　　　　　B. 绵茵陈　　　　　　　C. 绞股蓝

D. 青蒿　　　　　　　　　E. 金钱草

13. 叶柄基部与托叶合生成鞘状的药材是

A. 穿心莲　　　　　　　　B. 鱼腥草　　　　　　　C. 广藿香

D. 金钗石斛　　　　　　　E. 伸筋草

14. 薄壁细胞中含钟乳体的药材是

    A. 麻黄　　　　　　　　　B. 薄荷　　　　　　　　　C. 广藿香

    D. 穿心莲　　　　　　　　E. 伸筋草

15. 薄壁细胞中含橙皮苷结晶的药材是

    A. 麻黄　　　　　　　　　B. 薄荷　　　　　　　　　C. 广藿香

    D. 穿心莲　　　　　　　　E. 伸筋草

16. 叶呈三回羽状深裂,裂片及小裂片矩圆形,香气特异的药材是

    A. 薄荷　　　　　　　　　B. 广藿香　　　　　　　　C. 青蒿

    D. 穿心莲　　　　　　　　E. 伸筋草

17. 叶呈披针形或卵状披针形,先端渐尖,基部楔形下延,全缘或波状,气微,味极苦的药材是

    A. 薄荷　　　　　　　　　B. 广藿香　　　　　　　　C. 青蒿

    D. 穿心莲　　　　　　　　E. 伸筋草

18. 下列原植物科名不为唇形科的药材是

    A. 荆芥　　　　　　　　　B. 石斛　　　　　　　　　C. 益母草

    D. 薄荷　　　　　　　　　E. 伸筋草

19. 青蒿的主要性状特征不包括

    A. 茎呈圆柱形,具纵棱线　　　　　　　　B. 断面中央髓部常呈空洞

    C. 叶互生,小裂片两面被短毛　　　　　　D. 香气特异,味有清凉感

    E. 易碎

20. 青蒿中的主要成分有

    A. 挥发油　　　　　　　　B. 倍半萜内酯　　　　　　C. 黄酮类

    D. 香豆素　　　　　　　　E. 以上均是

X 型题

1. 麻黄质佳的特征是

    A. 表面色淡绿或黄绿　　　B. 表面色枯黄　　　　　　C. 髓部红棕

    D. 手拉脱节　　　　　　　E. 味辛甘

2. 来源于唇形科的全草类生药是

    A. 荆芥　　　　　　　　　B. 益母草　　　　　　　　C. 薄荷

    D. 细辛　　　　　　　　　E. 金钱草

3. 穿心莲叶的粉末特征可见

    A. 含钟乳体　　　　　　　B. 气孔直轴式　　　　　　C. 有间隙腺毛

    D. 簇晶众多　　　　　　　E. 非腺毛 1～4 细胞

4. 含香豆素类成分的生药是

    A. 麻黄　　　　　　　　　B. 茵陈　　　　　　　　　C. 益母草

    D. 青蒿　　　　　　　　　E. 薄荷

5. 药用部分为全草的是

    A. 紫花地丁　　　　　　　B. 蒲公英　　　　　　　　C. 半枝莲

    D. 麻黄　　　　　　　　　E. 金钱草

（孙　玲）

第十三章　藻菌类生药

🔵 学习目标

【掌握】冬虫夏草、茯苓、猪苓、灵芝的性状鉴定和显微鉴定。

【熟悉】上述生药的来源、产地、采收加工及功效。

【了解】上述生药的化学成分、理化鉴定及药理作用,海藻、昆布、马勃、雷丸等其他藻菌类生药。

第一节　藻菌类生药概述

　　藻类、菌类植物,在形态上无根、茎、叶的分化,内部构造无组织的分化,没有胚胎,是单细胞或多细胞的叶状体或菌丝体,生殖器官结构简单,受精卵直接形成新的个体,故均属于低等植物。

　　藻类植物为自养式的原始低等植物,绝大多数植物为水生。不同的藻类因含有各种不同的色素,而呈现不同的颜色,能进行光合作用。供药用藻类的主要为红藻门、褐藻门,少数为绿藻门植物。红藻门植物体多数是多细胞的叶状、丝状或枝状体,大多生长在海水中,含叶绿素、胡萝卜素、叶黄素、藻红素和藻蓝素,因含藻红素较多,藻体呈红色至紫色。细胞壁分两层,内层为纤维素,外层为胶质层,由红藻所特有的果胶类化合物(如琼胶、海藻胶等)组成。褐藻门植物体是多细胞植物,呈叶状、丝状或枝状体,高级的种类具有固着器、柄和叶片(叶状片、带片),大多生长在海水中,含叶绿素、胡萝卜素和多种叶黄素,因胡萝卜素和叶黄素含量大,藻体呈绿褐色至深褐色。细胞壁内层坚固,由纤维素组成,外层由褐藻所特有的果胶类化合物褐藻胶构成,能使藻体保持润滑。贮藏的营养物质是褐藻淀粉、甘露醇、少量还原糖和油类。绿藻多生活在淡水中,植物体蓝绿色,细胞壁内层为纤维素,外层为果胶质。贮存的营养物质主要是淀粉,其次是油类。藻类植物大多含有多糖类、氨基酸类、萜类、甾醇类以及碘、钙、钾、铁等多种无机元素。常用的藻类生药如海藻、昆布。

　　菌类植物为不含有叶绿体的异养式生物,分为细菌门、黏菌门和真菌门,供药用的主要是真菌类植物。真菌的异养方式有寄生、腐生,或寄生兼腐生。真菌的细胞壁主要由纤维素和几丁质所组成,少数真菌是丝状的单细胞,大多数真菌的营养体是由多细胞的分枝状菌丝或不分枝的菌丝构成。菌丝是纤细的管状体,直径一般在 $10\,\mu m$ 以下,菌丝有潜在的生长能力,在非繁殖时期结构是疏松的,但在繁殖期或环境不良时,菌丝相互紧密地交织在一起,形成各种形态的菌丝组织体,如菌核、子座、子实体。菌核是菌丝紧密缠结在一起形成坚硬的团块状物,为菌丝的休眠体,如猪苓、茯苓;某些真菌在繁殖期能形成产生孢子的结构,称为子实体,如灵芝;

容纳子实体的褥座称为子座,是菌丝由营养阶段向繁殖阶段过度的一种结构,如冬虫夏草菌体上的棒状物。

真菌类生药主要分布在子囊菌亚门和担子菌亚门。子囊菌的主要特征是有性生殖过程中产生子囊,在子囊中形成子囊孢子,如冬虫夏草。担子菌的主要特征是有性生殖过程中形成担子,在担子上生有担孢子,药用部分主要为子实体和菌核,形状因种类不同而异,有伞状、分枝状、片状、猴头状、球状等,如灵芝、马勃、茯苓、猪苓、雷丸等。真菌类生药常含有多糖、氨基酸、生物碱、甾醇类、萜类及抗生素等成分,其中多糖类成分有增强免疫功能、抗肿瘤等作用,如灵芝多糖、茯苓多糖、猪苓多聚糖、银耳多糖等。

第二节　藻类生药

昆布　Laminariae Thallus,Eckloniae Thallus

为海带科植物海带 *Laminaria japonica Aresch.* 或翅藻科植物昆布 *Ecklonia kurome - Okam.* 的干燥叶状体。沿海各省均产。夏、秋二季采捞,晒干。

海带　折叠卷曲成团状或缠结成把;全体呈黑褐色或绿褐色,表面附有白霜;用水浸软后膨胀成扁平长带状,长 50～150cm,宽 10～40cm,中部较厚,边缘较薄而呈波状,类革质,残存柄部扁圆柱状;手捻不分层;柄扁圆柱状;气腥,味咸。

昆布　卷曲成不规则团状;全体呈黑色,较薄;用水浸软则膨胀呈扁平的叶状,长宽为16～26cm,厚约 1.6mm,两侧呈羽状深裂,裂片长舌状,边缘有小齿或全缘;质柔滑,手捻可分两层。气腥,味咸。以片大、体厚者为佳。性寒,味咸。消痰软坚散结,利水消肿。用于瘿瘤瘰疬,睾丸肿痛,痰饮水肿等症。常用量 6～12g。

海藻　Sargassum

为马尾藻科植物海蒿子 *Sargassum pallidum*（*Turn.*）*C. Ag.* 或羊栖菜 *S. Fusiforme -*（*Harv.*）*Setch.* 的干燥藻体,前者习称"大叶海藻",后者习称"小叶海藻"。分布于辽宁、山东、福建、浙江、广东等沿海地区。夏、秋二季采捞,除去杂质,洗净,晒干。

大叶海藻　皱缩卷曲,黑褐色,有的被白霜,长 30～60cm。主干呈圆柱状,具圆锥状突起,主枝自主干两侧生出,侧枝自主枝叶腋生出,具短小的刺状突起;初生叶披针形或倒卵形,全缘或具粗锯齿;次生叶条形或披针形;叶腋间有着生条状叶的小枝;气囊黑褐色,球形或卵圆形,有的有柄,顶端钝圆,有的具细短尖。质脆,潮润时柔软;水浸后膨胀,肉质,黏滑;气腥,味微咸。

小叶海藻　较小,长 15～40cm。分枝互生,无刺状突起。叶条形或细匙形,先端稍膨大,中空。气囊腋生,纺锤形或球形,囊柄较长。质较硬。

第三节　菌类生药

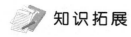

知识拓展

冬虫夏草是怎样形成的

冬虫夏草是一种特殊的虫与真菌共生的生物体,生长在严寒的青藏高原海拔 3000～

5000m 的草甸上,蝙蝠蛾科昆虫的幼虫生活在地表之下,以植物的根茎为食物。幼虫一般要生活 2 ~ 3 年。在此期间,冬虫夏草真菌的孢子渗入泥土中,如果它们黏附到幼虫身体上,孢子长出的芽管就会通过幼虫的口腔、气管等一切可能的渠道进入幼虫的体内,它们将幼虫的身体当作自身成长的营养库,直到菌丝布满幼虫的体内,只留下幼虫的外壳。第二年春天冰雪消融后,冬虫夏草真菌从幼虫体内长出子座,像小草一样冒出地面。这样,地上的子座和地下布满菌丝的幼虫尸体就是冬虫夏草。

＊冬虫夏草　Cordyceps

【来源】为麦角菌科真菌冬虫夏草菌 *Cordyceps sinensis*(*BerK.*)*Sacc.* 寄生在蝙蝠蛾科昆虫蝙蝠蛾幼虫上的子座与幼虫尸体的干燥复合体。

【产地】主产于四川、青海,以四川产量最大。云南、甘肃、西藏等地也产。生于海拔3000 ~ 5000m 高寒山区的草甸中。

【采制】夏初时节,子座出土且孢子未发散时挖取,晒至六七成干,除去似纤维状的附着物及杂质,晒干或低温干燥。

【性状鉴定】由虫体与从虫头部长出的真菌子座相连而成。虫体似蚕,长 3 ~ 5cm,直径 3 ~ 8mm。表面土黄色至黄棕色,环纹明显,有 20 ~ 30 条,近头部的环纹较细。头部红棕色,足 8 对,近头部 3对,中部 4 对,近尾部 1 对,中部 4 对明显。尾如蚕尾。质脆,易折断,断面略平坦,淡黄白色。子座深棕色至棕褐色,细长圆柱形,比虫体长,长 4 ~ 7cm,直径 3mm 左右,表面有细小的纵纹,上部稍膨大,尖端有一段光滑的不育顶端。质柔韧,断面类白色。气微腥,味微苦(图 13 - 1)。以完整、虫体丰满肥大、外表黄亮、内部色白、子座短者为佳。

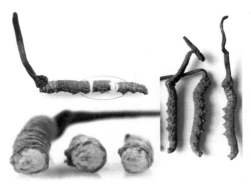

图 13 - 1　冬虫夏草

【显微鉴定】

虫体横切面　不规则形,四周为虫体的躯壳,其上着生锐刺毛。躯壳内为大量菌丝,有裂隙。

子座头部横切面　周围由 1 列子囊壳组成,子囊壳卵形至椭圆形,下半部埋于凹陷的子座内。子囊壳内有多数线形子囊,每个子囊内又有 2 ~ 8 个线形的具横隔的子囊孢子。中央充满菌丝,其间有裂隙。不育部分则完全见不到子囊壳(图 13 - 2)。

 考点提示

A 型题

冬虫夏草的性状特征主要有

A. 虫体形如蚕,长 3 ~ 5cm,直径 3 ~ 8mm　　B. 外表土黄色至黄棕色,环纹明显

C. 头部黑绿色　　D. 子座表面深棕色至棕褐色

E. 气微腥,味微苦

标准答案:ABDE

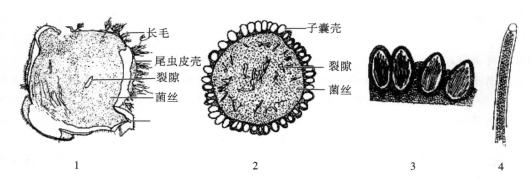

图 13－2　冬虫夏草虫体简图
1. 虫体横切面简图　2. 子座头部横切面简图　3. 子囊壳简图　4. 子囊（放大）

【化学成分】含粗蛋白、游离氨基酸、D－甘露醇（虫草酸）；尚含麦角甾醇、尿嘧啶、腺嘌呤、腺嘌呤核苷、蕈糖、维生素 B_{12}、维生素 B_1 和维生素 C、有机酸、生物碱及多种微量元素。从蛹草的人工培养液中分得虫草素有抗菌和抗癌作用。按照《中国药典》2015 年版高效液相法（通则 0512）测定，本品按干燥品计算，含腺苷不得少于 0.010%。

【理化鉴定】**纸色谱**　取粉末 0.5g，经氯仿脱脂后，加 70% 乙醇 15ml 回流提取 1 小时。滤液浓缩至无醇味，点样于层析滤纸上，以正丁醇－甲酸乙醇－水（7：1：2）展开，过碘酸－联苯胺试液显色。

【药理作用】①免疫调节作用：能增强单核巨噬细胞的吞噬能力，提高机体免疫力。②抗衰老作用：能提高衰老小鼠的学习记忆力，能提高小鼠肝 SOD 活性。③抗肿瘤作用：可抑制肿瘤细胞的生长。④保护心脏作用：能抗心律失常，抗心肌缺血、缺氧。⑤保护肾脏作用：能减轻急性肾损伤，延缓实验大鼠蛋白尿的出现。此外，尚有雄性激素样作用，平喘、祛痰、抗炎、镇静、抗惊厥等作用。

【功效与主治】性平，味甘。补肾益肺，止血化痰。用于肾虚精亏，阳痿遗精，腰膝酸痛，久咳虚喘，劳嗽咯血。常用量 3～9g，水煎服。

【附注】冬虫夏草资源稀少，价格昂贵，商品中常发现有混伪品。

混淆品　①亚香棒虫草：为麦角菌科真菌亚香棒虫草菌 *Cordyceps hawkesii Gray* 的干燥子座及幼虫尸体的复合体。虫体似蚕，有类白色的菌膜，腹部足 8 对。子座单生或有分枝，长 5～8cm，柄多弯曲，黑色，上部光滑，下部有绒毛。②凉山虫草：为麦角菌科真菌凉山虫草菌 *Cordiceps liangshanensis Zhang，Liu et Hu* 寄生在鳞翅目昆虫幼虫上的子座和幼虫尸体的复合体。虫体似蚕，较粗，长 3～6cm，直径 0.6～1cm；表面被棕褐色菌膜，菌膜脱落处黄褐色，有环纹 9～12 个；腹部有足 10 对。子座呈细长的圆柱形，细长，可达 20cm，头柄无明显区别长，顶端具不孕端。质坚脆，断面黄白色。气微腥，味淡。③蛹虫草：为虫草属真菌蛹虫草菌 *Cordiceps militaris（L.）Link.* 寄生在夜蛾科昆虫的蛹上的干燥子座及虫体的复合体，习称"北虫草"或"蛹草"。虫体呈椭圆形，似蚕，有环节约 6 个，子座橙黄色，顶端钝圆，柄细长圆柱形。⑤香棒虫草：为麦角菌科真菌虫草 *Cordyceps barnesli Thwaites* 寄生在鞘翅目昆虫金龟子幼虫的子座及幼虫尸体的复合体。虫体呈弯曲的扁肾形，短粗，表面棕黄色，头较小，棕褐色，具一对螯牙，体部有密环纹，胸部有足 3 对。子座呈线性。头部稍膨大，表面灰褐色，有细纵皱纹，棕褐色，质柔韧。⑥新疆虫草：为麦角菌科真菌新疆虫草 *Cordyceps sp.* 寄生在鳞翅目昆虫幼虫的子座及幼虫尸体的复合体。虫体呈蚕状,较细。表面土黄色至紫褐色,有环纹 20~40 个,足 8 对,子座多见,质脆。气微辛,味较苦。

伪品 ①地蚕:为唇形科植物地蚕 *Stachys geobombycis* C. Y. Wu. 及草石蚕 *Stachys sieboldii* Miq. 的块茎加工品。块茎呈纺锤形,略弯曲,两端略尖,有 3~15 个环节,节上有点状芽痕和须根痕,表面黄色至黄棕色,长 2~5cm,直径 1.5~2.5cm,略皱缩;质脆,易折断,断面类白色,可见棕色形成层环纹。气微,味微甜。②伪制品:用石膏做成虫草模型,然后注入豆粉和淀粉等伪制而成,外表黄白色,虫体光滑,环纹明显,断面整齐,类白色,体重,口尝黏牙。加碘试液显蓝紫色。

知识拓展

冬虫夏草的人工培育

冬虫夏草,与野生人参、鹿茸并称为中国三大名贵中药材,目前市场价已经超过人参、鹿茸数十倍,甚至超过等量的黄金价格。价比黄金的冬虫夏草,近年来"越贵越挖,越挖越少,越少越贵",如何将其人工化,成了科研界的重要任务。

为提高青藏高原冬虫夏草的可持续利用,2006 年 8 月,我国第一个位于高海拔地区的现代化科研基地"中山大学青藏高原特色资源科学工作站"在西藏林芝地区海拔 4156m 的高寒地带成立。科学站开展了冬虫夏草适生地气象、土壤、植物、微生物、昆虫群落、冬虫夏草菌的生物学等多学科的研究,已取得 10 多项重大突破,获授权中国发明专利 12 项。其中育种大棚和全天候牧虫工程试验地内蝙蝠蛾幼虫最高密度达每平方米 211 头,并开始收获大量虫卵。全天候围栏式冬虫夏草孕育工程显著提高了冬虫夏草的产量,释放蝙蝠蛾成虫后的孕育工程试验地内冬虫夏草密度达每平方米 11 株。目前,科学站第二期工程建设已全面铺开,正在建立 10 座 300m² 的工程大棚,在海拔 4800m 的高寒草甸建立了 100 亩冬虫夏草资源可持续利用孕育工程关键技术大型示范基地。

＊茯苓 Peoria

【来源】为多孔菌科真菌茯苓 *Poria cocos*(*Schw.*)*Wolf* 的干燥菌核。

【产地】主产于湖北、安徽、云南、四川和贵州等地,栽培品以安徽、湖北产量大,习称"安苓";野生者以云南产者质优,习称"云苓"。现多为人工培育。

【采制】野生茯苓常于 7 月至次年 3 月到松林中采挖。人工栽培茯苓于接种后第二年 7~9 月采挖。挖出后除去泥沙,堆积,用草垫覆盖,使内部水分渗出(习称"发汗"),然后取出,摊放于通风阴凉处,待表面干燥后,再按上述方法反复处理,内部水分大部分散失后,阴干,即为"茯苓个"。在鲜茯苓稍干,切成方形或长方块者为"茯苓块"。表面起皱时去外皮后切片,为"茯苓片"。带棕红色或淡红色部分切成的片块称"赤茯苓"。近白色部分切成的片块称"白茯苓",带松根者称"茯神"。

【性状鉴定】

茯苓个 呈类球形、椭圆形、扁圆形或不规则团块,大小不一。外皮薄而粗糙,棕褐色至黑褐色,有明显的皱缩纹理。体重,质坚实,断面颗粒性,有的具裂隙;外层淡棕色,内部白色,少数淡红色,有的中间有松根。气微,味淡,嚼之黏牙(图 13-3)。以质坚实、外皮棕褐色、纹细、无裂隙、断面白色、黏牙力强者为佳。

茯苓块 为去皮后切制的茯苓,呈块片状,大小不一。白色、淡红色或淡棕色。

茯苓片 为去皮后切制的茯苓,呈不规则厚片,厚薄不一。白色、淡红色或淡棕色。

赤茯苓 为大小不一的方块或碎块,呈淡红色或淡棕色。

白茯苓 为大小不一的方块或碎块,色白。

茯神 呈方块状,常附有切成片状的松根,称"茯神木",质坚实,色白。

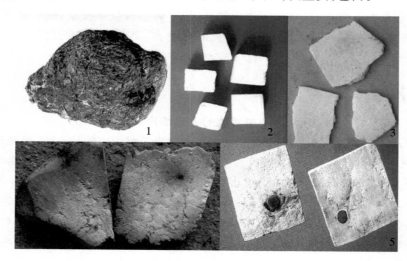

图 13-3 茯苓
1. 茯苓个 2. 茯苓块 3. 茯苓片 4. 赤茯苓 5. 茯神

【显微鉴定】**粉末** 灰白色。用水装可见不规则颗粒状多糖团块和末端钝圆的分板状多糖团块以及细长菌丝。多糖团块遇水合氯醛液逐渐溶化。用 5% 氢氧化钾液装片,多糖团块溶解,可见菌丝细长,稍弯曲,有分枝,无色(内层菌丝)或带棕色(外层菌丝),长短不一,直径 $3\sim8\mu m$,少数至 $16\mu m$。横隔偶可察见。不含淀粉粒和草酸钙晶体。粉末加 α-萘酚及浓硫酸,团块物即溶解,可显橙红色至深红色(图 13-4)。

【化学成分】β-茯苓聚糖,含量高达 75%,为一种具有 β-(1→6)吡喃葡萄糖聚糖支链的 β-(1→3)吡喃葡萄聚糖,切断支链成为 β-(1→3)葡萄糖聚糖,称茯苓次聚糖,有抗肿瘤活性。此外,尚含茯苓酸、齿孔酸、土莫酸、松苓酸、麦角甾醇、胆碱、腺嘌呤、卵磷脂等。

【理化鉴定】

1. 取茯苓片或粉末少许,加碘化钾碘试液 1 滴,显深红色(多糖类反应)。

2. **薄层色谱**

按《中国药典》2015 版薄层色谱法(通则 0502)试验取本品制备供试品溶液,以茯苓对照药材制备对照药材溶液。吸取上述两种溶液,点于同一硅胶 G

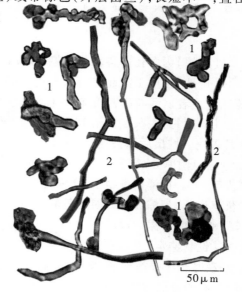

图 13-4 茯苓粉末图
1. 颗粒状及分枝状团块 2. 菌丝

248

薄层板,以甲苯－乙酸乙酯－甲酸(20∶5∶0.5)为展开剂,展开,以2%香草醛浓硫酸－乙醇(4∶1)为显色剂,显色。供试品色谱中在与对照药材色谱的相应位置上,显相同颜色的主斑点。

【药理作用】①利尿作用:茯苓确有利尿作用,其利尿作用机制可能与影响肾小管对 Na⁺ 的重吸收有关。②免疫增强作用:茯苓多糖具免疫增强作用,能显著提高小鼠巨噬细胞吞噬能力,增强细胞免疫反应。③抗肿瘤作用:茯苓聚糖本身无抗肿瘤作用,但与其他抗癌药合用,则有明显的增效作用。④镇静作用:能明显减少小鼠自主活动,增强戊巴比妥与硫喷妥钠的中枢抑制作用,对抗咖啡因所致的过度兴奋。⑤对消化系统的影响:茯苓对肠管直接松弛作用,使收缩幅度减少,张力下降。此外,煎剂尚有抑制金黄色葡萄糖球菌、结核杆菌、变形杆菌,醇提取物可杀灭钩端螺旋体。

 课堂讨论

1. 如何区别茯苓块和葛根?
2. 茯苓的商品规格有哪些?

【功效与主治】性平,味甘、淡。利水渗湿,健脾宁心。用于水肿尿少,痰饮眩悸,脾虚食少,便溏泄泻,心神不安,惊悸失眠。常用量 10～15g。茯神长于宁心安神,用于心神不宁、健忘、心悸、失眠。中成药四君子丸、参苓白术散、桂枝茯苓片(丸、胶囊)、安神胶囊等中皆含有茯苓。

【附】**茯苓皮** Peoria Cutis　为多孔菌科真菌茯苓 *Poria cocos*(*Schw.*)*Wolf* 的菌核的干燥外皮,于 7～9 月采挖,加工茯苓块、茯苓片时,收集削下的外皮。呈长条形或不规则块片。外表面有疣状突起,棕褐色至黑褐色,内面淡棕色,常带有白色或淡红色的茯苓(图 13－5)。质较松软,略具弹性。气微,味淡,嚼之黏牙。性平,味甘淡,利水消肿,用于水肿小便不利。常用量 15～30g。

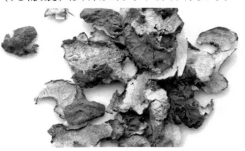

图 13－5　茯苓皮

【附注】**伪品**　曾发现有将茯苓粉末加黏合剂包埋松木块充"茯神"出售;还有用淀粉加工伪制成茯苓片,其切面白色,细腻,无颗粒感,遇稀碘液变蓝色。

 考点提示

A 型题
下列哪项不是茯苓的性状特征

A. 呈类球形、椭圆形或不规则块状

B. 外皮棕褐色至黑褐色,粗糙,有明显皱纹

C. 体轻,能浮于水面

D. 断面内部白色,少数淡红色

E. 嚼之黏牙

标准答案:C

*猪苓 Polyporus

【来源】为多孔菌科真菌猪苓 *Polyporus umbellatus*（Pers.）Froes 的干燥菌核。

【产地】主产于湖北、安徽、云南和贵州等省。多为野生，人工栽培已获成功。

【采制】常寄生于壳斗科植物、桦树及槭树根旁土壤中。春、秋二季采挖，去净泥沙，干燥。猪苓隐生于地下，地上无苗，寻找困难。但是凡生长猪苓的地方，其土壤肥沃、发黑，雨水渗透也快，小雨后地面依然干燥。

【性状鉴定】菌核呈不规则条状、类圆形或扁块状，有的有分枝，长5~25cm，直径2~6cm。表面黑色、灰黑色或棕黑色，皱缩或有瘤状突起。体轻，质硬。断面类白色或黄白色，略显颗粒状。气微，味淡（图13-6）。以个大、皮黑、肉白、无空洞者为佳。

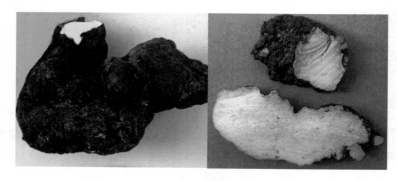

图13-6 猪苓及饮片

【显微鉴定】**粉末** 黄白色。水装片可见散在的菌丝和多糖黏结的菌丝团块，大多无色，少数黄棕色或暗棕色。遇水合氯醛液黏化成胶冻状，加热或用5%氢氧化钾液装片，多糖溶解而露出菌丝。菌丝细长，弯曲，有分枝，直径1.5~6~13μm，横壁不明显。草酸钙方晶极多，多呈正方八面体、双锥八面体或不规则多面体，直径3~60μm，有时可见数个结晶集合（图13-7）。

【化学成分】含猪苓聚糖 I（Gu-I），为β-（1→3）吡喃葡萄糖聚糖，有抗肿瘤活性。另含麦角甾醇、生物素（维生素 H）、α-羟基廿四碳酸、粗蛋白

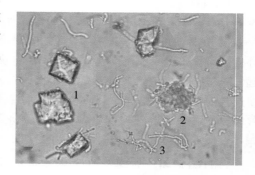

图13-7 猪苓粉末图
1. 菌丝黏结成团 2. 菌丝 3. 草酸钙晶体

等。按照《中国药典》2015年版高效液相法测定（通则0512）测定，本品按干燥品计算，含麦角甾醇不得少于0.070%。

【理化鉴定】

1. 取本品1g，加稀盐酸5ml，置水浴中煮沸15分钟，放置24小时后观察，不呈黏胶状。

2. 取本品少许，加入适量20%氢氧化钠溶液，搅拌，不呈黏胶状（与茯苓区别）。

【药理作用】①利尿作用：猪苓有强大的利尿作用，其利尿作用机制主要是抑制了肾小管对水及电解质的重吸收。②免疫增强作用：猪苓提取物能增强网状内皮系统吞噬功能。③抗肿瘤作用。④保肝及抗乙肝作用。此外，猪苓多糖有抗衰老作用。猪苓提取物对金黄色葡萄球菌、大肠杆菌亦有抑制作用。

【功效与主治】性平,味甘、淡。利水渗湿。用于水肿,小便不利,泌尿系统感染,腹泻,白带等。常用量 6～12g。中成药如五苓散、除湿丸等。

【附注】**伪品**　曾发现猪苓有多种伪品,多为木质树根切块伪制而成,表面染成灰黑色。难折断,断面纤维性。置显微镜下观察,可见木纤维。

 考点提示

A 型题

下列哪项不是猪苓的特征

A. 呈不规则条形、块状或扁块状

B. 表面乌黑或棕黑色,有瘤状突起

C. 体重质坚实,入水下沉

D. 粉末黄白色,菌丝团大多无色

E. 草酸钙结晶多呈双锥形或八面形

标准答案:C

＊灵芝　Ganoderma

【来源】为多孔菌科真菌赤芝 *Ganoderma lucidum* (Leyss. ex Fr.) Karst. 或紫芝 *Ganoderma sinense* Zhao, Xu et Zhang 的干燥子实体。

【产地】多生于栎树及其他阔叶树的腐木上。赤芝产于华东、西南及河北、山西等地。紫芝产于浙江、江西、湖南、广西等地。二者现有人工繁殖,但野生及栽培紫芝均较赤芝少。

【采制】全年采收,除去杂质。阴干或在 40℃～50℃烘干。

【性状鉴定】

赤芝　外形呈伞状,菌盖肾形、半圆形或近圆形,直径 10～18cm,厚 1～2cm。菌盖外表面的皮壳坚硬,黄褐色至红褐色,有光泽,有环纹和辐射状的纵皱纹,边缘薄而平截,常稍内卷。菌肉白色至淡棕色。菌柄圆柱形,侧生,少数偏生,长 7～15cm,直径 1～3.5cm,红褐色至紫褐色,光亮。菌盖内侧常着生有孢子,孢子细小,黄褐色。气微香,味苦涩(图 13-8)。以个大、菌盖厚、完整、色紫红、有漆样光泽者为佳。

紫芝　皮壳紫黑色,有漆样光泽。菌肉锈褐色。菌柄长 17～23cm。

栽培品　子实体较粗壮、肥厚,直径 12～22cm,厚 1.5～4cm。皮壳外表常黏附有大量粉尘样的黄褐色孢子。

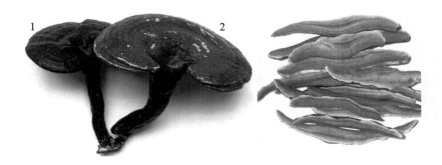

图 13-8　灵芝及饮片
1. 紫芝　2. 赤芝

【显微鉴定】**粉末**　浅棕色、棕褐色至紫褐色。菌丝散在或黏结成团,无色或淡棕色,细长,稍弯曲,有分枝,直径 2.5～6.5μm。孢子褐色,卵形,顶端平截,外壁无色,内壁有疣状突起,长 8～12μm,宽 5～8μm。

【化学成分】具有生理活性的成分主要有多糖、甾醇和三萜类,另有氨基酸、多肽、生物碱等成分。灵芝孢子粉含多种氨基酸、微量元素、三萜类成分。按照《中国药典》2015 年版规定,本品按干燥品计算,含灵芝多糖以无水葡萄糖计,不得少于 0.90%;含三萜及甾醇以齐墩果酸计,不得少于 0.50%。

【理化鉴定】

薄层色谱法　取本品制备供试品溶液,以灵芝对照药材制备对照药材溶液。按《中国药典》2015 版薄层色谱法(通则 0502)试验,吸取上述两种溶液,点于同一硅胶 G 薄层板,以石油醚(60℃～90℃) – 甲酸乙酯 – 甲酸(15:5:1)为展开剂,展开,紫外灯(365nm)下观察。供试品色谱中,在与对照药材色谱相应的位置上,显相同颜色的荧光斑点。

【药理作用】①镇静、镇痛作用:灵芝的多种剂型及其发酵浓缩液均能增强巴比妥类药物对中枢神经系统的抑制作用。另具有一定的镇痛作用。②镇咳、祛痰及平喘作用:赤芝水提取液有镇咳作用、祛痰作用;其酊剂对致敏性喘息有解痉作用。③抗心肌缺血作用:灵芝制剂能加强心脏收缩,使心脏输出量增加。④免疫调节作用:灵芝多糖能增强正常小鼠的细胞免疫、非特异性免疫能力。⑤保肝解毒作用。另外,灵芝多糖和三萜类化合物还有抗衰老、抗肿瘤、抗血小板聚集、降血脂等作用。

【功效与主治】性平,味甘。补气安神,止咳平喘。用于心神不宁,失眠心悸,肺虚咳喘,虚劳短气,不思饮食。用量 6～12g。中成药,如灵芝糖浆、灵芝益寿胶囊等。

【附注】灵芝非正品较多,主要有以下品种:

①弱光泽灵芝:为多孔菌科植物弱光泽灵芝 *Ganoderma curtisi（Berk.）Murr.* 的全株。呈半圆形,或肾形或扇形,菌盖木栓质,有柄;表面黄褐色或污紫色,皮壳有光泽,有不明显的环纹,纵皱显著,边缘钝;菌肉上层木材色,接近菌管处淡褐色;菌柄圆柱形多弯曲,有时略扁平,侧生,紫红色。②喜热灵芝:为多孔菌科植物喜热灵芝 *Ganoderma calidphilum Zhao* 的全株。呈近圆形、半圆形或扇形,菌盖木栓质,有柄;表面红褐色或紫褐色,有时呈黑褐色,皮壳有漆样光泽;菌柄圆柱形,紫褐色或紫黑色,有光泽。③四川灵芝:为多孔菌科植物四川灵芝 *Ganoderma sichuanense Zhao et Zhang* 的全株。呈半圆形或扇形,菌盖木栓质,有柄;表面紫褐色或暗紫褐色,稍有光泽,具显著的纵皱、瘤,边缘不整齐;菌肉明显分为两层,上层淡白色,接近菌管处呈淡褐色;菌柄常折断,具漆样光泽,漆黑色。④硬孔灵芝:为多孔菌科植物硬孔灵芝 *Ganoderma duropora Lloy D.* 的全株。近圆形,中央下凹似漏斗,菌盖有柄;表面紫黑色,有漆样光泽;具环棱和放射状的皱纹,常凹凸不平,边缘稍薄,略向上内卷;菌肉深褐色,菌柄中生,圆柱形,具有强烈漆样光泽。⑤海南灵芝:为多孔菌科植物海南灵芝 *Ganoderma hainanense Zhao* 的全株。呈半圆形、近肾形或马蹄形,菌盖有柄;表面红褐色到黑褐色,有漆样光泽,有明显的同心环沟,边缘钝;菌柄背生或侧生,圆柱形,多粗细不等,色较深。⑥有柄树舌:为多孔菌科植物有柄树舌 *Ganoderma gibbosum（Ness）Pat.* 的全株。呈半圆形,菌盖木质;表面锈褐色,污黄色或土黄色,有较稠密同心环沟和环带,边缘圆钝无漆样光泽;菌柄深棕褐色,短而粗,侧生,与菌盖同色。

雷丸　Omphalia

为白蘑科真菌雷丸 *Omphalia lapidescens Schroet.* 的干燥菌核。主产于四川、云南、广西、陕西等地。秋季采挖,洗净,晒干。本品为类球形或不规则团块,直径 1～3cm。表面黑褐色或棕褐色,有略隆起的不规则网状细纹。质坚实,不易破裂,断面不平坦,白色或浅灰黄色,常有黄白色的大理石样纹理。气微,味微苦,嚼之有颗粒感,微带黏性,久嚼无渣(图13-9)。性寒、味微苦;杀虫消积;用于绦虫病、钩虫病、蛔虫病、虫积腹痛、小儿疳积。常用量15～21g,不宜入煎剂,一般研粉服,一次5～7g,饭后温开水调服,一日三次,连服3天。

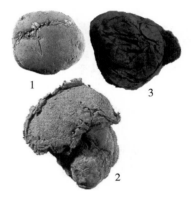

图13-9 雷丸

马勃 Lasiosphaera Calvatia

为灰包科真菌脱皮马勃 *Lasiosphaera fenzlii* Reich.、大马勃 *Calvatia gigantea*(Batsch *ex* Pers.)Lloyd 或紫色马勃 *Calvatia lilacina*(*Mont. et Berk.*)Lloyd 的干燥子实体。主产于辽宁、甘肃、江苏、安徽等地。夏、秋二季子实体成熟时及时采收,除去泥沙,干燥。

脱皮马勃 呈扁球形或类球形,无不孕基部,直径15～20cm。包被灰棕色至黄褐色,纸质,常破碎呈块片状,或已全部脱落。孢体灰褐色或浅褐色,紧密,有弹性,用手撕之,内有灰褐色棉絮状的丝状物。触之则孢子呈尘土样飞扬,手捻有细腻感。臭似尘土,无味(图13-10)。

大马勃 呈扁球形,不孕基部(柄)小或无。残留的包被由黄棕色的膜状外包被和较厚的灰黄色内包被所组成,光滑,质硬而脆,成块脱落。孢体浅青褐色,手捻有润滑感。

图13-10 马勃
1. 脱皮马勃 2. 大马勃 3. 紫色马勃

紫色马勃 呈陀螺形,或已压扁呈扁圆形,直径 5～12cm,不孕基部(柄)发达。包被薄,两层,紫褐色,粗皱,有圆形凹陷,外翻,上部常裂成小块或已部分脱落。孢体紫色。

性平,味辛;清肺利咽,止血。用于风热郁肺所致的咽痛,音哑,咳嗽;外治鼻衄,创伤出血。常用量 2～6g。外用适量,敷患处。

松萝 Usnea

为松萝科植物松萝 *Usnea diffracta* Vain. 和松萝 *U. longissima* Ach. 的干燥地衣体。全国各地均产。主产于湖北、湖南、广西、四川等地。松萝呈不规则的团丝状,淡灰绿色或棕黄色;地衣体丝状,长短不一,直径约至1mm,常为二叉分枝,表面具细而密的白色环节;质柔韧,略有弹性,不易折断,断面白色,藻环与中轴易分离;气微,味淡。长松萝全体呈线状,长可达1.3m,具细密而短的侧枝,长约1cm,似蜈蚣脚状,故又称"蜈蚣松萝"。性平,味甘、苦;止咳平喘,活血通络,清热解毒;用于治疗肺结核,慢性支气管炎;外用治创伤感染,术后刀口感染,化脓性中耳炎,疮疖,淋巴结核,乳腺炎,阴道滴虫等。常用量 10～15g。外用研末调敷。

 综合测试

A 型题

1. 猪苓区别于茯苓粉末的主要显微特征是

生药学

A. 有菌丝团　　　　　　　B. 有无色菌丝　　　　　　C. 有色菌丝

D. 有草酸钙晶体　　　　　E. 块状物

2. 茯苓抗肿瘤的有效成分是

A. β-茯苓聚糖　　　　　　B. 茯苓次聚糖　　　　　　C. 麦角甾醇

D. 茯苓酸　　　　　　　　E. 卵磷脂

3. 2015 版《中国药典》规定冬虫夏草采用高效液相色谱法测定以下哪种成分的含量

A. 麦角甾醇　　　　　　　B. 粗蛋白　　　　　　　　C. 尿嘧啶

D. 腺苷　　　　　　　　　E. 虫草酸

4. 来源于多孔菌科的生药是

A. 茯苓　　　　　　　　　B. 海藻　　　　　　　　　C. 冬虫夏草

D. 雷丸　　　　　　　　　E. 松萝

5. 容纳子实体的菌丝褥座是

A. 菌丝体　　　　　B. 菌核　　　C. 子实体　　　D. 子座　　　E. 菌索

6. 冬虫夏草属于

A. 藻类　　　　　　B. 菌类　　　C. 地衣类　　　D. 动物类　　　E. 其他

7. 下列哪一项不是冬虫夏草的性状特征

A. 虫体似蚕　　　　　　　　　　　B. 足 8 对，头部 3 对明显

C. 质脆易断，断面略平坦　　　　　D. 子座细长圆柱形，上部略膨大，质柔韧

E. 气微腥，味微苦

8. 猪苓具有抗肿瘤活性的成分是

A. 粗蛋白　　　　　　　　B. 茯苓聚糖　　　　　　　C. 猪苓聚糖

D. 麦角甾醇　　　　　　　E. 猪苓次聚糖

9. 下列哪一项不是猪苓的性状特征

A. 呈不规则条形、类圆形或扁块状　　　B. 表面黑色或棕黑色，瘤状突起

C. 体重质坚实，入水下沉　　　　　　　D. 气微、味淡

E. 断面类白色或黄白色，略显颗粒状

10. 昆布的药用部位是

A. 全草　　　　　　　　　B. 叶　　　　　　　　　　C. 叶状体

D. 地上部分　　　　　　　E. 子实体

B 型题

A. 猪苓　　　　　　　　　B. 马勃　　　　　　　　　C. 冬虫夏草

D. 灵芝　　　　　　　　　E. 昆布

1. 以上生药属于藻类的是

2. 属于菌类生药，药用部位为菌核的是

3. 属于多孔菌科，药用部位是子实体的菌类生药是

4. 主要分布于海拔 3000m 以上的高山草甸的生药是

A. 猪苓　　　　　　　　　B. 茯苓　　　　　　　　　C. 雷丸

D. 灵芝　　　　　　　　　E. 马勃

5. 以上生药采收加工是需要"发汗"的是

6. 不可以入煎剂的是

7. 药用部位为菌核,可以浮在水面,含有抗肿瘤成分的是

8. 有效成分以三萜及甾醇以齐墩果酸计,不得少于 0.50% 的生药是

9. 显微特征中有草酸钙晶体的是

X 型题

1. 冬虫夏草的性状鉴定特征有

A. 虫体似蚕　　　　　　　　　　B. 表面深黄色至黄棕色,有 20～30 条环纹

C. 全身有足 10 对,以中部 6 对明显　　D. 子座细长,表面深棕色至棕褐色,质柔韧

E. 气微,味微甘

2. 以下符合赤芝的性状特征的是

A. 菌肉锈褐色　　　　　　　　　　B. 菌柄生于菌盖下部的中央

C. 菌柄侧生　　　　　　　　　　D. 菌盖半圆形或肾形

E. 皮壳红褐色,具环状棱纹和辐射状皱纹

3. 菌类药材有

A. 昆布　　　　　B. 松萝　　　　　C. 茯苓

D. 灵芝　　　　　E. 五倍子

4. 药材昆布的来源是

A. 海带科　　　　B. 多孔菌科　　　　C. 翅藻科

D. 麦角菌科　　　E. 橄榄科

5. 对灵芝描述正确的是

A. 木栓质,具环纹　　B. 柄多侧生,漆样光泽　　C. 补气安神作用

D. 止咳平喘作用　　　E. 干燥菌核

6. 冬虫夏草子座头部横切面可见

A. 周围有一列子囊壳组成　　　　B. 子囊壳下半部埋生于子座内

C. 子囊壳内有多数线形子囊　　　D. 每个子囊内有 2～8 个线形囊孢子

E. 子座中央充满菌丝

7. 冬虫夏草的化学成分有

A. 粗蛋白和氨基酸　　B. 核苷类　　　　C. 虫草酸

D. 虫草多糖　　　　　E. 生物碱

8. 茯苓个的性状特征为

A. 类球形、椭圆形、扁圆形或不规则团块　B. 外皮薄而粗糙,棕褐色至黑褐色

C. 表面有细密而深陷的环状横纹　　　D. 体轻,质脆,断面光滑

E. 气微,味淡,嚼之黏牙

9. 猪苓粉末水装片镜检,可见

A. 多糖团块的菌丝团　　　　　　B. 淀粉粒

C. 菌丝有分枝或呈结节状膨大　　　D. 草酸钙八面体结晶

E. 草酸钙针晶

（张春华）

255

第十四章　树脂类生药

学习目标

【掌握】乳香、没药、血竭的性状鉴定。

【熟悉】乳香、没药、血竭的来源、产地、采收加工及功效。

【了解】乳香、没药、血竭的化学成分、理化鉴定及药理作用,其他树脂类生药。

树脂类生药指从植物体内得到的正常代谢产物或割伤后的分泌产物,因为它们具有芳香开窍、活血祛瘀、抗菌消炎、防腐、消肿止痛、生肌、消积杀虫、祛痰等功效,常用于治疗冠心病、心绞痛、中风、癫痫、跌打损伤等疾病,疗效显著。

第一节　树脂类生药概述

一、树脂的形成、分布和采集

树脂是一类复杂的混合物,均来源于植物体,为天然产物。目前,一般认为树脂是植物体内的挥发油经过复杂的化学变化(氧化、聚合、缩合等)所形成的,因此,树脂和挥发油常并存于植物的某些分泌细胞的细胞间隙内、木本植物心材的导管内、树脂道或树脂腔中。树脂在植物体内,被认为是植物组织的正常代谢产物或分泌产物。有些植物本来没有分泌组织,受伤后,在产生新的木质部和韧皮部时,会同时产生分泌组织,分泌树脂。

树脂广泛存在于植物界,特别是种子植物。如松科(松油脂、松香、加拿大油树脂)、金缕梅科(苏合香、枫香脂)、橄榄科(乳香、没药)、漆树科(洋乳香)、伞形科(阿魏)、安息香科(安息香)、藤黄科(藤黄)、棕榈科(血竭)等。

树脂的采集,通常是将植物的某一部分经过简单的切割或加工得到的。如刀切割树皮,树脂便从切口流出。有的植物一次切割后,可持续时间长达数日、数月甚至更长时间,有的则要切割便采集流出的树脂。一般情况下,切割方法随植株的大小确定,最常用的方法是自下而上做等距离切口,在切口下方放置合适的接受容器,必要时插竹片或引流使树脂流出。有些树脂存在于植物的叶、种子或根与根茎里,和其他成分结合形成树脂苷类或木脂类,如大麻科的大麻树脂、木兰科的五味子脂、小檗科的鬼臼脂、旋花科的牵牛子脂等。

二、树脂的化学组成

树脂是多种化学成分组成的混合物。但多数是二萜烯和三萜烯的衍生物(除真菌、致病

霉菌及海绵动物中的二倍半萜类外）。按照其主要组成,分为以下四类:

1. 树脂酸类

分子量大、结构复杂的不挥发成分,常具有一个或几个羟基和羧基,能溶于碱性水溶液形成肥皂样的乳液,它们大多数游离存在,如松香中含有90%以上的松香酸,是二萜烯的酸类,乳香中含有大量的乳香酸,是三萜烯酸类。在以前,树脂酸主要用来制造肥皂、油漆。

2. 树脂醇类

分为树脂醇和树脂鞣醇两类。树脂醇是无色物质,含醇羟基,遇三氯化铁试液不显颜色反应;树脂鞣醇分子量大,含酚羟基,遇三氯化铁试液显鞣质样的蓝黑色反应。在树脂中呈游离状态,或与芳香酸结合成酯存在。

3. 树脂酯类

树脂酯类是树脂醇或鞣醇与树脂酸或芳香酸等化合而成的酯。

4. 树脂烃类

树脂烃类是一类化学性质比较稳定,不溶于碱,不被水解或氧化,不导电的物质,多作为丸剂或膏剂的原料。

三、树脂的通性

树脂不溶于水,也不吸水膨胀;易溶于乙醇、乙醚等有机溶剂,能部分或完全溶于碱性溶液,不溶于酸性溶液。加热则软化熔融,冷却后又变硬。燃烧时产生黑烟及明亮的火焰,并有特殊的香气或臭气。

树胶与树脂是完全不同的两类物质。树胶是碳水化合物,属于多糖类,能溶于水,吸水膨胀或在水中呈混悬液,不溶于有机溶剂;加热至一定温度时易焦炭化,产生焦糖样气味,无一定的熔点。

四、树脂的分类

树脂中常混有挥发油、树胶及游离的芳香酸等,药用树脂通常按照化学成分进行分类。

1. 单树脂类

主含树脂,一般不含或少含挥发油和树胶。通常分为:①酸树脂,主要成分为树脂酸,如松香。②酯树脂:主要成分为树脂酯,如枫香脂、血竭。③混合树脂:无明显的主要成分,如洋乳香。

2. 胶树脂类

主要组成为树脂和树胶,如藤黄。

3. 油胶树脂类

为胶树脂中含有较多挥发油者,如没药、乳香。

4. 油树脂类

主要组成为树脂和挥发油,如松油脂、加拿大油树脂。

5. 香树脂类

油树脂中含有多量的游离芳香酸,如苏合香、安息香。

五、树脂的鉴定

树脂中常混有杂质,如树皮、泥沙及其他物质,除了进行颜色、质地、光泽、透明度、气味等性状鉴定外,还需要进行显微鉴定和理化鉴定。树脂类生药外形各异、大小不等,但化学成分却无变化,因此理化鉴定在本章生药鉴别中尤为重要。

树脂常用到的物理、化学测定有:溶解度、水分、灰分、折光率、比旋度、酸值、皂化值、碘值、醇不溶性物等检测,这些指数对于鉴定树脂的真伪优劣非常重要。

第二节 常用树脂类生药

* 乳香 Olibanum

【来源】为橄榄科植物卡氏乳香树 *Boswellia carterii* Birdwood 及其同属其他数种植物皮部切伤后渗出的油胶树脂。

【产地】主产于索马里、埃塞俄比亚及阿拉伯半岛南部。我国广西有少量引种。

【采制】乳香树干的皮部有离生树脂道,通常以春季为盛产期。采收时,从树干的皮部由下向上顺序切伤,开一狭沟,使树脂从伤口渗出,流入沟中,数天后凝结成硬块,即可采收。落于地面者常黏附有沙土等杂质,品质较次。宜密封防尘。遇热容易软化变色,应储藏于阴凉处。

【性状鉴定】呈小形乳头状、泪滴状或不规则形状,长 0.5~2cm,有时粘连成团块。淡黄色,有时微带绿色或棕红色。半透明,有的表面无光泽并常有一层类白色粉尘。质坚脆,断面蜡样,无光泽,有少数呈玻璃样光泽。气微芳香,味微苦,嚼之软化、黏牙,唾液成乳白色,并微有香辣感。燃烧时显油性,冒黑烟,有香气;加水研磨成呈白色或黄白色的乳状液。以色黄、颗粒状、半透明、无杂质、气芳香者为佳(图14-1)。

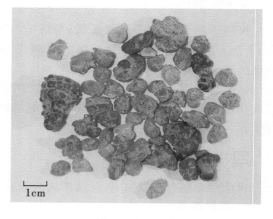

图 14-1 乳香

【化学成分】含树脂、树胶、挥发油。树脂主要含游离 α-乳香脂酸、β-乳香脂酸,结合乳香脂酸。树胶中主要含阿糖酸等多聚糖。挥发油中含 α-水芹烯、二戊烯和马鞭草烯醇等。按照《中国药典》2015 年版挥发油测定法(通则 2204 甲法)测定,索马里乳香含挥发油不得少于 6.0%(ml/g),埃塞俄比亚乳香含挥发油不得少于 2.0%(ml/g)。

【理化鉴定】

1. 取粉末 0.1g,置蒸发皿中,加苯酚-四氯化碳液(1:5)1~2 滴,显褐色或紫色。

2. 取样品 1g,加甲醇 10ml,振摇数分钟,静置 23 小时,过滤。取滤液 5ml,蒸干,残渣用稀硫酸 10ml 溶解并转移到分液漏斗中,用氯仿萃取,蒸干,残渣用醋酸 10ml 溶解,再加醋酸酐-浓硫酸(19:1)试液 1ml,溶液变紫色(乳香酸检视)。

【功效与主治】性温,味苦、辛。活血止痛,消肿生肌。用于胸痹心痛,胃脘疼痛,痛经经闭,产后瘀阻,癥瘕腹痛,风湿痹痛,筋脉拘挛,跌打损伤,痈肿疮疡。常用量 3~5g。孕妇不宜服用。中成药苏合香丸,芳香开窍,行气止痛;用于痰迷心窍所致的痰厥昏迷,中风偏瘫,四肢不利,以及中暑、心胃气痛。

【附注】混伪品如下：

洋乳香　为漆树科植物黏胶乳香树 *Pistacia lenticus* L. 的树干或树枝经切伤后流出并自然干燥的树脂。主产于希腊，与乳香相似，但颗粒较小而圆。新鲜品无色或淡黄色，半透明，表面无粉霜而有光泽，经久藏及磨擦，则呈黄棕色，表面带白色粉霜，而无光泽，颇似乳香。质脆，破折面有玻璃样光泽，晶莹透明。气微芳香，味微苦。咀嚼时先破碎成粉状，随即软化成团，不黏牙齿。与水共研，不形成乳状液。本品含树脂酸约 43%，树脂烃约 50%，挥发油约 2%。

松香　为松科松属植物的树脂。呈不规则块状，表面淡黄色，有光泽，质地硬而脆。断面光滑呈玻璃样光泽，有时呈淡黄色或红褐色，现黏性，具有较浓的松节油气。

掺松香的伪制品　为乳香中掺入了松香、树皮和沙粒等的伪制品。呈不规则团块状、颗粒或碎块状，表面淡黄色或灰褐，粗糙，质脆。可见沙粒和树皮碎屑，具有松香气或香气弱。

 知识拓展

乳香——中药里的舶来品

乳香主产于东非和西亚，东晋之前就传入我国。用途极多，古代我国将其作为香料，当时相当珍贵，只在隆重的庆典和宗教仪式上焚烧乳香。乳香还可以用作防腐剂，古埃及王室用它把去世的国王、王后的尸体保存起来。

＊没药　Myrrha

【来源】为橄榄科植物没药树 *Commiphora myrrha* Engler(*C. molmol Engler*) 及其同属其他植物树干皮部渗出的油胶树脂。

【产地】主产于索马里、埃塞俄比亚、阿拉伯半岛南部及印度等地，以索马里所产的没药质量最佳，畅销世界各地。

【采制】11 月至次年 2 月将树刺伤，树脂自伤口或裂口处自然渗出（没药树干的韧皮部有多数离生的树脂道，受伤后，附近的细胞逐渐破坏，形成大型的溶生式树脂腔，腔内含油胶树脂）。初为淡黄白色液体，在空气中渐变为红棕色硬块。采集后拣去杂质。

【性状鉴定】呈不规则颗粒状或黏结成团块，大小不一，一般直径约 2.5cm，有的可达 10cm。表面黄棕色或红棕色，凹凸不平，被有粉尘。质坚脆，破碎面呈颗粒状，带棕色油样光泽，并伴有白色斑点或纹理；薄片半透明。气香而特异，味苦而味辛（图 14 - 2）。以块大、色红棕、半透明、微沾手、香气浓而持久、杂质少者为佳。

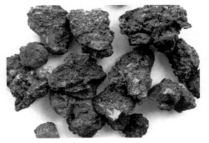

图 14 - 2　没药

【化学成分】因来源不同而常有差异，一般商品含树脂 25% ~ 35%，树胶 47% ~ 61%，挥发油 7% ~ 17%，此外尚含有苦味质、蛋白质、甾体等。按照《中国药典》2015 年版挥发油测定法（通则 2204 乙法）测定，天然没药含挥发油不得少于 4.0%（ml/g），胶质没药含挥发油不得少于 2.0%（ml/g）。

【理化鉴定】

1. 取本品与水共研形成黄棕色乳状液。粉末遇硝酸显紫色。

2. 取本品粉末 0.1g，加乙醚 3ml，振摇，滤过，滤液置蒸发皿中，挥尽乙醚，残留的黄色液体滴加硝酸 1 滴,显紫红色(检查挥发油,伪品无此反应)。

3. 取本品粉末少量,加香草醛试液数滴,天然没药立即显红色,继而变为红紫色,胶质没药立即显紫红色,继而变为蓝紫色。

【功效与主治】性平,味苦。散瘀止痛,消肿生肌。用于胸痹心痛,胃脘疼痛,痛经经闭,产后瘀阻,癥瘕腹痛,风湿痹痛,跌打损伤,痈肿疮疡。常用量 3~9g。外用适量研后敷患处。孕妇忌服。中成药小活络丸,祛风散寒,化痰除湿,活血止痛;用于风寒邪闭阻、痰瘀阻络所致的肢体关节疼痛,关节屈伸不利,麻木拘挛。

【附】**胶质没药** 为橄榄科爱伦堡没药树 *Balsamodendren ehrenbergianum* 的油胶树脂。呈不规则深棕色团块,大者直径长达 6cm 以上,质坚硬,表面棕黄色至棕褐色,不透明。质坚实或疏松。有特异香气。味苦而有黏性。少量没药加香草醛的浓盐酸溶液,天然没药呈红色至红紫色,胶质没药呈蓝色至蓝紫色。

【附注】**狗皮没药** 为 20 世纪 50 年代从印度进口的一种商品,因质量次,杂质多,不能药用。呈不规则的团块状,表面粗糙,棕褐色,一侧常用狗皮包裹。

* 血竭 Draconis Sanguis

【来源】为棕榈科植物麒麟竭 *Daemonorops draco* Bl. 果实渗出的树脂。

【产地】主产于印度尼西亚的加里曼丹和苏门答腊及印度、马来西亚等国。

【采制】采集成熟果实,其外密被硬质小鳞片,由鳞片间分泌的红色树脂,几将鳞片全部遮蔽,充分晒干,加贝壳同入笼中振摇,松脆的树脂块即可脱落,筛去果实鳞片杂质,用布包起,入热水中使软化成团,取出放冷,即为原装血竭;加入辅料如达玛树脂、原白树脂等,称加工血竭。

【性状鉴定】

原装血竭 呈四方形或不定形块状,大小不等,表面铁黑色或红色,常附有因摩擦而成的红粉。断面有光泽或粗糙而无光泽,黑红色,研成粉末血红色。气微,味淡。

加工血竭 略呈扁圆四方形,直径 6~8cm。厚约 4cm,重 250~280cm。表面暗红色或黑红色,有光泽,底部平圆,顶端有包扎成型时所成的纵折纹。质硬而脆,破碎面红色而粉末呈砖红色(图 14-3)。

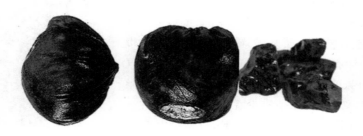

图 14-3 血竭

本品不溶于水,在热水中软化,易溶于乙醇、二硫化碳、三氯化碳及碱液中。均以外色黑似铁、研粉红似血、火燃呛鼻、有苯甲酸样香气者为佳。如呈红色或灰土色、粉末发黄、杂质多者为次。

【化学成分】主要含血竭红素、血竭素、去甲基血竭红素、去甲基血竭素等成分。按照《中国药典》2015 年版高效液相法测定(通则 0512),本品含血竭素不得少于 1.0%。

【理化鉴定】取本品粉末置于白纸上,用火隔纸烘烤即熔化,应无扩散的油迹,对光照视呈鲜艳的血红色。以火燃烧则产生呛鼻烟气。

【功效】性平,味甘、咸;活血定痛,化瘀止血,生肌敛疮;用于跌打损伤,心腹瘀痛,外伤出血,疮疡不敛。常用量 0.6～1.8g;外用适量。

【附注】非正品

国产血竭　为百合科植物柬埔寨龙血树 *Dracaena cambodiana* Pierre、剑叶龙血树 *Dracaena cochinchinensis*(Lour.) S. C. Chen 和海南龙血树 *Dracaena cambodiana* Pierre ex Gagnep. 的树干中提出的树脂。呈圆方形或不规则的块状,大小不一;表面深红黑色,微有光泽,有的被有暗红色粉末;质脆,断面黑红色,平坦,具玻璃样光泽。国产血竭粉末呈红色或棕红色,为不规则形块状或片状,大小不等。表面散有细小的颗粒状物或具断续线状纹理。遇水合氯醛渐渐熔化,呈绿黄色。外用,尚不能内服。

假血竭　是以松香为基质,加入燃料、铁粉、红胶土等加工而成的物质。本品呈团块状,外形和原装血竭相似,并印有牌号。表面暗棕红色,微有光泽,摩擦不易起粉。质坚脆,断面棕红色,研成粉不呈红色,嚼之变软,并有松香气味。

考点提示

X 型题

进口血竭的主要鉴别特征有

A. 外色黑似铁　　　　　B. 研粉红似血　　　　　C. 在热水中软化

D. 不溶于乙醚　　　　　E. 火燃呛鼻,有苯甲酸样香气

标准答案:ABCE

苏合香　Styrax

【来源】为金缕梅科植物苏合香树 *Liquidambar orientalis* Mill. 树干渗出的香树脂经加工精制而成。

【产地】主产于土耳其南部以及叙利亚、埃及、索马里等国。现我国广西、云南有引种。

【采收加工】初夏将树皮击伤或割破深达木部,使香树脂渗入树皮内。于秋季剥下树皮,榨取香树脂,残渣加水煮后再压榨,榨出的香脂即为普通苏合香。将其溶解在酒精中,过滤,蒸去酒精,则成精制苏合香。

【性状鉴定】呈半流动性黏稠液体,棕黄色或暗黄色,半透明。质黏稠,挑起时呈胶样,连绵不断。较水重。气芳香,味苦、辣,嚼之黏牙。本品在 90% 乙醇、二硫化碳、三氯甲烷或冰醋酸中溶解,在乙醚中微溶。以黏稠似饴糖、质细腻、半透明、挑之成丝、无杂质、香气浓者为佳(图 14－4)。

【功效】性温,味辛。开窍,辟秽,止痛。用于中风痰厥,突然昏倒,胸腹冷痛,惊痫。苏合香丸用于治疗心肌梗死、心绞痛等有一定的疗效。苏合香外用为局部刺激药及防腐药。常用量 0.3～1.0g,入丸散用。

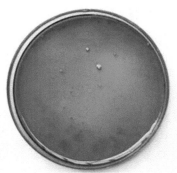

图 14－4　苏合香

安息香　Benzoinum

为安息香科植物白花树 *Styrax tonkinensis*（Pierre）Craib ex Hart. 的干燥树脂。通常于夏秋季采收，选生长5～10年的树，在离地面40cm处割数个倒三角形伤口，一周后，始有黄色液汁流出，除去后开始流出白色香树脂，稍干后采收。分布于越南、老挝、泰国以及我国广西、云南等地，产品称泰国安息香或国产安息香。呈不规则稍扁平的小块，或黏结成团块状；表面黄棕色，内部乳白色。国产品自然出脂者，表面橙黄色，具蜡样光泽，人工割脂者，质脆易碎，断面平坦而色白，放置后逐渐变为淡黄棕色至红棕色；气芳香，味微辛，嚼之有砂粒感（图

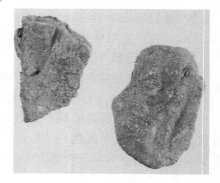

图 14-5　安息香

14-5）。本品含树脂70%～80%，主含泰国树脂酸、松柏醇的苯甲酸酯、游离苯甲酸、香荚醛等。乙醇渗出物含总香酯酸约39%，其中大部分为苯甲酸。国产安息香含三萜树脂类、苯甲酸、桂皮酸、苯甲酸松柏酯等。总香酯酸中苯甲酸含量在98%以上。性平，味辛、苦。有开窍清神，行气活血，止痛的功效。主治中风痰厥、气郁暴厥、中恶昏迷、心腹疼痛、产后血晕、小儿惊风。常用量0.6～1.5g，多入丸散。

阿魏　Resina Ferulae

为伞形科植物新疆阿魏 *Ferula sinkiangensis* K. M. Shen 或阜康阿魏 *Ferula fukanensis* K. M. Shen 树脂。在夏季开花前，将根头切断，乳液渗出，在断面上盖上枝叶，数日后收集凝结的油胶树脂，以后再切一次，乳液继续渗出，如此反复采收至枯竭为止。主产于新疆。为不规则的块状或脂膏状；块状者质轻，质地似蜡，表面蜡黄色至棕黄色，日久颜色加深，断面可见孔隙；脂膏状者黏稠，灰白色。具强烈葱蒜样臭气，嚼之黏牙；味辛辣，有较强的灼烧样刺激。加水研磨，呈白色或淡黄色乳状物，并发散强烈臭气。国产阿魏含挥发油18%，含硫量约16.37%，醇溶物约51.4%，树脂约24.4%，树胶约29.9%，不含游离的伞形花内酯。性温，味苦、辛。具有消积、化癥、散痞、杀虫之功效，用于肉食积滞、瘀血癥瘕、腹中痞块、虫积腹痛。常用量1～1.5g，多入丸散或外用膏药。孕妇禁用。

 ## 综合测试

A 型题

1. 树脂多为植物体内哪种成分经过复杂的化学变化而形成的

A. 黄酮类　　　　　　　　B. 蒽醌类　　　　　　　　C. 生物碱类

D. 挥发油类　　　　　　　E. 木脂素类

2. 乳香、没药根据所含主要化学成分应属于

A. 香树脂　　　　　　　　B. 酯树脂　　　　　　　　C. 油胶树脂

D. 油树脂　　　　　　　　E. 单树脂

3. 下列哪项不是乳香的性状鉴定特征

A. 呈小形乳头状、泪滴状或不规则小块

B. 表面淡黄色，有时微带绿色或棕色，半透明

C. 有的表面常常有一层黄棕色粉末

D. 质坚脆,断面蜡样,无光泽,少数呈玻璃样光泽

E. 嚼之黏牙,唾液成乳白色,微有麻辣感

4. 加工方法是将采集的药块去杂质,用布包起,入热水中使软化成团,取出放冷,即为原装品,加入辅料加工后即为加工品。此药材是

A. 青黛　　　　　　　　B. 没药　　　　　　　　C. 血竭

D. 儿茶　　　　　　　　E. 乳香

5. "外色黑似铁,研粉红似血"是形容哪种药材的特征

A. 乳香　　　　　　　　B. 没药　　　　　　　　C. 血竭

D. 青黛　　　　　　　　E. 儿茶

B 型题

A. 伞形科　　　　　　　B. 豆科　　　　　　　　C. 金缕梅科

D. 橄榄科　　　　　　　E. 棕榈科

1. 乳香、没药的原植物科名是

2. 血竭的原植物科名是

3. 阿魏的原植物科名是

A. 枫香脂、血竭　　　　B. 藤黄　　　　　　　　C. 苏合香、安息香

D. 加拿大油树脂、松油脂　E. 乳香、没药、阿魏

4. 油胶树脂类药材,如

5. 香树脂类药材,如

6. 胶树脂类药材,如

7. 油树脂类药材,如

A. 树干皮部切伤后渗出的油胶树　　　B. 果实中渗出的红色树脂

C. 树干皮布渗出的油树脂　　　　　　D. 果实中渗出的胶树脂

E. 果实中渗出的香树脂

8. 乳香、没药的药用部位是

9. 血竭的药用部位是

（宋亚芳）

第十五章　其他类生药

学习目标

【掌握】五倍子、芦荟、冰片的性状鉴定。

【熟悉】五倍子、芦荟、冰片的来源、产地、采收加工及功效。

【了解】五倍子、芦荟、冰片的化学成分、理化鉴定及药理作用,其他生药。

第一节　其他类生药概述

其他类生药是指本教材上述各章中未能收载的生药。包括:①以植物体的某一部分或间接使用植物的某些制品为原料,经过不同的加工处理所得到的产品,如樟脑、冰片、芦荟、青黛等。②蕨类植物的成熟孢子,如海金沙。③某些昆虫寄生在植物体上所而形成的虫瘿,如五倍子。④植物体分泌或渗出的非树脂类混合物,如天竺黄。

其他类生药一般采用性状鉴定法。少数生药采用显微鉴定法,如海金沙、五倍子等。理化鉴定法较为常用,如青黛、芦荟、冰片等一些加工品,可依据其主要成分或有效成分的性质进行定性鉴别和质量评价。

第二节　常用其他类生药

* 五倍子　Chinensis Galla

【来源】为漆树科植物盐肤木 *Rhus chinensis* Mill.、青麸杨 *Rhus - potaninii* Maxim. 或红麸杨 *Rhus punjabensis Stew. var. sinica*(Diels) Reh D. et Wils. 叶上的虫瘿,主要由五倍子蚜 *Melaphis chiensis*(Bell) Baker 寄生而形成。根据生药外形不同,分别称"肚倍"和"角倍"。

【产地】主产于四川、贵州、云南、陕西等地。

【采制】秋季采摘,置沸水中略煮或蒸至表面呈灰色,杀死蚜虫,取出,晒干。

【性状鉴定】

肚倍　呈长圆形或纺锤形囊状,2.5～9cm,直径1.5～4cm。表面灰褐色或灰棕色,微有柔毛。质硬而脆,易破碎,断面角质样,有光泽,壁厚0.2～0.3cm,内壁平滑,有黑褐色死蚜虫及灰色的粉末状排泄物。气特异,味涩。

角倍　呈菱形,具不规则的钝角状分枝。表面柔毛较明显,壁较薄(图15－1)。

以个大、完整、壁厚、色灰褐者为佳。

【显微鉴定】

角倍横切面　外表皮细胞1层,细胞类方形,排列紧密。非腺毛较多,单细胞或多细胞。薄壁细胞中含糊化淀粉粒及少数草酸钙结晶,维管束外韧型,散在,每个维管束外侧有1~2个大型的树脂道。

角倍粉末　棕黄色。非腺毛多,长80~150~350μm,1~4个细胞;糊化淀粉粒存在于薄壁细胞中;草酸钙结晶较少;树脂道多破碎,树脂块散在;可见螺纹导管,直径10~15μm。

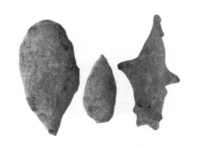

图15-1　五倍子

【化学成分】主要含五倍子鞣质,习称五倍子鞣酸。另含没食子酸、脂肪、树脂、蜡质等。①鞣质:取本品粉末(过四号筛)0.2g,精密称定,按照《中国药典》2015年版鞣质含量测定法(通则2202)测定,含鞣质不得少于50.0%。②没食子酸:按照《中国药典》2015年版高效液相法测定(通则0512),本品含鞣质以没食子酸计,不得少于50.0%。

【理化鉴定】**薄层色谱法**　按照《中国药典》2015年版薄层色谱法(通则0502)测定,取本品粉末0.5g制作为供试品溶液。另取五倍子对照药材0.5g,同法制成对照药材溶液。再取没食子酸对照品,加甲醇制成每1ml含1mg的溶液,作为对照品溶液。照薄层色谱法试验,吸取上述三种溶液各2μl,分别点于同一硅胶GF$_{254}$薄层板上,以三氯甲烷-甲酸乙酯-甲酸(5:5:1)为展开剂,展开,取出,晾干,置紫外光灯(254nm)下检视。供试品色谱中,在与对照药材色谱和对照品色谱相应的位置上,显相同颜色的斑点。

【功效与主治】性寒,味酸、涩。敛肺降火,涩肠止泻,敛汗,止血,收湿敛疮。用于肺虚久咳,肺热痰嗽,久泻久痢,自汗盗汗,消渴,便血痔血,外伤出血,痈肿疮毒,皮肤湿烂。常用量3~6g,外用适量,研末外敷或煎汤熏洗,湿热泻痢者忌用。

 知识拓展

五倍子蚜生活史与五倍子的形成

五倍子蚜的有翅胎生雌虫,于9月中旬至10月中旬自虫瘿穿孔飞出,寄生于中间寄主提灯藓属多种植物上,进行孤雌生殖产生幼蚜,并吸取藓类营养,做白色蜡质茧越冬,至次年春季再羽化成有翅胎生雌虫,飞散至盐肤木等植物上,产生雌雄无翅幼虫,经交尾产生无翅雌虫。无翅雌虫在吸取盐肤木等嫩叶汁时,叶部组织受到刺激,逐渐膨大,开始形成虫瘿。在形成虫瘿期间,雌虫旺盛地营孤雌生殖,至9月下旬,每个虫瘿内平均有虫蚜约4000只,并形成有翅胎生雌虫,于9月中旬后破虫瘿飞出。因此,产生五倍子必须具备三要素,即寄主盐肤木类植物、五倍子蚜虫和过冬寄主提灯藓类植物。由于五倍子蚜虫种类的不同及其营瘿部位习性的不同,形成的五倍子外形各异。

* **芦荟　Aloe**

【来源】为百合科植物库拉索芦荟 *Aloe barbadensis* Miller、好望角芦荟 *Aloe ferox* Miller或其他同属近缘植物的叶的汁液的浓缩干燥物。前者习称"老芦荟",后者习称"新芦荟"。以老芦荟为佳。

【产地】库拉索芦荟主产于南美洲及西印度群岛,好望角芦荟主要分布在非洲,广东、海

生药学

南、云南、广西等地已有引种。

【采制】全年可采。将割取的叶片切口向下垂直放入容器中,收集流出的汁液,蒸发浓缩至适当的浓度,逐渐冷却凝固,得"老芦荟"。如将叶片排垒在垫有羊皮或厚布的地穴周围,使汁液流入其中,然后用猛火蒸至稠膏状,迅速冷却凝固,得"新芦荟"。

【性状鉴定】

库拉索芦荟 呈不规则的块状,常破裂为多角形,大小不一。表面暗红褐色或深褐色,无光泽。体轻,质硬,不易破碎,断面粗糙或显麻纹。富吸湿性。有特殊臭气,味极苦(图 15 - 2)。

好望角芦荟 表面呈暗褐色,略显绿色,有光泽。体轻,质松,易碎,断面具玻璃样光泽,有层纹。

以色黑绿或棕黑、质脆、有光泽、气味浓者为佳。

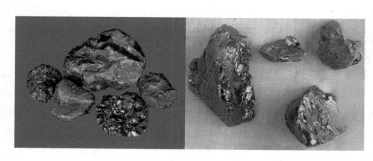

图 15 - 2　库拉索芦荟、好望角芦荟

【显微鉴定】**粉末** 用乳酸粉装片,老芦荟团块表面有细小针状结晶聚集成团,放置 1 天以上稍有溶解,团块上的结晶依然清晰。新芦荟团块棕色多角形,表面无结晶附着,放置 1 天,全部溶解。

【化学成分】老芦荟含芦荟总苷约 25%,以芦荟苷为主;还含异芦荟苷、芦荟大黄素;含树脂约 12%,为芦荟树脂鞣酚与桂皮酸结合的酯;另含多糖混合物以及芦荟多糖。新芦荟含芦荟苷 9% 左右,尚含有异芦荟苷、好望角芦荟苷 A、好望角芦荟苷 B、好望角芦荟苷元和芦荟苦素。按照《中国药典》2015 年版高效液相法测定(通则 0512),本品按干燥品计算,含芦荟苷库拉索芦荟不得少于 16.0%,好望角芦荟不得少于 6.0%。

【理化鉴定】

1. 取本品粉末 0.5g,加水 50ml,振摇,滤过,取滤液 5ml,加硼砂 0.2g,加热使溶解,取溶液数滴,加水 30ml,摇匀,显绿色荧光,置紫外光灯(365nm)下观察,显亮黄色荧光;再取滤液 2ml,加硝酸 2ml,摇匀,库拉索芦荟显棕红色,好望角芦荟显黄绿色;再取滤液 2ml,加等量饱和溴水,生成黄色沉淀。

2. 取本品粉末 0.1g,加三氯化铁试液 5ml 与稀盐酸 5ml,振摇,置水浴中加热 5 分钟,放冷,加四氯化碳 10ml,缓缓振摇 1 分钟,分取四氯化碳层 6ml,加氨试液 3ml,振摇,氨液层显玫瑰红色至樱红色。

3. 薄层色谱

按照《中国药典》2015 年版薄层色谱法(通则 0502)测定,取本品粉末 0.5g 制作为供试品溶液。另取芦荟苷对照品,加甲醇制成每 1ml 含 5mg 的溶液,作为对照品溶液。照薄层色谱法试验,吸取上述两种溶液各 5μl,分别点于同一硅胶 G 薄层板上,以乙酸乙酯 – 甲醇 – 水(100∶17∶13)为展开剂,展开,取出,晾干,喷以 10% 氢氧化钾甲醇溶液,置紫外光灯(365nm)下检视。供试品色谱中,在与对照品色谱相应的位置上,显相同颜色的荧光斑点。

【药理作用】①泻下作用:芦荟及其有效成分芦荟苷能刺激肠蠕动增加,引起缓泻,临床上常用于治疗便秘。②抑菌作用:水浸剂对大肠杆菌、铜绿假单胞菌以及须发癣菌等皮肤真菌均有不同程度的抑制作用。③抗肿瘤作用:芦荟醇提取物给小鼠灌胃,对肝癌实体型、小鼠肉瘤等有抑制作用。④促进伤口愈合作用:对伤口愈合有促进作用,能使家兔皮肤人工造成的损伤愈合加速。⑤护肝作用:芦荟总苷对四氯化碳、硫代乙酰胺等造成的小鼠和大鼠肝损伤及 ALT 升高,均有明显的保护作用。

【功效与主治】性寒,味苦。泻下通便,清肝泻火,杀虫疗疳。用于热结便秘,惊痫抽搐,小儿疳积;外治癣疮。更衣丸具有清热通便,泻火安神之效;当归龙荟丸具有清肝火作用。常用量 1~2g,入丸散;外用适量,研敷患处。孕妇忌服。

芦荟叶性凉味苦,具有清热消肿、通便之功效。临床用于肝火目赤、便秘、百日咳、烧烫伤、放射性皮肤烧伤等。民间用于美容、饮料喝食用等。

【附注】广东、海南、广西、福建、四川等地栽培的一种芦荟 *Aloe vera L. var. chinensis*(Haw.) Berger,有望成为进口芦荟药用资源的代用品。

＊冰片(合成龙脑)　Borneolum Syntheticum

【来源】为樟脑、松节油等化学原料经化学合成而得的结晶状物(合成龙脑),又名"机制冰片"。

【产地】主产于上海、天津、广东等地。

【性状鉴定】无色透明的片状松脆结晶。表面有裂冰样纹理。质松脆,手捻易粉碎。气清香,味辛、凉。点燃发生浓烟,并有带光的火焰(图 15 – 3)。

【化学成分】龙脑,异龙脑等。

【理化鉴定】**物理常数**　升华物的熔点为 205℃ ~210℃(龙脑冰片为 206℃ ~208℃)。按照《中国药典》2010 年版气相色谱法(通则 0521)测定,本品含龙脑不得少于 55.0%。

【功效与主治】性微寒,味辛、苦;开窍醒神,清热止痛;用于热病神昏、惊厥,中风痰厥,气郁暴厥,中恶昏迷,胸痹心痛,目赤,口疮,咽喉肿痛,耳道流脓。常用量 0.15 ~

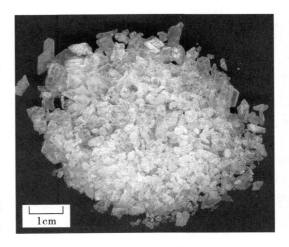

图 15 – 3　冰片

0.3g。中成药如复方丹参滴丸、安宫牛黄丸、麝香保心丸。

【附】**天然冰片**　为樟科植物龙脑香 *Dryobalanops aromatica* Gaertner 的树干经水蒸气蒸馏所得的结晶。呈半透明片状、块状或颗粒状结晶。类白色至淡灰褐色,颗粒多呈灰褐色,能升华,手捻易成粉末,并挥散。气清香特异,味清凉。

【附注】**掺伪冰片**　为冰片中掺入食用白糖、砾粒等的掺伪品。可见砾粒状或透明的片状、颗粒状结晶,气略清香,味清凉而甜。

生药学

海金沙 Lygodii Spora

为海金沙科植物海金沙 *Lygodium japonicum*（Thunb.）Sw. 的干燥成熟孢子。全国大部分地区均有,主产于湖北、湖南、广东、浙江、江苏等省。秋季孢子未脱落时采割藤叶,晒干,搓揉或打下孢子,除去藤叶即可。呈黄棕色或淡棕色颗粒状粉末,质轻,润滑,置手中易从指缝滑落。气微,味淡（图 15 – 4）。性寒,味甘。清热利湿,通淋止痛。用于热淋、石淋和小便不利涩痛。常用量 6 ~ 12g,用布包煎。

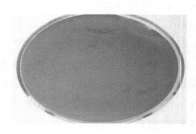

图 15 – 4 海金沙

青黛 Indigo Naturalis

为爵床科植物马蓝 *Baphicacanthus cusia*（Nees）Bremek.、蓼科植物蓼蓝 *PoLygonum tinctorium.* Ait. 或十字花科植物菘蓝 *Isatis indigotica* Fort. 的叶或茎叶经加工制得的干燥粉末、团块或颗粒,主产于福建、河北、江苏、云南、安徽等地。本品为深蓝色的粉末,体轻,易飞扬;或呈不规则多孔性的团块、颗粒,用手搓捻即成细末;微有草腥气,味淡。马蓝制成的青黛含靛玉红、靛蓝、靛棕、靛黄、异靛蓝等成分;蓼蓝制成的青黛含靛苷、菘蓝苷、色氨酮、青黛酮等成分;菘蓝制成的青黛尚含靛红。取本品少量,用微火灼烧,有紫红色的烟雾产生;滴加硝酸,产生气泡并显棕红色或黄棕色。性寒,味咸;清热解毒,凉血消斑,泻火定惊;用于温毒发斑,血热吐衄,胸痛咳血,口疮,疠腮,喉痹,小儿惊痫。常用量 1.5 ~ 3g,入丸散用,外用适量。靛玉红每人 200mg/d。

 课堂讨论

板蓝根、大青叶与青黛有何关系?

儿茶 Catechu

为豆科植物儿茶 *Acacia catechu*（L. f.）Willci. 的去除外皮的树枝、树干经煎煮浓缩的干燥煎膏,主产于云南,广东、广西、福建、海南等地亦产。冬季采收枝、干,除去外皮,砍成大块,加水煎煮,浓缩,干燥。本品呈方形或不规则块状,大小不一;表面棕褐色或黑褐色,光滑而稍有光泽;质硬,易碎,断面不整齐,具光泽,有细孔,遇潮有黏性;气微,味涩、苦,略回甜。取火柴杆浸于本品的水浸液中,可使轻微着色,待干燥后,再浸入盐酸中立即取出,置火焰附近烘烤,杆上即显深红色。性微寒,味苦、涩;活血止痛,止血生肌,收湿敛疮,清肺化痰;用于跌扑伤痛,外伤出血,吐血衄血,疮疡不敛,湿疹、湿疮,肺热咳嗽。常用量 1 ~ 3g,包煎,多入丸散服,外用适量。

天竺黄 Concretio Silicea Bambusae

为禾本科的青皮竹 *Bambusa textilis* McClure 或华思劳竹 *Schizostachyum chinense* Rendle 等杆内的分泌液干后的块状物,秋冬二季采收,主产于云南、广东、广西等省区。此外尚有人工合成竹黄。本品为大小不一的不规则片块或颗粒,外表灰蓝色、灰黄色或灰白色,偶有洁白半透明或象牙色而略带光泽;质坚脆,易折断,断面灰白色;无臭,味淡,舔之黏舌,嚼之似砂。以味甘有凉感,舔之黏舌,块大、质干、光亮、吸湿性强者为佳。主要含二氧化硅,约 90%,以及少量的氧化铝、氧化铅、氧化铁、氧化钙、氧化钾等。另含多种酶。性寒,味甘;清热豁痰,凉心定惊。用于小儿惊风、中风痰壅、癫痫以及热病神昏谵语。常用量 3 ~ 6g,或研粉冲服,或入丸散。

268

考点提示

A 型题

1. 五倍子的加工方法为

A. 晒干
B. 阴干

C. 烘干
D. 置沸水中略煮或蒸至外表面变成灰色再干燥

E. 低温干燥

标准答案：D

B 型题

A. 产生紫红色烟雾
B. 冒烟呛鼻,有苯甲酸样香气

C. 发生爆鸣声,且有闪光
D. 发生浓烟,并有带光的火焰

E. 熔融成紫红色液体,生成黄白色烟,有强烈蒜臭气

1. 血竭用火点燃

2. 海金沙置火中燃烧

3. 青黛用微火灼烧

4. 雄黄燃烧时

5. 冰片(合成龙脑)用火点燃

标准答案：1. B　2. C　3. A　4. E　5. D

 综合测试

A 型题

1. 下列生药以孢子入药的是

A. 儿茶
B. 灵芝
C. 海金沙

D. 茯苓
E. 海藻

2. 呈黄棕色或淡棕色颗粒状粉末,质轻,捻之有光滑感,置手中易由指甲缝滑落,气微,味淡,撒在水中则浮于水面,加热逐渐下沉。此药材是

A. 蒲黄
B. 松花粉
C. 海金沙

D. 青黛
E. 葶苈子

3. 下列哪项不是五倍子(肚倍)的性状鉴定特征

A. 呈长圆形或纺锤形囊状,长 2.5~9cm

B. 表面灰褐色或淡棕色,并被有灰黄色滑软的柔毛

C. 质硬,不易破碎,断面纤维状

D. 内壁平滑,内有黑褐色死蚜虫及灰色粉末状排泄物

E. 气特异,味涩

4. 青黛的入药部位是

A. 腐烂物
B. 干燥煎膏

C. 经加工制成的颗粒状物
D. 经加工制成的干燥粉末或团块

E. 以上都不是

5. 冰片(合成)的主要成分是

生药学

A. 樟脑   B. 消旋龙脑   C. 左旋龙脑

D. 右旋龙脑   E. 异龙脑

X 型题

1. 下列药材哪些属于其他类生药

A. 海金沙   B. 五倍子   C. 茯苓

D. 冰片   E. 青黛

2. 青黛的原植物有

A. 十字花科植物菘蓝   B. 爵床科植物马蓝   C. 蓼科植物蓼蓝

D. 马鞭草科植物大青叶   E. 豆科植物草决明

3. 五倍子的原植物为漆树科植物

A. 盐肤木   B. 胡木   C. 青麸杨

D. 红麸杨   E. 小叶杨

4. 五倍子形成的要素有

A. 五倍子蚜虫   B. 提灯藓类植物   C. 盐肤木类植物

D. 盐肤木幼果   E. 红麸杨果实

5. 角倍区别于肚倍的主要特征是

A. 菱角形,具不规则角状分枝   B. 角倍柔毛较肚倍明显

C. 壁较薄   D. 断面无光泽

E. 气微,味淡

（宋亚芳）

第十六章 动物类生药

学习目标

【掌握】全蝎、珍珠、蟾酥、麝香、鹿茸、牛黄、羚羊角的性状鉴定。

【熟悉】上述生药的显微鉴定、来源、产地、采收加工及功效。

【了解】上述生药的化学成分、理化鉴定及药理作用，动物类其他生药的鉴定方法。

动物类生药是指以动物的全体（如水蛭、全蝎、海马）或某一部分（如鹿茸、龟甲、牡蛎）、动物的生理产物（如麝香、蟾酥）或病理产物（如珍珠、牛黄）以及动物体的加工品（如鹿角胶、阿胶）等供药用的一类生药。

第一节　动物类生药概述

动物类生药在我国的应用同样有着悠久的历史，是祖国医药学遗产中的重要组成部分。《中国药典》（2015年版）收载动物药达49种。科学研究证实，动物类生药，具有显著的生理活性，尤其对某些顽症、重病，更显示了其独特的作用。如斑蝥中的斑蝥素，能抑制癌细胞蛋白质的合成，刺激骨髓白细胞的产生，可用于对肝癌和膀胱癌的治疗；水蛭中的水蛭素能抑制凝血酶活性，有很强的抗凝血作用；蝮蛇毒中的抗栓酶、蚯蚓中的溶纤酶、人尿中提制的尿激酶等均具有抗凝血作用。

某些来源于珍稀濒危动物的生药，因临床疗效确切而供不应求，珍稀濒危动物数量迅速减少。保护濒危野生药用动物资源，变野生为家养，加强珍稀动物生药的代用品研究等，已引起全社会的高度重视。国家正在加强对濒危珍稀动物类生药的野生资源保护，在变野生为家养、积极寻找代用品、保持生药资源的可持续利用等方面，均受到国家的重点扶持。另外，针对动物药的化学成分，进行了人工合成研究同样取得新突破，如麝香中麝香酮的人工合成，斑蝥素的半合成品羟基斑蝥胺，功效与天然品类似且毒性较小。利用现代生物技术（如细胞工程、基因工程）生产生物活性成分，如水蛭素基因工程、羚羊角蛋白质基因工程等，为改变对野生动物药资源的依赖性消耗，获取高含量的活性成分开辟了新途径。

一、动物类生药的分类

动物类生药的分类方法，按药用部位常将动物类生药分成以下几类：

1. 动物的干燥全体

如水蛭、全蝎、蜈蚣、斑蝥、土鳖虫、九香虫等。

2. 除去内脏的动物体

如蚯蚓、蛤蚧、乌梢蛇、蕲蛇、金钱白花蛇等。

3. 动物体的某一部分

①角类：鹿茸、鹿角、羚羊角、水牛角等；②鳞、甲类：穿山甲、龟甲、鳖甲等；③骨类：豹骨、狗骨、猴骨等；④贝壳类：石决明、牡蛎、珍珠母、海螵蛸、蛤壳、瓦楞子等；⑤脏器类：蛤蟆油、鸡内金、紫河车、鹿鞭、海狗肾、桑螵蛸、水獭肝、刺猬皮等。

4. 动物的生理产物

①分泌物：麝香、蟾酥、熊胆粉、虫白蜡、蜂蜡等；②排泄物：五灵脂、蚕沙、夜明砂等；③其他生理产物：蝉蜕、蛇蜕、蜂蜜、蜂房等。

5. 动物的病理产物

如珍珠、僵蚕、牛黄、马宝、猴枣、狗宝等。

6. 动物体某一部分的加工品

如阿胶、鹿角胶、鹿角霜、龟甲胶、血余炭、水牛角浓缩粉等。

二、动物类生药的活性成分

（一）氨基酸、多肽、蛋白质类

1. 氨基酸

动物生药普遍含有各种不同的氨基酸，有的氨基酸直接具有医疗作用。

2. 多肽

一般由 2~20 个氨基酸组成，动物多肽多具有明显的生物活性。如蜂毒多肽具有消炎止痛作用，可用于治疗风湿性关节炎；水蛭多肽具有极强的抑制凝血酶活性，是一种高效抗凝血剂和抗血栓剂。

3. 蛋白质

由 20 个以上的氨基酸通过肽键结合而成的大分子化合物。蛇毒中提制的精制蝮蛇抗栓酶注射剂，用于脑血栓及血栓闭塞性脉管炎。蝎毒的毒性仅次于蛇毒，其主要成分是神经毒素，其次是细胞毒素，具有很强的溶血活性。蜘蛛毒主要含蛋白毒素和酶，国外早已应用于治疗关节疼痛和神经疼痛。蜂毒具有抗炎、抗辐射、抗癌、抗凝血等多种作用。

（二）甾体类和萜类

甾体类和萜类存在于所有生物体中，主要有激素类、蟾毒类、胆汁酸、蜕皮素及海洋甾体类等。

1. 激素类

甾体激素广泛存在于生物体中，是一类具有重要生理活性的物质。如鹿茸中的雌酮、麝香中的雄甾酮、紫河车中的孕甾酮以及昆虫类动物变态激素如蜕皮素和甲壳类动物变态激素如蜕皮甾酮等。

2. 蟾毒配基类

主要存在于蟾蜍的耳后腺与皮肤腺分泌物中，是一类结构类似强心甾类而有毒的化合物，具有强心作用，主要表现在增强心肌收缩力、增加心输出量、减慢心率等。此外还有抑菌、抗炎、抗肿瘤、利尿等作用。

3. 胆汁酸

胆汁是脊椎动物特有的从肝脏分泌出来的分泌液。重要的有胆酸、去氧胆酸、鹅去氧胆酸、熊去氧胆酸、猪去氧胆酸等成分。

4. 蜕皮激素

蜕皮激素在昆虫及甲壳类动物中分布较广泛,如鹿茸中的雌酮、麝香中的雄甾酮、紫河车中的孕甾酮以及昆虫类动物变态激素如蜕皮素和甲壳类动物变态激素如蜕皮甾酮等。

5. 海洋甾体类

近年来从海绵动物、腔肠动物、扁形动物、环节动物、节肢动物、棘皮动物等分离出来的结构新颖的甾体化合物,有的具有重要生理活性。

6. 萜类

动物中萜类成分较多,近20年来,仅从海洋无脊椎动物中分离出1000余种结构新颖的萜类化合物,其中有单萜、倍半萜、二萜、二倍半萜、三萜、四萜等,它们中的许多化合物具有生物活性。如从海绵动物中分得的二倍半萜内酯具有抗癌作用。

(三) 生物碱类毒素

此类成分归为非肽含氮化合物更为确切,在动物中分布广泛,多数具有类似生物碱的性质,分子中多数具有复杂的氮环结构。较为重要且常见的成分有:①胍类衍生物:石房蛤毒素是从海洋贝类大石房蛤中分得的毒性生物碱,结构中含有一对胍基,是一种神经毒素,毒性为番木鳖碱的50倍、氰化钾的1000倍。②环外含氮类:沙海葵毒素是从腔肠动物毒沙海葵中分离的毒性极强的非蛋白毒素,具有非常强的冠状动脉收缩作用。③吲哚类:从蟾蜍皮肤分泌腺中分离出的吲哚碱类化合物,主要为5-羟色胺及其衍生物,对肠管、血管等平滑肌有收缩作用,可引起血压上升、呼吸兴奋。④吡咯衍生物:如脊椎动物的血红蛋白,胆汁中的胆红素及氧化产物胆绿素等,具有促进红细胞生成、解热、抗病毒、抗癌、抗衰老等作用。

(四) 多糖类

甲壳质亦称壳多糖和几丁质,甲壳质在自然界分布很广,广泛存在于植物、菌类细胞壁、甲壳纲动物及昆虫中,如虾蟹外壳、乌贼骨架及昆虫翅膀等。尤其在节肢动物、蛛形壳类、甲壳类、昆虫类动物中几乎都含有。

第二节　动物类生药鉴定

一、来源鉴定

应用动物的分类学和解剖学的知识,对动物类生药进行来源鉴定。根据入药的部位,依据其形态与解剖特征进行品种鉴定。目前分子生物学技术,DNA 分子遗传标记已被用于龟甲、鳖甲、蛇类等多种生药的鉴别,对生药的鉴别、研究有重大意义。

二、性状鉴定

性状鉴定是动物药鉴别最常用的方法,首先注意药用动物的类别和药用部位,要注意观察其形状、大小、表面颜色及特征(如突起、纹理、附属物等)、颜色(表面、断面)及气味,如麝香香气特异、熊胆味苦回甜有清凉感等。一些传统经验也是常用的鉴别方法,如天然牛黄能"挂甲"、麝香用针探有"冒槽"现象。

三、显微鉴定

对于贵重或破碎的动物类生药,除性状鉴定外,常应用显微鉴定来识别真伪。根据不同的鉴别对象,制作显微片,如粉末制片、动物组织切片和磨片,然后在显微镜下观察。如牛黄、麝香可进行粉末显微鉴定,羚羊角、鹿茸进行组织、粉末鉴别,贝壳类、珍珠进行磨片显微鉴定等。近年来扫描电子显微镜用于动物类生药鉴别,以其样品制备简单,分辨率高,可直接观察自然状态下的表面特征,为动物类生药鉴别提供了可靠依据。

四、理化鉴定

近年来物理、化学的仪器分析方法快速发展,特别是色谱技术、现代光谱技术的使用,使动物类生药鉴别更具有科学性。如薄层色谱法用于熊胆、牛黄、蟾酥的鉴别;采用凝胶电泳系列技术,鉴别蛋白质、氨基酸含量丰富的生药,如水蛭、蛤蚧、海马等;用 X 射线衍射法鉴定珍珠、牛黄、蛤蚧等也取得了满意的效果。

第三节　常用动物类生药

＊全蝎　Scorpio

【来源】为钳蝎科动物东亚钳蝎 *Buthus martensii* Karsch 的干燥体。

【产地】主产于河南、山东等地。

【采制】春末至秋初捕捉,先放入清水中待吐净泥土,再置沸水或沸盐水中煮至全身僵硬、背面有沟纹时捞出,置通风处阴干、晾干或微火炕干。不可日晒,避免外表结盐霜。

【性状鉴定】头胸部与前腹部呈扁平的长椭圆形,后腹部呈尾状,皱缩弯曲。完整者体长约6cm。头胸部呈绿褐色,前面有 1 对短小的螯肢及 1 对形体较大的钳状脚须,形似蟹螯,背面有梯形背甲,腹面有足 4 对,足由 7 节组成,末端各具 2 爪钩;前腹部由 7 节组成,第 7 节色深,背甲上有 5 条隆脊线。背面绿褐色,后腹部棕黄色,6 节,节上均有纵沟,末节有锐钩状毒刺,毒刺下方无距。气微腥,味咸(图 16 - 1)。以完整、身干、色绿褐、腹中杂质少者为佳。

【显微鉴定】**粉末**　黄棕色。①体壁(几丁质外骨骼)碎片呈棕黄色或黄绿色,有光泽;外表皮表面观可见多角形的网格样纹理,排列整齐,表面密布细小颗粒,可见凸起的毛窝、细小的圆孔口及瘤状突起;毛窝突出于外表皮,呈圆形或类圆形,直径 18 ~ 45μm,刚毛常于基部断离或脱落;表皮断面观有长短不一的微细孔道贯穿内外表皮;未骨化的外表皮表面观可见颗粒性突起,呈花纹样。

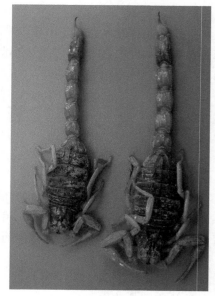

图 16 - 1　全蝎

②横纹肌纤维较多,侧面观边缘较平整或微呈波状,具明、暗带相间排列的纹理,暗带有致密的短纵纹理。③刚毛先端锐尖或钝圆,基部稍窄,体部中段直径8～40μm,具纵直纹理,髓腔细窄,腔壁较平直。④脂肪油滴较多,无色或淡黄色(图16-2)。

【化学成分】主要含蝎毒,为一种类似蛇毒神经毒的蛋白质,还含氨基酸和多种无机元素等。

【药理作用】①抗惊厥作用:蝎毒对实验大鼠惊厥有明显的抑制作用。②抗癫痫作用:蝎毒对实验大鼠癫痫发作显著减轻。③镇痛作用:蝎毒素有很强的中枢镇痛作用。④对心血管系统的作用:蝎毒能增加实验动物心血管系统中的肌肉收缩力。⑤抗肿瘤作用:全蝎的水和醇提物对癌细胞有抑制作用。⑥毒性:蝎毒可造成胎儿骨骼发育异常。

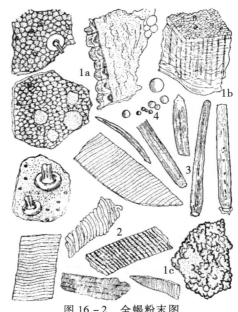

图16-2　全蝎粉末图
1. 体壁碎片(a. 外表皮表面观;b. 断面;c. 未骨化的外表皮)
2. 横纹肌纤　3. 刚毛　4. 脂肪油滴

【功效与主治】性平,味甘、辛;有毒。息风镇痉,攻毒散结,通络止痛。用于小儿惊风,抽搐痉挛,中风口眼㖞斜,半身不遂,破伤风,风湿顽痹,偏头痛,疮疡,瘰疬。常用量3～6g。中成药全蝎散,息风镇惊,导滞通便;用于小儿惊风,内热积滞,身热咳嗽,气促痰鸣,烦躁不宁,神昏惊厥。

 知识拓展

蝎毒简介

蝎毒(katsutoxin),主要含有多种昆虫的神经毒素和哺乳动物的神经毒素。尚含有心脏毒素、溶血毒素、透明质酸酶及磷脂酶等。每次尾螫的排毒量约有1mg毒液。蝎毒具有两大毒素,即神经毒素和细胞毒素,它在神经分子、分子免疫、分子进化、蛋白质的结构与功能等方面有着广阔的应用前景。蝎毒对神经系统、消化系统、心脑血管系统、癌症、皮肤病等多种疾病,以及对人类危害极大的各种病毒均有预防和抑制作用。

＊珍珠　Margarita

【来源】为珍珠贝科动物马氏珍珠贝 *Pteria martensii*（Dunker）、蚌科动物三角帆蚌 *Hyriopsis cumingii*（Lea）或褶纹冠蚌 *Cristaria plicata*（Leach）等双壳类动物受刺激而形成的珍珠。

【产地】马氏珍珠贝中所产的珍珠主产于广西合浦、广东廉江、海南及台湾等地;三角帆蚌、褶纹冠蚌中所产的珍珠主产于浙江、江苏、等地。

【采制】天然珍珠全年可采,养殖珍珠于接种两年采收为宜。自动物体内取出,洗净,干燥。

【性状鉴定】呈类球形、卵圆形、长圆形或棒形,表面类白色、浅粉红色、浅黄绿色或蓝色,半透明,平滑或微有凹凸,具特有的彩色光泽。质地坚硬,碎断面可见层纹。无臭,味淡(图16-3)。以纯净、色彩光亮、质地坚硬者为佳。

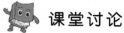

课堂讨论

珍珠是生理产物还是病理产物?

【显微鉴定】

磨片 可见粗细相间排列的同心环状层纹,习称"珍珠结构环",粗层纹较明显,连续成环或断续环形,层纹间距不等;细层纹有些部位明显,有些部位不明显,层纹间距小。多数磨片在暗视野中可见珍珠特有的彩光,一圈圈的有红、橙、黄、绿、青、蓝、紫色彩虹般的光泽,习称"珍珠虹光环"(图16-4)。

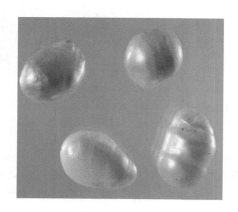

图 16-3 珍珠

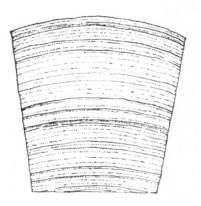

图 16-4 珍珠磨片图

粉末 类白色。不规则碎块,半透明,具彩虹样光泽。表面显颗粒性,由数至十数薄层重叠,片层结构排列紧密,可见致密的成层线条或极细密的微波状纹理(图16-5)。

【化学成分】主含碳酸钙,另含硅、钠、铁、铜、镁的化合物,壳角蛋白,后者含有多种氨基酸,如亮氨酸、牛磺酸;还含有多种微量元素。

【理化鉴定】

1. 取本品粉末,加稀盐酸,即产生大量气泡,滤过,滤液呈钙盐的鉴别反应。

2. 取本品,置紫外光灯(365nm)下观察,天然珍珠呈淡蓝紫色荧光,养殖珍珠呈亮黄绿色荧光,通常环周部分较明显。

【功效与主治】性寒、味甘、咸。安神定惊,明目消翳,解毒生肌。用于惊悸失眠,惊风癫痫,目生云翳,疮疡不敛,皮肤色斑。常用量0.1~0.3g。

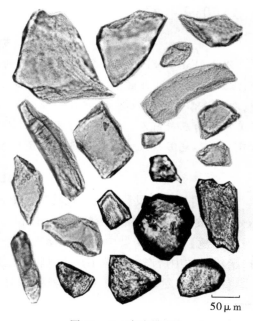

50μm

图 16-5 珍珠粉末

考点提示

X 型题

能够产生珍珠的贝壳类动物主要有

A. 马氏珍珠贝
B. 三角帆蚌
C. 褶纹冠蚌
D. 文蛤
E. 背角无齿蚌

标准答案:ABC

珍珠母 Margaritifera Concha

【来源】为蚌科动物三角帆蚌 *Hyriopsis cumingii*(Lea)、褶纹冠蚌 *Cristaria plicata*(Leach)或珍珠贝科动物马氏珍珠贝 *Pteria martensii*(Dunker)的贝壳。

【性状鉴定】

三角帆蚌 略呈不等边四角形。壳面生长轮呈同心环状排列。后背缘向上突起,形成大的三角形帆状后翼。壳内面外套痕明显;前闭壳肌痕呈卵圆形,后闭壳肌痕略呈三角形。左右壳均具两枚拟主齿,左壳具两枚长条形侧齿,右壳具一枚长条形侧齿;具光泽。质坚硬,气微腥,味淡。

褶纹冠蚌 呈不等边三角形。后北缘向上伸展成大形的冠。壳内面外套痕略明显;前闭壳肌痕大呈楔形,后闭壳肌痕呈不规则卵圆形,在后侧齿下方有与壳面相应的纵肋和凹沟。左、右壳均具一枚短而略粗后侧齿及一枚细弱的前侧齿,均无拟主齿(图 16 - 6)。

马氏珍珠贝 呈斜四方形,后耳大,前耳小,背缘平直,腹缘圆,生长线极细密,成片状。闭壳肌痕大,长圆形,具一凸起的长形主齿。

【功效与主治】性寒,味咸;平肝潜阳,定惊明目;用于头痛眩晕,烦躁失眠,肝热目赤,肝虚目昏。常用量 10 ~ 25g,先煎。

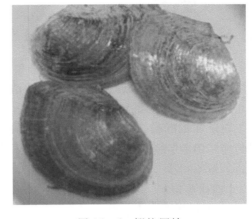

图 16 - 6 褶纹冠蚌

* 蟾酥 Bufonis Venenum

【来源】为蟾蜍科动物中华大蟾蜍 *Bufo bufo gargarizans* Cantor 或黑眶蟾蜍 *Bufo melanostictus* Schneider 的干燥分泌物。

【产地】全国各地皆产,主产于河北、山东、江苏、浙江等地。

【采制】夏、秋季捕捉蟾蜍,洗净,用镊子夹压耳后腺或皮肤腺,挤出白色浆液并收集于陶瓷或玻璃器皿中(忌用铁器,以免变黑),取浆液放入圆形模具中晒干或低温干燥,称为"团蟾酥";如将鲜浆液均匀涂于玻璃板上晒干或低温干燥,称为"片蟾酥"。

【性状鉴定】

团蟾酥 呈扁圆形的团块状或扁圆的棋子状,直径 3 ~ 10cm,厚约 5mm,紫黑色,表面平滑,质坚硬,不易折断,断面棕褐色,角质状微有光泽;气微腥,味初甜后麻辣刺舌,粉末嗅之作嚏。药材遇水起泡,并呈白色的乳状(图 16 - 7)。

片蟾酥 呈薄片状,厚约 2cm,黄棕色或紫红色,一面粗糙一面光滑。质脆,易碎。取粉末少许,置锡箔纸上加热,即熔成油状。

均以色红棕、断面角质状、半透明、有光泽者为佳。

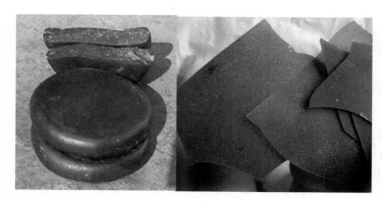

图 16-7 团蟾酥、片蟾酥

 课堂讨论

如何从性状特征区分团蟾酥和片蟾酥?

【显微鉴定】浓硫酸装片观察,显橙黄色或橙红色碎块,四周逐渐缩小而呈透明的类圆形小块,表面显龟裂状纹理,久置逐渐溶解消失。

【化学成分】主要含有华蟾酥毒基、脂蟾毒配基等20余种蟾毒配基类化合物;另含有吲哚类生物碱如蟾酥碱、蟾酥甲碱、去氢蟾酥碱等,以及甾醇类、肾上腺素及多种氨基酸。按照《中国药典》2015年版高效液相法(通则0512)测定,本品按干燥品计算,含华蟾酥毒基、脂蟾毒配基的总量不得少于6.0%。

【理化鉴定】

1. 本品断面沾水后即呈乳白色的隆起。

2. 取粉末0.1g,加甲醇5ml,浸泡1小时,滤过,滤液加对二甲氨基苯甲醛粉末少量,滴加硫酸数滴,即显蓝紫色。

3. 取粉末0.1g,加氯仿5ml,浸泡1小时,滤过,滤液蒸干,残渣加醋酐少量使溶解,再滴加硫酸1~2滴,初显蓝紫色,渐变为蓝绿色。

4. **薄层色谱法**

按照《中国药典》2015年版薄层色谱法(通则0502)测定,取粉末0.2g,制作为供试品溶液。另取蟾酥对照品,制成对照品溶液。照薄层色谱法,吸取上述溶液各10μl,分别点于同一硅胶G薄层板上,以环己烷-氯仿-丙酮(4:3:3)为展开剂,展开,取出,晾干,喷以10%硫酸乙醇溶液,加热至斑点显色清晰。供试品色谱中,在与对照品色谱相应的位置上,显相同颜色的斑点;在与对照药材色谱相应的位置上,显相同的一个绿色及一个红色斑点。

【药理作用】①强心作用:蟾毒配基类和蟾蜍毒素类化合物均有与洋地黄相似的强心作用,且无蓄积作用。②抗心肌缺血作用:动物实验证明蟾酥有明显抗心肌缺血作用。③升压作用:蟾酥对实验动物可引起血压升高。另外,蟾酥还具有消炎、镇痛、抗休克、抗肿瘤及麻醉作用。

【功效与主治】性温,味辛,有毒。能解毒,止痛,开窍醒神。用于痈疽疔疮,咽喉肿痛,中暑神昏,腹痛吐泻。中成药复方蟾酥丸,消解疮毒;用于痈疽、疔疮。常用量 0.015～0.03g,多入丸散用。

【附】干蟾 Bufo Siccus 为蟾蜍科动物中华大蟾蜍 *Bufo bufo gargarizans* Cantor 或黑眶蟾蜍 *Bufo melanostictus* Schneider 的干燥全体或除去内脏的干燥全体。全体拘挛抽皱,纵面有棱角,四足伸缩不一。表面灰绿色或绿棕色。除去内脏者腹腔内面为灰黄色,可见到骨骼及皮膜。气微腥,味辛。除去内脏者又称蟾蜍皮。性凉,味甘、辛,有小毒;破症结,行水湿,化毒,杀虫,定痛;用于疔疮、发背、阴疽瘰疬,恶疮,小儿疳积,慢性气管炎。

* 鹿茸 Cervi Cornu Pantotrichum

【来源】为鹿科动物梅花鹿 *Cervus nippon* Temminck 或马鹿 *Cervus elaphus* Linnaeus 雄鹿未骨化密生茸毛的幼角。前者习称"花鹿茸",后者习称"马鹿茸"。

【产地】花鹿茸主产于吉林、辽宁、黑龙江、河北、江苏、四川等地亦产;马鹿茸主产于黑龙江、吉林、内蒙古、新疆、青海、云南、四川、甘肃等地,东北产者习称"东马鹿茸",西北产者习称"西马鹿茸"。梅花鹿为国家一级保护动物,目前野生较少。禁止捕猎。马鹿为国家二级保护动物,野生者日渐减少,禁止滥捕。现药用主要从人工饲养中获取。

【采制】大多为人工饲养,以鹿龄 3～6 年的鹿茸质量最佳。采集方法分锯茸和砍茸两种。

【性状鉴定】

花鹿茸 呈圆柱状分枝,具 1 个分枝者习称"二杠",主枝习称"大挺",长 17～20cm,锯口直径 4～5cm;离锯口约 1cm 处的侧枝,

全枝略细,习称"门庄",长 9～15cm,外皮红棕色或棕色,多光润,表面密被红黄色或棕黄色细茸毛,上端较密,下端较疏;分岔间具 1 条灰黑色筋脉,皮茸紧贴。锯口黄白色,外围无骨质,中部密布细孔。体轻(图 16-8)。气微腥,味微咸。具 2 个分枝者,习称"三岔茸",大挺长 23～33cm,直径较二杠细,略呈弓形,微扁,枝端略尖,下部多有纵棱筋及疙瘩状突起;皮红黄色,茸毛较稀而粗。二茬茸与头茬茸相似,但主枝长而不圆或下粗上细,下部有纵棱筋,皮灰黄色,茸毛较粗糙,锯口外围多已骨化,体较重,无腥气。

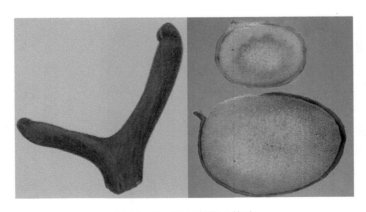

图 16-8 梅花鹿茸及饮片

砍茸亦分二杠茸或三岔茸等规格,两茸之间相距约 7cm,脑骨前端平齐,后端有 1 对弧形的骨,习称"虎牙";脑骨白色,外附密生茸毛的脑皮。

生药学

花鹿茸饮片 花鹿茸尖部切片习称"血片""蜡片",中上部的切片习称"蛋黄片";下部习称"老角片"。血片呈不规则圆形或椭圆形薄片,边缘皮茸紧贴,有残存的茸毛,内部蜂窝状小孔自然排列,外围无骨质,质坚韧,呈红黄色或红棕色。蛋黄片呈黄白色(图16-8)。

马鹿茸 较花鹿茸粗大,分枝较多,侧枝1个者习称"单门",2个者习称"莲花",3个者习称"三岔茸"(图16-9),4个者习称"四岔茸",分枝最多可至"九岔"。

东马鹿茸 "单门"大挺长25~27cm,直径约3cm。外皮灰黑色,茸毛青灰色或灰黄色,下部有纵棱。锯口面外皮较厚,灰黑色,中部密生细孔。质地较细嫩。"莲花"大挺长达33cm,下部有棱筋。锯口面蜂窝状的孔直径较大。"三岔茸"皮色较深,质地较"单门"粗糙。"四岔"茸毛稀粗,大挺下部具棱筋及疙瘩,分枝顶端多无毛,习称"捻头"。

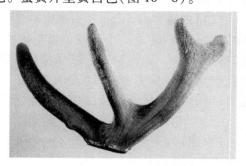

图16-9 马鹿茸

 课堂讨论

花鹿茸和马鹿茸的三岔茸是一样的吗?

西马鹿茸 大挺多不圆,顶端圆扁不一,长30~100cm。表面多棱,多皱缩干瘪,分枝较长且弯曲,茸毛粗而长,灰色或黑灰色,锯口色较深,常见骨质。气腥臭,味微咸。以茸体粗壮,外形饱满,皮毛完整,质嫩柔润,无骨棱、无钉者为佳。

【显微鉴定】花鹿茸粉末 淡黄色。①表皮角质层表面观呈颗粒状,茸毛脱落后的毛窝呈圆洞状。②毛茸头部膨大呈椭圆形,毛干圆柱形,直径13~50μm,表面的扁平细胞(鳞片)呈覆瓦状排列。③骨碎片表面有纵向纹理,骨陷窝呈类圆形或长梭形,边缘的骨小管排列呈放射状;横断面可见大的圆形孔洞,边缘凹凸不平。④未骨化组织表面具多数不规则的块状突起物。⑤角化梭形细胞多散在(图16-10)。

【化学成分】主要含氨基酸,其中甘氨酸、谷氨酸、脯氨酸等含量最高;胆甾醇类,如胆甾醇肉豆蔻酸酯、胆甾醇油酸酯;多胺类,如精脒、精胺、腐胺;脂肪酸类,如月桂酸、肉豆蔻酸、棕榈酸;此外尚含硫酸软骨素A等酸性多糖类、脑素、雌酮、雌二醇、PGE_1、PGE_2等多种前列腺素及26种微量元素。

【理化鉴定】

1. 取本品粉末0.1g,加水4ml,加热15分钟,放冷,滤过。取滤液1ml,加茚三酮试液3滴,摇匀,加热煮沸数分钟,显蓝紫色;另取滤液

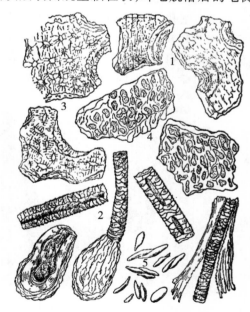

图16-10 鹿茸粉末图
1. 表皮角质层 2. 毛茸 3. 骨碎片
4. 未骨化骨组织碎片 5. 角化梭形细胞

1ml,加 10% 氢氧化钠溶液 2 滴,摇匀,滴加 0.5% 的硫酸铜溶液,显蓝紫色。

2.薄层色谱法

按照《中国药典》2015 年版薄层色谱法(通则 0502)测定,取本品粉末 0.4g 制作为供试品溶液。另取鹿茸对照品制作为对照品溶液。照薄层色谱法试验,吸取上述三种溶液各 8μl,分别点样于同一硅胶 G 薄层板上,以正丁醇 - 冰醋酸 - 水(3∶1∶1)为展开剂,展开,取出,晾干,喷以 2% 茚三酮丙酮溶液,在 105℃ 加热至斑点显色清晰。供试品色谱与对照品色谱相应位置上,显相同颜色的主斑点。

【药理作用】①抗衰老作用:鹿茸水提物可明显抑制动物体内致衰老化合物的作用。②对免疫功能的影响:鹿茸多糖(PAPS)具有调节机体体液免疫的作用,增强机体吞噬细胞的吞噬功能。③性激素样作用:鹿茸能增加动物体内雄性激素含量,并刺激相应器官生长。④对神经系统的作用:鹿茸提取物对实验动物有安神、强神、益智作用。⑤对心血管系统的作用:鹿茸对实验动物的心血管系统有保护作用。

【功效与主治】性温,味甘、咸。壮肾阳,益精血,强筋骨,调冲任,托疮毒。用于阳痿滑精,宫冷不孕,羸瘦,神疲,畏寒,眩晕,耳鸣耳聋,腰脊冷痛,筋骨痿软,崩漏带下,阴疽不敛。常用量 1~2g,研末冲服。中成药人参鹿茸丸,滋肾生津,益气,补血;用于肾精不足,气血两亏,耳鸣耳聋,遗精盗汗,腰腿酸软,宫冷不孕。

【附注】

鹿茸混淆品　①驼鹿茸:为鹿科动物驼鹿 *Alces alces* Linnaeus 雄鹿的幼角。较鹿茸粗壮有分枝。刚出生的是单枝,呈苞状,习称"老虎眼";长成两枝者,习称"人字角";分出眉枝和主枝的习称"巴掌茸",主枝呈掌状,主枝多分数小枝,质较老,皮色深,眉枝有的又分两小枝。分枝者较粗壮,皮灰黑色,毛长,较粗硬,手摸有粗糙感。断面外皮较厚,灰黑色,骨质白色,具蜂窝状小孔。②驯鹿茸:为鹿科动物驯鹿 *Rangifer tarandus* L 雄鹿的幼角。圆柱形,较鹿茸粗壮,多具分枝。分枝较多,单枝长约 20cm,直径约 2cm,皮灰黑色,毛灰棕色,毛厚,质密,较长而软,手摸柔和,断面外皮棕色或灰黑色,中央淡棕红色,具有蜂窝状小孔。③狍鹿茸:为鹿科动物狍 *Capreolus caperolus* L. 雄鹿的幼角。分枝的类圆柱形,常有分枝,无眉枝,中下部具骨钉。毛长而密生,表面灰棕色或棕黄色。

鹿茸伪品　①伪制"锯茸":系用锯末、胶、色素和其他动物皮加工的伪制品。全体粗大或细小,呈圆柱状分枝,枝顶钝圆。主枝长 13~30cm,多具 1~2 个分枝,侧枝多短粗,直径较主枝略细。外皮灰褐色或灰白色,粗糙而灰暗,表面稀疏有灰白色或淡土褐色被剪成参差不齐的短毛,其间或杂有黑褐色的成撮毛,下部四周或黏附有长约 3cm 的毛。锯口面红褐色或棕褐色胶状,质地紧密,无蜂窝状小孔,有的有少数大小不等的圆形小孔穴,火烧熔化,吱吱作响并冒浓烟。气特异,有胶臭,久闻令人恶心。②伪制"砍茸":系用锯末、胶、色素、羊头骨和其他动物皮加工的伪制品:头部具白色或黑色毛;脑骨不洁白,"两茸"距宽窄不一;"茸"的分枝不自然,枝岔呈圆柱形,外皮灰褐色或灰棕色,毛脱落处呈灰白色,具有纵向及横向环纹状抽沟。锯断面呈棕红色至棕褐色,颗粒性或胶质样,无骨质及细小孔洞。

 知识拓展

鹿茸的采制方法

1.锯茸:一般从三龄鹿开始锯茸,称"二杠茸",每年可采收 2 次,第一次在清明后 45~50

天(头茬茸)。第一次锯茸后的 50～60 天(立秋前后),再采第二次(二茬茸)。三茬茸每年只采 1 次,约在 7 月下旬。将锯下的茸用吸血器或用手挤去一部分血液,锯口处用线绷紧,防止外皮滑动,固定于"炸茸"架上,置沸水中反复烫炸 3～4 次(锯口朝上露出水面),每次 15～20 秒钟,使其排出剩余血液,至锯口处冒白沫;反复操作,直至茸内积血排尽,然后晾干,次日再烫数次,然后挂在烘炉中 40℃～50℃ 烘干,最高不能超过 60℃。最后一步是将烘好的鹿茸取出后,应迅速冷却风凉,重要的是要凉透。马鹿茸加工方法与花鹿茸不同处是煮烫时不要排血,煮烫和干燥时间比花鹿茸要长。

2. 带血茸:即将锯下的鹿茸,用烧红的烙铁烫封锯口,使茸血不流出,再采用微波或红外干燥。

3. 砍茸:只适用于生长 6～10 年的老鹿、病鹿。将鹿茸连同脑盖骨一同锯下,刮净残肉,绷紧脑皮,进行烫炸,晾干。

* 麝香　Moschus

【来源】为鹿科动物林麝 *Moschus berezovskii* Flerov、马麝 *Moschus sifanicus* Przewal-ski 或原麝 *Moschus moschiferus* Linnaeus 成熟雄体香囊中的干燥分泌物。

【产地】主产于四川、西藏及云南等地。目前已进行人工饲养繁殖。

【采制】分猎麝取香、活体取香两种。野麝捕获后将香囊连皮割下,阴干,习称"毛壳麝香";囊壳中的分泌物,习称"麝香仁"。人工饲养的麝可直接活体取香,目前多采用快速取香法,即将麝固定在操作者的腿上,略剪去覆盖着香囊口的毛,酒精消毒,用挖勺伸入囊内徐徐转动,挖出麝香。取香后除去杂质,放干燥器内,干后置棕色密闭玻璃器内保存。活体取香后不影响麝的饲养繁殖,并能再生麝香仁,每年可根据麝香成熟的情况,取香 1～2 次,产量比野生高。

【性状鉴定】

毛壳麝香　呈扁圆形或类椭圆形的囊状体,直径 3～7cm,厚 2～4cm。开口面常突起,囊壳棕褐色,密生白色或灰棕色的麝毛,从两侧围绕中心排列,中间有 1 小囊孔,直径 1～3mm。另一面为棕褐色略带紫色的皮膜,微皱缩,偶显肌肉纤维。质地松软有弹性,剖开后可见中层皮膜呈棕褐色或灰褐色,半透明,内层皮膜呈棕色,内含颗粒状、粉末状的麝香仁和少量细毛及脱落的内层皮膜(习称"银皮")(图 16-11)。

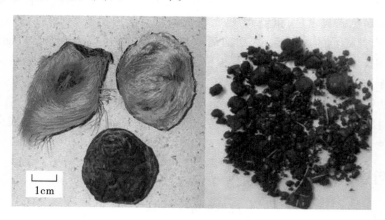

图 16-11　毛壳麝香及麝香仁

麝香仁　野生者呈油润、疏松的粉末状,其中呈颗粒状者习称"当门子",呈不规则圆球形或颗粒状,表面呈紫褐色,油润光亮,微有麻纹,断面深棕色或黄棕色;粉末多呈棕褐色或黄棕色,并有少量脱落的内层皮膜和细毛。人工饲养的麝香仁呈颗粒状、段条状或不规则的团块;表面不平,紫黑色或深棕色,显油性,微有光泽,有少量的麝毛和脱落的内层皮膜。气香浓烈而特异,味微辣、微苦带咸(图 16 – 11)。

【显微鉴定】**麝香仁粉末**　棕褐色或黄棕色。颗粒状物集成的淡黄色或淡棕色团块半透明或透明,团块的结晶体呈方形、柱形、八面体或不规则形。可见圆形的油滴,偶见脱落的内皮层膜组织,无色或淡黄色,半透明,有膜组织(图 16 – 12)。

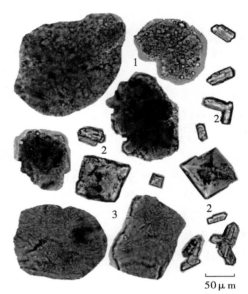

图 16 – 12　麝香仁粉末
1. 分泌物团块　2. 晶体　3. 内皮层膜组织

【化学成分】主要含麝香酮(香气成分)、麝香吡啶、羟基麝香吡啶等大分子环酮,另含 5α – 雄甾烷 – 3,17 – 二酮、5β – 雄甾烷 – 3,17 – 二酮等 10 余种雄甾烷衍生物,以及肽类、多种氨基酸、胆甾醇及胆甾醇酯等。按《中国药典》2015 年版气相色谱法(通则 0521)测定,本品按干燥品计算,含麝香酮不得少于 2.0%。

【理化鉴定】

1. 取毛壳麝香用特制槽针从囊孔插入,转动槽针,撮取麝香仁后立即取出槽针检视,槽内的麝香仁应有逐渐膨胀高出槽面的现象,习称"冒槽"。麝香仁油润,颗粒疏松,无锐角,香气浓烈,不应有纤维等异物或异常气味。

2. 取粉末少量,置手掌中,加水湿润,用手搓之能成团,再用手指轻搓即散,不应黏手、染手、顶指或结块。

3. 取麝香仁少量撒于炽热的坩埚中灼烧,初则迸裂,随即融化膨胀,起泡似珠,香气浓烈四溢,应无毛发、肌肉等焦臭,无火焰或火星出现。灰化后,残渣呈白色或灰白色。

4. 取粉末少许,加五氯化锑共研,香气消失,再加氨水少许共研,香气又恢复。

【药理作用】①对中枢神经系统的影响:麝香酮对实验动物睡眠有显著作用。②对心血管系统的作用:麝香对实验动物心血管系统有一定的保护作用。③抗炎作用:动物实验证明麝香对实验动物各部位炎症有显著的抑制作用。④子宫兴奋作用:麝香对实验动物的离体子宫有明显的兴奋作用。此外,麝香还具有雄激素样作用、抗菌、抗溃疡等作用。

【功效与主治】性温,味辛。开窍醒神,活血通经,消肿止痛。用于热病神昏、中风痰厥、气郁暴厥、中风昏迷、经闭、癥瘕、难产死胎、心腹暴痛、痈肿瘰疬、咽喉肿痛、跌扑伤痛、痹痛麻木。常用量 0.03～0.1g,多入丸散用。外用适量。中成药麝香保心丸,芳香温通,益气强心;用于心肌缺血引起的心绞痛、胸闷,心肌梗死。

【附注】**麝香伪品**　①假毛壳麝香:为麝类或其他种动物皮毛,加入异物的伪制品:呈扁球形或椭圆形,直径 2～5cm,厚 3cm 左右,开口面不平坦,密生白毛或灰棕色毛,毛呈放射状排列,中心有一孔系用线扎缩而成,小孔周围有呈放射状的毛束残基散在。另一面毛被刮去,留有散在的毛囊孔。②掺伪麝香仁：为掺入动物脏器、肌肉、油类物质、植物组织、化学试剂（酮麝香）、蛋黄或奶渣等异物的伪制品。

 知识拓展

灵猫香

为灵猫科小灵猫 *Viverricula indica* Desmarest 会阴泌香腺的分泌物，为蜂蜜样的稠厚液体，黄白色，久置变为褐色的软膏状，主要含灵猫酮，具有类似麝香的香气，药理作用也相似。精制药用灵猫香为乳白色至淡黄色油脂，能行气止痛，用于挫伤、血肿、肩周炎、咽喉肿痛等症。

麝鼠香

为田鼠科麝鼠 *Ondatra zibethica* L. 的雄性香囊中的分泌物。具有类似麝香的特殊香气，含有麝香酮，药理作用与麝香相似。我国麝鼠香资源丰富，在麝香代用品的开发方面潜力巨大。

人工麝香

主要药理作用与天然麝香基本相同，物理性状相似，临床疗效确切，可与天然麝香等同配方使用。1994 年卫生部卫药发（1994）第 17 号文件中明确规定：人工麝香属一类新药，国家保密品种；与天然麝香等同配方使用。2004 年国家食品药品监督管理局正式生产批准文号，由北京联馨药业有限公司生产人工麝香。许多国宝级的传统中成药均以人工麝香为原料，例如六神丸、麝香保心丸等。

*牛黄 Bovis Calculus

【来源】为牛科动物牛 *Bos taurus domesticus* Gmelin 的干燥胆结石。习称"天然牛黄"。

【产地】主产于华北、东北、西北、西南等地，分别称京牛黄、东牛黄、西牛黄。

【采制】宰牛时注意检查胆囊、胆管及肝管，如发现有结石，即滤去胆汁，将牛黄取出，去净附着的膜状物，包好，阴干。切忌风吹日晒，以防碎裂或变色。

【性状鉴定】

胆黄 呈类球形、卵形、三角形或四方形，直径 0.6 ~ 4.5cm。表面黄红色至棕黄色，有的表面挂有一层黑色光亮的薄膜，习称"乌金衣"，有的表面粗糙，具疣状的突起或龟裂纹。体轻，质酥脆，易分层剥落，断面金黄色，可见细密的同心性层纹，有的夹有白心。气清香，味苦而后微甜，有清凉感，嚼之易碎，不黏牙（图 16 - 13）。

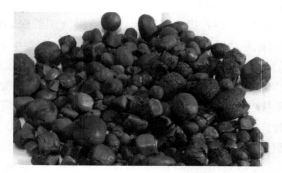

图 16 - 13　牛黄

管黄 呈短管状或破碎成块片，大小不一，长约 3cm，直径 1 ~ 1.5cm，表面红棕色，不光滑，较粗糙，有裂纹及小突起。断面有较少的层纹，内多有空隙，色较深。体轻，质酥脆。

【显微鉴定】取本品少量，加水合氯醛试液装片可见不规则的团块由黄棕色或棕红色小颗粒集成，稍放置，色素迅速溶解，并显鲜亮的金黄色，久置后变绿色。

【化学成分】主要含胆色素类（72% ~ 76%），如胆红素（10% ~ 57%）以及胆红素钙、胆红素酯等结合型胆红素、胆绿素；胆汁酸类（7% ~ 14.3%），胆酸、去氧胆酸、鹅去氧胆酸等；氨基酸、肽类，丙氨酸、甘氨酸、牛磺酸等多种氨基酸，酸性肽类；还含卵磷脂及 Ca、Zn、Cu、Fe、K、Mg、Na 等 24 种无机元素。按照《中国药典》2015 年版薄层色谱法（通则 0502）测定，本品按干燥品计算，含胆酸不得少于 4.0%；按照《中国药典》2015 年版高效液相色谱法（通则 0512）测定，本品按干燥品计算，含胆红素不得少于 25.0%。

【理化鉴定】

1. 取本品粉末少量，加清水调和后涂于指甲上，指甲立即被染成黄色，经久不退，习称"挂甲"。

2. 取本品少许，分别置 4 支试管中：一管加冰醋酸 3ml，稍加热，显绿色，放冷后小心滴加等容积的硫酸溶液，下层无色，上层显绿色，两层相接处显红色环（胆汁酸及甾醇类反应）；一管加硫酸显绿色；另一管加硝酸显红色；最后一管加氨水显黄褐色（胆红素反应）。

3. 取粉末 0.2g，加盐酸 1ml，再加乙醚 20ml 振摇提取，放置，分取乙醚溶液液，滤过，置分液漏斗中，加氢氧化钡的饱和溶液 20ml，振摇，即发生黄色沉淀。分取乙醚层，加氢氧化钡饱和溶液洗涤 2 次，每次 10ml；分取乙醚层，滤过，蒸干，残渣加氯仿 1ml 使溶解，加醋酐 1ml 与硫酸 2 滴，振摇，放置 10 分钟，即显绿色（检查结合型胆红素）。

4. 取粉末 0.1g，加 60% 醋酸溶液 4ml，研磨，滤过，取滤液 1ml，加新制的 1% 糖醛（新蒸馏至近无色）溶液 1ml 与硫酸溶液（取硫酸 50ml，加水 65ml，混合）10ml，置 70℃ 水浴中加热 10 分钟，即显蓝紫色（检查胆酸）。

5. **薄层色谱**

按照《中国药典》2015 年版薄层色谱法（通则 0502）测定，取本品粉末 10mg 制作为供试品溶液。另取胆酸、去氧胆酸对照品，制作为对照品溶液。照薄层色谱法，吸取上述两种溶液各 2μl，分别点样于同一硅胶 G 板上，以异辛烷 - 醋酸乙酯 - 冰醋酸（15:7:5）为展开剂，展开，取出，晾干，喷以 10% 硫酸乙醇溶液，在 105℃ 加热至斑点显色清晰，置紫外光灯（365nm）下观察。供试品色谱中，在与对照品色谱相应的位置上，显相同颜色的荧光斑点。

 课堂讨论

如何用理化鉴定的方法鉴别牛黄？

取本品粉末 10mg 制作为供试品溶液。取胆红素对照品，制作为对照品溶液。照薄层色谱法试验，吸取上述两种溶液各 5μl，分别点于同一硅胶 G 薄层板上，以环己烷 - 乙酸乙酯 - 甲醇 - 冰醋酸（10:3:0.1:0.1）为展开剂，展开，取出，晾干。供试品色谱中，在与对照品色谱相应的位置上，显相同颜色斑点。

【药理作用】①镇静与抗惊厥作用：牛黄对某些药物引起的中枢神经兴奋症状有拮抗作用；并对中枢神经系统具有抑制作用，对多种因素产生的惊厥有明显抑制作用。②解热作用：牛黄对某些药物引起的实验动物发热有解热作用。③对心血管系统的作用：牛黄能明显改善心血管系统。④利胆保肝作用：牛黄中牛磺酸有显著保肝利胆作用。⑤抗炎作用：牛黄对实验动物各部位炎症均有显著性抑制作用。

【功效与主治】性凉，味甘。清心，豁痰，开窍，凉肝，息风，解毒。用于热病神昏、中风痰迷、惊痫抽搐、癫痫发狂、咽喉肿痛、口舌生疮、痈肿疔疮。常用量 0.15～0.35g，多入丸散用。中成药安宫牛黄丸，清热解毒，镇惊开窍；用于热性病邪入心包所致的高热惊厥，神昏谵语，中风昏迷及脑炎、脑膜炎、中毒性脑病、脑出血以及败血症见上述证候者。

【附】

人工牛黄 Bovis calculus artifactus　取牛胆粉、胆酸、猪去氧胆酸、牛磺酸、胆红素、胆固醇、微量元素等配制而成。为黄色疏松粉末，也有不规则球形或块状，质轻，断面无层纹，入口无清凉感，水溶液也能"挂甲"。气微清香，略有腥气，味微甘而苦。性味、功效同天然牛黄。常用量 0.15～0.35g，多做配方用。

体外培育牛黄 Bovis calculus sativus　以牛的新鲜胆汁做母液，加入去氧胆酸、胆酸、复合胆红素钙等制成。本品呈球形或类球形，直径 0.5～3cm，表面光滑，呈黄红色至棕黄色；体轻，质松脆，断面有同心层纹；气香，味苦而后甘，有清凉感，嚼之易碎不黏牙。性味、功效同天然牛黄。常用量 0.15～0.35g，多入丸散用。

【附注】**牛黄伪品**　①猪黄：为猪科动物猪 *Sus scrofa domestica* Brisson 的胆囊、胆管及肝管中的干燥结石。呈卵形或球形，大小不一，直径 1～4cm。表面黄白色、灰黄色、红黄色。光滑或稍粗糙，具龟裂纹。体轻，质较松脆，断面同心层纹厚薄不均，并可见红黄色、黄色及灰白色斑点，有的中心可见草节。气微腥臭，味微苦。微凉，水湿润不挂甲。②人黄：为人的胆结石。呈小石块状，一般颗粒较小，直径 0.3～1cm。表面黄白色、浅棕色至深褐色，光滑。质硬，断面同心层纹薄不均，色泽变化较大，略具油性。气微腥，味微苦。③伪制牛黄：系用涂料地板黄、他种动物胆结石、树脂、塑料、蜡、淀粉、黄连素等为原料的仿制品。多呈类球形或不规则块状，一般分层较明显，层纹不细密，有人为伪制痕迹。

* **羚羊角**　Saigae Tataricae Cornu

【来源】为牛科动物赛加羚羊 *Saiga tatarica* Linnaeus 的角。

【产地】主产于俄罗斯，我国新疆西北部亦产少量。

【采制】全年可猎获，锯取其角，晒干。

【性状鉴定】呈长圆锥形，略呈弓形弯曲，表面类白色或黄白色，长 15～33cm，基部直径 3～4cm。嫩枝对光透视有"血丝"或紫黑色斑纹，光润如玉，无裂纹；老枝常有细纵裂纹。角体的中下部有 10～16 个隆起的环脊，间距约 2cm，用手握之，四指正好嵌入环状的凹槽处，习称"合把"。角基横截面类圆形，内有质重坚硬的角柱，习称"骨塞"，约占全角长的 1/2 或 1/3，角柱表面纵棱与外面角鞘内的凹沟紧密嵌合，横断面嵌合部呈锯齿状。除去"骨塞"后呈锥管状，半透明，自基部对光透视，可见角顶的中央有一条隐约可辨的细孔道直通角尖，习称"通天眼"。质坚硬。气无，味淡（图 16-14）。

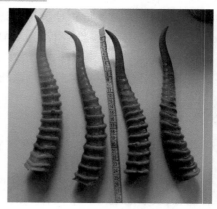

图 16-14　羚羊角

【显微鉴定】**横切面**　组织构造多少呈波浪状起伏，角顶部组织波浪起伏最为明显，在峰部往往有束存在，束多呈三角形；角中部稍呈波浪状，束多呈双凸透镜形；角基部波浪线不明显，束呈椭圆形至类圆形。髓腔的大小不一，长径 10～50(80)μm，以角基部的髓腔最大，束的皮层细胞扁梭形，3～5 层。束间距离较宽广，充满着近等径性多边形、长梭形或狭长形的基本角质细胞。

皮层细胞或基本角质细胞均呈无色透明,其中不含或仅含少量细小淡灰色色素颗粒,细胞中央往往可见一个折光性强的圆粒或线状物(图16-15)。

【化学成分】主要含角蛋白、磷酸钙及甾醇类不溶性无机盐等。羚羊角经酸水解后测定,含赖氨酸、丝氨酸、谷氨酸等17种氨基酸,并含磷脂类成分。

【药理作用】①镇静、抗惊厥作用:羚羊角对实验动物有明显镇静、抗惊厥作用。②解热作用:羚羊角水煎剂对实验动物的发热具有明显的解热作用。③对循环系统的作用:羚羊角对实验动物循环系统产生明显的影响。

【功效与主治】性寒,味咸。平肝息风,清肝明目,散血解毒。用于高热惊痫、神昏痉厥、子痫抽搐、癫痫发狂、头痛眩晕、目赤翳障、温毒发斑、痈肿疮毒。常用量1~3g,宜单煎2小时以上;磨汁或研粉服,每次0.3~0.6g。中成药羚羊清肺丸,清肺利咽,清瘟止咳;用于肺胃热盛引起的身热头晕,咳嗽痰盛,咽喉肿痛,鼻衄咳血,口干舌燥。

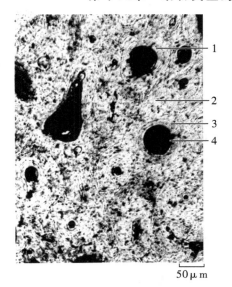

图16-15　羚羊角横切面图
1. 束　2. 皮层细胞　3. 基本角质细胞　4. 髓腔

【附注】羚羊角伪品　①藏羚羊角:为牛科动物藏羚羊 *Pantholops hodgsoni* Abel. 的角,呈不规则细长锥形,弯曲,基部侧扁。长40~70cm。表面黑色,光滑,不透明。除角尖外,有10~16个或更多的隆起环脊,环脊斜向弯曲,基部较密,体部较宽,间距约为2cm。②黄羊角:为牛科动物黄羊 *Procapra gurrurosa* Pallas 的角:呈类长圆锥形,弯曲,而稍侧扁。长20~30cm。表面淡棕色或灰褐色,粗糙,不透明。除角尖外,有17~20个隆起的环脊,环脊斜向弯曲,间距较小,约为0.5cm。基部横截面椭圆形。③山羊角:为牛科动物山羊 *Capra hircus* L. 的角:呈不规则扁长圆锥形,弯曲,一面隆起,一面具凹沟。长15~25cm。表面黄棕色,粗糙,不透明。除角尖外,有密集而不规则的隆起环脊。④黄牛角:为牛科动物黄牛 *Bos taurus domesticus* Gmelin 的角:呈圆锥形,或略弯曲呈弧形,长约24cm。角中部至尖端多呈黑色,下部黄色或灰白色,表面光滑,除去"骨塞"后,内呈空洞状。断面圆形,内表面不平滑,略有纵脊状纹理。⑤其他羚羊角伪制品:系用其他种动物角的仿制品:多光滑,环脊不自然,具加工痕迹。

 知识拓展

羚羊角加工品

羚羊角镑片为羚羊角刨成横向类圆形或纵向长方形菲薄片,稍弯曲或卷成刨花状,白色,半透明,质硬。用热水浸泡后可变软伸直,并有角质浓香气。

羚羊角粉淡灰白色,粉状。

 考点提示

A型题

1.“捻头”是哪种药材的性状特征

A. 花鹿茸　　　　　　　B. 马鹿茸　　　　　　　C. 羚羊角

D. 蛤蚧　　　　　　　　E. 地龙

2. 羚羊角药材具有

A. 乌金衣　　　　　　　B. 剑脊　　　　　　　　C. 方胜纹

D. 通天眼　　　　　　　E. 当门子

X 型题

3. 牛黄药材性状特征主要是

A. 卵形、类球形、四方形或三角形　　　　B. 表面红黄色或棕黄色

C. 体重,质坚实,不易破碎　　　　　　　D. 断面金黄色,可见细密的同心层纹

E. 药材少量,用清水调和,能"挂甲"

4. 以动物的病理产物入药的中药材有

A. 牛黄　　　　　　　　B. 麝香　　　　　　　　C. 海螵蛸

D. 蝉蜕　　　　　　　　E. 蟾酥

标准答案: 1. B　2. D　3. ABDE　4. AB

水蛭　Hirudo

【来源】为水蛭科动物蚂蟥 *Whimania pigra* Whitman、水蛭 *Hirudo nipponica* Whitman 或柳叶蚂蟥 *Whimania acranulata* Whitman 的干燥体。

【产地】蚂蟥及水蛭产于全国各地,柳叶蚂蟥产于河北、安徽、江苏、福建等地。

【采制】夏、秋二季捕捉,用沸水烫死,晒干或低温干燥。

【性状鉴定】

蚂蟥　呈扁平的纺锤形。背部稍隆起,腹面平坦,体前端稍尖,后端钝圆,全体具多个环节,长 4～10cm,宽 0.5～2cm。前吸盘不显著,后吸盘较大。背部黑棕色,水浸后可见众多黑色斑点排列成的纵线 5 条。体两侧及腹面均呈棕黄色。质脆,易折断,断面胶质样。气微腥。味苦(图 16－16)。

水蛭　扁长圆形,腹面稍高,体多弯曲扭转,长 2～5cm,宽 0.2～0.3cm。全体黑棕色亦由多数环节构成。折断面不平坦,无光泽(图 16－16)。

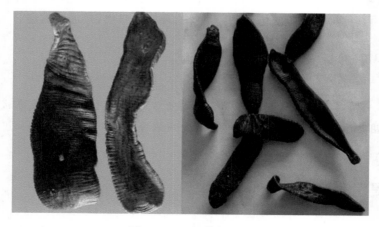

图 16－16　蚂蟥与水蛭

柳叶蚂蟥　体狭长而扁,背腹两面均呈黑棕色,长 5 ～ 12cm,宽 0.1 ～ 0.5cm。均以体小、条整齐、黑褐色、无杂质者为佳。

【化学成分】主要含蛋白质、肝素、抗凝血酶等成分,新鲜水蛭唾液中含有一种抗凝血物质水蛭素,水蛭素属于多肽,易溶于水,在干燥药材中已被破坏。水蛭素具有溶栓作用和抑制血小板聚集作用。

【功效与主治】性平,味咸、苦,有小毒。破血,逐瘀,通经。用于癥瘕痞块,血瘀经闭,跌打损伤。常用量内服 3 ～ 9g。

石决明　Haliotidis Concha

【来源】为鲍科动物杂色鲍 *Haliotis diversicolor* Reeve、皱纹盘鲍 *Haliotis discus hannai* Ino、羊鲍 *Haliotis ovina* Gmelin、澳洲鲍 *Haliotis rubber*（Leach）、耳鲍 *Haliotis asinine* Linnaeus 或白鲍 *Haliotis laevigata*（Donovan）的干燥贝壳。

【产地】杂色鲍主产于海南、福建、台湾等地;皱纹盘鲍主产于辽宁、山东、江苏等地;澳洲鲍主产于澳洲、新西兰;羊鲍和耳鲍主产于台湾、海南等地。白鲍多混在澳洲鲍中。

【采制】夏、秋二季捕捉,去肉后,洗净贝壳,干燥。

【性状鉴定】

杂色鲍　呈长卵圆形,内面观略呈耳形,长 7 ～ 9cm,宽 5 ～ 6cm,高约 2cm。表面暗红色,有多数不规则的螺肋和细密生长线,螺旋部小,体螺部大,从螺旋部顶处开始向右排列有 20 多个疣状突起,末端有 6 ～ 9 个开孔,孔口与壳面平。内面光滑,具珍珠样彩色光泽。壳较厚,质坚硬,不易破碎。气微,味微咸。

皱纹盘鲍　呈长椭圆形,长 8 ～ 12cm,宽 6 ～ 8cm,高 2 ～ 3cm。表面灰棕色,可见多数粗糙而不规则的皱纹,生长线明显,常有苔藓类或石灰虫等附着物,末端有 4 ～ 5 个开孔,孔口突出壳面,壳较薄。

羊鲍　近圆形,长 4 ～ 8cm,宽 2.5 ～ 6cm,高 0.8 ～ 2cm。顶端位于近中部而高于壳面,螺旋部与体螺部各占 1/2,在螺旋部边缘有 2 行整齐的突起,尤以上部较为明显,末端有 4 ～ 5 个开孔,呈管状。

澳洲鲍　呈扁平卵圆形,长 13 ～ 17cm,宽 11 ～ 14cm,高 3.5 ～ 6cm。表面砖红色,螺旋部与体螺部各占 1/2,螺肋和生长线呈波状隆起,疣状突起 30 余个,末端有 7 ～ 9 个开孔,孔口高出壳面。

耳鲍　狭长,呈耳状,略扭曲,长 5 ～ 8cm,宽 2.5 ～ 3.5cm,高约 1cm。表面光滑,有翠绿色、紫色及褐色等多种颜色形成的斑纹,体螺部大,螺旋部小,末端有 5 ～ 7 个开孔,孔口与壳面平,多为椭圆形,壳薄,质较脆。

白鲍　呈卵圆形,长 11 ～ 14cm,宽 8.5 ～ 11cm,高 3 ～ 6.5cm。表面砖红色,光滑,壳顶高于壳面,生长线颇为明显,螺旋部约为壳面的 1/3,疣状突起 30 多个,末端有 9 个开孔,孔口与壳面平。

【化学成分】主含碳酸钙。珍珠层含有角蛋白,水解可得 20 多种氨基酸,含微量元素。

【功能与主治】性寒,味咸。平肝潜阳,清肝明目。用于头痛眩晕,目赤翳障,视物昏花,青盲雀盲。常用量 6 ～ 20g,先煎。

＊海马　Hippocampus

【来源】为海龙科动物线纹海马 *Hippocampus kelloggi* Jordan et Snyder、刺海马 *Hippocampus histrix* Kaup、大海马 *Hippocampus kuda* Bleeker、三斑海马 *Hippocampus trimaculatus* Leach 或小海马（海蛆）*Hippocampus japonicus* Kaup 的干燥体。

生药学

【产地】主产于广东、福建、山东等沿海地区。

【采制】夏、秋二季捕捞,洗净,晒干;或除去皮膜及内脏,晒干。

【性状鉴定】

线纹海马　呈扁长形而弯曲,体长约30cm。表面黄白色。头略似马头,有冠状突起,具管状长吻,口小,无牙,两眼深陷。躯干部七棱形,尾部四棱形,渐细卷曲,体上有瓦楞形的节纹并具短棘。体轻,骨质,坚硬。气微腥,味微咸(图16－17)。

刺海马　与大海马接近,仅头、身、尾各环形棱处的棱棘特别发达,呈刺状。第1节的2个棱棘更为明显。头冠尖端具4～5个小棘,排成星形。

大海马　体形较长,长20～24cm。腹部宽2～

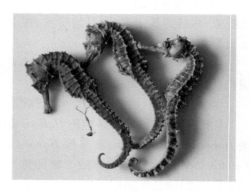

图16－17　线纹海马

2.5cm,表面淡黄白色、黄色或黑褐色,头、身、尾均为骨质硬壳状,头略似马头,有冠状突起,吻管长,口小,眼大。第1、4、7节较发达、粗大。体上有瓦楞形的节纹,并具短棘。骨质,坚硬,不易折断。气微腥,味微咸。

三斑海马　体长10～18cm,吻管较短,不及头长的1/2。体侧背部第1、4、7节棱棘基部各具一黑斑。

小海马(海蛆)　体形较小,长7～10cm,棕褐色或黑褐色,节纹及短棘均较细小。

【化学成分】含蛋白质、脂肪及多种氨基酸、甾体化合物及微量元素。

【功能与主治】性温,味甘。温肾壮阳,散结消肿;用于阳痿,遗尿,肾虚作喘,癥瘕积聚,跌扑损伤;外用于痈肿疔疮。常用量3～9g。外用适量,研末敷患处。

阿胶　Asini Corii Colla

为脊索动物门哺乳纲马科动物驴 *Equus asinus* L. 的皮经煎煮、浓缩制成的固体胶。主产于山东东阿及浙江等地。将驴皮浸泡,去毛,切成小块,再漂泡洗净,分次水煎,滤过,合并滤液,用文火浓缩至稠膏状,冷凝,切块,阴干。药材呈长方形或扁方形胶状,黑褐色,有光泽。质硬而脆,断面光亮,碎片对光透视显琥珀色半透明状(图16－18)。气微,味微甘。阿胶含骨胶原,水解后可得明胶、蛋白质及多种氨基酸。山东阿胶的蛋白质含量约为80%,含19种氨基酸,含量较高的有甘氨酸、脯氨酸、精氨酸和苏氨酸。此外,还含

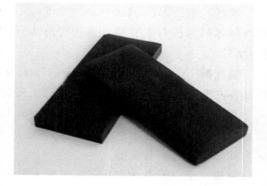

图16－18　阿胶

20多种无机元素。性平,味甘。滋阴润燥,补血,止血。用于血虚症,虚劳咯血,吐血,尿血,便血,血痢,妊娠下血,崩漏,阴虚,心烦失眠,肺虚燥咳等。常用量3～9g。烊化兑服。

 知识拓展

阿胶制品

阿胶膏是按照中医处方,将中药再三煎熬,去渣,煎出汁液后再用微火浓缩,加入阿胶熬

制,制成的稠厚半流体状内服剂。中医食疗配方中也会选用药食同源食材与阿胶制成固体糕点状,便于食用。阿胶膏属于中国传统药膳食疗中的膏滋类,又称膏方,阿胶属于中医动物类药材,两者具有不同的概念。

牡蛎　Ostreae Concha

为牡蛎科动物长牡蛎 *Ostrea gigas* Thunberg、大连湾牡蛎 *O. talienwhanensis* Crosse 或近江牡蛎 *O. rivularis* Gould 的贝壳。我国沿海均有分布,山东、福建、广东沿海已有人工养殖。全年均可采收,去肉,洗净,晒干。

长牡蛎　长片状,背腹缘近似平行,长 10～50cm,高 4～15cm。右壳较小,鳞片坚厚,层状或层纹状排列。壳外面平坦或具数个凹陷,淡紫色、灰白色或黄褐色;内面瓷白色,壳顶二侧无小齿。左壳凹陷深,鳞片较右壳粗大,壳顶附着面小。质硬,断面层状,洁白。无臭,味微咸。

大连湾牡蛎　呈类三角形,背腹缘呈八字形。右壳外面淡黄色,具疏松的同心鳞片,鳞片呈起伏的波浪状,内面白色。左壳同心鳞片坚厚,自壳顶部发出放射肋数个,内面凹下呈盒状,铰合面小。

近江牡蛎　呈圆形、卵圆形或三角形等。右壳外面稍不平,有灰、紫、棕、黄等色,环生同心鳞片,幼体者鳞片薄而脆,多年生长后鳞片层层相叠,内面白色,边缘有的淡紫色(图 16－19)。

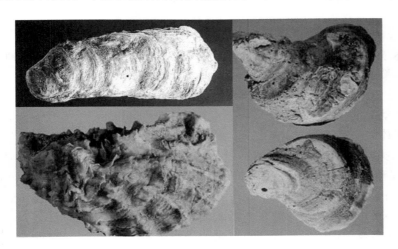

图 16－19　长牡蛎、大连湾牡蛎和近江牡蛎

性微寒,味咸。重镇安神,潜阳补阴,软坚散结。用于惊悸失眠,眩晕耳鸣,瘰疬痰核,癥瘕痞块。煅牡蛎收敛固涩;用于自汗盗汗,遗精崩带,胃痛吞酸。常用量 9～30g,先煎。

海螵蛸　Sepiae Endoconcha

为乌贼科动物无针乌贼 *Sepiella maindroni* de Rochebrune 或金乌贼 *Sepia esculenta* Hoyle 的干燥内壳。无针乌贼主产于浙江、福建、广东、沿海地区。金乌贼主产于山东、辽宁等地。收集乌贼鱼的骨状内壳,洗净,干燥。

无针乌贼　内壳长椭圆形而扁平,边缘薄,中间厚,长 9～14cm,宽 2.5～3.5cm,中部厚 1.2～1.5cm,腹面白色,有水波状纹,尾端至中央最厚处的长度约占全长的 1/2。背面磁白色而略带暗红色,有不明显的细小的疣状突起,中央有 1 条明显的隆起,表面有一层硬脆皮膜,角质缘呈半透明状。末端无骨针。体轻,质松脆,易折断,断面有明显的微向背面弯曲的平行层纹。除背部硬膜外,可擦下细粉。气微腥,味微咸。

金乌贼 内壳呈长椭圆形而扁平,中间厚,边缘薄,长 13~20cm,宽 5~7cm,中部厚 0.7~1.5cm。腹面洁白,有水波状纹,尾端至最厚处长占全长的 5/6~4/5。背面磁白色,微带淡红色,密布小疙瘩状的突起,中央有 1 条较明显的隆起。末端有 1 骨针(图 16-20)。

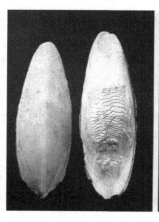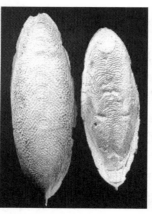

图 16-20 无针乌贼、金乌贼

性微温,味咸。收敛,制酸,止血。用于胃痛吞酸,胃及十二指肠溃疡,吐血衄血,崩漏便血,遗精滑精,赤白带下。外治损伤出血、疮多脓汁等症。常用量 5~10g。外用适量,研末敷患处。

蜈蚣 Scolopendra

为蜈蚣科动物少棘巨蜈蚣 *Scolopendra subspinipes* mutilans L. Koch 的干燥体。主产于浙江、湖北、江苏等地。春、夏二季捕捉,用竹片插入头尾,绷直,干燥。呈扁平长条形,长 9~15cm,宽 0.5~1cm,头部和躯干部共 22 节;头部暗红色或红褐色,略有光泽,有头板覆盖,头板近圆形,前端稍突出,两侧贴有颚肢一对,前端两侧有触角一对。躯干部第一背板与头板同色,其余 20 个背板为棕绿色或墨绿色,具光泽,第四背板至第二十个背板上常有两条纵沟线;腹部淡黄色或棕黄色,皱缩;自第二节起,每一节的两侧均有步足一对;步足黄色或红褐色,偶有黄白色,呈弯钩形,最末一对步足尾状,故又称尾足,易脱落。质脆,断面有裂隙。气微腥,有特殊的刺鼻臭气,味辛、微咸(图 16-21)。含有两种类似蜂毒的有毒成分:组胺样物质及溶血蛋白质。性温,味辛;有毒。息风镇痉,攻毒散结,通络止痛。用于小儿惊风,抽搐痉挛,中风口歪,半身不遂,破伤风,风湿顽痹,疮疡,瘰疬,毒蛇咬伤。常用量 3~5g。

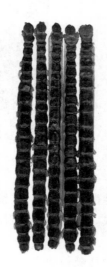

图 16-21 蜈蚣

金钱白花蛇 Bungarus Parvus

为眼镜蛇科动物银环蛇 *Bungarus multicinctus multicinctus* Blyth 的幼蛇干燥体。主产于广东、广西等地。夏、秋二季捕捉,剖开蛇腹,除去内脏,擦净血迹,用乙醇浸泡处理后,盘成圆形,用竹签固定,干燥。呈圆盘状,盘径 3~6cm,蛇体直径 2~4mm。头盘在中间,尾细,常纳于口内,口腔内上颌骨有毒沟牙 1 对,鼻间鳞 2 片,无颊鳞,上下唇鳞通常各为 7 片。背部黑色或灰黑色,有白色环纹 45~58 个,黑白相间,白环纹在背部,宽 1~2 行鳞片,向腹面渐增宽,黑环纹宽 3~5 行鳞片,背正中有明显突起脊棱 1 条,脊鳞扩大呈六角形,背鳞细密,通身 15 行,尾下鳞单行(图 16-22)。气微腥,味微咸。性温,味甘、咸,有毒。祛风,通络,止痉。用于风湿顽痹、麻木拘挛、中风口蜗、半身不遂、抽搐痉挛、破伤风、麻风疥癣、瘰疬恶疮。常用量 2~5g。研粉吞服 1~1.5g。

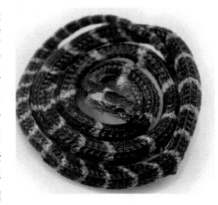

图 16-22 金钱白花蛇

桑螵蛸 Mantidis OÖtheca

为螳螂科昆虫大刀螂 *Tenodera sinensis* Saussure、小刀螂 *Statilia maculate*(Thunberg)或巨斧螳螂 *Hierodula patellifera*(Serville)的干燥卵鞘。以上三种分别习称"团螵蛸""长螵蛸"及"黑螵蛸"。主产于广西、云南、湖北、浙江、江苏、安徽、河北、山东、河南等省。深秋至次春采收,除去杂质,蒸至虫卵死后,干燥。

团螵蛸 略呈圆柱形或半圆形,长 2.5~4cm,宽 2~3cm。表面黄褐色,由多层膜状薄片叠成,上面带状隆起不明显,底面平坦或有凹沟。体轻,质硬而韧,横断面可见外层为海绵状,内层为许多放射状排列的小室,室内各有一细小椭圆形卵,深棕色,有光泽。气微腥,味淡微咸(图 16-23)。

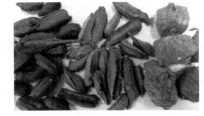

图 16-23 桑螵蛸

长螵蛸 略呈长条形,一端较细,长 2.5~5cm,宽 1~1.5cm。表面灰黄色,上面带状隆起明显,带的两侧各有一条暗棕色浅沟及斜向纹理。质硬而脆。

黑螵蛸 略呈平行四边形,长 2~4cm,宽 1.5~2cm。表面灰褐色,上面带状隆起明显,两侧有斜线纹理,近尾端微向上翘。质硬而韧。

性平,味甘、咸。能益肾固精,缩尿,止浊。用于治疗遗精滑精、遗尿尿频、小便白浊、小儿遗尿等病症。常用量 5~9g。

龟甲 Testudinis Carapax et Plastrum

为龟科动物乌龟 *Chinemys reevesii*(Gray)的干燥背甲及腹甲。主产于安徽、浙江、湖北、湖南等地。全年均可捕捉,捕捉后杀死,除去残肉,晒干,称为"血板";将乌龟置沸水中煮后取下的龟甲,称为"烫板"。背甲及腹甲由翼状的甲桥相连,背甲稍长于腹甲,与腹甲常分离;背甲呈长椭圆形拱状,外表面棕褐色或黑褐色,腹甲呈板片状,近长方椭圆形;外表面淡红棕色或棕褐色,盾片 12 块,每块具紫褐色反射状纹理;内表面黄白色至灰白色,"血板"不脱皮,有的略带血迹和残肉,除净残肉后,可

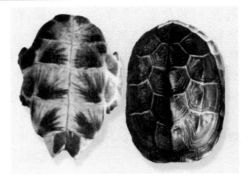

图 16-24 龟甲

见骨板 9 块,"烫板"色稍深,骨板间呈锯齿状衔接;前端钝圆或平截,后端呈三角形缺刻,两侧残存有呈翼状向斜上方弯曲的甲桥。质坚硬。气微腥,味微咸(图 16－24)。性微寒,味咸、甘;滋阴潜阳,益肾强骨,养血补心;用于阴虚潮热,骨蒸盗汗,头晕目眩,虚风内动,筋骨痿软,心悸健忘。常用量 9～24g,先煎。

鳖甲　Trionycis Carapax

为鳖科动物鳖 *Trionyx sinensis* Wiegmann 的背甲。全年均可捕捉,以秋、冬二季为多,捕捉后杀死,置沸水中烫至背甲上的硬皮能剥落时,取出,剥取背甲,除去残肉,晒干。呈椭圆形或卵圆形,背面隆起,长 10～15cm,宽 9～14cm。外表面黑褐色或墨绿色,略有光泽,具细网状皱纹及灰黄色或灰白色斑点,中间有一条纵棱,两侧均有左右对称的横凹纹 8 条,外皮脱落后可见骨板之间锯齿状的嵌接缝;内表面类白色,中部有突起的脊椎骨,颈骨向内卷曲,两侧各有肋骨 8 条,伸出边

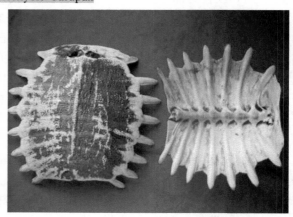

图 16－25　鳖甲

缘。质坚硬。气微腥,味淡(图 16－25)。性微寒,味咸;滋阴潜阳,软坚散结,退热除蒸;用于阴虚发热,劳热骨蒸,虚风内动,经闭,癥瘕,久疟。常用量 9～24g,先煎。

蛤蚧　Gecko

为壁虎科动物蛤蚧 *Gekko gecko* Linnaeus 的干燥体。主产于广西。全年均可捕捉,除去内脏,拭净,用竹片撑开,使全体扁平顺直,低温干燥。将两只合成 1 对,扎好。呈扁片状,头颈部及躯干部长 9～18cm,尾长 6～12cm,腹背部宽 6～11cm。头略呈扁三角状,两眼多凹陷成窟窿,口内有细齿,生于颚的边缘,无大牙。吻部半圆形,吻鳞不切鼻孔,与鼻鳞相连,上鼻鳞左右各 1 片,中间被额鳞隔开,上唇鳞 12 对,下唇鳞(包括颏鳞)21 片。腹背部呈椭圆形,腹薄。背部呈灰黑色或银灰色,有黄白色或灰绿色斑点散在,脊椎骨及两侧肋骨突起。四足均具 5 趾,除前足第 1 趾外,均有爪;趾间具蹼迹,足趾底有吸盘。尾细而坚实,微显骨节,与背部颜色相同,有 7 个明显的银灰色环带。全身有橙红色斑点,密被圆形微有光泽的细鳞,散有疣鳞,腹部鳞

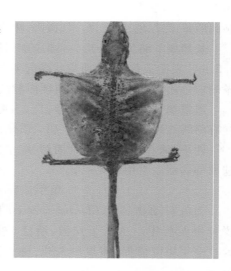

图 16－26　蛤蚧

片方形,镶嵌排列。气腥,味微咸(图 16－26)。性平,味咸;补肺益肾,纳气定喘,助阳益精;用于虚喘气促、劳嗽咳血、阳痿遗精。常用量 3～6g,多入丸散或酒剂。

僵蚕　Bombyx Batryticatus

为蚕蛾科昆虫家蚕 *Bombyx mori* L. 4～5 龄的幼虫感染(或人工接种)白僵菌 *Beauveria bassiana*(Bals.) Vuill. 而致死的干燥体。主产于江苏、浙江、四川、广东等地。多于春、秋季生

产,将感染白僵菌病死的蚕干燥。本品呈圆柱形,多弯曲皱缩,长 2～5cm,直径 0.5～0.7cm。表面灰黄色,被有白色粉霜状的气生菌丝和分生孢子。头部较圆,足 8 对,体节明显,尾部略呈二歧状分支。质硬脆,易折断,断面平坦,外层白色,显粉性,中间亮棕色或亮黑色,习称"胶口镜面",内有丝腺环 4 个,呈亮圈状(图 16－27)。气微腥,味微咸。性平,味咸、辛;祛风定惊,化痰散结;用于惊风抽搐,咽喉肿痛,皮肤瘙痒,颌下淋巴结炎,面神经麻痹。常用量 5～10g。

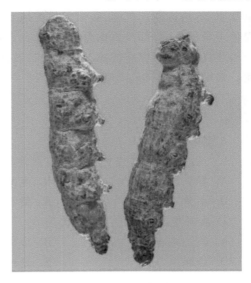

图 16－27　僵蚕

斑蝥　Mylabris

为芫青科昆虫南方大斑蝥 *Mylabris phalerata* Pall－as 或黄黑小斑蝥 *Mylabris cichorii* Linnaeus 的干燥体。主产于河南、安徽、江苏、广西、云南等地。夏、秋季捕捉,闷死或烫死,晒干。南方大斑蝥呈长圆形,长 1.5～2.5cm,宽 0.5～1cm。头及口器向下垂,有较大的复眼及触角各 1 对,触角多已脱落。背部具革质鞘翅 1 对,黑色,有 3 条黄色或棕黄色的横纹;鞘翅下面有棕褐色薄膜状透明内翅 2 片。胸腹部乌黑色,胸部有步足 3 对。有特殊臭气,刺激性强,不宜口尝。黄黑小斑蝥,体形较小,长 1～1.5cm。性热,味辛;有大毒。破血消癥,攻毒蚀疮,引赤发泡。用于癥瘕肿块、积年顽癣、瘰疬、赘疣、痈疽不溃、恶疮死肌。常用量 0.03～0.06g,炮制后多入丸散用。外用适量,研末或浸酒醋,或制油膏涂敷患处,不宜大面积用。因有大毒,内服慎用,孕妇禁用。

蕲蛇　Agkistrodon

为蝰科五步蛇 Agkistrodon acutus (Guenther)的干燥体。主产于浙江、江西、福建、湖南、广东等地。多于夏、秋二季捕捉,剖开蛇腹,除去内脏,洗净,用竹片撑开腹部,盘成圆盘状,干燥后拆除竹片。本品呈圆盘形,盘径 17～34cm,体长可达 2m。全体具鳞片。头在中央稍向上,呈扁三角形,吻端向上突出,习称"翘鼻头",背部两侧各有黑褐色与浅棕色组成的"V"形斑纹 17～25 个,其"V"形的两上端在背中线上相接,称"方胜纹",腹部灰白色,有黑色类圆形的斑点,习称"连珠斑";尾部骤细而短,末端有三角形角质鳞片称"佛指甲",气腥,味微咸。性温,味甘、咸,有毒;祛风、通络、止痉,用于风湿顽痹、麻木拘挛、中风口眼㖞斜、半身不遂、抽搐痉挛、破伤风、麻风、疥癣。常用量 3～9g;研末吞服,一次 1～1.5g,一日 2～3 次。

地龙　Pheretima

为环节动物门钜蚓科动物参环毛蚓 *Pheretima aspergillum* (E. Perrier)、通俗环毛蚓 *P. vulgaris* Chen、威廉环毛蚓 *P. guillelmi* (Michaelsen)或栉盲环毛蚓 *P. pectinifera* Michaelsen 的干燥体。前一种主产于广东、广西、福建等地,习称"广地龙";后三种主产于上海、河南、山东等地,习称"沪地龙"。广地龙春季至秋季捕捉,沪地龙夏季捕捉,及时剖开腹部,除去内脏及泥沙,洗净,晒干或低温干燥。广地龙:呈长条状薄片,弯曲,边缘略卷,长 15～20cm,宽 1～2cm。全体具明显环节,背部棕褐色至紫灰色,腹部淡黄棕色;第 14～16 环节为生殖带,习称"白颈",较光亮。体前端稍尖,尾端钝圆,刚毛圈粗糙而硬,色稍浅。受精囊孔 2 对。体轻,略

生药学

呈革质,不易折断。气腥,味微咸。沪地龙:长 8 ~ 15cm,宽 0.5 ~ 1.5cm。全体具环节,背部棕褐色至黄褐色,腹部浅黄棕色;受精囊孔 3 对。性寒,味咸。能清热定惊、通络、平喘、利尿,用于治疗高热神昏、惊痫抽搐、关节痹痛、肢体麻木、半身不遂、肺热喘咳、尿少水肿、高血压等病症。常用量 4.5 ~ 9g。

 综合测试

A 型题

1.“银皮”是下列哪种药材的鉴别特征

A. 麝香　　　　　　　　B. 鹿茸　　　　　　　　C. 鸡内金

D. 牛黄　　　　　　　　E. 僵蚕

2. 具有特异香气的中药材为

A. 人工牛黄　　　　　　B. 珍珠　　　　　　　　C. 麝香

D. 蟾酥　　　　　　　　E. 蛤蚧

3. 断面沾水即呈乳白色隆起的中药材为

A. 水蛭　　　　　　　　B. 麝香　　　　　　　　C. 蟾酥

D. 牛黄　　　　　　　　E. 斑蝥

4. 石决明表面螺旋部边缘有 2 行整齐的突起者,其原动物是

A. 杂色鲍　　　　　　　B. 羊鲍　　　　　　　　C. 澳洲鲍

D. 耳鲍　　　　　　　　E. 皱纹盘鲍

5. 性状上具有“白颈”特征的中药材是

A. 地龙　　　　　　　　B. 水蛭　　　　　　　　C. 全蝎

D. 僵蚕　　　　　　　　E. 蜈蚣

6.“当门子”是指麝香中

A. 呈圆形或颗粒状者　　B. 毛壳开口处的麝香　　C. 毛壳麝香中间的核心

D. 毛壳麝香中外层麝香　E. 以上均不是

7. 花鹿茸茸尖部位的饮片不具备的性状特征是

A. 为圆形薄片

B. 切面浅棕色或浅黄白色,半透明,微有光泽

C. 周边骨质化

D. 外皮红棕色或棕色

E. 质坚韧

8. 广地龙的原动物是

A. 参环毛蚓　　　　　　B. 通俗环毛蚓　　　　　C. 威廉环毛蚓

D. 栉盲环毛蚓　　　　　E. 缟蚯蚓

9.《中国药典》2015 年版规定,麝香中麝香酮的含量不得少于

A. 0.2%　　　　　　　　B. 0.5%　　　　　　　　C. 1.0%

D. 2.0%　　　　　　　　E. 5.0%

11. 呈扁平长条形,全体共 22 个环节,从第二节起,每体节两侧有步足一对的药材是

A. 斑蝥　　　　　　　　B. 蜈蚣　　　　　　　　C. 土鳖虫

D. 僵蚕　　　　　　　　　　　E. 水蛭

12. 磨片在显微镜下显粗细相间排列的同心环状层纹的是

A. 石决明　　　　　　　　B. 珍珠　　　　　　　　C. 鹿茸

D. 海螵蛸　　　　　　　　E. 牡蛎

13. 药用部位为背甲和腹甲的中药材为

A. 石决明　　　　　　　　B. 龟甲　　　　　　　　C. 鹿茸

D. 海螵蛸　　　　　　　　E. 鳖甲

14. 羚羊角正品药材的动物来源是

A. 鹅喉羚羊　　　　　　　B. 长尾羚羊　　　　　　C. 藏羚羊

D. 赛加羚羊　　　　　　　E. 黄羊

15. 蟾酥在采收加工过程中忌用

A. 铁器　　　　　　　　　B. 竹器　　　　　　　　C. 瓷器

D. 木器　　　　　　　　　E. 玻璃器皿

B 型题

A. 螳螂科　　　　　　　　B. 乌贼科　　　　　　　C. 蛭科

D. 游蛇科　　　　　　　　E. 眼镜蛇科

1. 金钱白花蛇来源于

2. 蕲蛇来源于

3. 乌梢蛇来源于

A. 病理产物　　　　　　　B. 生理产物　　　　　　C. 干燥全体

D. 去掉内脏干燥品　　　　E. 动物骨骼

4. 僵蚕的药用部位是

5. 蜈蚣的药用部位是

A. 二杠　　　　　　　　　B. 四岔　　　　　　　　C. 单门

D. 莲花　　　　　　　　　E. 三岔

6. 马鹿茸具 1 个侧枝者习称

7. 马鹿茸具 2 个侧枝者习称

8. 花鹿茸具 1 个侧枝者习称

9. 花鹿茸具 2 个侧枝者习称

A. 牛黄　　　　　　　　　B. 土鳖虫　　　　　　　C. 海螵蛸

D. 海螵蛸　　　　　　　　E. 蟾酥

10. 药用部位为雌虫干燥体的药材是

11. 药用部位为干燥卵鞘的药材是

12. 药用部位为干燥内壳的药材是

13. 药用部位为干燥胆结石的药材是

生药学

A. 麝香   B. 乌梢蛇   C. 牛黄

D. 鹿茸   E. 羚羊角

14. "当门子"是哪个药材的鉴别术语

15. "挂甲"是哪个药材的鉴别术语

16. "大挺"是哪个药材的鉴别术语

A. 麝香   B. 蛤蚧   C. 牛黄

D. 蟾酥   E. 斑蝥

17. 气清香,味先苦而后回甜的药材是

18. 气特异而臭,刺激性强,不宜口尝的药材是

A. 地龙   B. 蛤蚧   C. 全蝎

D. 石决明   E. 蜈蚣

19. 原动物属于鲍科的药材是

20. 原动物属于壁虎科的药材是

X 型题

1. 药材水蛭的原动物来源是

A. 水蛭   B. 柳叶蚂蟥   C. 山蚂蟥

D. 蚂蟥   E. 牛虻

2. 下列药物药用部位为动物的生理产物的有

A. 蟾酥   B. 牛黄   C. 蝉蜕

D. 马宝   E. 僵蚕

3. 蕲蛇的鉴别特征有

A. 翘鼻头   B. 方胜纹   C. 剑脊

D. 连珠斑   E. 佛指甲

4. 羚羊角的鉴别特征有

A. 长圆锥形,略呈弓形弯曲,类白色或黄白色

B. 嫩枝对光透视有"血丝"或紫黑色斑纹,老枝有细纵皱纹

C. 除去"骨塞"后全角呈半透明,有"通天眼"

D. 有 10～16 个隆起环脊,用手握之,四指正好切入凹处

E. 骨塞与外鞘呈尺状紧密切合

5. 石决明的原动物有

A. 杂色鲍   B. 皱纹盘鲍   C. 羊鲍

D. 澳洲鲍   E. 白鲍

6. 海马来源于下列哪些动物的干燥全体

A. 线纹海马   B. 刺海马   C. 大海马

D. 三斑海马   E. 小海马

7. 牛黄的鉴别特征有

A. 有的表面具"乌金衣"   B. "挂甲"   C. 味先苦后微甜,具清凉感

D. 质坚,体轻　　　　　　　　E. 断面金黄色,有同心性层纹

8. 下列中药材可以用水试法来鉴别的是

A. 熊胆　　　　　　　　B. 蛤蟆油　　　　　　　　C. 牛黄

D. 珍珠　　　　　　　　E. 石决明

9. 以动物贝壳入药的药材有

A. 穿山甲　　　　　　　　B. 桑螵蛸　　　　　　　　C. 龟甲

D. 珍珠母　　　　　　　　E. 牡蛎

10. 下列药材以动物脏器入药的有

A. 蛤蟆油　　　　　　　　B. 海螵蛸　　　　　　　　C. 僵蚕

D. 紫河车　　　　　　　　E. 全蝎

（侯金良）

第十七章　矿物类生药

学习目标

【掌握】朱砂、石膏、芒硝的性状鉴定、显微鉴定及化学成分。

【熟悉】朱砂、石膏、芒硝的来源、产地、采收加工、理化鉴定及功效。

【了解】朱砂、石膏、芒硝的药理作用，硫黄、雄黄、白矾、自然铜、赭石、炉甘石、信石、赤石脂、龙骨等其他矿物类生药。

第一节　矿物类生药概述

矿物类生药的来源包括可供药用的天然矿物、矿物的加工品以及动物或植物化石等。我国地大物博，矿物资源极为丰富，祖国医药学使用矿物药的历史亦很悠久。《神农本草经》收载玉石类药物 46 种，《名医别录》增加矿物类药 32 种，并将"玉石"类药单独立卷，放在卷首；《新修本草》收载矿物药 87 种；《本草纲目》收载矿物药 162 种。较常用的矿物药有 50 余种，如治疗各种传染病引起高热的石膏，具有泻下通便作用的芒硝，具有镇静安神作用的朱砂，治疗梅毒的轻粉，能镇惊安神、收敛涩精的龙骨等，均是临床上重要的常用药物。

一、矿物的理化性质

每一种固体矿物都具有一定的物理和化学性质，这些性质取决于它们的结晶构造和化学成分。利用这些性质的不同，可鉴别不同种类的矿物。矿物的特性如下：

1. 结晶形状

自然界的绝大部分矿物由晶体组成。凡是组成物质的质点呈规律排列者为晶体，反之为非晶体。矿物除了单体的形态以外，常常是以许多单体聚集而成的集合体出现，这种集合体的形态多样，如粒状、晶簇状、放射状、结核体状等。

2. 结晶习性

多数固体矿物为结晶体，其中有些为含水矿物比重小、硬度低，多为外生成因等。水在矿物中存在的形式，直接影响到矿物的性质，可以用来鉴别矿物类药。

3. 透明度

矿物透光能力的大小称为透明度。按矿物磨至 0.03mm 标准厚度时比较其透明度，分为 3 类：①透明矿物，能容许绝大部分光线通过，隔着它可以清晰地透视另一物体，如石英；②半透明矿物，能通过一部分光线，隔着它不能看清另一物体，如辰砂；③不透明矿物，光线几乎完全不能通过，即使是在边缘部分或薄片也不透光，如代赭石。

4. 折射率

当光波由一种介质传到另一种介质时，在两种介质的分界面上将产生反射和折射。折射率是鉴定透明矿物的可靠常数之一。

5. 颜色

矿物的颜色,是矿物对光线中不同波长的光波均匀吸收或选择吸收所表现的性质。条痕是矿物在白色毛瓷板上划过后所留下的粉末痕迹,粉末的颜色称为条痕色。条痕色比矿物表面的颜色更为固定,因而具有鉴定意义。有的粉末颜色与矿物本身颜色相同,例如朱砂;也有是不同色的,如自然铜本身为铜黄色而其条痕色则为黑色。大多数透明或浅色半透明矿物,条痕都很浅,甚至为白色;而不透明或深色半透明矿物的条痕色则具有各种深色或彩色。

6. 光泽

光泽是矿物表面对于投射光线的反射能力的强弱,即光泽的强度。矿物单体的光滑平面的光泽由强至弱分为:金属光泽(如自然铜等)、半金属光泽(如磁石等)、金刚光泽(如朱砂等)、玻璃光泽(如芒硝等)。

7. 比重

比重是指矿物与4℃时同体积水的重量比,是鉴定矿物重要的物理常数。

8. 硬度

硬度系指矿物抵抗外来机械作用(如刻划、压力、研磨)的能力。不同矿物有不同的硬度。

9. 解理

矿物受力后沿一定结晶方向裂开成光滑平面的性能称为解理,所裂成的平面称为解理面。解理是结晶物质特有的性质,是矿物的主要鉴定特征。

10. 断口

矿物受力后不是沿一定结晶方向断裂,断裂面是不规则和不平整的,这种断裂面称为断口。

11. 延展性和脆性

当矿物受到外力拉引时,能发生形变而变成细丝或在受外力锤击时能形成薄片的性质称为延展性,金属矿物均具有延展性,如金、铜。当矿物受到锤击时,其边缘不呈扁平状,而破碎呈粉末状的性质,称为脆性,非金属矿物药大多具有这种性质。

12. 弹性和挠性

弹性是指片状矿物药受到外力能弯曲而不断裂,外力解除后,又恢复原状的性质,如云母片;如外力解除后,不能恢复原状的性质称挠性,如滑石。

13. 磁性

指矿物可以被磁铁或电磁铁吸引或其本身能够吸引物体的性质。有极少数矿物具有显著的磁性,如磁铁矿等。

14. 气味

有些矿物具有特殊的气味,尤其是矿物受锤击、加热或湿润时较为明显,如雄黄灼烧有砷的蒜臭、胆矾具涩味等。有些矿物的气味可借助理化方法加以鉴别。

15. 吸湿性

少数矿物药材具有吸水分的能力,它可以黏吸舌头,称吸湿性,如龙骨。

二、矿物类生药的分类

矿物类生药的分类是以矿物中所含主要的或含量最多的某种化合物为根据的。矿物在矿物学上的分类,通常是根据其阴离子的种类,例如将雄黄、朱砂、自然铜归为硫化物类,磁石、赭石、铅丹、信石归为氧化物类,炉甘石归为碳酸盐类,滑石为硅酸盐类。但从矿物药的作用来看,阳离子通常对药效起着较重要的作用,以阳离子的种类来分类如下:①汞化合物类:如朱砂、轻粉、白降丹等。②铁化合物类:如自然铜、代赭石、禹粮石、金礞石、磁石等。③铅化合物类:如密陀僧、铅丹等。④铜化合物类:如胆矾、铜绿等。⑤铝化合物类:如赤石脂、白矾等。⑥砷化合物类:如雄黄、雌黄、信石等。⑦矽化合物类:如白石英、云母、青礞石、浮石等。⑧镁化合物类:如滑石、阳起石、阴起石等。⑨钙化合物类:如石膏、寒水石、龙骨、钟乳石、鹅管石、紫石英、花蕊石、石燕等。⑩钠化合物类:如芒硝、硼砂、大青盐等。

三、矿物类生药的鉴定

一般依据矿物的性质对矿物类生药进行鉴定。常采用以下方法:

1. 性状鉴定

外形明显的生药,首先应根据矿物的一般性质进行鉴定,注意外形、颜色、硬度、比重、光泽、解理、断口、条痕、质地,还应注意其有无磁性及气味等。粉末状的药材,应仔细观察样品的颜色、质地、气味,有时亦需要核对矿物标本。

2. 显微鉴定

矿物的显微鉴定适用于矿物的磨片、细粒集合体的矿物药以及矿物粉末。透明的矿物利用透射偏光显微镜(简称偏光显微镜),不透明的矿物利用反射偏光显微镜鉴定,主要观察其形态、透明度、颜色、光性的正负、折射率和必要的物理常数。

3. 理化鉴定

理化鉴定方法能对矿物类中药的成分进行定性和定量。特别是对外形及粉末无明显特征或剧毒的中药尤为必要,如玄明粉、信石等。

4. 含量测定

矿物药某些成分,仍采用经典的化学分析方法,如采用酸碱滴定法测定朱砂中硫化汞的含量。随着科学技术的发展,许多新技术、新方法不断应用于矿物药的鉴定分析之中,如用 X 射线衍射法分析龙骨的成分,用 X 射线衍射、差热分析和 X 射线荧光分析滑石的成分,用原子发射光谱分析测定龙骨中的元素。

第二节　常用矿物类生药

＊朱砂　Cinnabaris

【来源】为硫化物类矿物辰砂族辰砂。

【产地】主产于贵州、湖南、四川、广西、云南等地,贵州铜仁、湖南新晃一带是我国著名的辰砂矿区。

【采收加工】挖出矿石后,选取纯净者,用磁铁吸尽含铁的杂质,再用水淘去杂石和泥沙。研成细粉,或水飞成极细粉用。

【性状鉴定】呈大小不一的块片状、颗粒状或粉末状。鲜红色或暗红色,具金刚光泽,条痕红色至褐红色。体重而质脆,硬度 2～2.5,比重 8.09～8.20。片状者易破碎,粉末状者有闪烁光泽,气微,味淡。其中呈细小颗粒状或粉末状,色红明亮,触之不染手者,习称"朱宝砂";呈不规则板片状、斜方形或长条形,大小厚薄不一,边缘不整齐,色红而鲜艳,光亮如镜面而微透明,质较松脆者,习称"镜面砂";块较大,方圆形或多角形,颜色发暗或呈灰褐色,质重而坚,不易碎者,习称"豆瓣砂"(图 17 – 1)。以色红、有光泽、体重质脆者为佳。

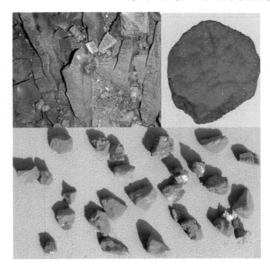

图 17 – 1 朱砂

【化学成分】主要含硫化汞(HgS),常夹有少量硒、碲。按照《中国药典》2015 年版规定方法测定,含硫化汞(HgS)不得少于 96.0%。

【理化鉴定】

1. 朱砂置于闭口管中加热,变为黑色硫化汞;加碳酸钠共热,则变为金属的汞球。

$$HgS \underset{\Delta}{\overset{Na_2CO_3}{\rightleftharpoons}} Hg + S$$

2. 在开口管中加热产生二氧化硫气体及金属汞球。

$$HgS + O_2 \overset{\Delta}{\longrightarrow} SO_2 + Hg$$

3. 细末用盐酸浸湿后,置光洁的铜片上擦之,铜片表面显银白色。

$$HgS + 2HCl \longrightarrow HgCl_2 + H_2S$$
$$\downarrow Cu$$
$$\longrightarrow CuCl_2 + Hg$$

【药理作用】有镇静、催眠作用。外用能抑杀皮肤细菌及寄生虫。人工朱砂给家兔灌胃(0.1～0.2g/kg),能增加尿中总氮量的排泄,体重亦增加。

【功效与主治】性微寒,味甘;有毒。清心镇惊,安神,明目,解毒。用于心悸易惊,失眠多梦,癫痫发狂,小儿惊风,视物昏花,口疮,喉痹,疮疡肿毒。常用量 0.1～0.5g,多入丸散服,不宜入煎剂。外用适量。忌火。本品有毒,不宜大量服用,也不宜少量久服;孕妇及肝肾功能不全者禁用。中成药如朱砂安神丸、紫雪散、补心丸、活络丸、磁朱丸等。

【附注】①朱砂昔以湖南辰州(今沅陵)为集散地,故又称"辰砂"。今商品上称为"辰砂"的,系指人工合成品。人工合成辰砂:是以 80% 水银、20% 的硫黄为原料,加热升华而成,称为"平口砂"或"灵砂"。含硫化汞 99% 以上。本品完整者呈盆状,商品多为大小不等碎块,全体暗红色,断面呈纤维柱状(习称"马牙柱"),具宝石样或金属光泽。全体质松脆,易破碎。②商品"银朱"亦由水银和硫黄制成的汞硫化物,亦含硫化汞。但由于使用是劣质硫黄,含杂质多,故质量较灵砂差,中医多做外用。

 考点提示

A 型题

朱砂的主要成分是

A. HgS B. As_2S_2 C. Na_2SO_4

D. FeS_2 E. $CaSO_4 \cdot 2H_2O$

标准答案:A

X 型题

朱砂的性状特征有

A. 鲜红色或暗红色 B. 条痕红色或褐红色 C. 触之手染成红色

D. 质重而脆 E. 有特异臭气

标准答案:ABD

*石膏 Gypsum Fibrosum

【来源】为硫酸盐类矿物硬石膏族石膏。

【产地】主产于湖北、安徽、甘肃、四川、山西等地。

【采收加工】全年可采。挖出后,去净泥土及杂石,生用。

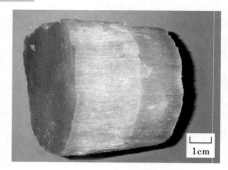

图 17 - 2 石膏

【性状】为纤维状的结晶集合体,呈长块状或不规则块状,大小不一。全体类白色、灰白色或淡黄色,有的附有青灰色或灰黄色片状杂质,透明至半透明。体重,质软,硬度 1.5 ~ 2,比重 2.3,指甲能刻划,条痕白色,易纵向断裂,手捻能碎,纵断面具纤维状纹理,具绢丝样光泽。气微,味淡(图17 - 2)。以块大、色白、半透明、纵断面为绢丝者为佳。

【化学成分】主要含含水硫酸钙($CaSO_4 \cdot 2H_2O$),并含微量的铁、镁等离子。按照《中国药典》2015 年版规定方法测定,本品含含水硫酸钙($CaSO_4 \cdot 2H_2O$)不得少于 95.0% 。

【理化鉴定】

1. 以铂丝蘸取粉末,用盐酸湿润,燃烧时显砖红色火焰。

2. 取粉末约 2g,于 140℃烘 20 分钟,再加水 1.5ml,搅拌,放置 5 分钟,呈黏结固体。

3. 取小块约 2g,置具有小孔软木塞的试管内,灼烧,管壁有水生成,小块变为不透明体。

【药理作用】具有解热止渴、免疫促进作用。

【功效与主治】性大寒,味辛、甘,清热泻火,除烦止渴。用于外感热病,高热烦渴,肺热咳嗽,胃火亢盛,头痛,牙痛。常用量 15 ~ 60g,先煎。

【附】**煅石膏 Gypsum Ustum** 为石膏的炮制品。取石膏,按照《中国药典》2015 年版煅法(通则 0213)煅制酥松。为白色的粉末或酥松块状物,表面透出为红色的光泽,不透明。体较轻,易碎,捏之成粉。气微,味淡。性微寒,味甘、辛、涩。收湿,生肌,敛疮,止血。外治溃疡不敛,湿疹瘙痒,水火烫伤,外伤出血。外用适量,研末撒敷患处。与水相遇,复变成生石膏。多用于制石膏绷带。

【附注】**伪品** 方解石,为碳酸盐类矿物方解石族方解石,呈不规则块状,白色或黄白色,表面平滑有玻璃样光泽,透明或不透明,主含 $CaCO_3$,据临床验证其性能与石膏有异,不可代用。

*芒硝 Natrii Sulfas

【来源】为硫酸盐类芒硝族矿物芒硝,经加工精制而成的结晶体。

【产地】全国大部分地区均有生产。多产于海边碱土地、矿泉、盐场附近及潮湿的山洞中。

【采收】取天然的不纯芒硝(俗称"土硝"或"皮硝"),加水溶解,放置,使杂质沉淀,滤过,滤液加热浓缩,放冷后析出结晶,即为芒硝。

【性状鉴定】为棱柱状、长方形或不规则块状及粒状,大小不一。无色透明或类白色半透明。暴露在空气中的则表面渐风化而覆盖一层白色粉末。通常呈致密状集合体,具玻璃样光泽。质脆,易碎,硬度 1.5 ~ 2,密度 1.48,条痕白色。断口贝壳状。气微、味咸(图 17 - 3)。性寒,以无色、透明、呈结晶块状者为佳。

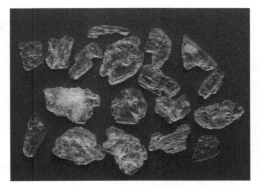

图 17 - 3　芒硝

【化学成分】主含含水硫酸钠($Na_2SO_4 \cdot 10H_2O$)。此外常夹杂食盐、硫酸钙、硫酸镁等。芒硝在大气中容易失去水分,故表面呈白粉状。按照《中国药典》2015 年版规定方法测定,本品含 Na_2SO_4 不得少于 99.0%。

【理化鉴定】

1. 取本品少许,在火焰中燃烧,火焰呈黄色。

2. 取本品溶液,加醋酸试液,生成白色沉淀;沉淀在醋酸铵试液或氢氧化钠试液中溶解。

【药理作用】芒硝口服后不易被肠黏膜吸收,在肠腔内形成高渗状态,吸收肠壁内水分,从而起到容积性泻泄作用。另外有抗炎、利尿作用、组织脱水作用。

【功效与主治】性寒,味咸、苦。泻下通便,润燥软坚,清火消肿。用于实热积滞,腹满胀痛,大便燥结,肠痈肿痛;外治乳痈,痔疮肿痛。常用量 6 ~ 12g。一般不入煎剂。外用适量。不宜于硫黄、三棱同用。

【附】

1. 玄明粉　为芒硝风化而成的无水硫酸钠(Na_2SO_4)。呈白色粉末。有引湿性。气微、味咸。性寒,味咸、苦。功效与芒硝同;外用治咽喉肿痛、口舌生疮、牙龈肿痛、目赤、痈肿、丹毒。常用量 3 ~ 9g。溶入煎好的汤液中,外用适量。不宜于硫黄、三棱同用。

2. 朴硝　又名土硝、皮硝等,为不纯的硫酸钠结晶。过去有作药用,具有润燥软坚、泻积热等功效。现今多作为供制芒硝用。

 考点提示

A 型题

1. 雄黄的主要成分是

A. HgS
B. As_2S_2
C. Fe_2O_3
D. FeS_2
E. $CaSO_4 \cdot 2H_2O$

2. 传统中药丸剂所包药物衣系用处方中药物极细粉作为包衣材料,根据处方解毒杀虫中药丸剂常包

A. 朱砂衣
B. 黄柏衣
C. 雄黄衣
D. 青黛衣
E. 赭石衣

3. 纤维状集合体,体重,质软,纵断面有绢丝样光泽的是

    A. 朱砂   B. 雄黄   C. 石膏

    D. 硫黄   E. 赭石

    准备答案:1. B   2. C   3. C

硫黄　Sulfur

　　为自然元素类矿物硫黄族自然硫。主产于山西、河南、山东等地。采挖后,加热融化,除去杂质,或用含硫矿物加工制得。呈不规则块状,大小不一;黄色或略呈黄色,表面不平坦,常有细孔;显脂肪样光泽,半透明;质脆易碎,硬度 1 ~ 2,比重 2.05 ~ 2.08,条痕白色或淡黄色;用手握置于耳旁,可闻轻微的爆裂声。具特异臭气,味淡(图 17 - 4)。性温,味酸,有毒;内服能补火助阳通便,外用解毒杀虫疗疮。内服用于阳痿足冷、虚喘冷哮、虚寒便秘,外用治疗疥癣秃疮、阴疽恶疮。常用量:内服 1.5 ~ 3g,炮炙后入丸散剂;外应适量,外用研末用油调敷患处。不宜与芒硝、玄明粉同用。

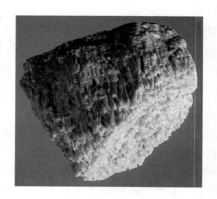

图 17 - 4　硫黄

雄黄　Realgar

　　为硫化物类矿物雄黄族雄黄。采挖后,除去杂质。主产于湖南、湖北、云南、四川、贵州等地。为块状或粒状集合体,呈不规则的块状或粉末,大小不一,深红色或橙红色,块状者表面常被有橙黄色粉末,以手触之易被染成橙黄色;晶面有金刚石样光泽,条痕淡橘红色;质脆,易碎,断面具树脂样光泽;微有特异的臭气,味淡(图 17 - 5)。精矿粉为粉末状集合体,质松脆,手捏即成粉,橙黄色,无光泽。雄黄主含二硫化二砷(As_2S_2)。性温,味辛,有毒。解毒杀虫,燥湿祛痰,截疟。用于痈肿疔疮、蛇虫咬伤、虫积

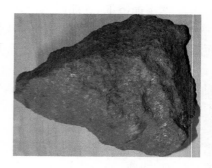

图 17 - 5　雄黄

腹痛、惊痫、疟疾。入丸散服,常用量 0.05 ~ 0.1g。外用适量,熏涂患处。内服宜慎,不可久用;孕妇禁用;忌火煅。

白矾　Alumen

　　为硫酸盐类矿物明矾石经加工提炼制成。主产于甘肃、安徽、山西、湖北、浙江等地。呈不规则块状或粒状,透明或半透明,有玻璃样光泽,表面略平滑或凹凸不平,具细密的纵棱,常附有白色细粉;质硬而脆。气微,味酸、微甘而极涩。以色白、透明、质硬而脆、无杂质者为佳。主含含水硫酸铝钾 [$KAl(SO_4)_2 \cdot 12H_2O$]。枯矾为脱水的硫酸铝钾。明矾为碱性硫酸铝钾。性寒,味酸、涩。内服止血止泻,祛除风痰,治久泻不止、便血、崩漏、癫痫发狂。外用解毒杀虫,燥湿止痒,用于湿疹疥癣、脱肛、痔疮、聤耳流脓。经火煅烧后即成枯矾,收湿敛疮、止血化腐,用于阴痒带下、鼻衄齿衄、鼻息肉。外用适量,研末敷或化水洗患处。常用量内服 0.6 ~ 1.5g。

自然铜　Pyritum

　　为硫化物类矿物黄铁矿族黄铁矿。主产于四川、广东、江苏、云南等省区。采挖后,去净杂石、砂土以及黑锈后,敲成小块即可。多呈方块形,直径 0.2 ~ 2.5cm;表面亮淡黄色,有金属光

泽,有的表面由于氧化成氧化铁而呈棕褐色,具棕黑色或墨绿色细条纹及砂眼,立方体相邻晶面上的条纹相互垂直,是其重要特征。条痕色棕红色或绿黑色,断口呈条差状,有的呈贝壳状。体重,质硬脆,易砸碎,硬度 6 ~ 6.5,比重 4.9 ~ 5.2。断面黄白色,有金属光泽,或断面棕褐色,可见银白色亮星(图17 - 6)。主含二硫化铁(FeS_2),常含镍、砷、锑、铜、钴等杂质。性平、味辛。散瘀止痛,续筋接骨。用于跌打损伤,筋骨折伤,瘀肿疼痛。常用量3 ~ 9g,入煎剂需先煎,多入丸散。外用适量。

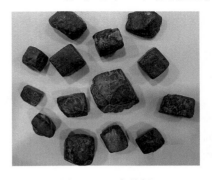

图 17 - 6 自然铜

炉甘石 Calamina

为碳酸盐类矿物方解石族菱锌矿。采挖后洗净,晒干,除去杂石。主产于广西、四川、云南、湖南等地。呈不规则的块状,灰白色或淡红色;表面粉性,无光泽,凹凸不平,多孔,似蜂窝状;体轻,易碎;气微,味微涩(图 17 - 7)。主含碳酸锌($ZnCO_3$),尚含铁、钙、镁、锰、钴等碳酸盐。煅炉甘石主含氧化锌(ZnO)。广泛用于皮肤科,作为中度的防腐、收敛、保护剂,治疗皮肤炎症和表面创伤,一般用5% ~ 10%水混悬液,亦有用油膏者,有一定抑菌作用。性平,味甘,解毒明目退翳,收湿生肌敛疮。用于目赤肿痛,眼缘赤烂,翳膜胬肉,溃疡不敛,脓水淋漓,湿疮瘙痒。宜炮制后使用,不做内服,专做外用,外用适量。

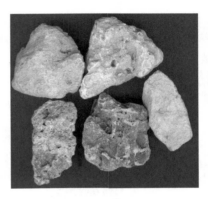

图 17 - 7 炉甘石

 考点提示

A 型题

1. 自然铜的条痕色是

A. 红色至红褐色   B. 绿黑色或棕红色   C. 淡橘红色

D. 樱红色或红棕色   E. 白色

2. 为碳酸盐类矿物质方解石族菱锌矿,主含 $ZnCO_3$ 的矿物药是

A. 朱砂   B. 雄黄   C. 赭石

D. 自然铜   E. 炉甘石

标准答案:1. B   2. E

赭石 Haematitum

为氧化物类矿物刚玉族赤铁矿。主产于山西、河北、山东、湖南、四川、广东、江苏等地。采挖后选取表面有乳头状突起的矿石,除去泥土、杂石,砸碎碾成细末或火煅醋淬使用。本品多呈不规则的扁平块状,大小不一;全体棕红色或灰黑色,条痕樱红色或红棕色,有的有金属光泽;一面有圆形的突起,习称"钉头";另一面与突起相对应处有

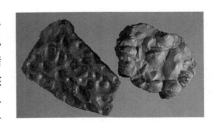

图 17 - 8 赭石

同样大小的凹窝。体重,质硬,硬度 5.5 ~ 6.0。砸碎后,断面显层叠状。气微,味淡(图 17 - 8)。主含三氧化二铁(Fe_2O_3)。性寒、味苦、平肝潜阳、重镇降逆、凉血止血,用于眩晕耳鸣、呕吐、噫气呃逆、喘息、吐血、衄血、崩漏下血。常用量 9 ~ 30g,煎服,宜打碎先煎。

信石(砒霜) Arsenicum

为氧化物类矿物砷华矿石或由毒砂、雄黄加工升华制成。采集天然的砷华矿石,除去杂质,研细粉或砸碎,装入砂罐内,用泥将口封住,置炉火中煅烧,取出放凉,研细粉用。或与绿豆同煮以减其毒。目前多以雄黄或毒砂烧炼升华而成。主产于江西、湖南、广东、贵州等地。本品有红信石、白信石两种,药用以红信石为主。为不规则的块状,大小不一。白色少见,杂有黄色和红色彩晕,略透明或不透明,具有玻璃状、绢丝状光泽或无光泽。质脆,易砸碎。稍加热有蒜臭气和硫黄臭气;白信石无色或白色,毒性较红信石剧(图 17 - 9)。气微。不可口尝。主含三氧化二砷(As_2O_3),尚含硫、铁等杂质。性大热,味辛,有大毒。外用蚀疮去腐、杀虫,内服祛痰平喘、截疟。治寒痰哮喘、疟疾、休息痢、痔疮、瘰疬、癣疮、溃疡腐肉不脱。外用适量。研末撒敷或入药膏中贴之。入丸、散服,每次 0.002 ~ 0.004g。不可持续服用,不能做酒剂服。孕妇忌服。外用也不宜过量,以防局部吸收中毒。砒霜为三氧化二砷经过高热升华而成。红砒则含少量硫化砷等。

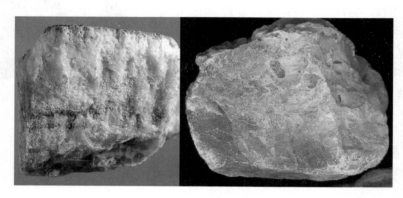

图 17 - 9 信石

密陀僧 Lithargyrum

为铅矿石冶炼而成的粗制氧化铅。主产于湖南、广东、湖北、福建等地。本品为不规则的块状,大小不一;橙红色,镶嵌着具有金属光泽的小块,对光照之闪闪发光;表面粗糙,有时一面呈橙黄色而略平滑;质硬,体重,易砸碎;断面红褐色,气微,味淡。主含氧化铅(PbO)。性平,味咸、辛。消肿杀虫、收敛防腐、坠痰镇惊,治痔疮、肿毒、溃疡、湿疹、狐臭、创伤、久痢、惊痫。外用研末撒或调涂。内服研末或入丸、散,常用量 0.3 ~ 1g。体虚者忌服。不宜和狼毒一起应用。

赤石脂 Halloysitum Rubrum

为硅酸盐类矿物多水高岭石族多水高岭石。采挖后,除去杂石。呈不规则块状,粉红色、红色至紫红色,或有红白相间的花纹。质软,易碎,断面有的具有蜡样光泽。吸水性强。有土气,味淡。以色红,无沙粒感为佳。主要成分为四水硅酸铝[$Al_4(Si_4O_{10})(OH)_8 \cdot 4H_2O$]。性温,味甘、酸、涩。涩肠,止血,生肌敛疮。用于久泻久痢,大便出血,崩漏带下;外用疮疡久溃不敛,湿疮脓水浸淫。常用量 9 ~ 12g,先煎。外用适量,研末敷患处。不宜与肉桂同用。

龙骨　Fossilia Ossis Mastodi

为古代哺乳动物三趾马、象类、犀类、牛类、鹿类等的骨骼化石或象类门齿的化石。前者习称"龙骨",后者习称"五花龙骨"。采挖后,除去泥土和杂石。主产于山西、内蒙古、陕西、甘肃、河北等地。

龙骨呈骨骼状或已破碎呈不规则的块状,大小不一;表面白色、灰白色或浅棕色,多较平滑,有的具纹理或裂隙,或具棕色条纹和斑点;质硬,断面不平坦,色白,细腻如粉质,关节处有多数蜂窝状小孔;吸湿性强,以舌舔之有吸力;气微,味淡。

五花龙骨完整者呈象牙状,粗端有时可见牙髓空洞,细端钝圆,大多呈圆柱状或不规则块状,直径 5 ~ 25cm;淡黄白色,夹有蓝灰色或红棕色花纹,断面有层纹;质硬,较脆,易片状剥落,吸湿性强,易风化破碎;气微,味淡(图 17 – 10)。

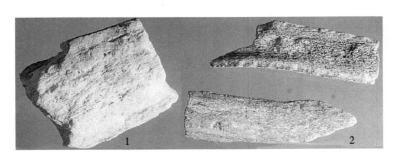

图 17 – 10　龙骨
1. 龙骨　2. 五花龙骨

主要含碳酸钙($CaCO_3$)、磷酸钙$[Ca_3(PO_4)_2]$。性平,味甘、涩;能镇静、安神、收敛固涩、生肌敛疮,用于心悸易惊、失眠多梦、遗精、自汗、盗汗、崩漏带下、疮口不敛、阴囊湿痒等。用量 15 ~ 30g,外用研末敷患处。

 ## 综合测试

A 型题

1. 朱砂的颜色和质地是

A. 黄绿色或黄色,有光泽,质松易碎　　　　B. 暗红色,无光泽,质重而脆

C. 鲜红色或暗红色,有光泽,质重而脆　　　D. 棕红色或灰黑色,无光泽,质松易碎

E. 亮黄红色或棕褐色,有光泽,质重而坚

2. 具"钉头"的矿物类中药是

A. 磁石　　　　　　　　B. 自然铜　　　　　　　　C. 朱砂

D. 赭石　　　　　　　　E. 信石

3. 自然铜的形状与表面特征是

A. 呈不规则块状,表面亮黄色,具棕黑色条纹

B. 呈块状,表面亮淡黄色,有金属光泽,有的显黄棕色或棕褐色,具条纹

C. 呈不规则块状,表面红褐色或棕褐色,具条纹,无光泽

D. 呈不规则块状或颗粒状,表面黄绿色或黑绿色

E. 呈方块状或颗粒状,表面暗红色或黑褐色,无光泽

4. 呈棱柱状、长方形或不规则块状及粒状,无色透明,暴露空气中则表面逐渐风化而覆盖一层白色粉末。此药材是

    A. 自然铜   B. 赭石   C. 芒硝

    D. 炉甘石   E. 石膏

5. 具绢丝样光泽的矿物药是

    A. 硫黄   B. 朱砂   C. 铅丹

    D. 石膏   E. 自然铜

6. 断面具金刚样光泽的是

    A. 炉甘石   B. 白矾   C. 雄黄

    D. 硫黄   E. 石膏

7. 主含铁元素的矿物是

    A. 自然铜   B. 炉甘石   C. 芒硝

    D. 密陀僧   E. 赤石脂

8. 下列矿物药中主含单质成分的是

    A. 雄黄   B. 自然铜   C. 朱砂

    D. 硫黄   E. 炉甘石

9. 舐之能黏舌的中药是

    A. 赭石   B. 龙骨   C. 牡蛎

    D. 明矾   E. 炉甘石

10. 五花龙骨为

    A. 古代哺乳动物的骨骼化石   B. 古代象类动物的骨骼化石

    C. 古代三趾马的骨骼化石   D. 古代象类动物的门齿化石

    E. 古代鹿类动物的骨骼化石

11. 粉末用盐酸湿润后,在光洁的铜片上摩擦,能使铜片表面呈现银白色光洁的是

    A. 朱砂   B. 赭石   C. 自然铜

    D. 雄黄   E. 白矾

12. 忌火煅的矿物中药是

    A. 朱砂   B. 磁石   C. 龙骨

    D. 牡蛎   E. 信石

13. 主含硫化汞(HgS)的中药是

    A. 朱砂   B. 磁石   C. 信石

    D. 赭石   E. 雄黄

14. 矿物粉末的颜色,在矿物学上称为

    A. 本色   B. 假色   C. 外色

    D. 条痕   E. 杂色

X 型题

1. 下列哪些属于矿物类药材

    A. 雄黄   B. 海金沙   C. 芒硝

    D. 石斛   E. 石膏

2. 含砷化合物的矿物药材有

A. 朱砂　　　　　　　　　B. 炉甘石　　　　　　　　C. 雄黄

D. 玄明粉　　　　　　　　E. 信石

3. 下列中药属硫化合物的有

A. 信石　　　　　　　　　B. 雄黄　　　　　　　　　C. 芒硝

D. 朱砂　　　　　　　　　E. 赭石

4. 下列矿物中加工时忌煅烧的有

A. 朱砂　　　　　　　　　B. 磁石　　　　　　　　　C. 赭石

D. 雄黄　　　　　　　　　E. 石膏

5. 为有毒的矿物类中药有

A. 石膏　　　　　　　　　B. 朱砂　　　　　　　　　C. 雄黄

D. 信石　　　　　　　　　E. 硫黄

（张春华）

实训

实训一　根茎类生药的显微鉴定——大黄、黄连的鉴定

【实训目的】

掌握:大黄、黄连根茎横切面和粉末显微鉴定特征。

熟悉:大黄根茎髓部异形维管束的构造特点。

比较:大黄、黄连根茎横切面显微特征之间的差异,味连、雅连、云连根茎横切面显微特征之间的差异。

【实训器材】

1. **仪器**

显微镜、显微鉴定常用实训器具。

2. **试剂**

水合氯醛试液。

3. **材料**

大黄横切片、大黄粉末、黄连横切片、黄连粉末。

【实训内容】

1. **大黄根茎横切面**

根木栓层及皮层大多已除去。韧皮部筛管群明显,薄壁组织发达。形成层成环。木质部射线较密,宽 2 ~ 4 列细胞,内含棕色物;导管非木化,常一至数个相聚,稀疏排列。薄壁细胞含草酸钙簇晶,并含多数淀粉粒。根茎髓部宽广,其中常见黏液腔,内有红棕色物;异型维管束散在,形成层成环,木质部位于形成层外方,韧皮部位于形成层内方,射线呈星状射出。

2. **黄连根茎横切面**

味连　木栓层为数列细胞。皮层较宽,石细胞单个或成群散在。中柱鞘纤维成束,或伴有少数石细胞,均显黄色。维管束外韧型,环列。束间形成层不明显。木质部黄色,均木化,木纤维较发达。髓部均为薄壁细胞,无石细胞。

雅连　髓部有石细胞。

云连　皮层、中柱鞘及髓部均无石细胞。

3. **大黄粉末**

粉末黄棕色。草酸钙簇晶直径 20 ~ 160μm,有的至 190μm。具缘纹孔、网纹、螺纹及环纹导管非木化。淀粉粒甚多,单粒类球形或多角形,直径 3 ~ 45μm,脐点星状;复粒由 2 ~ 8 分粒组成。

4. **黄连粉末**

粉末棕黄色。石细胞鲜黄色,类方形或类圆形,直径 25 ~ 85μm,长至 105μm,壁孔明显。

中柱鞘纤维纺锤形或成梭形,长 135～185μm,直径 27～37μm,壁较厚,有孔沟。木纤维较细长,直径 10～13μm,壁较薄,有点状纹孔。鳞叶表皮细胞淡黄绿色,长方形,壁微波状弯曲。导管直径较小,具孔纹或网纹。木薄壁细胞类长方形,壁稍厚,有壁孔。

【实训方法与步骤】

示教,讲操作过程及注意事项,然后分组练习,分别让学生观察大黄、黄连根茎横切片,在镜下观察组织结构;取大黄、黄连粉末做临时装片,在镜下观察主要结构显微特征;最后绘出大黄、黄连根茎横切面详图及粉末显微结构图。

【实训学时】4 学时。

【实训报告】绘大黄、黄连横切面详图及粉末特征图。

【实训类型】验证性。

实训二 　根类生药的显微鉴定——甘草、麦冬的鉴定

【实训目的】

掌握:甘草、麦冬根横切面和粉末显微鉴定特征。

比较:双子叶植物根与单子叶植物根横切面显微特征之间的差异;甘草、胀果甘草、光果甘草性状特征之间的差异。

【实训器材】

1. 仪器

显微镜、显微鉴定常用实训器具。

2. 试剂

水合氯醛试液。

3. 材料

甘草横切片、甘草粉末、麦冬横切片、麦冬粉末。

【实训内容】

1. 甘草根横切面

木栓层为数列棕色细胞。皮层较窄。韧皮部射线宽广,多弯曲,常现裂隙;纤维多成束,非木化或微木化,周围薄壁细胞常含草酸钙方晶;筛管群常因压缩而变形。束内形成层明显。木质部射线宽 3～5 列细胞;导管较多,直径约至 160μm;木纤维成束,周围薄壁细胞亦含草酸钙方晶。根中心无髓,根茎中心有髓。

2. 麦冬块根横切面

表皮细胞 1 列或脱落,根被为 3～5 列木化细胞。皮层宽广,散有含草酸钙针晶束的黏液细胞,有的针晶直径至 10μm;内皮层细胞壁均匀增厚,木化,有通道细胞,外侧为 1 列石细胞,其内壁及侧壁增厚,纹孔细密。中柱较小,韧皮部束 16～22 个,木质部由导管、管胞、木纤维以及内侧的木化细胞连结成环层。髓小,薄壁细胞类圆形。

3. 甘草粉末

淡棕黄色。纤维成束,直径 8～14μm,壁厚,微木化,周围薄壁细胞含草酸钙方晶,形成晶纤维。草酸钙方晶多见。具缘纹孔导管较大,稀有网纹导管。木栓细胞红棕色,多角形,微木化。

4. 麦冬粉末

黄白色。外皮层细胞表面观类方形或类长方形,长 44～185μm,宽 37～135μm,壁厚 3～5μm,其间散有分泌细胞;分泌细胞类圆形或长圆形,长 66～125μm,直径 37～73μm,壁稍厚,有的含淡黄色分泌物。草酸钙针晶散在或成束存在于黏液细胞中,针晶长 21～78μm,直径约至 3μm;另有柱状晶,长 51～118μm,直径 5～9μm,两端斜尖,易断碎。石细胞常与内皮层细胞上下层相叠。表面观类方形或类多角形,长 32～196μm,直径 22～94μm,壁厚 4～16μm,有的一边菲薄,纹孔密,短缝状或扁圆形,孔沟较粗。内皮层细胞表面观长方形或长条形,直径 22～49μm,长 54～250μm,壁厚 4～7μm,纹孔较密,孔沟短。木纤维细长,末端倾斜,直径 14～36μm,壁稍厚,微木化,纹孔斜裂缝状或相交十字形、人字形。此外,有网纹管胞。

【实训方法与步骤】

示教,讲操作过程及注意事项,然后分组练习,分别让学生观察甘草、麦冬根横切片,在镜下观察组织结构;取甘草、麦冬粉末做临时装片,在镜下观察主要结构显微特征;最后绘出甘草、麦冬根横切面详图及粉末显微结构图。

【实训学时】4 学时。

【实训报告】绘甘草、麦冬横切面详图及粉末特征图。

【实训类型】验证性。

实训三　皮类生药的显微鉴定——肉桂的鉴定

【实训目的】

掌握:肉桂横切面和粉末显微鉴定特征。

【实训器材】

1. 仪器

显微镜、显微鉴定常用实训器具。

2. 试剂

水合氯醛试液。

3. 材料

肉桂横切片、肉桂粉末。

【实训内容】

1. 肉桂横切面

木栓细胞数列,最内层细胞外壁增厚、木化。皮层散有石细胞及分泌细胞。中柱鞘部位有石细胞群,断续排列成环,外侧伴有纤维束,石细胞通常外壁较薄。韧皮部射线宽 1～2 列细胞,含细小草酸钙针晶;纤维常 2～3 个成束;油细胞随处可见。薄壁细胞含淀粉粒。

2. 肉桂粉末

红棕色。纤维大多单个散在,长梭形,长 195～920μm,直径约至 50μm,壁厚,木化,纹孔不明显。石细胞类方形或类圆形,直径 32～88μm,壁厚,有的一面菲薄。油细胞类圆形或长圆形,直径 45～108μm。草酸钙针晶细小,散在于射线细胞中。木栓细胞多角形,含红棕色物。

【实训方法与步骤】

示教,讲操作过程及注意事项,然后分组练习,分别让学生观察肉桂横切片,在镜下观察组织结构;取肉桂粉末做临时装片,在镜下观察主要结构显微特征;最后绘出肉桂横切面详图及粉末显微结构图。

【实训学时】2 学时。

【实训报告】绘肉桂横切面详图及粉末特征图。

【实训类型】验证性。

实训四　叶类生药的显微鉴定——番泻叶、薄荷叶的鉴定

【实训目的】

掌握:番泻叶、薄荷叶横切面和粉末主要显微结构特征。

比较:等面叶与异面叶横切面显微特征之间的差异。

【实训器材】

1. 仪器

显微镜、显微鉴定常用实训器具。

2. 试剂

水合氯醛试液。

3. 材料

番泻叶横切片、番泻叶粉末、薄荷叶横切片、薄荷粉末。

【实训内容】

1. 番泻叶横切面

上表皮细胞中常含黏液质;上下表皮均有气孔;单细胞非腺毛。叶肉组织为等面型,上面栅栏组织通过主脉,细胞中可见棕色物。海绵组织细胞中含有草酸钙簇晶。主脉维管束外韧型,上下两侧均有微木化的纤维束,外有含草酸钙方晶的薄壁细胞,形成晶纤维。薄壁细胞中可见草酸钙簇晶。

2. 薄荷叶横切面

上表皮细胞长方形,下表皮细胞细小扁平,均被薄角质层,有气孔;上、下表皮凹陷处有腺鳞。栅栏组织通常为 1 列细胞,海绵组织为 4～5 列细胞。主脉上、下表皮内方有厚角组织及薄壁组织。主脉维管束外韧型,木质部导管常 2～4 个排列成行,韧皮部细胞细小。表皮细胞、叶肉细胞、薄壁细胞及导管中有时含有橙皮苷结晶。

3. 番泻叶粉末

淡绿色或黄绿色。晶纤维多,草酸钙方晶直径 12～15μm 。非腺毛单细胞,长 100～350μm,直径 12～25μm ,壁厚,有疣状突起。草酸钙簇晶存在于叶肉薄壁细胞中,直径 9～20μm。上下表皮细胞表面观呈多角形,垂周壁平直;上下表皮均有气孔,主为平轴式,副卫细胞大多为 2 个,也有 3 个的。

4. 薄荷粉末

绿色。腺鳞头部顶面观呈圆形,侧面观扁球形,6～8 细胞;柄单细胞。非腺毛完整者 1～8 细胞,稍弯曲,疣状突起较细密。叶片下表皮细胞壁弯曲,细胞中含橙皮苷结晶;气孔直轴

式。橙皮苷结晶存在于茎、叶表皮细胞及薄壁细胞中,淡黄色,略成扇形或不规则形。茎表皮表面观呈类长方形或类多角形,垂周壁稍厚,表面有角质纹理。

【实训方法与步骤】

示教,讲操作过程及注意事项,然后分组练习,分别让学生观察番泻叶、薄荷叶横切片,在镜下观察组织结构;取番泻叶、薄荷叶粉末做临时装片,在镜下观察主要结构显微特征;最后绘出番泻叶、薄荷叶横切面详图及粉末显微结构图。

【实训学时】4 学时。

【实训报告】绘番泻叶、薄荷叶横切面详图及粉末特征图。

【实训类型】验证性。

实训五　花类生药的显微鉴定——金银花、红花的鉴定

【实训目的】

掌握:金银花、红花粉末显微鉴定特征。

【实训器材】

1. 仪器

显微镜、显微鉴定常用实训器具。

2. 试剂

水合氯醛试液。

3. 材料

金银花、红花粉末。

【实训内容】

1. 金银花粉末

黄色。腺毛有两种,一种头部呈倒圆锥形,顶部略平坦,由 10～30 个细胞排成 2～4 层,腺柄 2～6 个细胞,另一种头部呈倒三角形,较小,由 4～20 数个细胞组成,腺柄 2～4 个细胞。非腺毛为单细胞,有两种;一种长而弯曲,壁薄,有微细疣状突起。另一种非腺毛较短,壁稍厚,具壁疣,有的具单或双螺纹。花粉粒众多,黄色,球形,外壁具细刺状突起,萌发孔 3 个。柱头顶端表皮细胞呈绒毛状。薄壁细胞中含细小草酸钙簇晶。

2. 红花粉末

橙黄色。花冠、花丝、柱头碎片多见,有长管道状分泌细胞,常位于导管旁,直径约至 66μm,含黄棕色至红棕色分泌物。花冠裂片顶端表皮细胞外壁突起呈短绒毛状。柱头及花柱上部表皮细胞分化成圆锥形单细胞毛,先端尖或稍钝。花粉粒类圆形、椭圆形或橄榄形,直径约至 60μm,具 3 个萌发孔,外壁有齿状突起。草酸钙方晶存在于薄壁细胞中,直径 2～6μm。

【实训方法与步骤】

示教,讲操作过程及注意事项,然后分组练习,分别让学生取金银花和红花粉末做临时装片,在镜下观察主要结构显微特征;最后绘出金银花及红花粉末显微结构图。

【实训学时】2 学时。

【实训报告】绘出金银花粉末及红花粉末显微结构图。

【实训类型】验证性。

实训六　果实类生药的显微鉴定——小茴香的鉴定

【实训目的】

掌握:小茴香分果横切面显微结构特征及粉末显微鉴定特征。

熟悉:果实类生药的显微鉴定要点。

【实训器材】

1. 仪器

显微镜、显微鉴定常用实训器具。

2. 试剂

水合氯醛试液。

3. 材料

小茴香分果横切片、小茴香粉末。

【实训内容】

1. 小茴香分果横切面

果皮为 1 列扁平细胞,外被角质层。中果皮纵棱处有维管束,其周围有多数木化网纹细胞;背面纵棱间各有大的椭圆形棕色油管 1 个,接合面有油管 2 个,共 6 个。内果皮为 1 列扁平薄壁细胞,细胞长短不一。种皮细胞扁长,含棕色物。胚乳细胞多角形,含多数糊粉粒,每个糊粉粒中含有细小草酸钙簇晶。

2. 小茴香粉末

绿黄色或黄棕色。网纹细胞类长方形或类圆形,壁厚,木化,具卵圆形网状壁孔。油管碎片黄棕色或深红棕色,分泌细胞呈扁平多角形。内果皮细胞狭长,以 5~8 个细胞为 1 组,以其长轴相互做不规则嵌列,习称"镶嵌细胞"。内胚乳细胞多角形,无色,壁颇厚,内充满脂肪油和糊粉粒,每一糊粉粒中含细小的草酸钙簇晶 1 个。

【实训方法与步骤】

示教,讲操作过程及注意事项,然后分组练习,分别让学生观察小茴香分果横切片,在镜下观察组织结构;取小茴香粉末做临时装片,在镜下观察主要结构显微特征;最后绘出小茴香分果横切面详图及小茴香粉末显微结构图。

【实训学时】2 学时。

【实训报告】绘小茴香分果横切面详图及小茴香粉末特征图。

【实训类型】验证性。

实训七　全草类生药的显微鉴定——麻黄的鉴定

【实训目的】

掌握:草麻黄茎横切面和粉末主要显微结构特征。

比较:草麻黄、中麻黄、木贼麻黄茎横切面显微结构特征的异同点。

【实训器材】

1. 仪器

显微镜、显微鉴定常用实训器具。

2. 试剂

水合氯醛试液。

3. 材料

草麻黄茎横切片、草麻黄粉末。

【实训内容】

1. 草麻黄茎横切面

草麻黄　表皮细胞外被厚的角质层;脊线较密,有蜡质疣状凸起,两脊线间有下陷气孔。下皮纤维束位于脊线处,壁厚,非木化。皮层较宽,纤维成束散在。中柱鞘纤维束新月形。维管束外韧型,8~10个。形成层环类圆形。木质部呈三角状。髓部薄壁细胞含棕色块;偶有环髓纤维。表皮细胞外壁、皮层薄壁细胞及纤维均有多数微小草酸钙砂晶或方晶。

中麻黄　维管束 12~15 个。形成层环类三角形。环髓纤维成束或单个散在。

木贼麻黄　维管束 8~10 个。形成层环类圆形。无环髓纤维。

2. 草麻黄茎粉末

棕色或绿色。表皮组织碎片甚多,细胞呈长方形,含颗粒状晶体,气孔特异,内陷,保卫细胞侧面观呈哑铃形或电话听筒形;角质层常破碎,呈不规则条块状。纤维多而壁厚,木化或非木化,狭长,胞腔狭小,常不明显,附有细小众多的砂晶和方晶。髓部薄壁细胞木化或非木化,常含红紫色或棕色物质,多散出。导管分子端壁具麻黄式穿孔板。

【实训方法与步骤】

示教,讲操作过程及注意事项,然后分组练习,分别让学生观察草麻黄茎横切片,在镜下观察组织结构;取草麻黄粉末做临时装片,在镜下观察主要结构显微特征;最后绘出草麻黄茎横切面详图及草麻黄粉末显微结构图。

【实训学时】2 学时。

【实训报告】绘草麻黄茎横切面详图及草麻黄粉末特征图。

【实训类型】验证性。

实训八　生药理化鉴定

【实训目的】

了解:大黄、黄连、麦冬、苦杏仁、小茴香的理化鉴定方法。

了解:肉桂、黄柏、麻黄的理化鉴定方法。

【实训器材】

1. 仪器

显微镜、酒精灯、临时装片用具、紫外分析仪、试管、水浴锅、扭力天平、研钵。

2. 试剂

稀乙醇、95% 乙醇、30% 硝酸、氯仿、10% 的盐酸苯肼液、乙醚、冰醋酸、浓硫酸、2,4－二硝基苯肼盐酸试液、稀盐酸、分液漏斗、氨试液、氨制氯化铜试液、二硫化碳试液。

3. 材料

大黄、黄连、麦冬、肉桂、黄柏的药材及粉末、小茴香粉末、苦杏仁、麻黄粉末、滤纸、拭镜纸、三硝基苯酚试纸。

【实训内容】

1. 大黄的鉴定

(1)大黄微量升华实训。取本品粉末少量,进行微量升华,可见菱状针晶或羽状结晶。

(2)大黄荧光检查。药材饮片置紫外光灯下,不得显持久的亮蓝色荧光。

(3)大黄粉末的稀乙醇浸液,在紫外灯下观察荧光。取本品粉末的稀乙醇浸出液,滴于滤纸上,再滴加稀乙醇扩散后呈黄色至淡棕色环,置紫外光灯下观察,呈棕色至棕红色荧光(蒽醌衍生物),不得显持久的亮蓝紫色荧光(土大黄苷等的芪类化合物显亮蓝紫色荧光)。

2. 黄连的鉴定

(1)黄连根茎折断面在紫外灯下观察荧光。根茎折断面在紫外光灯下观察显金黄色荧光,木质部尤为显著。

(2)黄连粉末加95%乙醇1~2滴,再加30%硝酸1滴,在显微镜下观察结晶的形态、颜色。取粉末或薄切片置载玻片上,加95%乙醇1~2滴及30%硝酸1滴,加盖玻片,放置片刻,镜检,有黄色针状或针簇状结晶析出(硝酸小檗碱)。

3. 麦冬荧光鉴别

取麦冬切片,在紫外灯下观察荧光。取薄片置紫外光灯(365nm)下观察,显浅蓝色荧光。

4. 肉桂中桂皮醛苯腙结晶的观察

取粉末少许,加氯仿振摇后,吸取氯仿液2滴于载玻片上,待干,再滴加10%的盐酸苯肼液1滴,加盖玻片镜检,可见桂皮醛苯腙的杆状结晶。

5. 黄柏的鉴别

(1)黄柏荧光鉴别。取黄柏断面,置紫外光灯下观察,显亮黄色荧光。

(2)黄柏酮反应。取粉末1g,加乙醚10ml,振摇后,分取浸出液,挥去乙醚,残渣加冰醋酸使溶解,再加浓硫酸1滴,放置,溶液呈紫棕色(黄柏酮及植物甾醇的反应)。

6. 小茴香茴香醚反应

取本品粉末0.5g,加乙醚5ml,冷浸1小时,滤过,滤液浓缩到1ml,加2,4-二硝基苯肼盐酸试液2~3滴,溶液显橘红色(茴香醚反应)。

7. 苦杏仁的鉴别

(1)取本品数粒,加水共研,即产生苯甲醛的特殊香气。

(2)取本品数粒,捣碎,即取约1g,置试管中,加水数滴使湿润,试管中悬挂一条三硝基苯酚试纸,用软木塞塞紧,置40~50℃水浴中,15分钟后,试纸显砖红色。

8. 麻黄的鉴别

取本品粉末0.2g,加水5ml与稀盐酸1~2滴,煮沸2~3分钟,滤过。滤液置分液漏斗中,加氨试液数滴使呈碱性,再加氯仿5ml,振摇提取。分取氯仿液,置两支试管中,一管加氨制氯化铜试液与二硫化碳各5滴,振摇,静置,氯仿层显深黄色;另一管为空白,以氯仿5滴代替二硫化碳5滴,振摇后氯仿层无色或显微黄色(麻黄的双缩脲反应)。

【实训方法与步骤】

示教,讲操作过程及注意事项,然后分组练习,让学生叙述以上实训现象和结果,解释其原理。

【实训学时】4 学时。

【实训报告】叙述以上实训现象和结果,解释其原理。

【实训类型】综合性。

实训九 菌类生药的显微鉴定—— 茯苓、猪苓的鉴定

【实训目的】

掌握:茯苓、猪苓的显微鉴定特征。

比较:茯苓、猪苓显微鉴定特征的不同点。

【实训器材】

1. 仪器

显微镜、显微鉴定常用实训器具。

2. 试剂

蒸馏水、水合氯醛试液、5% 氢氧化钾试液。

3. 材料

茯苓粉末、猪苓粉末。

【实训内容】

1. 茯苓粉末

灰白色。水装片可见不规则颗粒状团块及分枝状团块无色,遇水合氯醛液渐溶化。菌丝无色或淡棕色,细长,稍弯曲,有分枝,直径 $3 \sim 8\mu m$,少数至 $16\mu m$。

2. 猪苓粉末

灰黑色。经稀碱溶液(5% KOH)加热离析后,可见分离的菌丝及菌丝团、草酸钙棱晶、棕色物质团块。菌丝大部白色,个别黄棕色(外层菌丝),细长、弯曲、有分枝,直径 $2 \sim 10\mu m$,少数菌丝可见锁状联合。草酸钙棱晶呈双锥形、正方八面形,或不规则形,长径 $5 \sim 26 \sim 45\mu m$,有时可见数个结晶聚集。

【实训方法与步骤】

示教,讲操作过程及注意事项,然后分组练习,分别让学生取茯苓和猪苓粉末做临时装片,在镜下观察主要结构显微特征;最后绘出茯苓及猪苓粉末显微结构图。

【实训学时】2 学时。

【实训报告】绘出茯苓粉末及猪苓粉末显微结构图。

【实训类型】验证性。

实训十 六味地黄丸的鉴定

【实训目的】

掌握:中成药的显微鉴定方法。

掌握:六味地黄丸的显微鉴定特征。

【实训器材】

六味地黄丸是由熟地黄、山茱萸（制）、牡丹皮、山药、茯苓、泽泻制成的水蜜丸、小蜜丸或大蜜丸。

1. 仪器

显微镜、研钵、刀片、显微鉴定常用实训器具。

2. 试剂

稀甘油、水合氯醛试液。

3. 材料

六味地黄丸

【实训内容】

对六味地黄丸进行鉴定。六味地黄丸应有以下特征：①淀粉粒三角状卵形或矩圆形，直径24～40μm，脐点短缝状或人字状（山药）。②不规则分枝状团块无色，遇水合氯醛试液溶化；菌丝无色，直径4～6μm（茯苓）。③薄壁组织灰棕色至黑棕色，细胞多皱缩，内含棕色核状物（熟地黄）。④草酸钙簇晶存在于无色薄壁细胞中，有时数个排列成行（牡丹皮）。⑤果皮表皮细胞橙黄色，表面观类多角形，垂周壁连珠状增厚（山茱萸）。⑥薄壁细胞类圆形，有椭圆形纹孔，集成纹孔群；内皮层细胞垂周壁波状弯曲，较厚，木化，有稀疏细孔沟（泽泻）。⑦草酸钙针晶束存在于黏液细胞中，长80～240μm（山药）。⑧木栓细胞表面观呈类方形、多角形，淡红色（牡丹皮）。

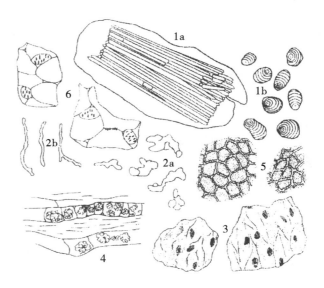

六味地黄丸显微图

1. 山药（a. 草酸钙针晶；b. 淀粉粒） 2. 茯苓（a. 多糖块 b. 菌丝） 3. 熟地黄（薄壁细胞，示核状物） 4. 牡丹皮（草酸钙簇晶） 5. 山茱萸（果皮表皮细胞表面观） 6. 泽泻（中柱薄壁细胞，示纹孔域）

【实训方法与步骤】

示教，讲操作过程及注意事项，然后分组练习，分别让学生按蜜丸取样制片方法进行临时装片，置显微镜下观察，在镜下观察主要结构显微特征；最后绘出六味地黄丸药材显微结构图。

【实训学时】2学时。

【实训报告】绘出六味地黄丸显微结构图，并标注清楚。

【实训类型】验证性。

（赫媛媛）

综合测试答案

第一章

A 型题

1. E　2. D　3. A　4. C

第二章

A 型题

1. E　2. B　3. B　4. B　5. E　6. D　7. B　8. E　9. A

X 型题

1. AE　2. ACE　3. ABCD　4. ABCDE　5. ACDE　6. ABD

第三章

A 型题

1. A　2. A　3. C　4. D　5. D　6. D　7. A　8. D　9. E　10. D

X 型题

1. ABCDE　2. BE　3. ABCDE　4. ACD　5. ABCDE

第四章

X 型题

1. ABCDE　2. ABCE　3. AB　4. ABDE

第六章

A 型题

1. B　2. D　3. B　4. D　5. E　6. B　7. D　8. B　9. D　10. E　11. D　12. C
13. A　14. E　15. D　16. D　17. E　18. C　19. E　20. D　21. C　22. A　23. B　24. C
25. C　26. C　27. D　28. E　29. A　30. E

X 型题

1. ABCE　2. ACDE　3. BDE　4. ABDE　5. ABDE　6. ABC　7. ABCD　8. ABDE　9. BCE

10. ABCD　11. ABCE　12. ABD　13. ABCD　14. ABCDE　15. ABCDE

第七章

A 型题

1. C　2. B　3. A　4. C　5. A　6. E　7. B　8. B　9. D

B 型题

1. B　2. C　3. C　4. A　5. E　6. B　7. A　8. D　9. A　10. D　11. C　12. E

X 型题

1. ABCD　2. ABDE　3. ADE　4. ABCD　5. ACE

第八章

A 型题

1. E　2. E　3. A　4. C　5. E　6. A　7. E　8. B　9. A　10. C

X 型题

1. BDE　2. ABCD　3. ABDE　4. ACDE

第九章

A 型题

1. B　2. B　3. E　4. A　5. A

X 型题

1. BCD　2. CD

第十章

A 型题

1. D　2. A　3. B　4. C　5. C　6. B　7. B　8. E　9. D

X 型题

1. ABCE　2. ABCD　3. ABCDE　4. ABC　5. ADE

第十一章

A 型题

1. A　2. E　3. B　4. B　5. A　6. B　7. B　8. D　9. E　10. C　11. D　12. C

13. C　14. C

生药学

B 型题

1. D　2. E　3. B　4. A　5. C　6. A　7. E　8. D　9. C　10. B　11. D　12. A
13. C　14. B

X 型题

1. ABCE　2. ABC　3. ABCE　4. ACD　5. BCDE　6. DE　7. BCE　8. ACE　9. AB　10. ABC

第十二章

A 型题

1. D　2. D　3. C　4. D　5. B　6. D　7. B　8. B　9. B　10. D　11. C　12. B
13. B　14. D　15. B　16. C　17. D　18. B　19. D　20. B

X 型题

1. AC　2. ABC　3. ABE　4. B　5. ABCE

第十三章

A 型题

1. D　2. B　3. D　4. A　5. D　6. B　7. B　8. C　9. C　10. C

B 型题

1. E　2. A　3. D　4. C　5. B　6. C　7. A　8. D　9. A

X 型题

1. ABD　2. ABDE　3. BCD　4. AC　5. ABCD　6. ABCDE　7. ABCDE　8. ABE　9. ACD

第十四章

A 型题

1. D　2. C　3. C　4. C　5. C

B 型题

1. D　2. E　3. A　4. E　5. C　6. B　7. D　8. A　9. B

第十五章

A 型题

1. C　2. C　3. C　4. D　5. B

X 型题

1. ABE　2. ABC　3. ACD　4. ABC　5. ABC

第十六章

A 型题

1. A   2. C   3. C   4. B   5. A   6. A   7. C   8. A   9. D   10. B   11. B   12. B
13. B   14. D   15. A

B 型题

1. E   2. C   3. D   4. A   5. C   6. C   7. D   8. A   9. E   10. B   11. D   12. C
13. A   14. A   15. C   16. E   17. C   18. E   19. D   20. B

X 型题

1. BDE   2. ACD   3. ABDE   4. ABCDE   5. ABCDE   6. ABCDE   7. ABCE   8. ABC   9. DE
10. ABD

第十七章

A 型题

1. C   2. D   3. B   4. C   5. D   6. C   7. A   8. D   9. D   10. B   11. D   12. A
13. A   14. D

X 型题

1. ACE   2. CE   3. BD   4. AD   5. BCDE

参考文献

［1］　国家药典委员会．中华人民共和国药典(一部、四部)．北京：中国医药科技出版社,2015

［2］　李萍．中华人民共和国药典中药材显微鉴别彩色图鉴(中英文版)．北京：人民卫生出版社,2009

［3］　蔡少青．生药学．6版．北京：人民卫生出版社,2011

［4］　张继,陈德昌,林惠蓉,等．中国中药材真伪鉴别图典．广州：广东科技出版社,2011

［5］　徐世义．生药学．北京：科学出版社,2015

［6］　王喜军．中药鉴定学．北京：中国医药科技出版社,2012

［7］　魏庆华．生药学．西安：第四军医大学出版社,2015

［8］　康廷国．中药鉴定学．北京：中国中医药出版社,2007

［9］　李时珍(原著),林仲坤(编著)．本草纲目图鉴．长春：吉林出版集团有限责任公司,2010

［10］　药鉴网,http://www.yaojianwang.com/

附录　生药中文名索引

A

阿胶	290
阿魏	262
安息香	262
艾叶	164

B

巴豆	198
巴戟天	97
百部	110
白花蛇舌草	233
白及	123
白芍	60
白头翁	62
白鲜皮	155
白芷	84
白术	104
白矾	306
柏子仁	159
斑蝥	295
板蓝根	64
半夏	107
半枝莲	223
北豆根	63
北沙参	86
北洋金花	177
鳖甲	294
槟榔	207
冰片	267
薄荷	226
补骨脂	193

C

草乌	58
苍术	101
侧柏叶	158
柴胡	82
蟾酥	277
陈皮	193
沉香	134
赤芍	61
赤石脂	308
川贝母	111
川木通	130
川木香	104
川牛膝	54
川楝子	154
川芎	79
川乌	56
穿心莲	231
车前草	233
茺蔚子	226
刺五加	76

D

大腹皮	209
大黄	50
大蓟	237
大青叶	159
大血藤	130
丹参	91
淡竹叶	238
当归	77

党参	98
地骨皮	153
地黄	95
地龙	295
丁香	168
冬虫夏草	245
独活	86
杜仲	142
杜仲叶	143
煅石膏	304

E

莪术	119
儿茶	268

F

番泻叶	161
防风	81
防己	63
粉葛	65
茯苓	247
茯苓皮	249
附子	56

G

甘草	66
干姜	118
干蟾	279
葛根	65
蛤蚧	294
狗脊	49
钩藤	136

枸杞子	204	金钱草	220	没药	259
广藿香	221	金银花	170	牡丹皮	143
广金钱草	221	金樱子	192	母丁香	170
龟甲	293	荆芥	224	木瓜	192
瓜蒌	206	桔梗	101	木通	129
瓜蒌皮	206	菊花	178	木香	104
瓜蒌子	206	决明子	192	牡蛎	291
桂枝	149	胶质没药	260		

H

K

N

海金沙	268	苦楝皮	154	南板蓝根	65
海马	289	苦参	71	南沙参	101
海螵蛸	291	苦杏仁	188	南山楂	188
海藻	244	款冬花	179	南五味子	186
合欢皮	153	昆布	244	牛蒡子	207
何首乌	52			牛黄	284
荷叶	165	**L**		牛膝	54
红花	172	雷丸	252	女贞子	200
红芪	71	连翘	201		
厚朴	145	蓼大青叶	160	**P**	
厚朴花	147	羚羊角	286	佩兰	234
胡黄连	97	灵芝	251	枇杷叶	161
黄柏	149	硫黄	306	平贝母	112
黄精	116	龙胆	87	蒲公英	237
黄连	58	龙骨	309	蒲黄	180
黄芪	68	炉甘石	307		
黄芩	92	芦荟	265	**Q**	
槐花	175	鹿茸	279	蕲蛇	295
槐角	176	罗布麻叶	163	茜草	98
藿香	223			前胡	84
虎杖	54	**M**		牵牛子	204
湖北贝母	113	马勃	253	羌活	79
		马钱子	202	秦艽	86
J		麻黄	216	秦皮	151
鸡血藤	131	麻黄根	218	青黛	268
僵蚕	294	麦冬	114	青蒿	235
姜黄	120	芒硝	304	青皮	195
降香	137	密陀僧	308	全蝎	274
金钱白花蛇	292	绵马贯众	48		
				R	
				人参	71

人参叶	73	桃仁	190	**Y**	
肉苁蓉	229	天冬	116		
肉桂	147	天花粉	98	延胡索	62
乳香	258	天麻	120	洋金花	176
		天南星	105	野菊花	178
S		天然冰片	267	伊贝母	112
		通草	137	益母草	225
三七	75	菟丝子	204	薏苡仁	207
三棱	104			益智	212
桑白皮	153	**W**		茵陈	234
桑枝	154			银柴胡	54
桑叶	154	威灵仙	62	银杏叶	165
桑椹	154	吴茱萸	196	淫羊藿	220
桑螵蛸	293	五倍子	264	郁金	120
松萝	253	五加皮	155	鱼腥草	219
砂仁	209	五味子	184	玉竹	116
山药	117	蜈蚣	292	远志	87
山楂	187				
商陆	55	**X**		**Z**	
蛇床子	200				
射干	118	西红花	173	泽兰	229
麝香	282	西洋参	74	泽泻	105
石菖蒲	108	细辛	63	浙贝母	113
石膏	304	香附	105	赭石	307
石斛	238	香加皮	155	珍珠	275
石决明	289	香薷	229	珍珠母	277
石韦	163	小茴香	198	知母	116
水蛭	288	辛夷	179	枳壳	195
苏木	132	信石	308	栀子	205
苏合香	261	雄黄	306	猪苓	250
酸枣仁	198	旋覆花	180	朱砂	302
锁阳	230	血竭	260	紫草	89
		徐长卿	87	紫苏叶	165
T		玄参	94	紫菀	104
				自然铜	306
太子参	55				